충북대학교 교양교재

스포츠건강과 웰니스

평생체육연구소

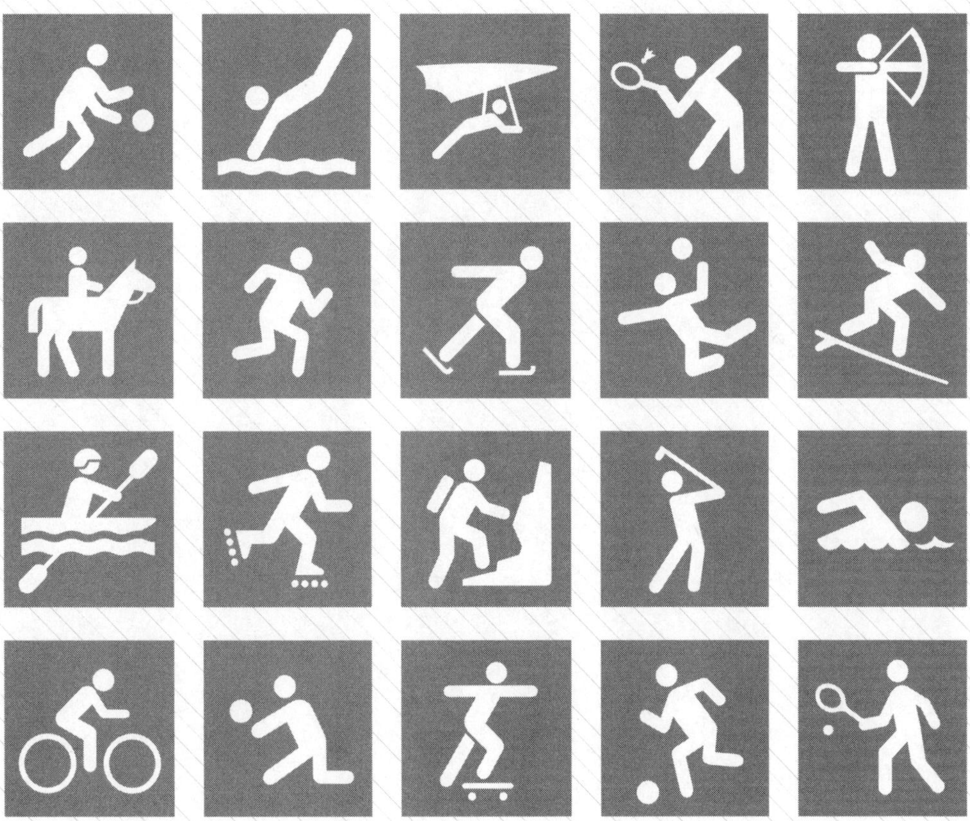

충북대학교 출판부

스포츠 건강과 웰니스 제4판

충북대학교 평생체육연구소

집필 책임자 : 최 종 환 (충북대학교)
집 필 진 : 박 종 진 (충북대학교)
옥 광 (충북대학교)
김 세 형 (충북대학교)
임 용 석 (충북대학교)
김 현 주 (충북대학교)

충북대학교 출판부

저자 소개

■ 최종환 choij@cbnu.ac.kr
미국 텍사스 주립대학교(Austin) 박사
전공분야 : 운동제어, 운동처방
충북대학교 사범대학 체육교육과 교수
충북대학교 학생처장
(사)충북체육포럼 회장
前 한국발육발달학회 부회장

■ 박종진 parkjj@cbnu.ac.kr
한양대학교 박사
전공분야 : 스포츠사회학, 특수체육
충북대학교 사범대학 체육교육과 교수
충북대학교 사범대학장
한국특수체육학회 부회장
KUSF 집행위원

■ 김세형 ksme@cbnu.ac.kr
한국체육대학교 박사
전공분야 : 체육측정평가 및 통계
충북대학교 사범대학 체육교육과 교수
체육측정평가학회 이사

■ 김현주 khju73@cbnu.ac.kr
충북대학교 박사
전공분야 : 발육발달과 노화, 운동생리학
충북대학교 사범대학 체육교육과 교수
한국여성체육학회 상임이사

■ 옥광 gok@cbnu.ac.kr
영국 스트라스클라이드대학교 박사
전공분야 : 체육사
충북대학교 사범대학 체육교육과 교수
한국체육사학회 국제이사

■ 임용석 sportmania@cbnu.ac.kr
고려대학교 박사
전공분야 : 스포츠 교육학, 인권
충북대학교 사범대학 체육교육과 교수
한국스포츠교육학회 이사

서 문

일찍이 우리의 선조들은 "인간의 수명은 하늘의 뜻(在天)이고, 건강은 자신에게 달려있다(在我)"고 했다. 유전에 의한 인간의 수명은 약 125년 정도라고 하는데, 인류가 그 수명을 다하지 못하고 사망하는 것은 결국 자신의 체력과 건강을 제대로 관리하지 못하거나 올바른 운동법을 모르는데 그 원인이 있다. 따라서 건강한 삶을 위한 체계적인 체력관리와 올바른 운동법, 그리고 질병과 운동에 대한 지식을 배우고 익히는 것이 매우 중요하다.

이 책은 대학생을 비롯한 모든 사람들에게 유익한 운동과 건강에 관한 정보를 수록했기 때문에, 실제 운동을 시작하기 전에 적절한 계획을 수립하여 실천하는데 큰 도움을 줄 것이다. 제1장에서 행복하고 건강한 생활에 관한 개요와 방법을 제시하였고, 제2, 3, 4장은 운동의 생리학적 이해로써, 운동이 이루어지는 원리를 지원 및 공급체계, 동작체계, 통제체계로 구분하여 설명하였으며, 제5, 6, 7, 8장은 실제 운동을 실시하기 전에 익혀야할 내용인 체력평가와 올바른 운동 원리 및 실제, 그리고 운동 시 발생될 수 있는 상해에 대한 예방 및 대처 방법을 포함시켰다. 그리고 제9장부터는 일상생활과 관련된 건강 길라잡이로서 영양섭취, 비만, 심혈관 질환, 스트레스, 음주와 흡연, 노화와 운동을 다루었다. 또한 각 장의 뒷부분에는 '실습'란을 만들어 실제로 자기평가 및 진단을 시도해 보도록 구성하였다. 끝으로 부록에서는 신체활동 에너지 소비량 및 영양성분의 표, 그리고 다양한 운동방법을 제시하였다.

이 책에서 제공하는 모든 정보와 지식은 실제 운동에 필요한 지식과 방법으로서 효과적으로 체력과 건강을 향상시키고, 나아가 자신에게 주어진 일상생활의 역할과 웰니스적 생활을 실천하도록 도와줄 것이다. 끝으로, 이 책이 무탈히 잘 나올 수 있도록 귀중한 시간을 함께 해준 스포츠건강노화연구회 회원들과 충북대 출판부 관계자 여러분에게도 감사를 드린다.

저자 일동

목 차

제 1 장. 운동과 체력, 웰니스(Wellness)

학습과제

1. 운동부족증(hypokinesia)이란 무엇인가?
2. 건강에 대한 운동의 역할은 무엇인가?
3. 웰니스(wellness)란 무엇이며, 이를 구성하는 영역은 무엇인가?
4. Wellness 행동수정의 단계에는 무엇이 있는가?
5. 행동변화 목표설정의 구성요인은 무엇인가?

'웰니스(wellness)'는 웰빙(well-being)과 행복(happiness), 건강(fitness)의 합성어다. 육체적, 정신적, 사회적으로 건강하고 행복한 상태를 의미한다. '행복'의 가치는 개인, 집단, 사회에 따라 차이가 있지만 기본 전제는 동일할 것이다. 바로 '건강'한 삶이다.

얼마 전 동창회에 참석했던 친구들의 얼굴을 떠올려 보자. 우리 모두가 호적상으로는 분명 같은 나이임에도 불구하고, 그 겉모습은 천차만별이다. 어떤 친구는 다른 친구들보다 10년은 더 젊어 보이고, 어떤 친구는 10년은 더 늙어 보인다. 이 경우, 더 늙어 보이는 친구는 실제로 신체 및 정신의 기능 또한 그 만큼 늙었다고 볼 수 있다. 이러한 차이는 왜 생기는 것일까? 그것에는 여러 가지 이유가 있다. 예를 들어 유전, 질병, 상해, 건강습관, 운동, 스트레스 등이 그 이유라 할 수 있는데, 이런 요인들이 각 개인에게 복합적으로 작용하여 이와 같은 결과를 초래했다고 할 수 있다. 결국은 이런 다양한 요인들로 인하여 사람의 호적나이가 아닌 생물학적인 나이, 즉 건강(체력) 나이는 각 개인의 건강이나 체력의 기능을 결정하고, 나아가 우리의 인생에 젊음과 활력을 주며, 수명에도 직접적인 영향을 끼치게 된다.

어느 건강전문가는 이렇게 얘기했다고 한다. "인간은 보통 40년짜리 품질 보증서를 가지고 태어나기 때문에 40년 이전까지는 큰 사고가 일어나지 않는 한 큰 문제없이 살 수 있으며, 또한 대부분의 사람들은 80년 이상, 100년까지도 쓸 수 있는 육체적 조건과 능력을 타고난다." 이 말은 평상시의 건강관리만 제대로 된다면 100년까지도 건강하게 사는 것에는 별 문제가 없음을 시사한다. 그러나 그것의 관리가 잘 되지 않았을 땐, 40년의 수명도 다 누릴 수 없음을 암시하기도 한다.

최근 좌식생활중심으로의 생활패턴 변화는 신체활동 부족현상을 발생시키고 있다. 고등학생은 더 좋은 대학에 입학하기 위해, 대학생은 더 좋은 직장을 위해, 직장인은 더 풍요로운 삶을 위해 대부분의 시간을 의자에 앉아있다. 사회는 동물(動物)인 인간의 움직임에 대한 본능을 뒤로한 채 식물처럼 살아갈 것을 암묵적으로 권장하고 있다. 이제는 변화가 필요하다. 건강하고 행복한 삶을 위한 생활방식의 변화다. '건강'과 '행복'은 동전의 양면과 같기 때문이다. 다른 쪽을 보고 있지만 항상 함께 한다. 건강과 행복을 보호하고 증진하는 것은 자신의 건강을 알아가는 것으로부터 시작된다.

1장에서는 건강에 영향을 주는 운동의 역할에 대해 살펴보고, 행복하고 건강한 삶을 영위하기 위한 웰니스의 영역 및 행동수정 방법에 대해 알아보고자 한다.

1 건강습관과 운동부족

현대생활은 생산방식의 자동화, 교통기관의 발달, 정보화 등으로 인하여 환경이 편리해졌다. 그러나 과거에 비하여 다양하게 급변하자 사회는 현대인들로 하여금 더 많은 업무와 과제를 이행하게끔 강요하고 있다. 이로 인해 현대인들은 여러 가지 정신적, 육체적 스트레스에 노출되고, 이는 건강 악화를 초래하였다. 식습관에서도 변화가 나타나 바른 영양 상태를 유지하기 어려워졌다. 인스턴트 식품 및 과도한 포화지방 섭취는 비만, 당뇨병, 고혈압, 심혈관 질환과 같은 성인병을 발생시키고, 불규칙한 식습관, 지나친 다이어트, 흡연, 음주 등도 건강을 저해하는 원인으로 작용했다. 게다가 각종 산업의 발달로 인한 환경오염도 건강을 악화시키는 중요한 요인이 되고 있다. 실제로 이와 같은 열악한 환경은 생리적으로 심혈관계 질환, 동맥경화증, 고혈압, 위암, 당뇨병, 면역기능 쇠약 등의 만성적 질환을 유발시킨다. 이러한 현대인들의 생활습관 및 환경의 변화는 성인의 사망률과 밀접한 관계가 있다.

우리나라 전체 사망인구의 약 70%는 생활습관과 관계있는 위 관련 질환(암), 간질환, 심혈관 질환에 의한 것이다. 이 중 80%는 건강한 생활방식에 의하여 예방이 가능하다. 많은 학자들은 인간의 생로병사(生老病死)가 유전적인 요인에 의하여 약 16% 정도, 나머지 환경, 질병, 생활방식 등에 의하여 약 84% 정도가 영향을 받는다는 것을 연구를 통해 증명했다. 이러한 건강한 생활방식의 생활화는 사망률 감소에 긍정적 영향을 미칠 수 있다는 것을 시사한다. 건강한 생활습관은 적당한 영양소 섭취(적당량의 비타민 섭취, 규칙적인 아침식사, 균형 잡힌 식생활, 저지방 식품 섭취), 의학적 예방관리(치아관리, 예방접종, 일광욕, 집안 병력 인식, 숙면, 정기검진, 스트레스 조절), 중독 행위 통제(흡연, 음주, 약물남용), 운동(유산소 운동, 스트레칭, 근육강화 운동, 일정체중 유지), 정신적 활동(평생학습, 명상), 그리고 환경오염에 의한 노출을 적게 하는 것 등이 있다. 하지만 무한경쟁시대에서 자신의 건강을 챙기며 건강한 생활습관을 유지하는 것은 녹녹한 일이 아니다. 다양한 업무 및 과제를 제대로 수행하기 위해서는 신체적 · 정신적 · 사회적으로 강화된 능력이 필수적으로 요구되기 때문이다.

최근의 연구보고에 의하면 청소년과 성인의 체력은 낮아지고 건강은 악화되고 있다. 지나친 입시위주의 교육환경과 편리하고 바쁜 생활환경이 청소년과 성인의 신체활동 양을 급격히 감소시키는 원인으로 작용했다. 다른 생활환경 중 하나인 개인의 건강습관도 직 · 간접적으로 관계를 가지고 있을 것이라 본다.

인간은 동물(動物)이다. 움직이고 싶어 하는 동(動)적 본능을 지니고 있다. 인간은 다양한 움직임(말하고, 듣고, 보고)을 통해 타자와 관계하는 사회적 동물이기 때문이다. 그러나 여러 가지 이유로 인하여 인간의 본능은 제한받고 있다. 이러한 제한의 누적은 현대인에게 '**운동부족증(hypokinesia)'을 발생시켜 각종 생활습관병(성인병)과** 체력 및 건강을 저하시킨다. 즉, 심장기능의 저하, 혈관의 탄력성 저하, 심폐기능의 저하, 근력 및 골격의 쇠퇴 등을 초래하여 건강에 치명적인 영향을 끼친다. 세계적인 운동생리학자 Saltin과 그의 동료는 3주간의 침상 생활로 심장 용적이 11% 정도 감소하고, 1회 박출량과 최대 산소섭취량이 감소했다고 보고하였다. 또한 침상 생활이 끼치는 영향에 대한 Sandler의 자료(아래의 내용)는 보다 구체적으로 설명되어 있다. 장기간의 침상 생활이 심장 기능의 저하, 미주 신경의 심혈관 반사 작용의 쇠퇴, 직립 자세에서의 지구력의 감소, 뼈와 근육의 쇠약 등 체력이 약한 사람들이 보이기 쉬운 전형적인 증상들을 나타낸다고 하였다.

● 장기간의 침상 생활이 인체에 미치는 영향

〈순환기계〉

- 안정시 및 운동 중의 심박수 증가
- 심장용적 감소
- 1회 박출량의 감소
- 기립내성의 저하
- 최대산소소비량의 감소
- 지구성 운동능력의 저하
- 혈장량 및 전체 혈액량의 감소
- 조혈기능 저하와 적혈구 감소

〈골격계〉

- 뇨중 Ca 배설량의 증가
- 골밀도의 감소
- 골연화 및 골절 가능성 증대

〈근육계〉

· 근위축
· 근육량 감소 및 근력 저하

〈내분비계〉

· 부신피질 호르몬의 감소
· 부신수질 호르몬의 분비 증가
· 혈장 인슐린 농도의 상승
· 노르에피네프린 감소

이와 같이 현대생활에서 신체활동이나 운동의 부족은 해부 · 생리적인 기능과 구조에 변화를 만들면서 신경내분비계의 기능을 약화시키고, 나아가 면역체계를 손상시켜 인체의 '**항상성**(homeostasis, **자연치유능력** : 인체 내부 조직을 통하여 균형 상태를 유지하려는 속성)'을 깨뜨린다. 이러한 일련의 운동부족 현상은 건강을 손상시키고 주어진 수명을 다 하지 못하게 하는 역할을 한다. 따라서 규칙적인 신체활동이나 운동은 현대인의 건강을 지키는데 필수적인 요인이다.

2 체력과 건강에 대한 운동의 역할

지혜로운 현대인은 음식물 과잉 섭취보다는 산소의 다량 소모에 더 신경을 써야한다. 즉, 입으로 들어가는 음식보다 코와 입으로 들어가는 공기, 특히 산소에 각별한 관심을 가져야 한다. 운동에 의해 충분해진 호흡으로 신체의 각 세포와 조직에 산소를 원활히 공급하여 생기 있고 활기찬 건강상태를 유지해야 한다는 의미이기도 하고, 자신의 적성과 신체적 조건에 알맞은 운동을 적절히 실행함으로써 일상생활 속에서 성취감, 흥미, 즐거움을 느낄 수 있음을 의미하기도 한다. 규칙적인 운동은 일상생활에서 작업 능률과 피로회복 능력의 향상, 좋은 자세의 유지 및 교정, 노화의 방지, 스트레스 해소 등의 효과를 가져 온다. 인체는 20대 후반기부터 점진적으로 신체기능이 감소하기 시작하나 규칙적으로 신체활동을 실시하는 사람은 그렇지 않은 사람에 비해 노화가 시작되는 시기가 늦추어질 수 있어 젊음과 활력을 더 오랫동안 유지할 수 있게 된다.

일반적으로 체력과 건강은 동의어로 사용되지만 사전적인 의미는 차이가 있다. **체력**은 '신체적 노력에 원활하게 적응하고 반응하는 일반적인 능력' 또는 '일상적 · 비일상적 생활의 과제를 수행하고도 지나친 피로감 없이 여가활동을 할 수 있는 여력'이다. 건강은 '정신적으로, 육체적으로 질병 없이 정상적인 생활을 할 수 있는 상태'이다. 체력은 동사적 의미를 건강은 명사적 의미를 지니지만 이들 사이에는 대단히 밀접한 관계가 있다. 즉, 건강 없이는 체력이 이루어질 수 없고, 또한 체력은 최상의 건강을 이루는 필수 구성요소로서 상호작용하고 있다.

규칙적인 운동은 체력과 건강을 뿐만 아니라 생리적 · 심리적 기능을 향상시키고, 나아가서 질적인 인간 생활에도 긍정적인 영향을 끼친다.

❑ 생리적 효과

적당한 운동을 반복해서 실시하면 근육이나 신체 기관의 발육이 촉진된다. 여기에 여러 가지 운동을 적절하게 병행하면, 근력, 근지구력, 순발력, 심폐지구력, 조정력 등의 체력요소와 각종 생리적인 기능을 향상시켜 최상의 건강상태를 유지할 수 있다. 규칙적인 운동으로 인한 대표적인 긍정적 효과는 다음과 같다.

● 근육 발달과 근력 향상

운동으로 근육강화 훈련을 하면, 근섬유는 굵어지고, 근력이 증가한다. 근력은 근육의 횡단면적에 비례하며 힘을 낼 수 있다. 또 근육 모세혈관의 발달로 근육수축에 필요한 에너지원이 충분히 보급되면 근육 자체에 에너지원 또한 증가하기 때문에 근지구력이 증가된다.

근육의 100% 힘을 발휘하는 것은 불가능하다. 일반인을 기준으로 약 70~80% 정도 근육의 힘을 사용한다. 하지만 장시간 상당한 훈련을 통해 근육과 근신경의 협응력과 주의집중력을 체득한 일류 운동선수의 경우 생리학적 한계라 일컫는 약 90% 이상의 근력을 발휘할 수 있다. 또한 근육의 발달과 근력의 향상은 체내 저항력을 강화시킨다. 연쇄적으로 이러한 긍정적 신체 변화는 감기나 각종 질병에 대한 면역성을 높여 주는 요인으로 작용한다.

● 골격의 성장과 발달

캘리포니아 대학의 Pollock은 운동을 하면 골격의 칼슘부족 현상이 개선되고, 골격의 약화가 예방된다는 연구 결과를 발표했다. 골격의 성장에 도움을 주고 뼈를 튼튼히 하는데 운동이 최상의 방법이라는 것이다. 운동은 조깅과 같은 지구력 운동과 바벨 등을 이용하는 저항 운동을 병행하는 것이 좋다.

운동이 병행되지 않은 칼슘섭취는 뼈를 튼튼히 만드는데 사용되지 않는다. 오히려 신체에 해(害)

가 될 수 있다. 예컨대, 칼슘 과다섭취는 신장에 돌이 쌓여 생기는 신장결석이나, 요로 결석이 생기는 원인이 될 수 있다. 운동과 칼슘섭취 병행하여야 칼슘이 제대로 흡수되어 뼈가 튼튼하게 된다.

● 질병의 저항력 향상

운동은 세균에 대한 저항력을 높일 수 있는 좋은 방법 중 하나다. 규칙적인 운동은 신체의 내·외적 스트레스, 긴장 등을 해소시켜 주고, 면역체계의 기능을 도와 각종 질병에 효과적으로 대처할 수 있게 한다.

운동이 뼈를 강화시켜 주면서 면역체계에 도움을 준다. 뼈 내부에 있는 골수는 피를 만드는 곳이다. 뼈가 튼튼해야 조혈 작용이 왕성해져 혈액순환에 기여할 수 있다. 재미있는 예를 하나 들어보면, 사람들은 휴일에 보통 1시간이라도 더 자고 싶어 하고, 늦게 일어나려는 경향이 있다. 누적된 피로를 해소하기 위한 행동이지만 늦잠은 우리 몸에 큰 손해가 된다. 늦잠은 체내 칼슘의 배출량을 증가시켜 뼈를 약하게 하고, 근육을 퇴화시키는 동시에 심장기능을 약화시키며, 인체의 면역기능에 부정적인 영향을 끼친다. 휴일에 낮잠 대신 적당한 운동을 즐기는 것을 생각해 봐야 할 것이다.

● 심·폐 기능 향상

운동은 심장에서 많은 양의 혈액을 내보내도록 하는 원동력이 된다. 평소 혈액순환이 좋지 않았던 신체 말단 조직의 구석구석까지 혈액이 미치기 때문이다. 운동으로 인하여 혈액순환은 좋아지고, 세포는 왕성하게 신진대사를 할 수 있다. 운동은 심폐기능을 집중적으로 강화하고, 신체능력을 높여주어 노화의 속도를 늦추어주는 역할도 한다.

몸이 산소를 필요로 하지 않는 비활동 시에는 아무리 호흡을 많이 한다 해도, 혈액 속의 산소는 혈액과 효율적으로 결합하지 않는다. 운동으로 에너지를 소비하면 산소가 많이 필요하게 되는데, 이때 혈액 속의 산소와 혈액은 효율적으로 결합한다. 즉, 운동을 하면 호흡량이 증가하여 혈액순환이 좋아지고, 우리 몸의 구석구석에 신선한 산소가 전달된다. 이러한 과정을 통해 몸속 노폐물은 회수되어 몸 밖으로 배출되어 우리 몸을 활기차게 해준다. 운동을 통한 선순환작용은 크고 작은 동맥혈관내의 노폐물과 지질을 제거하고, 심혈관계 질환을 예방해 주는 효과도 있다. 심폐기능의 발달은 모든 내장기관의 기능을 높여주고, 신경조직도 활성화시켜 기억력과 사고력을 길러주며, 학습능력도 향상시킨다.

● 두뇌 기능 향상

규칙적으로 유산소 운동을 하게 되면 심혈관계를 발달시켜 원활한 혈액순환이 이루어지게 하고, 혈액의 산소, 글루코오스, 단백질 등 각종 영양소를 두뇌의 세포에 충분히 공급시켜 뇌의 기능을 향상시킨다. 또한 유산소성 운동과 웨이트 트레이닝은 신경세포의 성장 및 발달을 촉진시켜 신경가소성(neuroplasticity)을 증진시키고, 신경세포 생성에 중요한 역할을 하며, 뇌성장인자의 활성화를 유도하는 것으로 보고되고 있다. 즉, 규칙적이고 장기적인 운동은 인간의 두뇌 기능을 향상시켜 기억력과 인지능력을 향상시킬 수 있다.

● 체중 조절

운동을 적당히 하면 식욕을 촉진시켜 주기도 하지만, 일정시간 지속적으로 운동을 행할 경우 체내에서 식욕을 억제하는 효소가 분비되어 체중감소에 도움이 된다. 또한 체내의 지방을 제거하는 데는 많은 양의 산소가 필요한데, 높은 강도의 운동에서는 상대적으로 산소의 공급이 적기 때문에 체내의 지방보다 당질인 글루코오스만을 주로 소비하기 때문에 산소의 공급이 충분한 낮은 강도의 운동을 장시간(30~60분 이상) 하는 것이 비만을 줄이는데 더 효과적이다.

참고로 무산소 운동을 하는 순간엔 산소를 이용하지 않는 대신 근육 내에 저장된 글리코겐이나 혈액중의 포도당을 연소시켜 에너지로 사용한다. 반면, 유산소 운동 시에는 운동 초기 근육 안의 글리코겐이 연소되지만 일정량을 이용하고 나면 오랜 시간 운동을 위해 체내의 지방이 주요 연료로 동원되어 연소하게 된다.

● 소화기능 향상

운동을 하면 신체 각 조직에서 평소보다 더 많은 에너지를 소비한다. 사용된 에너지를 효율적으로 보충하기 위해 위장 및 소장에서의 소화 흡수가 평소보다 더 빨리 이루어진다. 소화에 관계된 내장을 지배하는 자율신경은 교감신경과 부교감신경으로 구분되는데, 운동을 통해 교감신경과 부교감신경이 잘 조화를 이루어 기능을 하기 때문에 소화에 큰 도움이 된다.

● 체내 해독 물질 제거

땀을 많이 흘리는 운동을 지속하면 체내의 노폐물이나 독성물질이 땀과 호흡을 통해 배출된다.

흡연으로 폐에 쌓인 니코틴이나 타르도 지속적으로 운동을 하면 체외로 배출되어진다. 또한 음주 후에 적당한 운동을 하면 체내의 알코올 성분을 신속하게 체외로 배출시키게 되어 건강관리에 도움이 된다.

● 기타 생리적 운동의 효과

이상에서 언급되지 않은 것 이외에도 운동의 효과는 아래와 같다.

· 안정시 심박수의 감소
· 1회 박출량 증가
· 심장의 효율성 향상
· 혈압의 감소
· 방어적 기능의 고밀도 지단백 콜레스테롤(HDL-C) 증가
· 운동 후 안정시 심박수의 빠른 회복
· 적혈구와 헤모글로빈의 증가로 인한 혈액의 산소운반 능력 향상
· 에너지 증가와 노폐물 제거 능력 향상
· 산소의 효율적 이용으로 인한 운동 수행 능력의 향상
· 좋은 영양이나 숙면의 효과

❑ 심리 · 정신적 효과

규칙적인 운동은 긍정적인 심리적 · 정신적 변화에 도움을 준다. 우선 생활에 활력을 주기 때문에 삶의 질을 더욱 윤택하게 하고, 정신적 긴장을 완화시켜 스트레스에 대응하는 능력을 증진시킨다. 또한 인간의 욕구 충족의 수단이 되기도 하며, 성취감을 얻는 방편이 되기도 한다. 결국 운동은 정서적인 안정, 자부심, 그리고 자신의 통제능력을 향상시키는데 도움을 준다.

● 신체적 욕구 충족

아동기에는 종일 운동을 하고, 청년기에 이르면 더욱 격렬한 운동에 참여하길 원한다. 운동을 요구하는 정도와 그 내용이 물론 연령 단계와 개인차에 따라 다르지만 공통된 점은 결국 사람은 운동

을 하고 싶어 한다는 사실이다. 이렇듯 사람이 운동을 하고 싶어 하는 것은 일상 활동에 쓰고 남은 에너지를 발산시키기 위해 놀이운동을 요구하는 것이라고 Spencer가 세력과잉설로 설명한 바 있다. 그러나 단지 남은 에너지를 발산하기 위해서만 운동을 하는 것이 아니라, 오히려 에너지가 계속 유지되는 한, 활동을 할 수 없게 될 때까지 운동을 하고 싶어 한다. 즉, 인간은 운동에 대한 잠재적인 강한 욕구를 충족시키기 위하여 꾸준히 운동을 희망한다.

● 정서적 안정 및 정화

인간의 욕구 중엔 발로 차고, 받고 던지고, 때리고, 남의 것을 점령하여 쾌감을 얻고 싶어 하는 근원적 경향성이 잠재해 있다. 스포츠나 각종 운동은 이러한 충동을 합리적으로 표출할 수 있는 기회를 제공한다. 여러 가지 운동을 통하여 사회에서는 결코 나타내서는 안 되고, 나타낼 수 없는 인간의 근원적 경향성을 발산시킬 수 있는 기회를 주고, 자기 스스로 마음을 정화시키게도 해 준다. 다시 말하면, 인간답지 못한 근원적 경향성을 스포츠 현장이라는 가상적인 환경을 만들어 그곳에서 운동을 함으로써 마음을 정화시킨다.

● 심리적 안정제 역할

운동에 의한 자극은 베타 엔돌핀이라는 호르몬을 체내에 분비시켜 체내의 통증을 해소시켜 주고 심신을 안정시킨다. 또한 운동을 장시간 지속하면 부교감신경의 작용에 의하여 심장박동수의 증가를 억제하며 흥분과 화내는 것을 참을 수 있게 해 준다. 결국 운동은 간접적으로 감정의 브레이크 역할을 하며, 잡념과 스트레스를 제거해 줄뿐만 아니라 적극적이고 능동적인 성격을 길러준다.

● 심리적 긴장 해소

극도의 긴장은 피로의 원인이다. 수면부족, 정서적 긴장, 통증, 질환, 근육운동 등은 과긴장 상태를 유발한다. 어떤 원인에서든지 근신경계의 과긴장을 야기하는 것은 탈진상태 또는 만성피로를 가져올 수 있다. 모든 일은 휴식과 균형을 이루어 행해져야 하며, 스트레스를 해소할 수 있는 운동은 건강생활에 매우 중요하다.

정신안정제 및 진통제 역할

음주, 정신안정제, 진통제는 일시적인 안정감을 주지만 문제의 원인을 해결하지 못하고 오히려 증상을 악화시킬 수도 있다. 적당한 운동은 육체적·정신적 상태를 건강하게 유지하는데 도움이 되고, 스트레스를 해소에 도움을 준다. 결국 정신적인 스트레스나 과도한 근신경계의 긴장, 피로, 정신질환은 규칙적인 운동 프로그램이나 신체활동을 통하여 치료할 수 있으며, 이를 통해 좀 더 안정된 마음의 평화를 누릴 수 있다.

자부심의 향상

운동을 통한 자부심의 향상은 여러 가지 상황에서 확인할 수 있다. 우리가 특정 동작을 성공적으로 수행하고 나면 스스로 자부심을 갖는 경우가 많다. 동작을 수행하면서 신체적인 자아를 인식하게 되고, 성공적인 수행 능력을 과시하는 경향을 보이는데, 이는 자부심 향상과 관련이 있다. 또한 규칙적인 운동으로 인한 근육의 강도, 힘, 지구력, 체형의 발달은 긍정적인 생활방식을 갖게 하고 자부심 향상에 도움을 준다.

통제감의 증진

운동은 개인의 통제감을 향상시킨다. 대개의 사람들은 자신의 운명이나 환경을 통제하고 싶어하지만 이것은 말처럼 쉬운 일은 아니다. 운동을 통한 신체능력의 확인은 일상생활에서 커다란 통제감을 얻는 계기가 될 것이다. 근력과 근지구력의 향상은 운동을 무리 없이 할 수 있다는 자신감과 함께 주어진 주변 환경과 대인관계도 개선할 수 있다는 자신감으로 발전된다. 또한 자신감의 향상은 통제감의 증진에 기여하게 된다. 따라서 운동을 통한 체력과 건강의 향상은 개인의 통제감 증진시킨다.

3 웰니스의 개념

전통적인 건강에 대한 개념은 '질병(illness)이 없는 상태'로 이해되어 왔으나 1948년 WHO는 건강을 '단순히 질병이 없고 허약하지 않은 상태가 아닌 신체적, 정신적, 사회적으로 완전한 상태'라고 정의하여 건강을 마음과 신체 그리고 정신이 잘 조화된 상태로 그 의미를 규정하였다. 그 후 건강에 대한 개념을 발전시켜 1960년대에 개인이 가장 행복한 삶을 누릴 수 있는 최고 수준의 건강상태를 나타내는 **웰니스**(wellness)라는 개념이 생겨났다. 웰니스란 건강의 새로운 개념으로 삶의 질 향상을 위해 몸과 마음을 최적의 상태로 만드는 노력으로 신체적, 지적, 정서적, 사회적, 정신적으로 잘 조화된 상태를 의미한다. 또한 웰니스는 사람이 어떻게 건강하게 살 것인가의 문제뿐만 아니라 일상생활 속에서 당면한 과제를 어떻게 효과적으로 해결하고, 미래를 개척해 나가며 어떻게 행복하게 살 것인가 하는 능력까지 포함하여 조화롭고 균형잡힌 삶을 영위하는 것으로 확장되고 있다. 이러한 웰니스는 '최적의 수준에 도달하는 것'과 '최적의 수준에 도달하기 위해 생활양식을 변화하도록 능동적으로 노력하는 과정' 모두를 포함하는 것으로 삶의 질 향상과 최적의 건강 수준에 도달하기 위한 지속적인 개인의 행동 변화 의지 및 실천적 노력을 필요로 한다.

❑ 웰니스의 5가지 영역

웰리스는 '신체적, 지적, 정서적, 사회적, 영적 영역'의 5가지 영역으로 이루어진다(그림 1.1). 5가지 영역들은 밀접한 관계를 가지고 있어 각 영역들은 서로 영향을 주고받는다. 예를 들어, 어떤 사람이 감정적으로 우울한 상태에 빠져있으면 운동, 학습, 일, 만남 등의 행동을 하고 싶어 하지 않을 것이며, 결국 사회적 관계성 결여로 이어지게 된다.

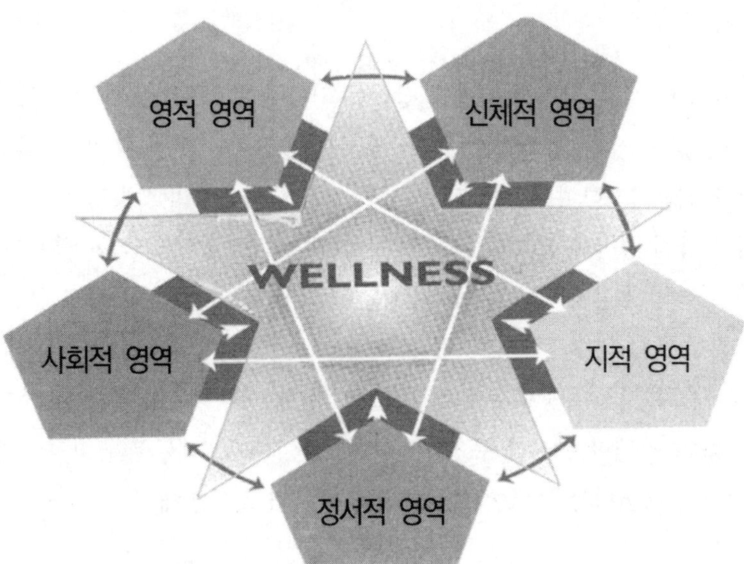

그림 1.1 웰니스의 5가지 영역

● 신체적 영역

신체적인 요인은 일과 업무를 수행할 수 있는 몸의 기능적 능력을 의미한다. 신체적인 요인은 신체활동 및 인체의 생리적인 상태를 가리키며, 체력(근력, 근지구력, 심폐지구력, 유연성, 체지방량) 및 건강증진을 위한 운동, 적절한 영양섭취, 약물 및 알코올과 흡연을 자제하는 수준 정도를 말한다. 이외도 책임있는 성관계, 건강한 수면, 약물 남용 관리, 규칙적인 의료체크, 환경적인 요인(매연, 도시공해, 지나친 햇빛 노출)도 신체적인 건강상태와 밀접한 관계를 맺는다.

● 지적 영역

지적 영역은 개인의 인지적 측면을 의미하는 것으로 일생 동안 지속적으로 지식을 탐구하고, 습득된 지식을 다른 사람과 나누는 것을 포함하며, 창조적이고 적극적인 정신활동을 의미한다. 또한 지속적으로 발전을 추구하고, 새로운 도전을 익혀가는 것을 뜻한다. 즉, 꾸준히 읽고 쓰면서 지적 능력을 발달시키고, 비평적인 사고 능력과 분석·평가 능력을 키우고자 노력하는 것은 웰니스의 지적 영역에 해당된다. 합리적인 의사결정이 가능하고, 의사결정을 위한 충분한 지식 및 정보 보유하여 공개석상에서 자신의 생각이나 감정을 타인에게 전달할 수 있을 때 지적 웰니스 수준이 높다고 평가할 수 있으며, 이는 삶의 질 향상을 위한 최상의 건강상태와 분명한 연관성이 있다.

● 정서적 영역

정서적 영역은 인간이 삶을 영위하는 감정 상태를 의미하며, 스트레스를 조절하고, 감정을 적절하고 편안하게 표현할 수 있는 능력을 말한다. 정서는 물건이나 동물, 사람과 같은 대상을 향한 반응으로 대상지향성에 기초하며, 웰니스의 정서적 영역은 타인과의 상호작용에 따른 스트레스와 일상적인 환경적 상황에 얼마나 잘 대처하는지를 의미한다. 또한 외부의 환경과 조건을 인지하고 수용하며 실패와 좌절에 무너지지 않는 능력, 개인의 삶에 대한 열정 및 긍정적인 느낌의 정도를 포함한다.

정서적 안정 상태를 유지하는 능력은 인간이 살아가는데 필수적이며, 인생을 즐기는 여유, 변화를 꾀할 수 있는 능력, 친밀한 관계를 유지하는 능력 등이 모두 정서적인 영역의 웰니스가 된다. 만약 일상적인 상황에 대처하는 능력이 부족하다면 우울과 불안장애 같은 정신건강 문제가 초래될 수 있다.

● 사회적 영역

인간은 사회적인 동물로서 타인과 상호작용을 하며 살아가고 있다. 웰니스의 사회적 영역은 다른 사람과 친밀함을 유지하고 발전시키는 능력이며, 다른 견해를 가진 사람을 인정하고 존중하는 태도와 마음가짐은 사회적 관계형성에 긍정적인 영향을 미친다. 인간은 조직이나 단체에 소속되어 있다는 느낌을 가질 때 사회적 웰니스를 성취할 수 있다. 예를 들어, 좋은 친구들, 가까운 친척들, 지역사회에서 타인들과의 발전적인 신뢰관계 형성은 높은 수준의 웰니스를 확보하는 것이라 볼 수 있으며, 사회적 웰니스가 충족되지 못할 경우 고립, 따돌림, 사회적 불안과 폭력을 일으킬 수 있다.

● 영적 영역

영적 웰니스는 인간의 내면세계와 영혼의 개발을 의미하며, 이는 삶의 방향과 의미 제공을 통해 성장하고, 배우고, 새로운 도전을 할 수 있도록 해준다. 즉, 삶의 기본적인 목적을 이해하는 능력 및 삶의 목적에 따라 행동 할 수 있도록 하는 능력을 의미하며, 삶에 목적과 의미에 대한 긍정적인 생각, 삶의 목적의식, 사랑을 주고받는 능력, 희로애락을 경험하는 능력, 자신을 소중하게 여기고 존중하는 능력, 타인들에 대한 자비와 호의를 갖는 감정 등을 지닌 정신적인 상태로 정의될 수 있다. 영적 웰니스는 높은 삶의 질 추구와 관련이 높으며, 정서적 · 신체적 웰니스와도 밀접하게 연관되어 있다.

❑ 웰니스의 발달

웰니스는 자신의 관리 및 책임감을 기초로 해서 볼 때 행동의 역동적인 변화과정이라 표현할 수 있으며, 질적인 삶을 위해 긍정적인 생활방식으로 변경하고, 이에 대한 자신의 관리 및 책임감을 더욱 강화하는 것이라 할 수 있다. 웰니스의 발달은 여러 가지 요인들에 의해 이루어지고 있다. 웰니스는 적극적인 인간의 노력과정이기 때문에 웰니스의 각 영역은 나머지 다른 웰니스 영역과 상호작용을 통하여 발달한다고 말할 수 있다. 이렇게 중요한 영향을 끼치는 각각의 영역은 '인식', '평가', '지식', '기술과 관리기법', '동기', '지원', '자기 책임'의 단계를 통해 발달될 수 있다.

● 인식

웰니스의 발달을 꾀하려면 가장 먼저 웰니스에 대한 올바른 인식이 필요하다. 개인의 건강, 행복,

질 높은 생활은 웰니스의 각 영역을 조화롭게 달성하고자하는 의지에 의해 큰 영향을 받는다. 웰니스 생활에 대한 일반적 관심이나 인식이 점점 증가하고 있어 웰니스 생활방식을 받아들이려는 개인이 더 쉽게 웰니스 방식에 적응하는데 도움이 되고 있다.

● 평가

웰니스 생활을 인식하고 나면, 각 개인은 자신의 생활방식을 평가해야 한다. 그 평가는 개인의 현재 생활방식이 어떠한지를 알게 하고, 나아가 어떠한 방향으로 변화되어야 하는지를 깨닫게 해준다. 여기에서 평가는 의료, 일상생활습관, 스트레스, 영양섭취, 성격, 체력 검사 등이 모두 포함되며, 건강위험 평가지, 스트레스 검사지, 음식섭취 일지, 태도 검사지, 성격 검사지 등으로 이루어진다. 평가를 한다는 것은 웰니스에 대해 관심을 가지고 행동을 취함과 동시에 자아관찰 과정을 의미하므로 동기유발 차원에서 매우 중요하다고 할 수 있다.

● 지식

건강, 체력, 기타 생활방식에 관련된 웰니스의 지식을 갖는다는 것은 자신의 몸 상태에 대해 올바르게 판단 할 수 있는 것을 의미한다. 예를 들면, 검사를 통하여 개인의 콜레스테롤 수치를 알았다고 가정해보자. 우선 사람들은 그 수준이 건강한지 혹은 건강치 않은 것인지에 대해 관심을 갖게 될 것이고, 어떤 음식섭취를 해야 지방질을 줄일 수 있을지 생각하게 될 것이다. 따라서 전반적인 건강, 체력, 생활방식에 대한 지식은 개인의 건강 수준을 이해하는데 도움이 될 것이며, 웰니스 생활의 목적을 달성하기 위한 안내자의 역할을 수행 할 것이다.

● 관리기법

관리기법은 개인이 여러 가지 방법을 선택할 수 있게 해준다. 목표설정, 행동수정, 그리고 개인적인 전략설정에 있어서 관리기술은 개인의 필수적인 생활방식의 변화를 가능하게 한다. 스트레스 관리 및 조절, 균형 있는 영양소 섭취 및 관리, 운동프로그램 설정 및 실행 등의 관리기법은 자기 변화의 전략을 갖게 하는데 도움이 된다. 이러한 개인의 '일상'변화는 습관이란 결과로 나타나며, 웰니스 생활습관을 기르고 정착시키기 위해서는 많은 노력과 연습이 필요하다.

● 동기

동기는 웰니스 생활에 있어 강력한 힘으로 작용한다. 그것은 계속적인 웰니스의 발달을 추구함에 있어서 목표를 향해 시작하게 하는 힘과 지속성을 유지하는 힘을 지니고 있다. 동기는 평생 동안 변화되며, 사람마다 각각 다르다. 예를 들어, 청소년은 좋은 몸매를 갖기 위해 체중 감량을 원하지만, 중년의 성인들은 고혈압을 줄이기 위해 체중 감량을 희망한다. 인간의 행동은 목표에 의해 정해지고 또한 정해진 목표에 따라 움직이려는 경향이 있다. 현금 보상, 외모 향상과 같은 외적 동기는 잠시나마 사람의 마음을 움직일 수 있을지 모르지만, 보다 오래 지속될 수 있는 강력한 동기는 만족감이나 성취감, 행복감 등과 같은 내적인 동기라고 할 수 있다. 동기요인은 변화를 원하는 주체인 개인의 가치설정에 의해 좌우되며, 목표 설정, 실행, 유지와 관련된 동기유발은 매우 중요하다.

● 지원

긍정적인 생활방식의 선택 및 지속은 주변의 환경과 조직의 도움이 있을 때 수월해진다. 예를 들면, 금연을 하기 위해 금연 학교에서 일정 기간 교육을 받고 돌아 왔을 때, 흡연하는 친구들이 계속적으로 흡연을 권유하며 유혹한다면 자신의 금연 목표를 달성하기는 쉽지 않다. 일반적으로 자부심, 사회적인 지원, 건강한 생활 간에는 밀접한 상관관계가 있으며, 웰니스의 생활을 선택하고 유지하는데 주변의 동료나 가족이 같이 지원해주고 도와준다면 목표 성취는 훨씬 쉬울 것이다.

● 자기 책임

웰니스의 가장 중요한 핵심은 자기 책임이라 할 수 있다. 목적의 유무는 긍정적 생활방식을 판단하는 기준이 되고, 목적에 따라 '할 것'과 '말 것'을 결정해야 한다. 개인의 더 나은 웰니스를 위하여 해야 할 것과 하지 말아야 할 것을 결정하는 것은 어려운 일이지만 무엇인가를 선택하고 실행하여 주어진 과제를 최고의 상태로 완성하는 것은 만족감을 준다. 과제 중 어떤 것들은 우리가 통제할 수 없는 것도 있는데, 그것이 바로 유전, 선천적 장애 등이다. 웰니스에서 자기 책임은 개인이 처해있는 현실이 어떠하든 간에 자신의 통제범위 안에서 최선을 다해 성취할 수 있도록 노력하는 것을 말한다.

4 웰니스 생활의 자기관리와 행동수정

일반적으로 사람들은 무절제한 생활과 남용, 행복감의 결핍이 밀접한 연관성을 가지고 있음을 알고 있다. 그렇지만 여전히 많은 사람들이 흡연과 지나친 음주, 고칼로리의 음식을 과다하게 섭취하고, 많은 스트레스에 혹사시키고 있으면서도 정기적인 운동과 안전생활(안전벨트 착용, 운전 중 휴대전화 미사용 등)은 제대로 실행하지 않고 있다. 이러한 나쁜 생활습관이 자신의 행복과 건강에 도움이 되지 않는다는 것을 알고 있으면서도 행복과 건강을 위한 변화 및 자기관리를 시도하지 않거나 혹은 지속하지 않는다는 것이 문제이다. 흡연으로 인한 시커먼 폐와 교통사고에 의한 차량 전복과 같은 사진은 사람들에게 금연과 안전운행에 대한 경각심을 일깨우기는 하나 대개 사람들은 곧 이러한 사실을 망각하는 경향이 있다. 또한 심장병과 암의 공포로 올바른 식생활, 운동, 금연 등을 생각하고 실천해보지만 대부분은 과거의 생활방식대로 되돌아가고 만다. 결국 정보와 지식이 긍정적이고 인상적일 지라도 과거의 생활방식을 바꾼다는 것은 어렵다. 따라서 지식(정보)과 행동을 일치시키기 위해서는 체계적이고 철저한 자기관리가 필요하다.

나쁜 생활습관과 행동을 바꾸는 것은 새로운 행동을 학습하는 것이다. 새로운 것을 배우는 것과 유사하다. 우선 개인은 자기관리의 원리와 기법을 이해하고 실행을 위해 연습해야한다. 어떤 사람들은 필요할 때 공부하고, 규칙적으로 운동하고, 술자리를 거절하며 과다한 음식섭취의 욕구를 억제하여 자신의 인생을 훌륭하게 관리해 나간다. 이러한 선택은 자신의 웰니스 생활과 직결된다. 그렇다면 이들이 정말로 엄청난 의지력의 소유자일까? 그리고 오로지 이러한 의지가 훌륭한 선택과 행동의 변화를 가져온 것일까? 대답은 "NO"라고 할 수 있다. 사실, 우리의 현실에서 이러한 의지가 도움이 되기는 하지만 전략적인 기법 없이 의지만으로 훌륭한 선택과 행동의 변화를 가져올 수는 없다. 즉, 행동이나 습관의 변화는 의지뿐만 아니라 전략적인 계획이 있어야 한다. 결국 자기관리는 행동변화를 위한 목표와 계획된 전략을 가지고 있어야 하고, 지식과 행동이 일치되는 구체적인 기술과 행동의 조합이 있어야 가능하다.

❑ 행동수정 원칙의 7단계

오랜 세월에 걸쳐 우리는 원하지 않는 습관이나 행동을 익혀왔다. 이러한 습관이 좋지 않다고 판단하여 과거의 생활습관을 변화시키려 할 때 쉽게 고쳐지지 않는다. 부정적인 행동습관을 보다 건강하고 행복한 상태를 가질 수 있는 긍정적인 행동으로 변화시키기 위해서는 지속적인 노력과 연습이 필요하다. 웰니스의 생활방식 프로그램을 빨리 적용하면 할수록 건강과 질적인 생활수준이 더욱 크게 향상될 수 있을 것이다. 지금부터 행동수정 원칙의 7단계를 차례로 살펴보고자 한다.

● 제 1단계: 자기분석

우선 행동수정의 제1단계로 습관이나 행동을 변화시키려는 강한 욕구가 필요하다. 행동변화에 관심이 없다면, 사람들은 행동을 변화시키지 않을 것이다. 어떤 사람이 금연에 관심이 없다면, 누가 뭐라 하든, 그 폐해가 어떻든 금연을 하지 못할 것이다. 자기를 분석하여 자신의 행동을 변화시키고자 하는 이유를 차례로 정리해 봐야 한다. 행동을 변화해야 하는 이유가 존재한다면, 다음 제2단계를 진행할 준비가 되어있다는 것이다.

● 제 2단계: 행동분석

이번에는 변화시키려고 하는 행동의 반복빈도, 환경, 그리고 연속적인 결과를 분석하는 것이다. 체중조절을 목표로 하여 지방 섭취율을 줄이고 싶다면, 우선 식사내용 중 어떤 음식이 지방 함유율이 높은지, 언제 먹고, 먹지 말아야 하는지 알아야 한다. 섭취 음식을 선택하고 시기를 구분하는 것은 음식조절을 해야 하는 상황에 중요한 요인이며, 나아가서 목표 설정을 하는데 도움이 될 것이다.

● 제 3단계: 목표설정

목표는 행동변화를 위한 동기가 된다. 강한 목표가 설정되면 될수록 원치 않는 행동을 바꾸고 혹은 새로운 건강습관을 가지는 일에 더욱 커다란 동기가 만들어진다. 목표는 최대한 구체화해야 하며, 목표에 대한 다른 사람들과의 논의는 목표성취에 필요한 행동계획 준비 수립에 도움이 된다.

● 제 4단계: 사회적 지원

주변에 같은 목표를 가지고 있는 사람들이나 자신을 지지해주는 사람들(환경)이 많아야 한다. 만약 금연을 시도하고 있다면, 자신의 주변 동료들이 금연을 도와주거나, 혹은 최소한 비흡연자들이어야 좋은 환경이라고 본다. 한편 자신의 목표에 장애가 되거나 혹은 도움이 되지 않는 사람들은 되도록 피하는 것이 좋다.

● 제 5단계: 관찰

계속적인 행동관찰은 원하는 목표 의식을 향상시킬 것이다. 자신이 설정한 목표를 이루기 위해 계획했던 행동을 제대로 수행하고 있는지 면밀히 관찰하는 것은 목표달성에 큰 도움이 된다. 예를 들면, 다이어트를 실시할 때, 매일의 식단을 관찰하고 기록하는 것은 점점 지방 섭취량을 감소시키거나 아주 높은 지방질의 음식을 피하게 만든다.

● 제 6단계: 긍정적 예견 및 비전

행동변화를 시작할 때 무엇보다 긍정적인 태도와 자신에 대한 신뢰감이 필요하다. 그리고 1년 혹은 10년 후 행동변화를 통하여 건강해지고 멋있는 자신의 외모와 향상된 체력 상태, 그리고 멋있게 바뀌어 진 삶의 모습을 마음속에 그려보거나 예견하는 것은 자신감과 더 큰 동기가 유발된다.

● 제 7단계: 강화

사람들은 칭찬을 받거나 보상을 받는 경우 습관적으로 같은 행동을 반복하는 경향이 있지만, 벌을 받거나 보상을 받지 못한 경우에는 그만 두는 경향이 있다. 만약 일정량의 지방섭취를 줄여 목표로 했던 체중을 얻었다면 스스로 칭찬하고, 선물로 예쁜 티셔츠를 구입하는 등의 보상은 효과적이다. 그렇다고 지방질 높은 음식을 실컷 먹게 하는 등의 부정적인 보상은 좋지 않다.

5 웰니스 생활의 목표설정

보다 나은 건강과 행복을 위한 행동의 변화를 시도할 때 목표는 대단히 중요하다. 목표는 긍정적 행동변화와 계획을 제공한다. 다음과 같은 구성요소들이 갖추어진다면 대체로 성공적으로 행동의 변화를 가져올 수 있다.

❑ 훌륭한 행동계획표

훌륭한 행동계획표는 목표달성을 가능하게 한다. 아래의 항목들이 구체적인 행동계획 구성에 도움이 될 것이다. 즉, 목표달성을 위한 계획 수립 시 구체적인 행동계획은 필수적이다.

● 개인성 : 자신만의 계획표를 작성해라

타인의 계획은 참고자료일 뿐이다. 자기 자신의 목표에 맞게 스스로 작성한 계획표는 타인이 만들어 놓은 계획표보다 동기유발 및 행동을 지속하는데 훨씬 큰 도움이 된다.

● 문서화 : 문서화해라

문서로 작성하지 않은 것은 단순히 희망사항이 될 수밖에 없다. 반면에 문서화된 목표는 자기 자신과의 계약서가 된다. 문서화된 목표를 친구, 선생님, 그리고 가족들에게 보여주고 자신의 계획을 알려라.

● 현실성 : 실현 가능한 목표를 설정해라

목표는 반드시 실현 가능해야 한다. 달성될 수 없는 목표는 자신에게 희망과 흥미를 잃게 만든다. 규칙적으로 운동을 하지 않았으면서 매일 운동계획을 세운다는 것은 비현실적이다. 따라서 점진적으로 실현 가능한 계획을 실천하고 다음단계로 나가는 것이 바람직하다. 그러나 종종 자신의 능력을 과소평가하여 지나치게 낮게 목표를 잡는 것도 경계해야 할 사항이다.

● 측정 가능성 : 명확한 기준을 제시해라

목표를 달성했는지를 명확하게 평가할 수 없는 목표설정은 지속성을 저해할 가능성이 있다. 달성할 목표를 분명하게 적어놓아야 하며, 명확하게 측정 가능해야 한다. 예를 들어, 체지방 감량이 목표라면 몇 kg의 지방량을 줄일 것인지 명확해야 한다.

● 구체적인 시간 : 기간을 설정해라

목표달성시기가 구체적이어야 한다. 시기를 설정하는 것 역시 현실적이어야 하고, 지나치게 멀리 완성시기를 잡아서도 안 된다.

● 관찰성 : 지속적으로 관찰해라

목표를 향한 진행과정을 관찰하는 것은 행동변화를 더욱 강화시킨다. 그리고 운동 일지와 체지방의 정기적 평가를 계속한다면 현재 어느 정도까지 달성되었는지를 쉽게 판단할 수 있다.

● 평가 : 주기적으로 냉철하게 평가해라

정기적 재평가는 성공을 위한 필수요건이다. 주어진 목표가 진짜 어려워서 도저히 도달할 수 없다면 판단되면 목표를 다시 설정해야 한다. 반대로 주어진 목표가 너무 쉽다면, 흥미를 잃게 되고 노력을 중단할 것이다. 하나의 목표가 달성되고 나면, 다시 새로운 목표를 설정하거나 성취된 것을 지속적으로 유지해야 한다.

6 웰니스 생활과 평생 체력

웰니스 생활의 기본이 되는 체력향상을 위한 행동수정 방법(운동)을 설명하고자 한다. 일반적으로 체력을 향상시키기 위해 규칙적인 운동을 하는데 보통 60%의 사람들이 1개월 이내에 포기하고, 6개월 이상 지속하면 운동습관이 형성되어 체력이 향상되고 체지방이 감소된다고 한다. 또한 이러한 단계에 도달하면 처음 목표로 했던 것보다 훨씬 많은 부가적인 효과를 얻게 된다. 따라서 운동을 지속하는데 있어서 처음 6개월이 대단히 중요한 기간이라고 볼 수 있다.

평생 운동 프로그램을 시작할 때는 반드시 비활동적인 생활에서 활동적인 생활을 위한 행동수정의 원칙을 지키고, 원하는 체력 수준에 도달하고자하는 강력한 목표이행 의지가 필요하다. 그러면 운동에 대한 평생 목표의 이행을 효과적으로 하기 위한 필수적 요인들을 살펴보자.

● 운동에 대한 목표설정

최종 목표가 '몸짱'이라고 가정하고, 단기간, 장기간의 목표 설정은 개인의 몸 상태에 근거해서 구성해야 하며, 적절한 보상 및 강화가 이루어지도록 해야 한다. 예를 들면, 우리가 훌륭한 복근을 만들기 위한 운동 목표를 설정할 때 단기목표는 6개월 동안 윗몸 일으키기 횟수를 30회에서 100회까지 향상시키는 것이고, 장기목표는 단기목표를 유지해서 1년 동안 주당 500회의 윗몸 일으키기를 하는 것이다. 그러나 무엇보다 중요 것은 변화된 체력상태에 따라 목표가 수정되어야 하고, 비현실적으로 자신의 체력 수준보다 높을 시에는 올바르게 수정해야 한다.

● 운동 종류 선택과목

운동을 선택할 때 가능하면 개인이 편하게 즐길 수 있는 운동 종류가 좋다. 운동 종류를 선택할 때 고려해야 하는 사항들이 있다. 우선, 성별, 나이, 건강상태에 따라서 운동의 종류를 달리해야 하고, 운동 종류에 따라 어떠한 효과(예, 심폐지구력, 근기능, 유연성, 체지방 감소)가 있는지를 고려해야 할 것이다. 이와 관계된 내용은 본 교재 제6과 7장에서 자세히 설명하였다.

● 운동시기의 선택

운동 시기는 운동 목표와 체계적으로 연관 지어야 한다. 운동을 처음 시작한 몇 주간은 운동지속을 위해 매우 중요한 기간이다. 개인의 일상생활에 근거하여 일정한 시간에 운동을 해야 한다. 운동을 위한 최적의 시간에 대한 과학적 근거는 거의 없으며, 새벽시간, 오전, 점심시간, 오후, 저녁 후 시간 등 모두 다 좋다고 볼 수 있다. 운동 시기에 대한 요점은 자신의 상황에 맞추어 편리하고, 규칙적이며 지속적으로 실시할 수 있을 때가 가장 좋다.

● 체력 발달의 관찰

체력의 발달과 유지를 관찰하는 것은 계속적으로 운동을 하도록 하는 동기와 피드백을 주기 때문에 중요한 요인이다. 자신의 체력발달 과정을 관찰하는 방식에는 2가지가 있다. 첫째, 운동일지를 작성하는 것이다. 달린 거리, 소비 칼로리, 실시 운동량을 지속적으로 기록하는 것이다. 둘째, 체력 수준에 대한 정기적인 평가인데, 이것은 체력 수준이 향상되었을 때 긍정적인 피드백을 준다. 이러한 정보는 운동지속과 목표의 상향조정에 주요한 동기로 작용한다.

● 타인의 지지

개인이 속한 공동체 구성원의 지지는 운동 목표 달성에 중요한 요인이다. 운동 전과 후, 운동 준비과정, 운동 중에 가족, 친구, 동료들과의 상호작용을 즐기는 것은 운동을 즐겁게 만드는 요인이다. 친구와 운동 프로그램을 같이 시작할 때 둘이 같은 체력 향상의 목표를 가지고 운동을 하는 것도 훌륭한 방법 중의 하나이다. 또한 부부, 가족과 함께 운동을 하는 것도 좋은 방법이다.

● 역할 모델로서의 동료

운동에 대한 개인적 목표이행은 꾸준한 운동을 통해 향상된 체력 혹은 빼어난 몸매를 갖춘 동료들에 의해 크게 영향을 받는다. 대부분의 사람들은 규칙적으로 운동하여 좋은 몸매를 가진 사람들을 부러워한다. 이렇게 좋은 몸을 가꾼 사람들은 처음 운동을 시작하는 사람들에게 좋은 모범이 되어 운동을 오랫동안 지속하도록 만든다.

● 운동의 종류 바꾸기

특정의 운동을 오랫동안 실시하게 되면 종종 사람들이 싫증을 내게 된다. 그러면 운동의 종류를 바꾸어서 실시하는 것이 좋다. 운동의 종류를 바꾸는 것은 나이, 성별, 체력 및 건강 상태에 따라서 능동적으로 수정하는 것이 좋다. 예를 들어 오랜 세월 동안 테니스를 해 온 사람이 싫증도 느끼고, 무릎의 통증도 나타난다면 무릎에 부담이 없는 수영과 같은 운동으로 전환하는 것은 자신의 체력 유지는 물론 운동의 즐거움을 지속적으로 느끼는데 큰 도움이 될 것이다. 운동의 종류는 필요성과 취향에 맞게 유연하고 적극적으로 바꿀 필요가 있다. 결국 운동에 대한 열정을 유지하는 것은 평생 체력관리의 기본이다.

실습 1.1 웰니스 생활방식 평가도구*

성명________________________ 일시________________________

이 생활방식 평가도구는 당신이 질병, 상해와 결국 죽음에 이르는 위험요소와 관련된 생활 방식에 대한 수준이 어느 정도인지 잘 인식할 수 있도록 해주는 것을 목적으로 한다. 기억해야 할 것은 제시되는 생활 영역의 각각을 통제 할 수 있다는 것이다. 자신의 생활방식에 대한 인식은 행동수정에 대한 첫 걸음이다.

▶ 방법

제시된 각 질문에 표시해보시오. 하나의 항목에서 1개 이상 선택 할 수 있습니다.

A. 체력

_______________나는 일주일에 최소 3번, 20~30분간 운동을 한다.

_______________나는 일주일에 2~3회 스포츠 활동을 습관적으로 한다.

_______________나는 일주일에 3~7일, 15~30분간 걷기를 한다.

B. 체지방

_______________내 몸에 1인치 이상 피하지방이 잡히는 곳이 없다.

_______________나는 내 신체 모습에 만족한다.

C. 스트레스 수준

_______________나는 스스로 편안하게 긴장감을 풀어 줄 수 있다.

_______________나는 거의 긴장감이나 분노를 느끼지 않는다.

_______________나는 과도한 감정적 스트레스가 아닌 일상적인 스트레스를 이겨낼 수 있다.

D. 자동차(교통)안전

_______________나는 과거 4년간 자동차 사고가 없었다.

_______________나는 운전 할 때 항상 안전벨트를 한다.

_______________나는 거의 제한 속도를 초과하여 운전하지 않는다.

E. 수면

_______________나는 항상 7~9시간 수면을 취한다.

_______________나는 잠을 자는데 아무런 문제가 없다.

_______________나는 자는 동안 중간에 잘 깨지 않는다.

F. 사회적 관계

_______________나는 배우자 또는 친구들과의 관계에서 항상 행복하고 만족스럽다.

_______________나는 가까운 친구들이 많다.

_______________나는 나의 가족을 많이 사랑하고 지원한다.

G. 식이

_______________나는 하루에 세끼를 잘 챙겨 먹는다.

_______________나는 거의 과식을 하지 않는다.

_______________나의 거의 고지방과 설탕류 식사를 하지 않는다.

H. 음주

_______________나는 하루에 두잔 이하로 술을 마신다.

_______________나는 절대로 취할 만큼 마시지 않는다.

_______________나는 절대로 음주운전을 하지 않는다.

I. 흡연

_______________나는 절대로 흡연을 하지 않는다.

_______________나는 평상시 2차적인 흡연에 노출되지 않는다.

_______________나는 씹는담배를 사용하지 않는다.

J. 약물

_______________나는 절대 불법 약물을 사용하지 않는다.

_______________나는 다이어트 약이나 수면제와 같은 약을 남용하지 않는다.

K. 성생활

_____________나는 항상 안전한 성생활을 한다(예; 콘돔을 사용하고 항상 부인과 같이 생활한다).

▶ 평가

1. 개인 영역: 만약 A부터 K까지 항목에서 표시할 항목이 없다면 당신의 생활방식은 이러한 요인에서 개선이 필요하다.

2. 전반적 생활방식: 표시한 항목을 다 더하라. 점수의 해석은 다음과 같다.

23～29	매우 건강한 생활방식
17～22	평균적인 건강한 생활방식
≤16	건강하지 못한 생활방식(개선이 필요함)

실습 1.2 체력과 웰니스 조사*

성명________________________ 일시________________________

▶ 질문에 답해보시오.

1. 과거에 참여했던 혹은 현재에 참가하고 있는 체력/웰니스 활동을 나열해보시오(예를 들면 레크리에이션적인 테니스, 고등학교 때 농구 참가, 요가).

____

____

2. 이러한 활동 중 가장 좋은 것은 무엇이고 그 이유는?

____

____

3. 최근에 즐겼던 활동은 무엇이고 그 이유는?

____

____

4. 이러한 활동에 영향을 주는 체력요소는 무엇입니까? (예를 들면 조깅은 심폐지구력을 향상시켜주고, 반면 저항 운동은 근력을 향상시켜 주는 것이다.)

____

____

5. 신체적 그리고 정신적 건강 영역에서 개선시키고 싶은 것은 무엇입니까? 이러한 목표에 도달하기 위해 어떤 운동이 필요하다고 생각합니까?

____

____

* Powers, Dodd, and Noland(2006). Total Fitness and Wellness.

제2장. 생리학적 기초 : 지원 및 공급체계

인체의 복잡하고 신비로움 등에 비추어 볼 때, 정말 천재적이고 훌륭한 예술 작품은 인간이라고 몇 세기 전 셰익스피어가 말했다. 인간이 만들어낼 수 있는 구조 및 기능의 다양성과 무한한 능력은 어떠한 고급 컴퓨터나 기계도 모방할 수 없다. 특히 인간의 움직임의 차원에서 그 구조 및 기능이나 능력을 살펴보면, 두 개의 다리로 움직이는 인간은 네 개의 다리로 활동하는 일부의 동물에 비하여 균형, 속도, 체력 등의 전체적인 기능이 비슷하거나 오히려 더욱 뛰어나다. 42.195㎞의 마라톤 완주와 90분간의 다양한 운동을 요구하는 축구경기에 필요한 내부 생리학적 활동의 상호작용과 인체 조직의 기능을 생각해보면, 인체 내부는 온갖 동작을 통제하기 위한 초대형의 컴퓨터실과 생화학실험실과 같은 느낌을 준다.

인체는 약 백조개의 세포로 이루어져 있다고 한다. 혈액세포와 같은 특정 종류는 평생 동적인 활동을 하지만, 뼈와 같은 것은 거의 움직이지 않는다. 이러한 모든 세포들은 인체 조직의 형태를 갖추기 위하여 결합되어 있다. 조직의 형성은 수많은 조각들의 집합체로 되어 있으며, 나아가서 이들 조직은 각각의 다양한 특성을 가지고 기관이라는 기초적 신체기능 부분을 담당한다. 한편 이들의 몇몇 혹은 그 이상 조직들은 인간생활의 주요한 과정을 수행하기 위해 고유의 작용을 통합하여 소화체계, 재생산 체계, 호흡체계, 순환체계, 노폐물 분비체계 등의 기능을 한다.

신체동작이나 활동을 위하여 수많은 생화학적인 작용이 신체내의 각 세포에 의하여 이루어지고 있다. 보통 '세포수준에서 일어나는 모든 복잡한 반응'을 **신진대사**라고 부르는데, 이것은 '에너지 생산을 위해 산화기관을 통한 연료를 연소하는 생화학적 과정과, 에너지 생산물질을 저장하는 곳에 전달해 주는 과정으로 구분'할 수 있다. 에너지 생산은 신체기관 내의 세포들로 하여금 각자 맡은 바 역할을 하도록 하여, 심장은 혈액을 뿜고, 근육은 긴장하고, 신경은 자극을 전달하고, 선(腺)들은 호르몬을 분비한다.

뼈, 관절, 근육의 활동을 초기화하고 통제하는 수많은 생화학적인 작용, 인체를 흐르는 혈액의 속도조절, 그리고 감각 수용기관의 계속적인 의사전달, 뇌, 내분비선, 그리고 동작기관의 총체적인 구조 및 기능은 우리의 상상을 초월하게 만든다. 게다가 이러한 기적적인 작용들은 운동 상황에서 의식적인 노력 없이 자연스럽게 이루어진다.

결국, 이상의 내용들이 인간의 운동기관에 기초가 되어 신체활동과 특정의 운동을 수행할 수 있게 되는데, 바로 공급(지원), 동작, 그리고 통제의 3가지 체계에 의하여 이루어진다. 우선 공급 및 지원체계는 심장, 혈액, 혈관, 폐로 구성되어 있고, 동작체계는 골격, 관절, 근육으로 구성되어 있으며, 통제체계는 뇌, 척수, 신경, 내분비선, 감각기관으로 이루어진다. 따라서 제2장, 3장, 4장에서는 이들 3가지 주요체계를 중심으로 자세한 내용을 알아보고자 한다.

Ⅰ. 운동과 에너지 대사

학습과제

1. 에너지 대사란 무엇이며, 대사의 종류와 특성은 무엇인가?
2. 무산소성 에너지 체계와 유산소성 에너지 체계의 차이는 무엇인가?
3. 크렙스 사이클과 전자전달계란 무엇인가?
4. 에너지 연속체란 무엇인가?
5. 운동에 따른 대사반응은 무엇인가?

1 에너지 대사의 이해

일반적으로 식물은 태양 광선을 화학적 에너지로 바꾸고, 동물은 이 화학적 에너지를 변화시켜 기본적으로 생명을 유지하기 위한 작용, 일상생활, 운동을 하는 것을 **에너지 대사**(energy metabolism)라고 한다. 인간은 식물성 및 동물성 물질을 영양소로 섭취하여 체내에서 무산소·유산소적으로 복잡한 화학반응 과정을 거쳐 최종 **아데노신 3인산**(adenosine triphosphate: ATP)이라는 화학 에너지 형태의 물질로 변환한다. 인간이 섭취한 음식의 영양소는 주로 탄소, 수소, 산소, 그리고 질소로 구성되어 있다. 영양소 내의 분자적 결합은 비교적 약하여 결합이 부서질 때 적은 양의 에너지가 방출되는데, 세포의 활동에 직접적으로 사용되기에는 역부족이다. 따라서 '영양소의 분자적 결합에 의해 내재되어 있던 에너지는 세포 내에서 화학적으로 방출되면서 아데노신 3인산이라고 불리는 고에너지 화합물의 형태로 저장'된다. 즉, 음식의 분해과정에서 방출되는 에너지는 생리적인 일에 직접적으로 이용되는 것이 아니라 ATP를 합성하는데 이용되며, 대신 ATP가 인체의 세포들에 의하여 직접적으로 사용하는 에너지원인 것이다.

ATP는 '**아데닌**(adenine), **리보스**(ribose), 그리고 **3인산**(three phosphate)의 3가지 중요한 부분으로 구성'되어 있다(그림 2.1-①). ATPase라는 효소에 의해서 ATP가 **아데노신 2인산**(adenosine diphosphate: ADP)과 **유리인산염**(inorganic phosphate: Pi)으로 분해할 때 약 7~12kcal의 에너지가 방출되며, 이때 방출된 에너지는 근 수축과 같은 작업을 수행하는데 즉각적으로 사용된다(그림 2.1-

②). 그리고 ATP가 분해될 때 에너지가 나오기 때문에 ATP가 다시 합성되거나 다시 만들어질 때 에너지가 필요하게 된다. 이때 이용되는 에너지원은 우리가 먹는 음식물과 **크레아틴 인산**으로 불리는 화합물이다(그림 2.1-③).

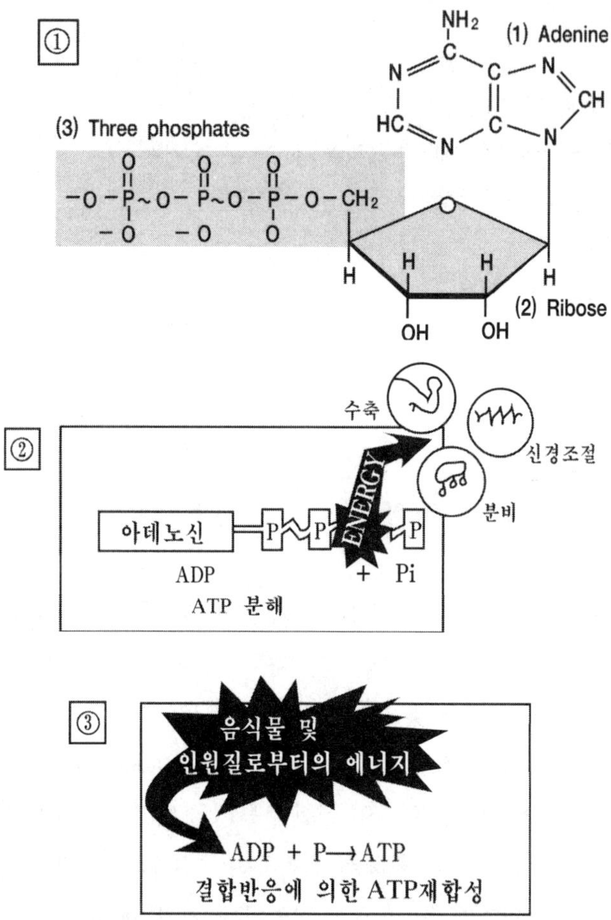

그림 2.1 ATP의 구조와 분해 및 합성

한편, 섭취된 영양이 갖는 에너지 전부가 ATP가 되는 것은 아니다. 식물의 당질, 지질, 단백질의 전 에너지를 100이라 할 때, 소위 자유 에너지가 되는 것은 95정도이고, 나머지 5는 소화 흡수될 때에 열로서 소실된다. 95의 자유 에너지는 당질(소비형 글루코오스와 저장형 글리코겐), 지방(소비형 지방산과 저장형 중성지방), 그리고 인체 고유의 단백질로서는 각 조직에 들어가 신체의 구성요소가 되고, 또 연료로 되어 방출한다. 95의 자유 에너지 가운데 ATP가 되는 것은 45인데 이것은 주로 당질과 지질로 되어 있고, 단백질의 참여는 극히 적다.

45의 ATP는 근 활동과 그 밖의 생리기능을 위하여 직접 에너지를 공급하고 있으나, 그 일부는 다시 자유 에너지원으로 축적된다. 예를 들면, 운동 중에 무산소 과정이 진행되어 근육과 혈액 중에 축적되었던 유산이 운동을 중지한 후에 O_2의 공급을 받아 그 일부가 글리코겐으로 재생된다. 물론 이 글리코겐은 당연히 자유 에너지로서 축적된다.

에너지의 단위인 **칼로리**(cal)는 '1g의 물을 1℃(15℃에서 16℃) 올리는 데 필요한 열량'에 해당하며, 생리학에서는 칼로리(cal) 또는 킬로칼로리(kcal)란 단위를 사용한다.

❑ 에너지의 공급과 소비

인체가 생명을 지속해 가는 데에는 에너지가 필요하다. 생체에 이용되는 것은 **화학에너지**이며, 이것은 생체 안에서 음식물을 산화시켜 생산된다. 인간이 섭취하는 음식물은 식물이 태양에너지를 이용하여 생산한 것이며, 식물 성분 중 에너지의 공급원이 되는 것은 탄수화물, 지방, 단백질이다.

인체는 근육의 수축을 위하여 저장된 에너지를 **기계적 에너지**로 전환하여 사용하며, 대사과정 및 물질의 변화 등을 위해서는 화학적 에너지로 전환하여 사용한다. 체액과 체성분의 수송을 위해서는 삼투압 에너지, 신경자극의 전달을 위해서는 **전기적 에너지**, 열 조절을 위해서는 **열에너지**로 전환하여 소비한다.

❑ 영양소의 동화 및 이화작용

인체가 섭취한 영양소는 **동화작용**과 **이화작용**을 통하여 저장되거나 에너지로 사용된다. 즉, '사용되지 않는 영양소는 동화작용을 통해 인체에 저장되며, 인체가 활동을 할 땐 이화작용을 통해 에너지로 사용'된다.

탄수화물의 일시적인 과잉은 간세포에서 글리코겐으로 변환되어 저장되며, 포도당으로 다시 변화된다. 너무 많을 시엔 지방조직으로 변환되어 저장되기도 한다. 지방은 동화작용을 통해 지방조직이 형성되어 지방저장소에 저장되며, 단백질은 간이나 골격근에 저장된다.

신체적 운동은 근육의 수축에 필요한 에너지 공급을 확보하기 위해 신진대사 연료의 신속한 동화와 이화작용을 요한다(표 2.1). 운동이 시작되면 우선 몇 분간은 근육에 저장되어 있는 탄수화물이 산화되어 에너지와 대사산물을 방출하며, 다음에는 혈중의 포도당과 유리지방산이 사용된다. 마지막에는 유리지방산만이 주 에너지원으로 사용되기 때문에 지속적인 유산소성 운동을 하게 되면 체내에 저장된 지방질 축적을 감소시킬 수 있다.

인체는 이러한 동화와 이화작용을 통해 활동에 필요한 에너지를 저장하기도 하고, 사용하기도 한다. 그러나 이러한 작용들이 원활히 이루어지지 않으면 활동의 제약을 받게 되며, 지속적인 활동이 어렵게 된다.

표 2.1 영양소의 동화작용과 이화작용

	동화작용	이화작용
탄수화물	· 일시적인 과잉은 간세포에서 글리코겐으로 변화됨 · 간과 골격근 저장되었다가 포도당으로 다시 변화됨 · 과잉 시에는 지방조직으로 변화되어 저장됨	· 근육에서 산화되어 에너지와 대사산물을 방출함(4kcal/g) · $C_6H_{12}O_6+6O_2 \rightarrow$에너지$+6CO_2+6H_2O$
지방	· 지방조직이 형성되어 신체 내의 지방저장소에 저장 됨	· 지방산→에너지$+CO_2+H_2O$(케톤체 생성) · 글리세롤→포도당(간의 당 생성)
단백질	· 일시 과잉은 간과 골격근에 저장됨 · 조직 단백질, 혈중단백질, 효소 등으로 합성됨	· 간에서 탈아미노화 되어 암모니아를 생성(산화되거나 포도당이나 지방산으로 전환됨)

❑ 음식물의 열량

음식물이 연소되어 생기는 **에너지 열량**은 보통 열량계로 측정한다. 일반적으로 1g당 탄수화물은 4.1kcal, 지방은 9.45kcal, 단백질은 5.65kcal의 열량이 생긴다. 한편 체내에서 탄수화물과 지방이 산화될 때는 열량계에서 산화되어 열량을 내는 것과 같으나, 단백질의 경우 열을 갖고 있는 요소의 함질소화합물의 연소열이 1.3kcal이기 때문에 체내에서 발생한 단백질 1g의 열량은 원래 5.65kcal에서 함질소화합물 연소열(1.3kcal)을 제외한 4.35kcal가 된다.

섭취한 영양소는 전부 흡수되는 것이 아니기 때문에 **소화흡수율**을 고려하지 않으면 안 된다. 소화흡수율은 탄수화물 98%, 지방 95%, 단백질 92%로서 계산한다. 그러므로 섭취한 영양소의 체내에서 일어난 실제 열량은 '탄수화물 4kcal, 지방 9kcal, 단백질 4kcal'가 된다고 보아야 한다.

❑ 기초대사

생체의 에너지 대사는 일, 음식물섭취, 한랭, 그 밖의 여러 가지 생활상태 및 환경조건에 의해 끊임없이 변동하는 것이지만, 이러한 외적 조건에 의한 영향을 모두 제거한, 즉 '생명의 유지에 필요한 최소의 생리적 에너지소비'를 **기초대사**(basal metabolism: BM)라 한다.

기초대사의 측정은 음식물이 완전하게 소화 흡수된 식후 12~16시간, 배변·배뇨 후 쾌적한 온도 조건하에 가만히 누워 있는 상태에서 행해야 한다. 따라서 기초대사는 정확하게 각성 시 생리적 최소 에너지

대사가 된다. 다음은 기초대사 시에 신체 각 기관의 소비열량을 나타낸 표이다(표 2.2).

기초대사의 소비열량을 보면 골격근에 의한 소비가 전 소비 에너지의 약 1/3을 차지하여 가장 크며, 그 다음으로는 간장, 위장, 신장에 의한 소비가 크다. 그러나 이것들은 각 기관의 1g당으로 보면 신장에 의한 소비가 가장 높고, 이것은 골격근에 의한 소비의 약 10배에 달한다. 다음으로 심장, 췌장, 간장, 타액선에 의한 소비가 높아 제기관의 활동성이 높은 것을 알 수 있다. 기초대사는 같은 계절의 일정조건 하에 측정한 경우 같은 사람에 있어서 안정된 동일성을 갖고 있다. 그러나 체격, 성, 연령, 직업 등에 의해 개인차가 나타나며, 계절이나 영양 상태에 의해서도 변화된다(표 2.3).

표 2.2 기초대사 시에 신체 각 기관의 소비열량(Lehmann)

기 관	소비열량(kcal/min)	%	kcal/g/min
전 신	1,200	100.0	0.016
근 육	456	38.0	0.018
간 장	149	12.4	0.057
위 장	91	7.6	0.032
신 장	90	7.5	0.171
비 장	76	6.3	0.032
심 장	53	4.4	0.083
뇌	36	3.0	0.036
췌 장	16	1.3	0.069
혈 액	13	1.1	0.002
타 액 선	8	0.7	0.056

표 2.3 기초 대사량에 영향을 주는 인자

영향인자	기초대사의 상태
체 격	체중 및 체표면적에 비례함
체 질	근육질이 지방질보다 높음
성 별	여성은 남성보다 10% 적음
연 령	체중, 체표면적당 2세가 최고, 그 이후 연령과 함께 경감됨
내분비기능	갑상선 기능 항진 시 높음
환경온도조건	외부 기온이 10℃ 높아지면 BM 2% 증가됨
영양조건	고단백식 일 때 높고, 저영양 일 때는 낮음

영향인자	기초대사의 상태
체 온	체온 1℃ 상승마다 BM 13% 상승함
노동상태	육체노동 시 높음
월 경 시	월경 2~3 일전 최고, 월경 시 최저
임 신	임신 후기는 높아짐
수 면	약 10% 감소됨

❑ 수면대사

기초대사는 각성하고 있을 때의 생리적 최소치에 해당되는 것이며, **수면 시 대사**(sleeping metabolism: SM)는 기초대사보다 낮다. 수면 시 대사가 기초대사보다 낮은 이유는 수면 중 골격근이 이완되고, 맥박수가 감소하며, 혈관은 확장하여 부교감신경의 긴장상태에 있어 전체의 대사가 저하되기 때문이다.

❑ 특이 동적 작용

'동물성 식품을 많이 섭취한 후 활동을 하지 않고 있어도 대사량이 증가'하는데, 이러한 작용을 **특이 동적 작용**(specific dynamic action: SDA)이라고 한다. 음식물을 섭취한 후에는 대사가 항진되며, 이 항진은 당질, 지질, 단백질의 영양소에 의하여 특이적으로 다르고, 특히 단백질 섭취 후에는 커지게 된다. 단백질은 20~40% 늘고, 탄수화물은 6~9%가 증가하며, 지방도 4~14% 증가한다. 이 기전이 정확하게 밝혀지지 않았지만, 혈액 중 아미노산 증가에 의한 세포 안에서의 대사촉진, 탈아미노기 작용으로 요소생산, 지방대사의 항진 때문으로 생각되며, 한국인의 식사는 SDA가 평균 10% 정도로 간주되며, 에너지는 체온 유지에 사용된다. SDA에 의해 발생한 에너지는 근육운동에 이용되지 않으며, 섭취열량에 비례하는 특성이 있다.

❑ 안정대사

안정 시 대사(resting metabolism: RM)는 '음식물을 섭취하지 않은 기초대사의 상태에서 기상하여 육체, 신경이 함께 안정을 취하여 의자에 조용히 앉아 있는 상태의 에너지 대사'로서 생각될 수 있다. 이 경우의 대사 증가는 기초대사의 약 10%이다. 이것은 의자에 앉는 자세를 유지하기 위한 골격근의 긴장이 기초대사 상태의 경우보다 증가하기 때문이다.

그러나 운동 대사를 측정하기 전에 측정된 안정대사는 음식을 섭취하고 있는 보통 상태의 안정 시 대사가 많다. 따라서 이 경우의 안정 시 대사는 특이 동적 작용에 의한 대사항진도 포함되어 있다고 볼 수 있다. 이 상태에서 안정 시 대사량의 측정결과에 의하면 기초대사의 약 20%가 증가하고 있기 때문에, 이 값이 생활시간 조사에서 소비에너지를 계산하는 경우에 많이 쓰여 지고 있다. 그러나 안정 시 대사를 측정하는 경우는 식사 직후 특이 동적 작용의 영향을 피하고 식사 후 2시간 이후에 행해야 한다.

❑ 운동대사

'운동이나 노동에 의하여 항진한 에너지대사'를 **운동대사**(work metabolism: WM) 혹은 **노동대사**라고 부른다. 운동대사는 각종의 운동, 노동의 강도 판정, 각종 직업에 종사한 사람의 에너지 소비량의 산정 및 각종 작업에 지적 노동 조건의 결정 등을 위하여 중요한 것이며, 또한 스포츠에 있어서 운동 능력의 판정 및 운동 생리 기능의 연구에도 많이 이용되고 있다.

2 에너지 체계

근세포에 저장되어 있는 ATP는 한계가 있으므로(근육 100mg 중에 1.0~2.0mg 정도밖에 포함되어 있지 않음) 근육활동을 위해서는 근 수축을 위한 에너지인 ATP가 지속적으로 공급되어야 하며, 또한 세포는 대사 작용을 통하여 ATP를 빠르게 공급할 수 있는 능력을 가지고 있어야 한다. 실제로 근육세포는 세 가지 대사 작용 중 하나의 대사 작용에 의해 ATP를 생산한다. 크레아틴 인산(creatine phosaphate: PC)에 의한 ATP 생성, 해당 작용에 의해 글리코겐 또는 글루코오스 분해로 ATP 생성, 그리고 산화작용에 의한 ATP 생성이 그것이다. 이러한 ATP 생성 체계는 산소이용의 여부에 따라 무산소성 대사와 유산소성 대사로 구분되는데, '크레아틴 인산과 해당과정에서 생성되는 ATP는 산소를 사용하지 않으므로 **무산소성**(anaerobic) **대사**라 하고, 산소를 이용한 산화작용에 의한 ATP 생성과정을 **유산소성**(aerobic) **대사**'라 한다.

❑ 무산소성 에너지 체계

● ATP-PC 시스템

ATP-PC 시스템은 가장 빠르게 ATP를 생산할 수 있는 방법으로 PC를 이용하여 ATP를 생산하는 것이다. 이 과정에서 PC는 자신이 소유한 P를 ADP에게 제공하게 된다. PC는 ATP와 마찬가지로 고에너지 인산화합물로 크레아틴과 인산으로 분해될 때 에너지를 방출하며(PC → C + Pi + E), 이때 방출된 에너지는 ATP의 재합성(ADP + E + Pi → ATP)을 위한 에너지로 사용된다. 이러한 과정은 **크레아틴키나제**(creatine kinase: CK)라는 효소에 의해서 촉진된다. 즉, ATP는 운동을 시작하자마자 ADP + Pi로 분해되며 PC 반응을 거쳐 ATP로 재합성된다(그림 2.2).

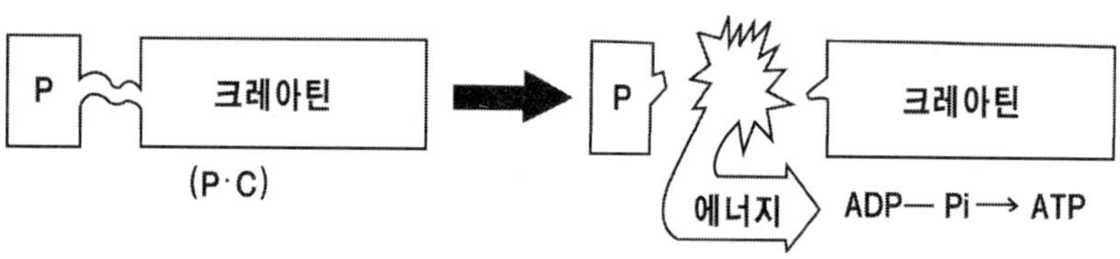

그림 2.2 ATP-PC 시스템

그러나 근육세포에는 적은 양의 PC를 저장하기 때문에 이 반응으로 생산되는 ATP의 양은 제한적이다. 저장된 ATP와 PC의 결합을 ATP-PC 시스템 혹은 ATP와 PC 모두 인산기를 갖고 있기 때문에 **인원질 시스템**이라고도 한다. 이처럼 저장된 ATP와 PC에 한계가 있기 때문에 단기간의 고강도 운동이나 운동을 시작할 때의 근 수축에 필요한 에너지를 제공한다. 특히, 50m 달리기, 높이뛰기, 역도경기, 미식축구 선수의 10m 달리기 등의 짧고 강한 운동에 ATP-PC 시스템이 필요하다. 또한 운동이 끝난 후 PC를 다시 보충할 수 있으며, 이때 재합성 되는 유일한 과정이 ATP의 분해과정에서 생긴 에너지에 의하는 것이다.

● 젖산시스템

젖산시스템이란 '무산소성 해당과정(glycolysis)'을 말하고, **해당과정**이란 '탄수화물의 분해'를 의미한다. '탄수화물이 산소 없이 분해되면 젖산이 생성되며, 이러한 분해 시 방출되는 에너지는 ATP 재합성에 사용'된다. 이 과정을 단순하게 표현하면 무산소성 과정으로 포도당의 결합에너지를 이용하여 인산과 ADP를 결합하는데 이를 위해서 여러 단계의 효소가 촉매작용으로 연결반응을 일으킨다. 해당과정은 근육세포의 근형질에서 이루어지며 포도당 한 분자당 2개의 순수 ATP와 초성포도산 또는 젖산 2분자를 생산한다. 글리코겐(glycogen) 1분자가 산소가 없는 상태에서 분해될 때에는 단지 3mol의 ATP가 생성되고 산소가 있는 상태에서 분해되면 33mol의 ATP가 재합성 할 수 있는 충분한 에너지를 생성한다(그림 2.3).

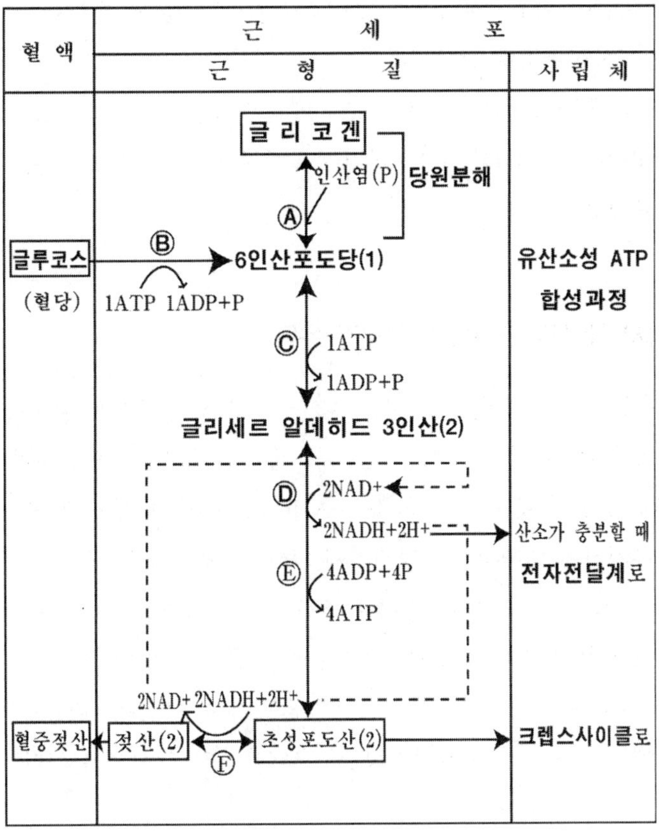

그림 2.3 젖산 시스템(무산소성 해당 작용)

위의 그림에서 보듯이 ATP는 Ⓔ의 반응에서 4분자가 생성되고, Ⓑ와 Ⓒ의 반응에서 1분자씩 모두 2분자의 ATP가 소비됨을 알 수 있다. 그러므로 결국 혈중 글루코오스 한 분자가 무산소성 해당 과정을 거쳐 2분자의 젖산으로 분해될 때 2ATP가 생성된다.

반면, 근 **글리코겐**은 혈중 **글루코오스**에 의해서 만들어질 뿐만 아니라, 근육 자체에서 해당 작용의 역작용에 의해 초성포도산 등에 의해 합성될 수 있다. 이러한 경우, Ⓑ의 반응에 의한 ATP 소비가 필요치 않으므로 순수 ATP 합성량은 3개가 된다.

6인산 포도당이 글리코겐으로 합성되는 Ⓐ의 반응에서 또 다른 고에너지분자 한 분자가 소비된다. 그러므로 글리코겐으로부터 유래된 6인산 포도당이 무산소적 분해에 의해 최종 산물인 젖산으로 될 때에도 결국 2 ATP가 생성된다고 할 수 있다.

Ⓐ와 Ⓒ의 반응을 촉매하는 효소는 **가인산 분해효소**(phosphorylase)와 **인산과당 분해효소**(phosphofructokinase: PFK)로서 이들 효소는 해당과정의 최대속도를 결정하는 주 효소이다. 위와 같이 거의 모든 과정은 역방향으로 반응이 진행될 수 있으며, 특히 Ⓕ는 산소공급이 충분히 이루어진다면 역방향으로의 반응이 이루어져 젖산이 초성포도산으로 전환되고, 이어 유산소적 과정에 의해서 최종적으로 물과 이산화탄소로 분해된다.

젖산시스템은 ATP-PC시스템과 같이 신속한 ATP 에너지 공급이 가능하므로 아주 중요하다. 예를 들면, 400m, 800m 달리기와 같이 1분 내지 3분간에 최대 능력을 요구하는 운동은 젖산시스템의 에너지 공급에 의존하게 된다.

● 무산소성 에너지 체계와 고강도의 단시간 운동

고강도의 단시간 운동 시 사용되는 에너지는 우선 무산소성 경로에서 나온다. ATP 생성이 주로 ATP-PC 시스템에 의해서 이루어지는지, 혹은 젖산시스템에 의해서 이루어지는가는 운동시간에 의해 좌우된다. 1초에서 5초 동안의 운동 시 거의 모든 ATP는 ATP-PC 체계에 의해 공급되고, 5~6초 이상의 격렬한 운동을 유지하기 위해서는 해당과정에 의해 ATP를 얻기 시작한다. 운동하는 동안에 해당과정으로의 의존도가 점차로 증가된다. 그리고 45초 이상 지속하는 고강도 운동은 근 수축에 필요한 ATP 생산을 위하여 ATP-PC체계, 해당과정, 그리고 유산소성 체계가 조합되어 이용되며, 격렬한 운동을 약 60초 동안 유지하기 위해서는 무산소성 70%와 유산소성 30% 비율로 에너지가 생산된다. 또한 대략 3분 정도에는 무산소성과 유산소성 시스템이 거의 같게 이용된다.

❑ 유산소성 에너지 체계

● 유산소성 에너지 체계

무산소성 체계로 많은 양의 ATP를 신속하게 생성할 수 있지만 장시간 지속적으로 공급되지는 않는다. 무산소성 체계에서 장시간 에너지 공급이 이루어지지 않는 이유는 증가되는 산(acid)이 해당과정을 방해하기 때문이다. 따라서 오랜 시간 지속되는 운동을 위한 에너지를 공급하기 위해서는 충분한 산소의 공급이 이루어지는 유산소성 체계를 통한 ATP의 생성이 불가피하게 된다.

유산소성 시스템은 '탄수화물과 지방, 단백질을 근세포 내의 미토콘드리아 내에서 산소를 이용하여 연소시킴으로써 발생한 에너지로 ATP를 생성하는 과정'이다. 유산소 과정의 에너지원으로는 근글리코겐, 혈중 글루코오스, 간 글리코겐, 근육 내 중성지방, 혈액 중의 중성지방과 유리지방산, 지방 조직 내 중성지방, 그리고 근단백질이 이용된다. 무산소 과정과 같은 일련의 반응은 근육세포 속에서 일어나지만, ATP의 유산소성 생산은 미토콘드리아에서 만들어지며 **크렙스 사이클**(krebs cycle)과 **전자전달계**(ETC)의 대사경로들이 상호 협력하여 이루어진다(그림 2.4).

우선 무산소성 해당과정에서 혈중 글루코오스나 근 글리코겐으로부터 유래된 6인산 포도당 한 분자가 2개의 초성포도산 분자로 분해되는 과정에서 2ATP가 생성됨을 알았다. 그러나 산소가 충분하다면 Ⓓ의 반응에서 생성된 2개의 NADH가 전자와 수소이온을 미토콘드리아의 전자전달계(ETS)에 전달하게 된다. NADH 한 분자로부터 전자전달계를 통해 2.5개의 ATP가 생성되므로 모두 5ATP가 된다.

글루코오스 한 분자로부터 생성된 두 분자의 초성포도산은 유산소적 조건에서 미토콘드리아 내로 유입된다. 미토콘드리아 내에서 초성포도산 한 분자는 크렙스회로를 순환하면서 1ATP와 4NADH 그리고 1FADH2를 생성한다. 한 분자의 NADH는 전자전달계에서 2.5ATP를 생성하고, FADH2는 1.5ATP를 생성하므로 초성포도산 한 분자는 모두 12.5ATP를 생성한다. 결국, 초성포도산 두 분자는 크렙스 사이클과 전자전달계를 통하여 모두 25ATP를 생성한다.

그러므로 글루코오스 1분자가 유산소적인 과정을 통해서 $6CO_2$와 $6H_2O$로 분해될 때 모두 32ATP를 생성하게 되는 것이다. 그러나 실제 생성되는 ATP 분자는 NADH 1분자에서 2.5에서 3.3분자의 ATP를 생성한다고 말함으로써 정수로 떨어지지 않는다.

ATP 1mol을 합성하는 데 필요한 산소의 양은 탄수화물에서 3.5 *l*, 지방에서 4.0 *l* 이다. 안정 시 산소섭취량은 0.3 *l* 정도이므로 ATP 1mol을 생성하는데 12~20분가량 소요됨을 알 수 있다. 최대 운동 시에는 ATP 1mol을 생성하는데 1분가량이 걸리며, 잘 훈련된 장거리 선수에게서는 1분에 1.5mol 정도 생성한다. 유산소성 체계의 다음 단계로 유산소성 해당작용에서 발생한 초성포도산은 크렙스 사이클이라고 불리는 반응체계에서 분해된다. 이때 이산화탄소가 초성 포도산으로부터 분리되면서 초성 포도산이 3탄산 화합물에서 2탄산 화합물(아세틸기)로 전환된다. 이 아세틸기는 보조효소-A(coenzyme-A)와 결합하여 아세틸 보조효소-A가 된다. 이 과정에서 생성된 이산화탄소는 폐를 통해 외부로 배출된다. 크렙스 사이클 내에서 수소원자(H+)형태의 전자가 초성 포도당의 탄소 원자로부터 분리하여 제거된다. 크렙스 사이클 내에서 전자가 분리되고 나면 최종산물인 물과 ATP가 형성되는 전자전달계로 이행하게 된다(그림 2.5).

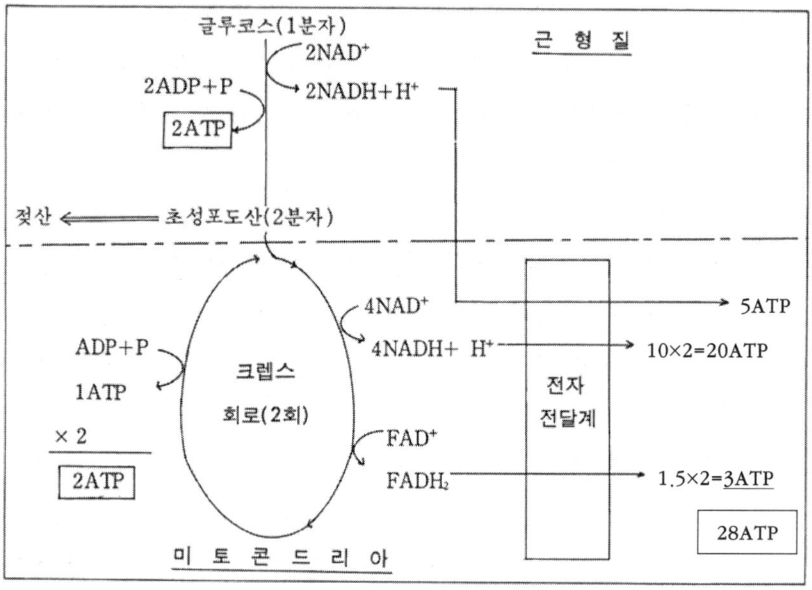

그림 2.4 유산소 시스템

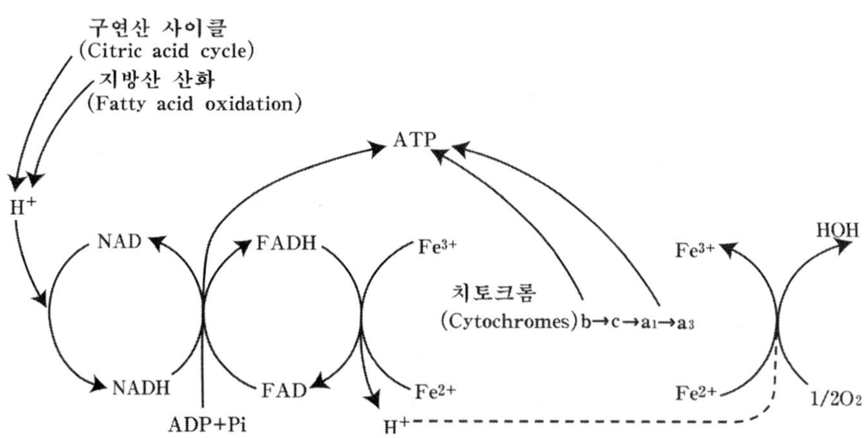

그림 2.5 전자전달계

크렙스 사이클에서 FADH와 NADH를 경유하여 온 수소이온(H+)과 전자(e-), 그리고 산소(O_2)가 합쳐져 최종산물인 물(H_2O)이 발생하게 된다. 1mol의 글리코겐이 분해되기 위해서는 6mol의 산소가 필요하게 된다. FADH와 NADH는 각각 비타민 B복합체인 리보플라빈(riboflavin : Vit.B_2)과 니아신(niacin)을 함유하고 있는 보효소로서 전자수용자로서 중요한 역할을 수행한다. 해당과정과 크렙스 회로의 산화반응에 의해 방출되는 수소이온(H+)과 전자(e-)는 FAD+와 NAD+가 결합하여 FADH와

NADH의 환원된 형태로 전자전달계에 운반된다.

● 유산소성 에너지 체계와 장시간의 운동

장시간 운동(약 10분 정도 이상의 운동)을 하기 위한 ATP는 주로 유산소성 시스템에 의해서 공급되며, 이때 에너지원이 되는 음식연료는 탄수화물과 지방이다. ATP-PC 시스템과 젖산 시스템도 약간의 공헌을 하는데 산소섭취량이 안정 상태로 되기 전까지인 운동시작 직후에만 국한된다. 산소섭취량이 운동시작 약 2~3분 후에 새로운 항정상태에 도달하면 운동에 필요한 모든 ATP는 유산소성 시스템으로 공급하기에 충분해진다. 이 때문에 1시간 이상 지속되는 운동 중에는 혈중 젖산이 과도하게 축적되지 않는다.

❑ 운동과 에너지 연속체

ATP를 공급하는 에너지 시스템의 능력은 수행되는 운동종목의 특성과 관계가 있다. 고강도의 단시간 운동 유형에서는 대부분의 ATP를 쉽게 이용할 수 있는 인원질 시스템에서 공급한다. 그러나 마라톤과 같은 장시간의 낮은 강도 운동 유형에서는 ATP의 공급을 유산소 시스템에 의존한다. 중거리 유형의 운동에서는 젖산 시스템에서 의존하는데, 400, 800m 달리기 등이 이에 속한다. 그러나 무산소 시스템과 유산소 시스템의 혼합사용이 필요한 경우가 있다. 여러 구기 종목이나 일반경기 중이나 또는 1,500m달리기의 경우 유산소성 시스템에 의해 ATP를 공급받지만, 자신이 공을 가지고 순간적으로 질주할 때나 달리기의 최초나 최후의 전력 질주 시엔 무산소성 시스템에 의해 ATP를 공급받는다.

이처럼 운동의 특성에 따라 어떠한 시스템이 작용했느냐 하는 것이 에너지 연속체이며, 운동 수행 시 한가지의 에너지 시스템이 사용되는 것이 아니라 운동의 특성에 따라 에너지 공급 시스템이 달라진다(표 2.4).

표 2.4 에너지 연속체의 네 가지 영역

영역	운동시간	에너지 시스템	운동종목
1	10초 이내	ATP-PC	투포환, 100m, 야구의 도루, 골프나 테니스의 스윙, 미식축구백의 런닝 플레이
2	10초 ~ 1분 30초	ATP-PC와 젖산	200, 400m 스피드 스케이트, 100m 수영
3	1분 30초 ~ 3분	젖산과 유산소	800m 질주, 체조경기, 권투(3분), 레슬링(2분)
4	3분 이상	유산소	축구, 크로스컨트리, 마라톤, 조깅, 장거리 수영

지금까지 살펴본 에너지 시스템의 일반적 특성을 종합하면 다음과 같다(표 2.5).

표 2.5 에너지 시스템의 일반적 특성

항목	ATP-PC 시스템	젖산시스템	유산소성 시스템
산소 필요성	무산소성	무산소성	유산소성
반응속도	대단히 빠름	빠름	느림
음식 또는 화학연료	화학적 연료(PC)	글리코겐	글리코겐, 지방, 단백질
상대적 ATP 생산량	매우 적음	적음	무제한 ATP 생성
운동시간	짧은 시간	1~3분가량의 운동	지구력과 장시간의 활동

❑ 무산소성 운동과 유산소성 운동의 비교

무산소성 시스템과 유산소성 시스템의 특성을 앞에서 살펴보았다. 이러한 특성을 이해하고 실제로 건강을 유지하기 위해 어떠한 운동 형태를 선택해야 하는가는 매우 중요한 사항이다. 건강을 유지하는 입장에서 보면 무산소성 운동보다 유산소성 운동이 요구되는데 그 이유는 다음과 같다. 유산소성 운동은 심박수가 증가되지만 혈압상승이 비교적 낮아 심장에 부담이 적고, 심장의 펌프기능을 증대시키며, 심근의 모세혈관의 기능을 향상시킬 수 있다. 또한 젖산의 축적이 적고, 심장에 부담을 적게 주기 때문에 장시간 지속할 수 있어 총 에너지 소비량을 증가시킬 수 있으며, 지방의 소비를 크게 한다. 게다가 운동 상해나 갑작스런 심장질환 등에 대해 안정성이 높다(표 2.6).

표 2.6 유산소성 운동과 무산소성 운동의 특징 비교

항 목	유산소성 운동	무산소성 운동
심장의 부하	부하가 적당하다	부하가 크다
젖산 축적	적다(4<mmol/l)	많다
지속시간	길다	짧다
소비에너지	크다	적다
지방의 소비	크다	적다
안정성	높다	때로는 위험하다

3 운동과 에너지 대사율

□ 에너지 대사율

에너지 대사율(relative metabolic rate: RMR)이란 '여러 가지 운동이나 동작, 노동 등의 에너지 소비량을 나타내기 위해 사용되는 방법'으로 다음과 같은 식으로 산출된다.

RMR = [(작업 시 소비에너지) - (안정 시 소비에너지)]/(기초대사)
= (운동대사)/(기초대사)

이 공식에 의하면 에너지 대사율은 운동대사가 기초대사에 몇 배에 해당하는가를 나타내는 지수이다. 이러한 에너지 대사율에 영향을 미치는 요인은 다양하다. 운동이나 노동의 숙련도, 힘을 발휘하는 방법, 노동이나 운동의 성질 등에 의하여 영향을 받게 된다.

□ 운동의 에너지 대사율

각종 운동의 RMR은 단위 시간당 운동의 강도를 나타내며, 운동이 전신적이고, 또한 빠르고 강하면 강할수록, 즉 운동에 관여한 근 섬유의 수와 수축의 빈도가 증가할 때, RMR은 커지는 경향이 있다. 특히, 순간적으로 전력을 집중하면서 무호흡 상태로 행해지는 경기의 RMR은 매우 높다. 예를 들면, 100m 전력질주의 RMR은 약 200에 달하고, 도약경기, 중량 올리기는 100, 던지기 경기는 50~100이다. 수영경기는 40~50, 1,500m 달리기는 30정도이다. 그러나 축구, 하키, 럭비, 농구, 야구, 테니스 등의 경기는 5~13 정도로 비교적 낮은 편이다. 그러나 활동적인 운동에 비해 정적 운동이 피로를 빨리 느끼는 경우가 있다. 예를 들어, 장시간 물건을 들고 있거나 서거나 하는 경우 피로를 빨리 느끼게 되는데, 이것은 일정의 근육이 지속적으로 긴장하여 국소 신경도 압박되고, 흉내압도 높아져 호흡이 압박되기 때문이다.

4 운동과 대사반응

최대로 운동을 수행하기 위하여 운동과 훈련 시 경험하는 피로발생기전을 잘 이해해야 한다. 특정의 운동종목과 관련하여 최대운동능력 제한 요인의 이해는 피로발생 지연과 운동능력 향상을 가져올 수 있다. 일반적으로 제한요인은 에너지원의 고갈과 수소이온의 증가에 기인한다.

글리코겐 고갈은 무산소운동 대사에 의한 높은 강도의 반복적 운동에 제한 요인이 된다. 이러한 운동을 실시할 때 직·간접적으로 근육의 수축력을 제한하는 젖산 농도 증가와 조직내의 수소이온 증가가 요인이 될 수 있다. 다른 제한 요인은 세포내의 무기인산의 감소, ADP의 증가, 근형질망으로 부터의 칼슘이온 방출 장애 등이 있는데, 이들은 운동능력을 제한하는 근육 피로발생 원인이 된다.

에너지원의 ATP 생성의 주요 요인인 산소의 섭취와 이용수준은 최대운동수행 능력의 제한 요인과 밀접한 관계를 가지고 있다. 일정한 수준의 저강도 운동중 산소섭취량은 그 섭취량이 항정상태(산소요구량과 섭취량이 동일한 수준)에 도달할 때까지 몇 분 동안 증가한다(그림 2.6). 그러나 처음 운동을 시작할 때는 무산소 에너지 대사를 통하여 에너지가 공급된다. 운동 시 전체의 에너지 소비량에 대한 무산소성 대사의 기여 범위는 산소결핍으로 나타난다. 운동을 중지한 후 산소섭취량은 일정기간 높게 유지되는데, 이러한 수준은 운동강도와 운동지속 시간에 따라 차이를 보인다. 운동중단 후 산소섭취량은 **초과산소소비량**이라 부른다.

초과산소소비량은 운동전의 상태로 회복시키기 위하여 안정 시 수준 이상의 산소섭취량을 말한다. 일반적으로 산소 결핍량은 초과산소소비량과 관련이 있지만 초과산소소비량에 증가에 영향을 주는 요인은 빠른 회복을 위한 초과산소소비량과 느린 회복을 위한 초과산소소비량으로 구분된다.

빠른 회복을 위한 초과산소소비량은 운동중 소모된 ATP와 PC를 재보충하고 근육과 혈액중의 산소를 재보충 하는데 이용된다. 한편 느린 회복을 위한 초과산소소비량은 젖산을 글루코스로 전환하는데 이용되고, 운동 후에 높은 심박수와 호흡수를 유지하는데 이용되며, 운동 중에 증가된 체온으로 인한 대사항진에 활용하며, 혈액 중에 남아있는 호르몬(에피네프린, 노르에피네프린)으로 인한 대사항진에 활용된다.

운동 강도가 높아서 최대산소섭취량 수준 이상이면 무산소 대사가 작용하여 운동수행을 위한 에너지를 제공한다. 일반적으로 고강도의 무산소 대사에 의한 운동수행을 하게 되면 운동지속 시간은 짧아진다.

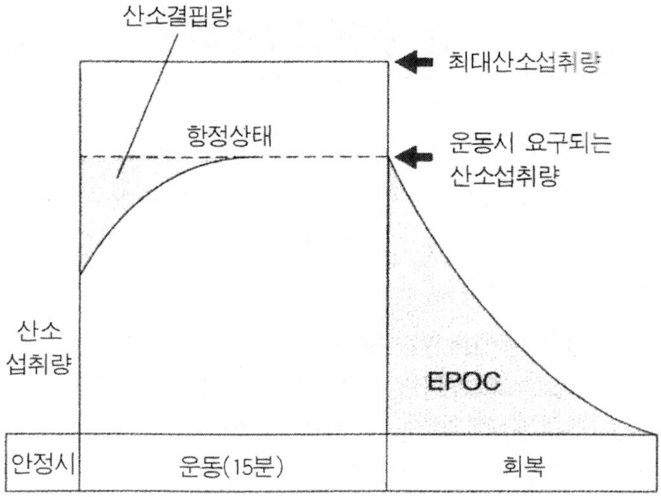

그림 2.6 운동 시 항정상태와 초과산소소비량

II. 운동과 순환계

학습과제

1. 심장의 구조와 각 기능은 무엇인가?
2. 운동 수행 시 나타나는 심장기능의 변화와 혈류의 변화는 무엇인가?
3. 운동은 심장의 구조 및 기능적으로 어떠한 변화를 가져오는가?
4. 운동이 심박출량, 심박수, 산소섭취량에 미치는 영향은 무엇인가?

1 심장

❑ 심장의 구조

인체의 심장(heart)은 대개 길이가 12cm, 폭이 9cm, 전후 직경이 6cm인 원추형으로 무게는 성인 여자가 평균 250g, 성인 남자가 평균 300g이며, 그 속은 벽이 얇은 두개의 심방(atrium)과 근육질의 심실(ventricle) 두 개로 구성되어 있다. 좌심방은 폐순환으로부터 혈액을 받아들이는 부분이고, 좌심실은 혈액에 압력을 실어 체순환으로 박출하는 기능을 한다. 우심방은 체순환으로부터 혈액을 받아들이는 부분이고, 우심실은 혈액에 압력을 실어 폐순환으로 박출하는 기능을 한다. 즉, **체순환**(systemic circulation)은 '좌심실에서 시작하여 전신을 경유하여 우심방으로 연결되는 순환'이며, **폐순환**(pulmonary circulation)은 '우심실에서 시작하여 폐를 경유하여 좌심방으로 연결되는 순환'이다.

그리고 심방과 심실 사이에는 혈액이 한 방향으로만 흐르도록 해주는 **판막**(valve)이 있는데, 좌심방과 좌심실 사이의 판막은 승모판 또는 **이첨판**(bicuspid 혹은 mitral valve), 우심방과 우심실 사이에는 **삼첨판**(tricuspid valve), 대동맥 시작 부위에는 **대동맥판**(aortic valve), 폐동맥 시작 부위에는 **폐동맥판**(pulmonic valve)이 있다. 승모판과 삼첨판을 **방실판**(atrioventricular valve)이라 하고, 대동맥판과 폐동맥판을 **반월판**(semilunar valve)이라 한다(그림 2.7).

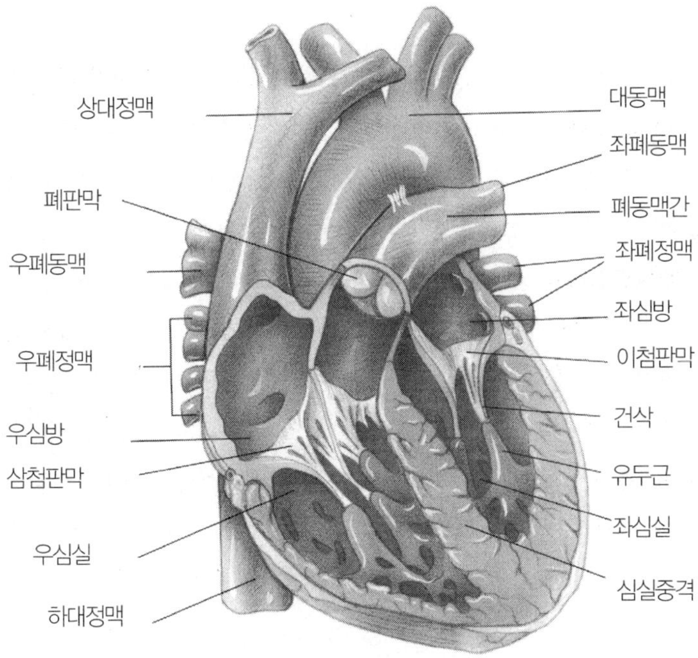

그림 2.7 심장의 구조

또한 심장근에 영양과 산소를 공급하는 관상동맥으로 구성되어 있으며, 이 관상동맥은 심장 후면의 대동맥 시작 부위에서 빠져나와 우관상동맥과 좌관상동맥으로 분지하여 심장근육에 분포하고 있다.

❏ 심근의 특성

심근(cardiac muscle)은 **횡문근**(striated muscle)이며, **근절**(sarcomere)의 구조는 골격근과 유사하여 **근원섬유**(myofibril)와 **액틴**(actin) 및 **마이오신**(myosin) 세사도 가지고 있으나 심장근은 불수의근(involuntary muscle)으로써 신경의 자극에 의하지 않고 자발적으로 흥분 및 수축하는 특성을 가지고 있다. 그리고 모든 심근세포들은 **개재판**(intercalated disc)에 의해서 서로 끝과 끝이 연결되어 있어 큰 하나의 세포인 것처럼 활동하는 기능적 합포체(functional syncytium)이기 때문에 특정지점에 흥분이 발생되면 모든 심근섬유로 흥분이 빠르게 전도되어 한 개의 세포와 같이 행동하게 된다. 이러한 심근의 특성 때문에 심근 전체가 역치 이하의 자극에는 반응하지 않으며, 역치 이상의 자극에서는 동일한 반응을 나타내는 **실무율 원리**(all-or-none law)에 따른다.

□ 심장의 자극전도계

우심방에서 상대정맥이 접속되는 곳에 근미세섬유가 적고 횡문도 뚜렷하지 않은 특수심근이 있는데, 이를 **동방결절**(sinoatrial node: SA node)이라 한다. 이 동방결절은 자율적으로 흥분을 발생시켜 심장의 박동을 조절하는 기능을 가지고 있어 심박조율기(pacemaker)라고도 한다. 동방결절에서 자극이 발생하면 우심방의 벽을 따라 빠르게 전도되어 좌우 심방전체를 수축시키며, 이어서 심방중격의 우심방 쪽에 있는 **방실결절**(atrioventricular node: AV node)에 전달된다. 이때 약간의 시간적 지연(약 0.1초)이 있는데, 이 때문에 심방은 수축이 완료되고 심실이 수축할 준비를 갖추게 된다. 즉, 심실이 수축되기 전에 혈액이 심실에 채워질 수 있는 여유를 제공하는 역할을 한다. 이어서, 방실결절을 통과한 자극이 아주 빠른 속도로 방실 속으로 전달되고 다시 방실 속의 좌·우각(left and right bundle branches)을 통해서 심실근의 내면에 그물처럼 분포하는 **퍼킨즈섬유**(purkinje fiber)로 전달되어진다. 심실은 이 퍼킨즈 섬유를 통해 전달된 자극에 의해 심실 전체가 거의 동시에 수축하게 된다(그림 2.8).

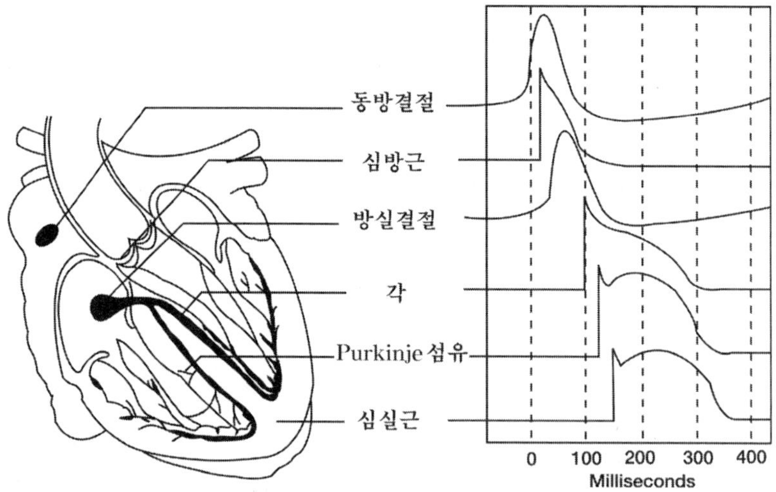

그림 2.8 심장의 자극 전도계

2 운동과 심장기능

❑ 심박출량

심장의 주된 기능은 체순환과 폐순환에 적정 혈류를 유지시키는 것이다. 따라서 심장기능을 평가하는 대표적인 척도는 '좌심실에서 대동맥으로 나가는 1분간의 혈류'인 **심박출량**(cardiac output: CO)이다. 이러한 심박출량은 **심박수**(heart rate : HR)와 **1회 박출량**(stroke volume: SV)에 의해 결정된다.

$$CO = HR \times SV$$

안정 시 일반 성인의 평균 심박수는 분당 70회이고, 평균 1회 박출량은 70~80㎖이므로 심박출량은 5 *l* 정도가 된다. 훈련된 선수의 경우 안정 시 심박수가 감소함에도 불구하고 1회 박출량의 증가로 일반인과 같은 심박출량을 나타내게 된다. 그리고 심박출량은 대사와 비례하며, 운동량이 증가함에 따라 직선적으로 증가하여 격렬한 운동을 할 때에는 정상 심박수의 6~7배인 30~35 *l* /min까지 된다.

❑ 1회 박출량

1회 박출량(stroke volume)은 '심장이 1회 수축하면서 내뿜는 혈액의 양'으로서, 심장기능의 효율성과 **정맥환류**(venous return)에 의해 조절된다. 혈류량이 감소하고 전신순환에서 혈압이 낮아지면 정맥환류량은 감소한다. 순환계에서 혈류에 대한 저항 증가는 정맥환류를 감소시키고 심박출량을 감소시킨다. 반대로 정맥환류량이 증가하면 심실 내의 용적이 증가하고, 심근수축력이 증가되며 1회 박출량이 증가한다. 정맥환류를 증가시키는 가장 중요한 요인은 근육운동으로 골격근이 수축할 때 골격근 내에 있는 정맥이 압박되어 더 많은 양의 혈액이 심장 쪽으로 흐르게 되고, 정맥에는 판막이 있어 혈액이 역류하는 것을 막아 심장 쪽으로 혈액이 이동하는 것을 촉진시키게 된다(그림 2.9).

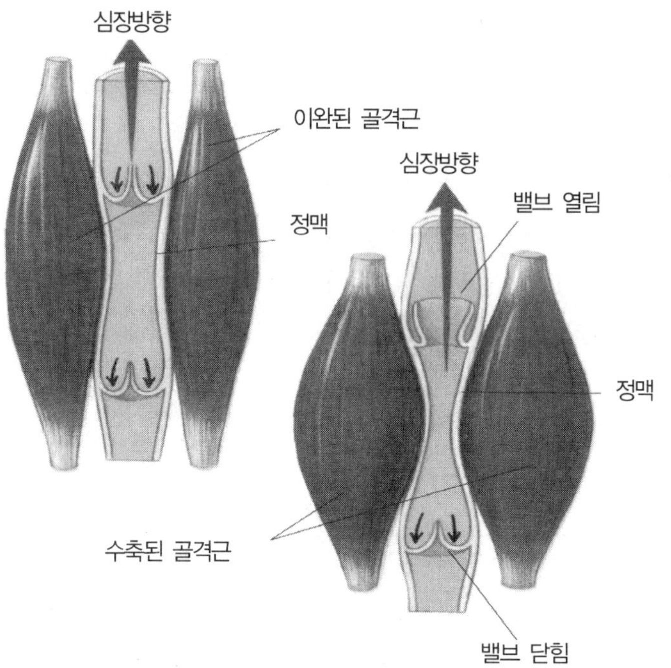

그림 2.9 정맥환류

운동 시 교감신경의 말단과 부신수질에서 분비되는 **에피네프린**과 **노르에피네프린**의 분비 증가로 인해 심근의 흥분도가 증가하여 심장박동이 빨라질 뿐만 아니라 심근의 수축력이 증대하여 박동량이 증가하게 된다. 또한 심근의 수축력은 심근섬유의 길이에 비례하는데 이것을 **'프랭크스탈링(Frank-starling) 법칙'** 이라 하며 심근의 섬유가 유입되는 혈액량에 의하여 어느 한도까지 늘어나게 되면 섬유의 길이가 늘어난 만큼 비례하여 수축력이 증대되어 심실 내에 있던 혈액이 동맥계로 더 많이 박출된다(그림 2.10).

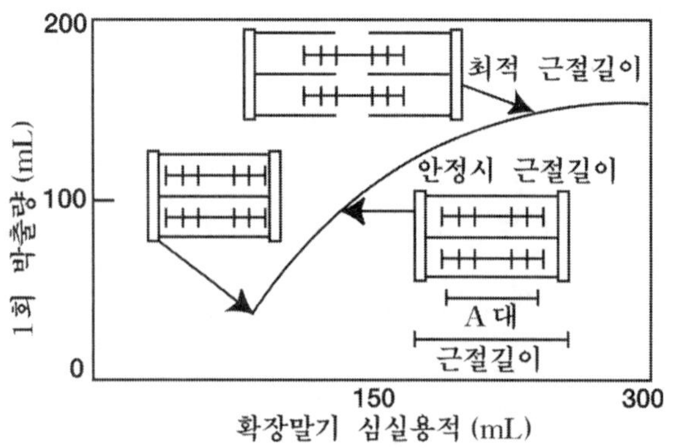

그림 2.10 Frank-starling의 법칙

즉, 1회 박출량은 심실이완기말 혈액량이 많을 수록, 심실의 수축력이 클수록, 그리고 혈관저항을 의미하는 평균 대동맥혈압이 작을 수록 많아지게 된다.

안정 시에 비해 운동 시에는 1회 박출량이 20~30㎖ 증가되며, 선수의 경우에는 더욱 크게 증가하게 된다. 그리고 점진적으로 운동강도를 증가시킬 때 심박수는 최대운동에 이를 때까지 직선적으로 증가하다가 거의 종료 시에는 고원(plateau) 현상을 보이지만, 1회 박출량은 최대강도의 40~60%되는 강도에서 더 이상 증가하지 않고 고원현상을 보이게 된다. 따라서 그 이상의 운동 강도에서 심박출량이 계속적으로 증가하는 것은 1회 박출량에 의해서가 아니고 주로 심박수의 증가에 의한다.

❑ 심박수

심장에 분포하여 효과를 나타내고 있는 신경은 교감신경과 부교감신경으로 교감신경이 흥분하면 에피네프린과 노르에피네프린을 분비하여 **심박수**(heart rate)를 증가시키고, 심장근의 수축력이 강화되고, 심근의 흥분속도가 빨라지며, 관상순환계의 혈류량을 증가시키는 것으로 보아 교감신경의 흥분은 심장 활동에 촉진적으로 작용한다. 그러나 부교감신경은 **아세틸콜린**(acetylcholine)이라는 신경전달물질을 분비하여 심박수를 감소시키고 심근의 수축력을 약화시키고, 심근의 흥분전도 속도를 떨어뜨리며, 관상순환계의 혈류량도 감소시키는 것으로 보아 심장활동에 억제적으로 작용한다. 심박수가 증가되는 또 다른 요인을 살펴보면, 체온이 높아지면 심박수가 증가하고, 정신적 흥분, 공포, 격심한 운동, 위급상태 등 각종 스트레스에 노출되면 에피네프린과 노르에피네프린이 분비되어 심박수가 증가하며, 혈압이 하강하면 심박수가 증가된다. 또한 심장조직 내의 칼륨(potassium)과 나트륨(sodium) 같은 전해질 균형에 변화가 생기면 심박수는 느려지거나 빨라지게 된다.

운동 시 심박수 조절에 대해 살펴보면, 운동 전에는 정서적 흥분이나 불안 등이 심장운동중추를 자극하여 심박수를 증가시키게 된다. 운동시작과 더불어 거의 동시적으로 심박수가 급격히 상승하는데, 이는 근육이 수축하고 관절이 일정범위의 운동을 시작하면 신경임펄스가 심장운동중추에 이르게 되고, 심장운동중추는 부교감신경을 억제하기 때문이다. 그 후 운동이 지속됨에 따라 에피네프린과 노르에피네프린의 분비증가로 인해 심근의 흥분도가 증가하고, 혈중 산소, 이산화탄소 농도, 그리고 pH의 변화가 화학수용기를 자극하여 심장운동에 영향을 미치게 되고, 우심방으로의 정맥환류량이 증가하여 동방결절의 흥분발사속도가 증가되며, 심근 자체의 온도상승도 심장을 흥분시켜 심박수를 증가시키게 된다. 운동종료 후에는 근육과 관절수용기로부터의 구심성 신호가 중지되고, 심근 온도가 감소되고, 활동근육에 의해 생성된 젖산 등의 체액 내 수준이 감소하면서 심장운동중추에 대한 흥분성 자극이 감소되기 때문에 심박수가 급격히 감소된다.

3 운동과 혈압

□ 혈압과 말초저항의 조절

심실이 수축함으로써 동맥으로 박출된 혈액의 일부는 즉시 동맥을 통하여 말초로 이동되나, 나머지는 미처 말초로 운반되지 못하고 일시적으로 대동맥에 정체된다. 이로 인하여 동맥 혈관 내에는 압력이 생기는데 이를 **동맥 혈압**(arterial blood pressure)이라고 한다. 이 압력에 의하여 탄력성을 가지고 있는 동맥의 벽은 진동을 받아 마치 팽팽한 고무줄에서 한쪽 끝을 진동시켰을 때 다른 쪽 끝으로 진동파가 이동하여 가는 원리와 같이 박동을 나타낸다. 이를 **맥박**(pulse)이라 하는데, 손목에 있는 요골 동맥이나 척골 동맥에서 느낄 수 있다.

한편 심실이 수축할 때 상완동맥에 가해지는 혈압을 **수축기 혈압**(systolic blood pressure, **최고 혈압**)이라 한다. 반면에 심실이 이완할 때 상완동맥의 혈압이 낮아지는데 이를 **이완기 혈압**(diastolic blood pressure, **최저 혈압**)이라 한다. 이는 세동맥에서 모세혈관으로의 혈류저항 또는 말초저항의 지표라 한다. 말초저항이 높으면 심실수축 후에 혈압이 크게 감소하지 않고 높은 상태를 유지한다. 한편 수축기 혈압에서 이완기 혈압을 뺀 것을 **맥압**(pulse pressure)이라고 한다. 심장은 수축기가 이완기보다 짧기 때문에 **평균 동맥압**은 수축기 혈압과 이완기 혈압의 평균치보다 약간 낮다. 참고로 평균 동맥압은 이완기 혈압 + 맥압/3으로 계산하며, 전체 심장주기 동안 동맥벽에 미치는 평균적인 힘을 가리킨다.

말초저항은 혈액이 세동맥을 통과할 때 받는 저항이라 하는데, 혈압의 조절과 혈류의 분배에 중요한 의미를 가진다. 말초저항에 미치는 중요한 요인은 동맥계의 길이, 혈액의 점성, 정수압, 혈관의 반경이다. 특히 중요한 요인은 혈관의 변경이다. 혈류저항은 혈관반경의 4제곱에 반비례하기 때문에, 혈관내경의 작은 변화에도 혈류저항은 크게 영향을 받는다. 기관이나 조직으로 가는 여러 세동맥들은 동맥으로부터 동일한 혈압(평균 동맥압)과 혈류를 분배하도록 되어있기 때문에 어느 한 조직이나 기관으로 가능 혈류는 그 기관으로 가는 세동맥의 저항과 다른 세동맥의 저항에 따라 크게 달라진다.

세동맥의 평활근은 심장의 동방결절같이 여러 가지 기계적이고 화학적 인자들에 의한 고유의 방전 리듬을 통하여 세동맥 직경의 변화를 만든다. 기관과 조직사이의 균형적인 혈류분배와 혈압의 조절과 관련깊은 세동맥의 직경 조절은 호흡 순환 중추인 연수와 자율신경계에 의하여 이루어진다. 심장과 뇌를 제외한 모든 세동맥은 교감신경과 부교감신경에 의하여 통제되는데, 교감신경은 노르에피네프린을 분비하여 혈관수축을 하고, 부교감은 아세틸콜린을 분비하여 혈관확장을 만든다. 또한 부신수질에서 분비되는 에피네프린은 세동맥을 확장시키고, 안지오텐신II는 혈관을 수축하는 역할을 한다.

기타 세동맥 저항의 국부적 조절은 혈관벽 압력과 주위조직의 화학적 변화에 의하여 이루어진다. 일반적으로 조직 내에서 대사 작용이 증가하면, 조직 내 산소는 감소하는데, 이산화탄소, 아데노신, 수소이온 같은 부산물은 증가한다. 그리고 동시에 세포 간질액에는 칼륨이온(K+) 증가한다. 이러한 변화는 세동맥의 평활근을 이완시켜 혈관을 확장시킨다. 운동 중 활동근의 조직에 분포한 세동맥의 말초저항을 감소시켜 혈류를 증가시키는데, 이는 교감신경의 대사산물의 혈관확장 효과가 교감신경의 혈관수축 효과보다 크기 때문이다.

❑ 운동과 혈압 및 혈류

운동 중에는 매분 심박출량이 증가한다. 즉, 운동 시 산소 소비량이 증가하므로, 이 요구에 따르기 위해서는 활동 근육으로 흐르는 혈액량을 증가시켜 주어야 하며, 혈류량을 증가하기 위해서 매분 심박출량이 증가하게 된다. 이와 같은 매분 심박출량의 증가는 동맥압의 상승을 초래하게 되며, 동맥압 혈류의 속도를 증가시키게 된다.

운동의 강도가 강하여 수축기 혈압이 그만큼 많이 증가되는 것은 운동의 부하와 산소소비량과의 관계와 동일하며, 이의 변화는 그림 2.11에서 보는 바와 같다. 보통 수축기 혈압이 안정 시 120mmHg에서 최대 운동시 200~250mmHg까지 증가할 수 있다. 동맥혈압의 변화는 심박출량, 혈관 내경, 혈액량 변화에 의하여 결정된다. 운동 중에는 수축기 혈압이 일정한 상승한도를 유지하며, 운동 후에는 맥박의 변화와 같이 혈압도 점차 떨어져 안정 시 혈압으로 돌아간다. 한편, 운동 후 회복기에서 어떤 경우에는 안정 시 혈압 수준 아래로 떨어지는데, 이는 운동에 적응되어 있지 않은 심장의 피로로 인한 것이라고 한다.

일반적으로 비활동 기관의 세동맥이 수축하여 말초저항이 약간 증가하지만, 활동근에 분포한 세동맥 확장이 말초저항을 감소시켜서 전체적인 말초저항은 감소된다(그림 2.12). 따라서 운동시 혈압증가의 원인은 심박출량의 증가에 의한 것이다. 동적인 운동 시 이완기 혈압은 변화가 없거나 낮은 상승(10mmHg 정도)이 보통이다. 이와 같은 이유는 수축기 혈압이 심박출량에 의하여 영향을 받는다면 이완기 혈압은 세동맥의 말초저항에 의하여 영향을 받기 때문이다.

동적인 운동 시 소근육을 사용하는 운동이 대근육을 사용하는 운동보다 혈압상승이 크게 나타나는데, 그 이유는 소근육 운동 시 혈관수축을 일으키는 비활동 조직이 많고, 혈관확장을 일으키는 활동근조직이 적어서 상대적 말초저항이 증가하기 때문이다. 그리고 정적인 근수축 운동 시 수축기 혈압과 이완기 혈압은 모두 상승하는 것은 강한 근수축으로 기계적인 압박을 받는 혈관내로 혈액을 밀어넣어 공급하는 작용 때문이다(그림 2.13).

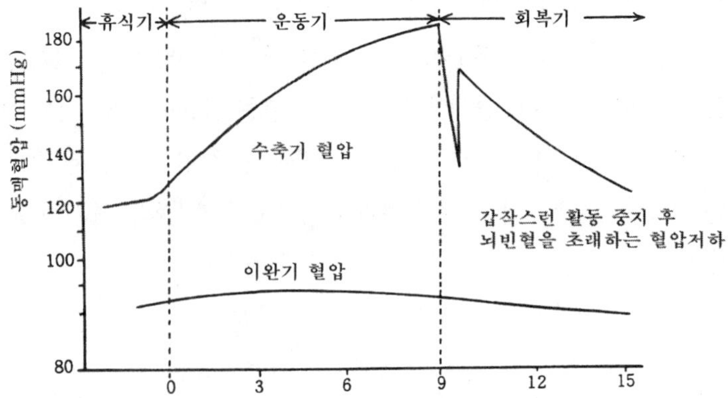

그림 2.11 운동의 강도와 혈압의 변화

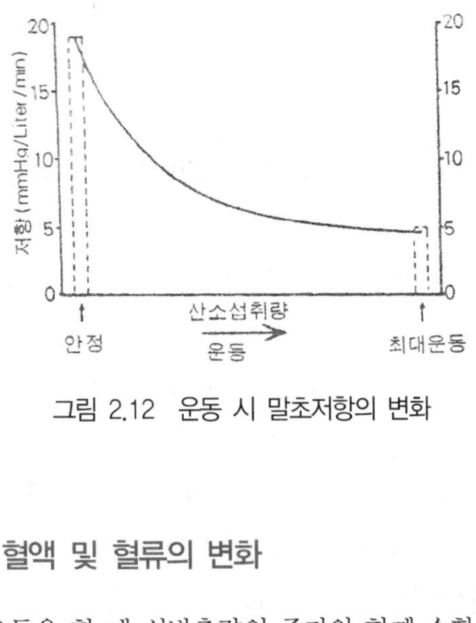

그림 2.12 운동 시 말초저항의 변화

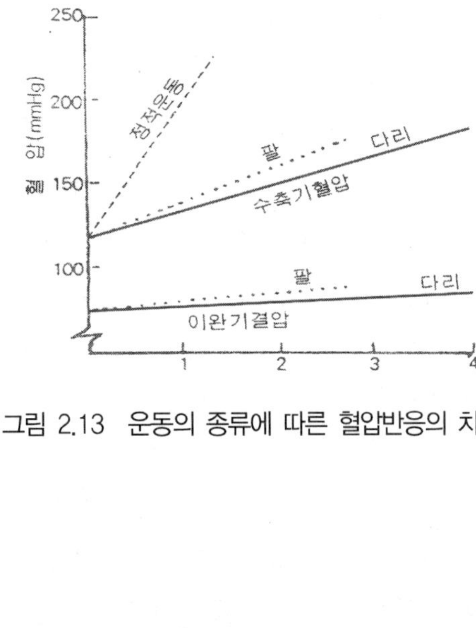

그림 2.13 운동의 종류에 따른 혈압반응의 차이

❑ 혈액 및 혈류의 변화

운동을 할 때 심박출량의 증가와 함께 순환 혈액량이 증가되고, 활동근으로 더 많은 산소공급을 위하여 혈류의 재분배 현상이 나타난다. 활동근에 더 많은 혈액을 공급하면서 비활동조직에 적은 혈액을 공급하는 체계를 만들기 위하여 혈액의 재분배가 일어난다. 보통 안정 시 근육에는 심박출량의 15~20% 정도 공급되었던 것이 최대운동 시에는 근육에 심박출량의 80~85% 정도가 공급된다. 이것은 비활동조직(신장, 간, 위, 창자 등)의 세동맥 수축과 활동근육의 세동맥 이완을 통하여 혈액량이 조절된다. 운동 중 혈관의 직경 조절은 자율신경계의 통제와 대사항진에 따른 화학적 인자의 작용에 의하여 이루어진다.

최대산소섭취량은 **최대 심박출량과 최대 동정맥 산소차**에 의하여 결정된다. 최대의 동정맥 산소

차를 증가시키는 것은 혈액에 의해 운반된 산소가 근조직에서 더 많이 이용되게 하는 것이다. 최대 동정맥 산소차가 증가된다는 것은 훈련에 의해 더 많은 혈류재분배가 이루어지게 중추적 조절이 만들어지는 것과 동시에 근모세혈관의 증가와 같은 국부적 순환체계 개선 및 근의 유산소 대사능력의 증가에 의하여 가능하다.

장기간 운동을 하게 되면, 혈압의 증가로 인하여 혈액의 혈장으로부터 비단백성 액체(수분)가 혈관 밖으로 배출되어 세포간질이나 세포내로 유입되는데 이는 혈관내의 정수압에 기인한다. 따라서 수분 배출이 혈장량의 10~20% 이상 감소를 초래한다. 혈장량 감소는 적혈구 및 혈액세포와 혈장단백질의 농도를 상대적으로 증가시키는 혈액농축현상을 일으킨다. 이러한 현상은 높은 운동 강도로 장시간 더운 날씨에 운동을 하게 되면 땀을 많이 배출시키게 되는데, 이때 혈장량이 감소되면서 운동능력이 크게 저하된다.

4 운동과 순환계

☐ 심박출량 및 산소섭취량 증가

말초혈관으로 흐르는 혈류량은 심장에서 보낸 혈액의 양과 동일하며, 이는 곧 **심박출량**을 의미한다. 운동 중에 심박출량의 증가가 이루어지는 배경은 운동을 시작하면서 운동에 관여하는 근육에서 산소 섭취가 증가하고, 동시에 이산화탄소 등의 대사물질이 축적되므로 순환 기능이 항진되어 결국 많은 양의 혈액이 운동에 관여하는 근육으로 유입되기 때문이다. 결국 이러한 심박출량의 증가는 혈류량의 증가를 야기하는데, 이러한 현상은 운동이 시작하면서 발생되며, 운동 후에도 일정한 시간 동안 지속된다(참고적으로 혈류량의 증가는 심박수의 증가와 1회 박출량의 증가에 의하여 이루어진다). 매분 심박출량은 안정 시에는 5 *l* 이나 운동 시에는 20~30 *l* 로 증가한다.

한편 이와 같은 심박출량의 증가는 보통 운동의 강도에 의하여 결정되며, 나아가서 산소 섭취량과 밀접한 관계가 있다. 산소 소비량은 안정 시 매분 300*ml*이나 격렬한 운동을 행할 경우에는 매분 4,000*ml*까지도 증가되므로 운동 시에는 산소를 대량으로 공급하기 위하여 매분 심박출량이 증가되며, 동시에 조직에서의 산소섭취량도 증가된다.

❑ 맥박수와 산소섭취량의 추정

성인의 경우 안정 시 맥박수는 매분 70회 정도이나 운동을 시작함과 동시에 급격히 증가하여 운동 중에는 160~220회가 된다. 이것은 다소의 변화는 있으나 대체로 일정하게 유지되었다가 운동이 끝난 후 감소하여 안정 시 맥박수로 회복된다. 운동 시 맥박수의 증가는 운동 초기에 이루어지며, 최고의 증가 시기는 운동 직후 1분 이내이며, 이때 최고 맥박수의 절반은 15초 이내에 증가됨이 보통이다.

운동 중의 맥박수와 운동의 강도와는 대체로 비례되는 직선 관계가 있으며, 이 직선 관계는 어느 한계 이내에서 성립한다. 운동 후 맥박수가 정상적으로 회복하는데 소요되는 시간은 운동의 강도와 피험자의 신체적 조건에 따라 다르다. 즉, 운동이 과격할수록 맥박수가 정상으로 회복되는 시간이 지연되며, 신체적 조건이 좋으면 그 만큼 빨리 회복한다.

한편, 장시간의 훈련은 안정 시 맥박수를 감소시키며, 동일한 운동 부하 시 맥박수의 증가가 적으며, 자세의 변화에 의한 맥박수의 변화가 아주 적다. 그림 2.14에서 보는 바와 같이 단련된 선수의 경우는 운동 후의 맥박 감소율이 현저하여 맥박수가 정상으로 환원되는 시간이 빠르다. 그러므로 이때 안정 시 맥박수와 동일한 운동 부하 후의 회복기 맥박수는 운동에 대한 체력으로 평가되어진다. 덧붙여서, 심박수와 산소섭취량 사이에는 직선 관계가 있으므로 운동 중의 심박수로부터 산소섭취량 추정이 가능하다.

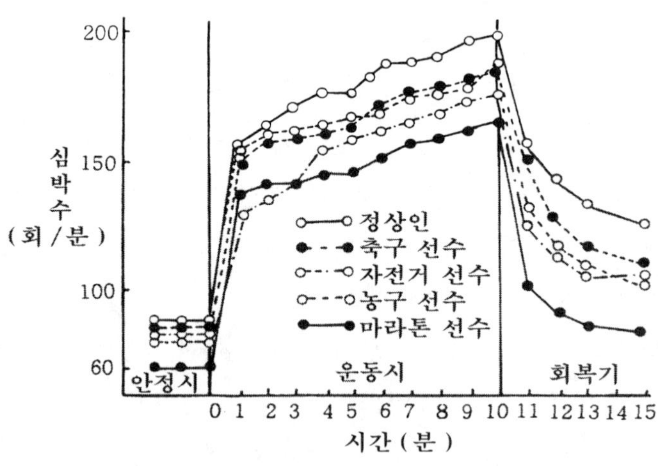

그림 2.14 트레드밀 검사 시의 심박수의 변화

❑ 심박출량과 혈류분배

혈류량 분배는 안정 시보다 운동 수행 시에 현저한 차이를 보인다(그림 2.15). 운동 중에는 혈액이 필수적으로 요구되는 부위가 아닌 곳에서 실제 활동이 수행되는 부위로 재분배된다. 안정 시에는 심박출량의 15~20%만 근육에 공급되지만 최대운동 시에는 80~85%가 근육에 공급된다. 이처럼 최대운동 시에 근혈류량은 안정 시의 25배까지 증가한다. 반면에 운동 시 비활동 부위의 조직에 분포된 혈관은 수축하여 혈류의 유입이 제한되어 혈액량이 감소하게 된다. 운동 시 활동근은 휴식 시에 비해 10~20배의 속도로 산소를 소비한다. 산소 수요량을 충족시키기 위해서 심박출량이 증가될 뿐만 아니라 활동근에 분포된 혈관의 확장, 수축과 이완의 반복에 따른 혈류속도 증가로 인해 혈류량이 크게 증가된다. 이에 반해서 운동 시 간, 소장, 신장 등의 내장영역의 혈류는 약 80%까지 감소한다. 이들 기관이 안정 시 혈류의 20% 정도만을 공급받으면서도 살아남을 수 있는 것은 안정 시에 세포들이 혈중 산소의 10~15%만을 사용하기 때문에 운동으로 인해 혈류량이 급격히 감소하더라도 소량의 혈류로부터 상대적으로 더 높은 산소를 추출 할 수 있는 여력을 가지기 때문이다. 또한 운동시 심장에서도 강한 수축운동을 해야 함에 따라 더욱 많은 산소가 요구되어 혈류가 5배까지 증가한다. 그러나 운동 시에 뇌에 흐르는 전체 혈액량에는 변화가 없는 것으로 보고되고 있다.

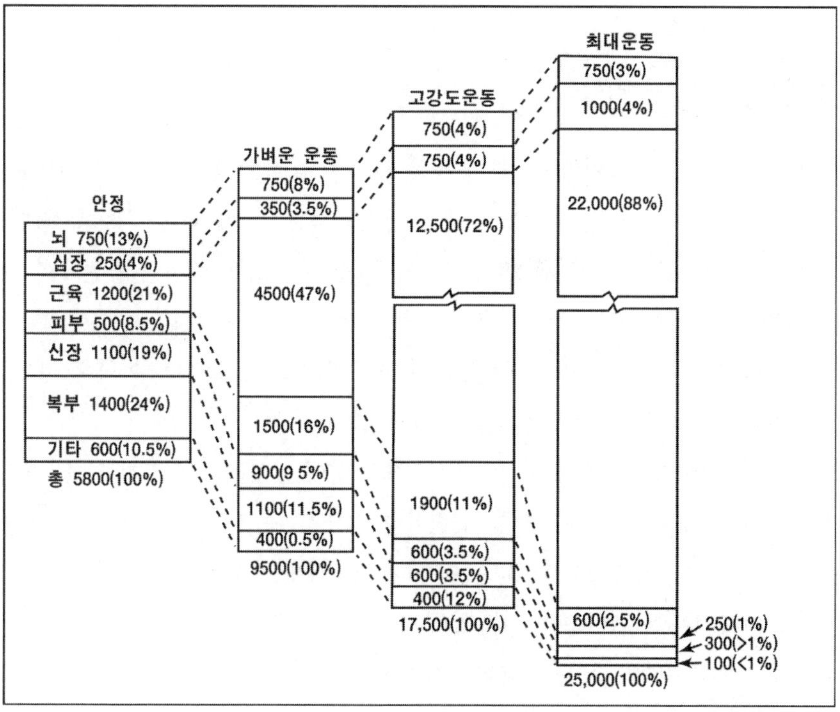

그림 2.15 혈류 분배

❑ 산소이용률

일반적으로, **산소이용률**은 '모세혈관의 혈류속도, 동맥, 세포내의 산소 분압차이에 의하여 결정'되어진다. 성인의 산소섭취량은 매분 300㎖ 정도이나 운동 시에는 운동의 강도에 비례하여 산소섭취량이 증가하여 최고 매분 4,500㎖까지도 증가한다. 이와 같은 산소섭취량의 증가는 혈류량의 증가에 의하여 이루어지나 조직에서의 산소이용률에 의하여 더욱 크게 영향을 받는다. 즉, 산소이용률은 '동맥혈(arterial blood)과 정맥혈(venous blood)의 산소 함량(oxygen content)의 차로써 측정'된다.

예를 들면, 안정 시 동맥혈의 산소 함량이 18% 정도이고, 정맥혈의 산소 함량이 13% 정도로 그 차이가 5% 정도이다. 운동의 강도가 조금 증가하면 점차 정맥혈의 산소 함량이 현저히 감소되어 최대 운동 시에는 동맥혈의 산소 함량이 19% 정도이고, 정맥혈의 산소 함량이 4% 정도로 그 차이가 무려 15%나 된다. 그러므로 최대 운동 시에는 동맥혈이 정맥혈보다는 3배의 산소를 유지하면서 이에 상당하는 운동량을 만들어낸다.

4 운동에 따른 심혈관계의 변화

❑ 심장의 구조 및 기능적 변화

지구력 선수의 경우 심실용적은 일반인보다 매우 크지만 심실 벽의 두께는 큰 차이를 보이지 않는다. 그러나 저항운동을 주로 하는 선수들의 경우 심실용적은 일반인과 큰 차이를 보이지 않는 반면 심실 벽의 두께가 매우 크다. 이러한 현상은 지구력 선수의 경우 장시간 동안 1회 박출량의 증가에 의한 심실확장의 자극을 받는 반면 저항성운동 선수의 경우 등척성 근수축에 따른 높은 혈압에 대하여 강한 심장수축을 해야 하는 부하를 받기 때문인 것으로 보인다. 이와 같이 '장기간 트레이닝에 의하여 비대해진 심장'을 **스포츠 심장**이라고 한다.

심장용적의 증대는 이완기말 심실로 유입되는 혈액의 양이 많아짐을 의미하고, 심실벽 두께의 증대와 함께 심근수축력의 증대라고 하는 기능적 변화를 일으킨다. 그 결과 심장의 1회 박출량은 증가한다. 이러한 변화는 장기간의 집중적인 훈련을 통해서만 기대할 수 있다. 즉 비훈련자가 수개월의 훈련을 통해서 달성하기는 어렵다고 할 수 있다.

안정 시 및 동일부하의 최대하 운동 시 1회 박출량의 증가는 상대적으로 심박수의 감소를 초래한다. 왜냐하면, 분당 심박출량(1회 박출량 × 심박수)은 훈련자와 비훈련자간에 차이가 나타나지 않기 때문이다. 반복적인 운동에 의해 부교감신경의 흥분증가로 심장에 대한 제어작용이 증가되어 심박수가 60회/분 이하일 때를 운동성 서맥 이라고 한다. 또한 안정 시 및 최대하 운동 시 심박수의 감소는 동일한 일을 수행하는 데 따른 심장의 작업 부담이 경감됨을 의미하며, 이를 **심장의 예비력**(heart reserve)이 증대되었다고 표현한다.

트레이닝으로 인해 1회 심박출량이 증가하는 것은 심실 확장기에 좌심실이 더 많은 혈액으로 채워지고, 트레이닝으로 혈장량이 증가되어 보다 더 많은 혈액이 좌심실로 들어갈 수 있어 확장기말용량이 증가되기 때문이다. 혈액이 더 많이 좌심실로 들어가면 좌심실 벽을 더 확장시키게 되는데, 이렇게 되면 Frank-starling 법칙에 의해 심실이 원래의 위치로 돌아오려는 탄성복원력이 더 커진다. 그리고 지구성 트레이닝 후 좌심실 중벽과 후벽이 비대 되어 심실의 근육량이 증가되면 보다 더 강력한 수축을 할 수 있어 심실수축말기용량을 감소시켜 박출량이 증가된다. 또한 심장의 이완기 시간을 연장시킴으로써 혈액이 심장으로 유입되는 시간을 충분히 갖게 되어 또한 더욱 많은 혈액이 심실로 유입되기 때문이다. 이러한 심실의 혈류유입 증대는 심장근의 신장을 초래하여 더 큰 수축력을 발휘할 수 있도록 해준다. 그리고 훈련은 심장근 섬유의 근초(sarcolema)가 세포외액의 칼슘(Ca++)과 결합시키는 능력을 높여 준다. 근초와 칼슘간의 결합능력 증대로 인해 심장근의 근원섬유는 더욱 많은 연결교(cross bridge)를 형성하게 되고, 이는 심장수축력을 증대시키는 원인이 된다.

☐ 말초순환에 대한 효과

장기간의 지구력 트레이닝은 활동근에 분포된 모세혈관의 수를 증가시킨다. 일반적으로 지구성 선수의 경우 골격근의 모세혈관 수가 일반인에 비해 20~50% 정도 많다고 한다. 골격근 조직의 이러한 변화는 확산면적을 증가시켜 근육과 혈액사이의 물질교환을 원활하게 한다. 즉, 모세혈관의 밀도 증가는 산소수송로가 발달함을 의미하는 것으로 산소수송, 영양물질 공급, 이산화탄소 및 대사산물의 제거능력의 향상에 기여한다. 그리고 트레이닝으로 단련된 근육 속의 기존 모세혈관들은 더 확장되고 개방되어 더 많은 혈류를 통과시켜 근육 속으로 들어가게 한다.

☐ 혈압의 변화

장기간의 지구성 훈련은 혈압의 안정에 크게 도움을 받는다. 운동 시 심박수와 심박출량의 증가로 인하여 동맥벽은 기계적인 수축과 이완을 반복하게 되어 동맥벽의 탄성저하를 예방할 수 있다. 이러한 효과는 말초혈관의 저항 증가를 방지하는 역할을 한다. 그리고 고혈압 환자나 비만 환자의 경우

지구성 훈련은 혈압저하 현상이 뚜렷하게 나타났다. 그리고 정상적인 사람들의 경우 혈압 저하 현상은 나타나지 않았는데 그 이유는 총 혈액량의 증가 등 순환계의 다른 변화가 수반되어 때문이다.

훈련에 의하여 안정 시 혈압이 증가 또는 감소된 상태를 보인다는 뚜렷한 근거는 없으나, 운동을 지속적으로 한 사람에 있어서, 운동 중 혈압이 적게 상승됨은 알 수 있다. 실제로 1분에 2 *l* 의 산소를 사용하는 정도의 강도로 운동을 시켰을 때 이들의 수축기 혈압이 150mmHg로 상승되는데 반하여, 훈련되지 않은 정상인에서는 230mmHg까지 상승한 실험보고가 있다. 이때, 이들의 안정 시 수축기 혈압은 105~100mmHg이었으므로, 동일한 강도의 운동 시에 훈련되지 않은 사람은 혈압이 약 125mmHg가 상승되는데 반하여, 지속적으로 운동을 한 사람에 있어서는 혈압이 50mmHg밖에 상승하지 않았다. 이와 같은 결과는 동일한 강도의 운동을 행함에 있어서 운동을 지속한 사람에게는 적은 혈압의 상승으로도 가능함을 나타내는 것이며, 더 나아가 운동의 강도를 더욱 높여도 충분히 지탱할 수 있는 여분의 힘이 있음을 의미한다.

❑ 혈액의 변화

지구성 훈련을 실시한 연구결과를 보면, 총 혈액량이 증가하였는데 총 적혈구 수는 10~20%, 혈장량(혈장단백-알부민)은 20~30% 증가하였다. 혈장단백(알부민) 증가는 교질 삼투압 증가에 의하여 수분의 보유력을 증가시킨다. 이렇게 적혈구와 혈장량의 증가가 나타났는데, 혈장량의 증가는 혈액 희석을 야기시켜 혈액의 점성을 떨어뜨리고, 나아가서 혈액의 이동을 용이하게 하여 산소운반 능력을 향상시킨다. 더운 환경에서 장시간 운동을 할 때 다량의 땀 배출은 탈수의 위험이 있고 운동능력 저하를 가져오지만, 훈련을 통한 혈장량의 증가는 이러한 환경에서 체온조절을 위한 피부혈류가 증가하더라도 활동근의 혈류량을 높게 유지하여 장시간 높은 강도에서 운동을 가능하게 한다.

Ⅲ. 운동과 호흡계

학습과제

1. 호흡의 정의와 종류, 특성은 무엇인가?
2. 폐순환이란 무엇인가?
3. 운동 수행 시 폐용적과 폐용량에는 어떠한 변화가 있는가?
4. 가스교환과 운반은 어떠한 체계에 의해 이루어지는가?
5. 최대산소섭취량과 산소부채는 어떠한 관계를 가지고 있는가?
6. 운동 수행 시 나타나는 호흡계의 변화는 무엇인가?

1 호흡의 개요

호흡(respiration)이란 '공기 중의 산소를 흡입하여 각 조직 세포에 보내고, 각 조직 세포에서 대사 과정에 의하여 생성된 이산화탄소를 외기 중으로 배출하는 것'을 말한다. 호흡은 '폐포와 혈액사이에 산소와 이산화탄소가 교환되는 **외호흡**(혹은 폐호흡)과 근세포막에서 산소와 이산화탄소가 교환되는 **내호흡**(혹은 세포호흡)으로 구분'된다(그림 3.14).

폐가 담당하고 있는 외호흡은 인체와 주위 환경 사이에서 이루어지는 기체 교환으로 인체의 에너지 대사를 뒷받침하는 역할을 하며, 이때 폐의 폐포에서 모세혈관으로 산소를 공급하고, 모세혈관에서 폐포로 이산화탄소를 확산시키는 작용이 일어난다. 이러한 작용은 기체 분압 차에 의한 확산에 의해 이루어지며, 0.3초 이내에 신속하게 평형상태에 도달한다.

내호흡은 세포가 혈액으로부터 산소를 취해 이를 소모하고 대사결과로 생성된 이산화탄소를 혈액으로 유리하는 작용으로써 일명 **산화대사** 또는 **세포호흡**이라 한다. 내호흡은 근육 안에서 에너지 공장 기능을 하는 미토콘드리아에서 이루어지며, 이산화탄소는 혈액을 통하여 다시 폐로 이동하여 체외로 배출된다.

2 폐환기

'폐에 반복적으로 공기가 들어갔다 나왔다 하는 것'을 **폐환기**라고 하며, 외부의 공기를 폐포 내로 들여보내는 흡기운동과 폐포 내의 공기를 외부로 보내는 호기운동에 의해서 호흡이 일어난다.

흉곽을 확장시키면 폐도 확장되어 폐포 내압이 대기압보다 낮아져 폐 내로 공기가 유입되는 것이 흡기이다. 횡경막이 수축하여 흉곽이 복강 쪽으로 내려가면서 흉곽을 확장시키고, 외늑간근이 수축하여 늑골을 위쪽으로 올려 흉강의 좌우 상·하의 용적이 증가되어 흉강의 내압이 낮아져 폐내압이 1～2mmHg 정도 음압이 된다. 그리하여 공기가 대기에서 압력이 낮은 폐포 내로 이동되어 흡기가 일어나며, 흡기는 폐포 내압과 대기압이 같아질 때까지 일어난다.

호기는 흡기의 역작용으로써, 흡기로 인해 신전되었던 흉벽과 폐의 탄성조직에 의해 원래의 상태로 위축됨으로써 흉강의 내압이 증가하여 폐 내의 공기가 밖으로 나가는 것이다. 호기운동은 에너지를 필요로 하지 않는 수동적 운동이다.

3 폐용적과 폐용량

폐의 기능은 일반적으로 **용적**(volume)과 **용량**(capacity)으로 구분되는데, 폐용적은 다시 4가지로 구분된다. **1회 호흡량**(tidal volume: TV)은 '안정 상태에서 1회 호흡하는 동안 들이마시거나 내쉬는 공기의 양'을 말하며, 정상 성인의 경우 약 500㎖ 정도이다. 그리고 **흡기예비량**(inspiratory reserve volume: IRV)은 '1회 호흡량을 흡기한 후 최대로 더 들이마실 수 있는 공기량'을 말하고, 약 3,100㎖ 정도이며, **호기예비량**(expiratory reserve volume: ERV)은 '안정호기 후에도 다시 최대로 내쉴 수 있는 공기량'을 말하며, 약 1,200㎖ 정도이다. 또한 **잔기량**(residual volume)은 '최대로 노력하여 호기한 후에도 폐 속에 남아있는 공기량'을 말하며, 약 1,200㎖ 정도이다.

폐용량은 폐용적 중 2가지 이상의 합으로 구성되며, 역시 4가지로 구분한다. **흡기 용량**(inspiratory capacity: IC)은 '1회 호흡량과 흡기예비량을 합한 것으로, 정상 호기 상태에서 최대로 흡기할 수 있는 공기량'을 말하고, 약 3,600㎖ 정도이며, **기능적 잔기 용량**(functional residual capacity: FRC)은 '호기예비량과 잔기량을 합한 것으로 정상 호기 후 폐 내에 남아있는 공기량'을 말하며, 약 2,400㎖ 정도이다. 그리고 **폐활량**(vital capacity: VC)은 '1회 호흡량과 흡기예비량 및 호기예비량을 모두 합친 것으로,

공기를 최대로 흡기한 후 최대 호기하는 공기량'을 말한다. 이는 폐 기능 척도에 중요한 인자가 되며 약 4,800㎖ 정도이며, **총폐용량**(total lung capacity: TLC)은 '폐활량과 잔기량을 합한 것으로, 최대의 흡기로 폐 내에 수용할 수 있는 공기량'을 말하는 것으로 약 6,000㎖ 정도이다(그림 2.16).

또한 매 호흡마다 비강에서 폐포에 이르기까지의 **기도**(air way)를 채우게 되는 공기는 실제로 가스교환에 참여하지 못하는데, 이를 **사강**(dead space)이라고 한다. 그 용적은 1회 호흡량의 30%정도로 1회 호흡량에서 사강용적을 뺀 나머지가 폐포 내에서 실제로 환기에 참여하게 되며, 이를 **폐포환기량**(alveolar ventilation volume)이라고 한다.

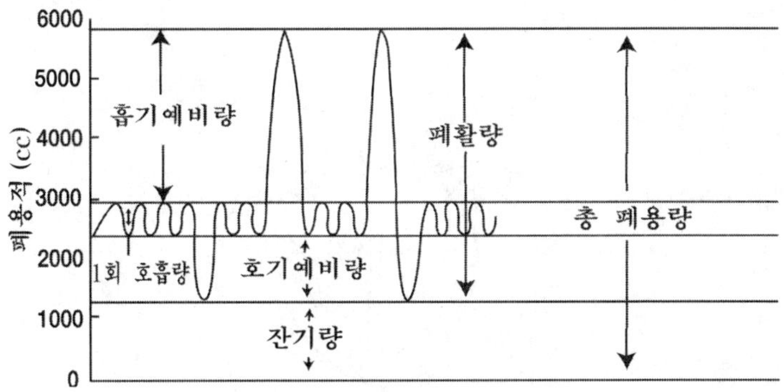

그림 2.16 폐의 용적과 용량

4 가스교환과 운반

☐ 가스교환

폐포와 모세혈관, 조직세포와 모세혈관간의 **가스교환**은 **확산**(diffusion)이라고 하는 물리적 과정을 통해 일어난다. 이러한 확산은 '**분압**(partial pressure)의 차이'에 의해서 이루어지는 것으로, 분압은 대기나 폐포 내에 존재하거나, 혈액과 같은 액체 내에 존재하는 혼합가스 중 각각의 단일 가스가 갖는 압력을 나타내는 것이다. 분압이 높은 경우에 그 가스분자는 분압이 낮은 경우보다 높은 운동성을 갖게 되기 때문에 분압이 높은 곳에서 낮은 곳으로 확산된다(그림 2.17).

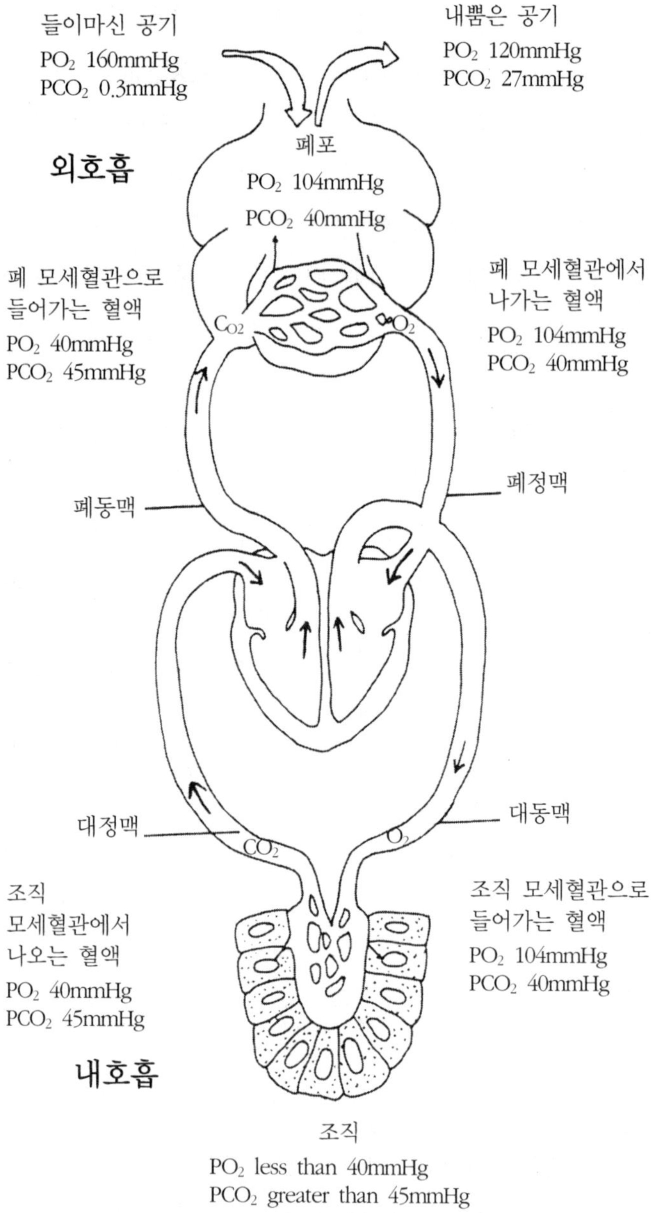

그림 2.17 가스교환을 촉진시키는 분압의 차

대기는 질소 79.03%, 산소 20.93%, 이산화탄소 0.03%로 구성되어 있다. 따라서 1기압(760mmHg)의 환경에서 산소분압(PO_2)은 159.1mmHg(760×0.2093)이며, 이산화탄소 분압은 0.2mmHg이다.

폐환기 과정에서 대기가 폐포로 들어가면 수증기로 포화되고 폐포 내의 이산화탄소 농도가 높아 폐포 산소 분압과 이산화탄소 분압이 각각 105mmHg 및 40mmHg로 변한다. 반면에 폐포를 순환하는 폐동맥의 혈액에서는 산소분압이 40mmHg, 이산화탄소 분압이 46mmHg 정도이다. 조직 내에서 각각의 기체는 분압이 높은 곳에서 낮은 곳으로 확산되어 양쪽 분압이 균등해지려는 성질을 가지고 있다.

그리하여 폐포와 모세혈관과의 가스 분압차에 의해 산소는 모세혈관의 정맥혈로 확산되고, 정맥혈의 이산화탄소는 폐포 내로 확산된다. 또한 조직과 모세혈관에서도 동맥혈의 산소 분압이 조직 내보다 높기 때문에 산소는 혈액에서 조직으로 확산되고, 이산화탄소는 조직에서 혈액으로 이동하게 된다.

❑ 혈액의 가스 운반

폐포에서 모세혈관의 혈액 속으로 확산된 산소는 조직으로 운반되어 소비되고, 조직에서 모세혈관으로 확산된 이산화탄소는 폐포로 운반되어 배출된다. 이러한 가스 운반은 심혈관계의 주요 기능이다.

혈액을 통한 산소는 혈장에 의해 용해된 상태로 운반되거나 적혈구내 **헤모글로빈**(hemoglobin: Hb)에 의해서 운반된다. 용해된 상태로 운반되는 산소량은 매우 적어서 안정 시 분당 산소소비량의 단지 3~4%에 불과하다. 그리하여 대부분의 산소(97%)는 적혈구 내로 확산되어 헤모글로빈과 화학적으로 결합한다. 헤모글로빈은 산소와 결합하여 산화헤모글로빈(HbO_2) 형태로 운반된다. 실제로 헤모글로빈 1g은 산소 1.34mℓ와 결합할 수 있으며, 혈액 100mℓ 당 헤모글로빈 함량은 약 15g 정도이다. 따라서 안정 시 혈액 100mℓ 당 15×1.34 = 20.1mℓ의 산소를 운반할 수 있다. 이 값을 헤모글로빈의 **산소 함유능력**(O_2 capacity of Hb)이라 하며, 혈색소에 결합한 산소(HbO_2) 함량에 대한 헤모글로빈의 **산소 함유능력**의 백분비의 값을 **헤모글로빈의 산소포화도**(O_2 percent saturation of Hb)라 한다. 산소 분압이 100mmHg인 동맥혈의 산소포화도는 약 97.5%이며, 산소 분압이 40mmHg인 혼합정맥혈의 산소포화도는 약 75%이다. '동맥혈과 정맥혈간의 산소함유량 차이'를 **동정맥 산소차**(a-vO_2 difference)라 한다. 이는 혈액 100mℓ에 있는 산소를 조직에서 얼마나 많이 소비하는가를 나타낸다.

또한 세포 내에 이산화탄소가 형성되면 정맥혈에서 폐로 혈장 내에 용해되어서, 혹은 탄산의 분해로 생성된 중탄산염 이온(HCO_3^-)형태로, 혹은 헤모글로빈과 결합하여 carbamino- hemoglobin이라는 복합체를 형성하여 운반된다. 그리하여 폐 속으로 들어간 이산화탄소는 호흡을 통하여 밖으로 배출되게 된다. 이때 활동근에서 생긴 이산화탄소의 대부분은 중탄산염 이온 형태로 폐로 운반되게 된다.

5 운동과 환기 및 최대산소섭취량

❑ 운동과 환기반응

운동 시 환기량 변화를 살펴보면, 신경성 자극과 체액성 자극에 의하여 조절된다. 신경성 자극은 대뇌피질의 운동영역이나 활동근의 기계적 수용기로부터 온다. 이것은 운동의 강도와 속도에 비례하려 호흡중추(연수)를 흥분시킨다. 체액성 자극은 연수에 위치한 중추 화학수용기와 대동맥계, 경동맥계, 폐 등에 위치한 말초 화학수용기에 의하여 전달된다. 이러한 화학수용기는 뇌척수액이나 동맥혈의 산소와 이산화탄소 분압, pH, 혈액온도 등의 조건에 따라 호흡중추를 자극한다.

먼저 신경성 자극에 의하여 운동 직전에 환기량이 증가하는 현상을 보인다. 이는 뒤이은 운동을 예상하여 대뇌피질로부터의 자극이 뇌간의 연수에 있는 호흡중추를 흥분시키기 때문으로 보고되고 있다. 그리고 운동 시작 수초 내에 환기량의 급속한 증가현상이 일어난다. 이는 활동근의 개시와 더불어 근과 근절수용체로부터 신경성 자극이 증가하기 때문이고, 또한 체액성 자극에 의하여 동맥혈의 이산화탄소 분압을 정밀하게 조절하는 역할을 한다. 환기역치 이상의 힘든 운동 시에는 pH의 감소를 위하여 경동맥계의 자극증가로 환기량의 급격한 증가가 만들어진다. 이러한 힘든 최대하 운동을 실시하면 급격한 환기량 증가가 일어난 후 운동종료 시까지 지속적인 항정상태를 유지되는데, 이것은 체액의 칼슘 증가, 산소분압 감소, 이산화탄소 분압과 젖산 증가와 같은 자극 때문이다. 운동 종료 직후 환기량은 급격히 감소하는데, 이는 운동이 종료되어 근 및 관절로부터의 신경자극이 중지되기 때문이고, 이후에 서서히 감소하는 것은 이산화탄소의 감소 때문이다. (그림 2.18).

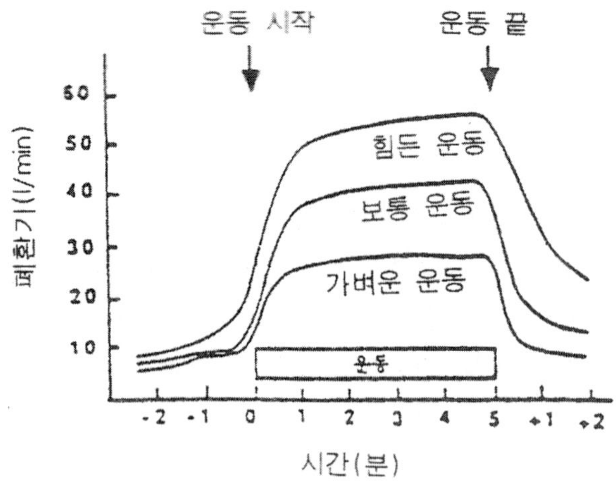

그림 2.18 운동 강도에 따른 운동 전 · 중 · 후의 환기량 변화

점증부하의 운동을 할 때 처음에는 분당 환기량은 근육에서 소비된 산소량, 혹은 생산되는 이산화탄소량과 비례하여 증가한다. 그러나 분당환기량은 최대강도에 접하는 어느 시점으로부터 산소소비량과 비례하여 증가하지 않고 직선적인 증가에서 벗어나 급격한 증가양상을 보인다. 그러나 이산화탄소 생성량은 분당환기량과 비례하여 증가한다. 이처럼 '환기량이 급격하게 증가되는 시점'을 **무산소성 역치**(anaerobic threshold)라고 한다.

보통 운동 시 필요한 에너지 대부분을 유산소 대사에 의하여 공급할 수 있을 때는 젖산의 생성량이 제거량을 초과하지 않기 때문에 젖산의 축적이 발생하지 않는다. 그러나 힘든 운동 시 무산소 대사에 의한 에너지공급이 가속화되어 젖산의 생성량이 제거량을 초과하기 때문에 혈액내에 젖산이 축적된다. 이러한 과정중 젖산의 완충과정에서 이산화탄소가 추가로 발생하며, 이때 분당 환기량이 비례하여 증가하게 된다. 이 시점을 **환기역치**(ventilatory threshold)라 부른다.

그리고 최대 운동 중 1회 호흡량이 안정 시의 5~6배 증가한다. 1회 호흡량의 증가는 흡기예비량과 호기예비량을 활용하는데서 비롯되지만 호기예비량 보다는 흡기예비량이 더 큰 작용을 한다.

❑ 최대산소섭취량

정상상태(normal state)에서 호흡할 때의 환기량은 약 8 *l* 이며, 이때 약 300㎖의 산소가 소비되고 거의 같은 양의 이산화탄소가 배출된다. 그러나 '격렬한 운동을 할 때는 호흡량이 증가되어 매분 환기량이 100 *l* 정도까지 증가하며, 산소 소비량이 매분 약 4~5 *l* 까지도 증가되는데, 이때 최대한으로 증가된 산소의 양'을 **최대 산소섭취량**(maximum oxygen intake, VO_2max)이라고 한다. 최대산소섭취량은 '궁극적으로 최대운동 시 미토콘드리아에서의 에너지 생성을 위해 소비된 산소량'을 의미한다.

이러한 최대 산소섭취량은 다음의 요인에 의하여 결정된다. 첫째로 폐포환기를 들 수 있는데, 그 까닭은 분압에 따라 혈중 헤모글로빈의 산소함량(HbO_2)이 결정되어지므로 폐포 내 **산소분압**이 높을수록 더 많은 산소가 혈액으로 이동될 수 있기 때문이다. 둘째로는 혈액의 **산소운반 능력**으로 헤모글로빈의 농도에 따라 혈중 산소량이 결정된다. 셋째로는 조직에서의 산소 추출 및 이용능력이다. 이러한 능력은 **동정맥 산소차**(a-vO_2 diff.)에 의해서 알 수 있다. 최대 동정맥 산소차의 증가는 모세혈관의 밀도증가와 함께 근조직 내 미토콘드리아 수와 크기의 증가, 미오글로빈 함량의 증가로 인한 근조직의 산소추출 및 이용능력이 개선되었음을 의미한다. 넷째로는 **심박출량**을 들 수 있다. 심박출량의 증가는 곧 모세혈관의 혈류량을 증가시키므로 조직에서의 산소섭취에 중요한 비중을 차지한다.

실제로 운동량을 점차로 증가시키면 이에 따라 산소섭취량도 증가하나 산소섭취량의 증가에 한계가 있는 것은 이상의 요인들에 생리적 한계가 있기 때문이다. 상기 요인 중 최대 산소섭취량의 한계

점에 영향을 끼치는 결정적인 요인은 심박출량인데, 이는 폐포환기량은 크게 증가할 수 있으나 심박출량은 약 5배 이상으로는 증가하지 못하기 때문이다. 그러므로 최대 산소섭취량은 폐기능의 지표라기보다는 오히려 '**심장기능의 지표**'가 된다.

❑ 최대산소섭취량과 초과산소소비량

산소 공급이 가능한 한계 이상으로 대량의 산소 공급을 필요로 하는 과격한 운동을 하면 운동 직후부터 산소 결핍이 생기며, 이 산소 결핍은 운동이 끝난후에 일정시간 동안 안정 시 보다 더 많은 산소를 소비함으로써 보충된다. 이를 초과산소소비량이라 한다. 예를 들면, 단거리나 중거리 경주와 같은 과격한 운동의 경우 산소 결핍 및 초과산소소비량이 크게 된다. 이러한 최대 초과산소소비량은 비젖산성 초과산소소비량과 젖산성 초과산소소비량을 합한 것을 말한다.

첫째, **비젖산성 초과산소소비량**은 운동의 강도를 점차 증가시키면 근육 중 글리코겐이 무산소적으로 분해하여 젖산을 생성한다. '젖산의 발생율이 젖산의 제거율보다 높은 시점'을 **무산소성 역치**(anaerobic threshold)라 한다. 운동강도가 무산소성의 역치보다 낮은 경우, 운동초기에는 산소의 공급이 수요를 충족시키지 못하므로 아데노신 3인산(ATP)과 크레아틴 인산(creatin Phosphate, CP)의 분해에 의하여 에너지를 공급하게 된다. 그 후 산소공급이 산소소비를 충족하게 되는데 이 상태를 안정 상태(steady state)라 한다. 운동 후에는 안정상태보다 많은 산소를 섭취하여 얻은 여분의 에너지로 ATP와 CP를 재합성하는데, 이때 안정 시 수준 이상으로 섭취하는 산소의 양이 초과산소소비량이며, 이것이 비젖산성 초과산소소비량이다.

둘째, **젖산성 초과산소소비량**은 운동의 강도가 아주 높아 최대 산소섭취량보다 훨씬 높은 산소의 수요를 필요로 하는 경우에 발생된다. 예를 들면, 100m 달리기를 할 때 ATP와 CP의 분해에 의한 에너지와 근 글리코겐이 젖산으로 분해되면서 나오는 에너지로 보충하게 된다. 이와 같은 과정이 젖산성 산소 결핍의 기전에 해당된다. 이때, 운동 후에도 격렬한 호흡이 계속되는 것은 ATP와 CP의 재합성과 산소의 공급에 의한 수소 이온의 제거(젖산 제거)가 이루어지기 때문이다.

참고적으로, 초과산소소비량을 극대화하기 위해서는 3가지 조건이 필요하다. 첫째, 근육의 발달이 좋고 그 면적이 클 것, 둘째, 근육에 아데노신삼인산(ATP), 크레아틴 인산이 많을 것, 셋째, 근육의 혈관 발달이 좋아서 근수축을 방해하는 젖산 등의 물질을 신속히 제거할 것 등이다. 그러므로 산소 결핍이 중요시되는 단거리, 중거리 그리고 역도 선수들에서는 신체구조가 세장형(細長型)보다 근육형이 더 유리하다. 그 이유는 매분 환기량이 현저히 증가하지 않더라도 산소의 이용을 증가시킬 수 있기 때문이다.

최대 산소섭취량과 초과산소소비량의 관계를 알아보면, 다음과 계산으로 쉽게 이해되어질 수 있다.

선수	초과산소소비량(ℓ)	최대 산소섭취량(ℓ/min)
A	13	3
B	9	5

이 두 선수가 1분간 전속력으로 뛰었을 경우, A는 (3×1)+13 = 16 ℓ, B는 (5×1)+9 = 14 ℓ 의 산소를 사용할 수 있다. 그러므로 A는 B보다 더 많은 산소를 사용할 수 있으므로 더 많은 에너지를 낼 수 있어 더 빨리 뛸 수 있다.

그러나 두 선수가 15분간 계속 뛰었을 경우 A는 (3×15)+13 = 58 ℓ, B는 (5×15)+9 = 84ℓ 의 산소를 사용할 수 있으므로 거꾸로 B가 A보다 빨리 뛸 수 있다. 이와 같은 결과는 단시간에 끝나는 운동 경기에서는 초과산소소비량(산소 결핍)이 많을수록 유리하고, 장시간 지속하는 운동경기에서는 최대 산소섭취량이 많은 편이 유리함을 의미하는 것이다.

□ 운동과 세컨드 윈드

과격한 운동을 행할 경우, 얼마 후 곧 호흡 곤란과 전신 피로감을 느껴서 운동을 중지하고 싶은 욕구를 느끼게 된다. 이 지점을 **사점**(dead point)이라 한다. 그러나 이 시간을 넘기면 급격히 호흡이 좋아지고, 그 이후 훨씬 가볍게 운동을 지속할 수 있게 되는데, 이 상태를 **세컨드 윈드**(second wind)라 하고 그 기전은 다음과 같이 설명하고 있다.

운동을 시작하면 내장혈관이 수축하므로 콩팥으로의 혈액공급이 제한되어 운동에 의하여 생기는 젖산이 체내에 축적된다. 그러므로 혈액은 이로 인해서 산성화되어 호흡곤란이 초래된다. 이때 땀은 신장 기능을 대신하여 혈액 내 축적된 젖산을 일시에 체외로 배설하여 주므로, 혈액 내 젖산 농도가 감소되어 호흡곤란의 자극을 제거하게 되므로 호흡은 순조로워지고 세컨드 윈드의 상태에 들어가게 된다. 이는 개인차가 있으나 보통 발한이 시작되면서 나타난다.

6 운동에 따른 호흡계의 변화

지속적인 지구성 훈련은 호흡계에 지대한 영향을 미친다. 먼저, 폐용적의 증가와 이에 따른 폐용량의 증가를 가져온다. 이것은 결과적으로 폐활량에도 직접적인 영향을 미치게 되는데, 폐활량의 증가는 다시 폐용적의 증가와 흡기에 관여하는 근육의 강화를 가져오고 흡기 용량의 증가도 가져오게 된다. 또한, 지구성 훈련은 개방 폐포들의 증가를 가져와 폐확산 용적의 증가를 나타낸다. 이 결과, 모세혈관과 폐포간의 산소 확산능력이 증가하게 되어 더 많은 산소가 혈액과 결합할 수 있게 된다.

폐확산 용적은 지구성 훈련 후, 안정 시에는 약간 증가하거나 혹은 그다지 큰 변화가 없지만 최대하 운동 시 및 최대 운동 시에는 훈련 전보다 훈련 후에 증가를 가져와 산소공급을 더욱 더 원활하게 한다.

한편, 지구성 훈련 후 분당 환기량은 안정 시에는 변화가 없지만, 최대하 운동 중에는 호흡 빈도가 줄어들게 됨으로써 감소 현상을 보이는데, 이것은 훈련 전보다 환기효율이 증가되었음을 의미한다. 즉, 호흡근에서 산소를 적게 소비함으로써, 활동근에 더 많은 산소를 공급한다는 것을 의미한다. 만약, 훈련으로 인해 호흡 빈도에 큰 변화가 없게 되더라도, 최대운동 중에는 1회 호흡량이 증가되므로 결국 최대 환기량의 증가가 있게 된다.

그리고 **강제폐활량, 강제호기량, 최대 수의적 환기량** 등의 변화에 대해 이견이 있으나 일반적으로 지구성 훈련 후에는 어느 정도 증가현상을 보인다고 한다. 즉, 훈련에 의해 강제폐활량의 증가는 흉벽, 늑골, 횡경막, 호흡근육의 비대 등에 의해서 일어나는 현상이며, 강제호기량의 증가는 **폐 유순도**(lung compliance)의 증가와 기도저항의 현저한 감소가 그 원인으로 작용한다고 한다. 따라서 기도저항이 증가하는 폐쇄성 폐질환 환자의 경우, 적절한 운동을 지속적으로 실시하면 기도저항 감소를 가져오게 되어 질병의 진행을 어느 정도 저지할 수 있게 된다.

또한, 트레이닝 후 일반적으로 안정 시와 최대하 운동 중의 호흡수가 감소된다. 이와 같은 감소는 아주 작으나 트레이닝에 의해서 호흡효율이 증가된 것을 반영하는 것이며, 트레이닝 후 급격한 환기량 증가를 보이는 시점인 무산소성 역치가 단련자에게는 지연되어 나타나는데, 이는 그 만큼 단련자의 유산소 과정에 의한 에너지 생성능력이 높다는 것을 말해준다.

7 운동에 따른 산 · 염기 평형

일반적으로 수소이온(H+)의 농도를 pH 단위로 부른다. 체액의 pH 수준은 항상성 유지와 밀접한 관계를 가지고 있고 일정한 범위를 유지해야 한다. pH의 변화는 효소에 의한 대사작용과 인체의 기능유지를 위하여 pH의 항상성을 위하여 중요하다.

❑ 체내의 산과 염기

인체 내에서 수소이온은 매우 중요한 역할을 하는데, 화학작용의 속도와 효소의 형태 및 기능, 그리고 세포에 커다란 영향을 끼친다. 예를 들어, 운동 중 근세포 내에서 생성되는 수소이온은 ATP 생산 감소와 피로를 초래하는데 생성된 수소이온이 ATP생산을 위한 유무산소 대사과정의 율속효소를 억제하여 ATP생산 능력 감소시키고, 또한 근수축에 필요한 칼슘이온의 방출을 억제허여 결과적으로 근피로 현상을 만든다.

수소이온을 방출하는 물질은 산(acid)이고 수소이온과 잘 결합할 수 있는 물질은 염기(base)이다. 그리고 산은 수소이온을 방출하여 용액의 수소이온 농도를 물보다 더 높이는 분자이면서 pH를 감소시키는 산증(acidosis)을 보이는 반면, 염기는 수소이온과 결합하여 순수한 물보다 용액 수소이온의 농도를 낮추는 분자이면서 pH를 증가시키는 알칼리증(alkalosis)을 나타낸다. 분자에서 수소이온을 완전히 방출시키는 것은 강산이라 부르며, 젖산이 여기에 해당된다. 한편 강염기는 혈중의 중탄산염(HCO_3)인데 중탄산(H_2CO_3)은 수소이온과 결합하여 탄산이라 하는 약산을 형성한다(그림 2.19).

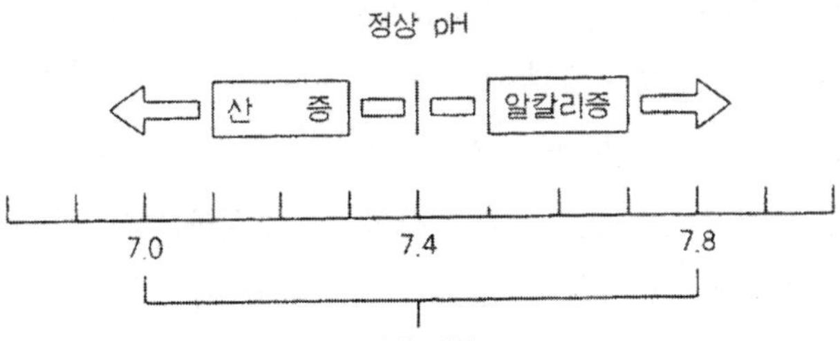

그림 2.19 동맥혈의 pH 척도(Power & Howley, 2001)

체액의 pH 변화에 주로 영향을 미치는 것은 대사과정 중에 발생되는 수소이온에 의한 것이다. 수소이온 생성은 크게 이산화탄소와 젖산에 의하여 발생된다. 이산화탄소는 탄수화물이나 지방의 산화

과정 중 발생되는 최종부산물로 물과 반응하여 탄산을 형성하고, 이후 수소이온과 중탄산염으로 분리된다. 그리고 젖산은 힘든 운동 중 탄수화물과 지방의 대사과정에서 발생되어 체액의 pH 변화에 큰 영향을 준다.

❑ 산-염기 평형의 조절

체내의 산-염기 평형은 세포내와 세포외(혈액)의 완충계에 의하여 조절된다. 힘든 운동 중 발생된 산증은 근육 내에서 생성된 젖산에 의하여 이루어진다.

운동 중 pH 변화에 대한 1차적 방어는 세포내 완충계에서 시작된다. 중요한 완충제는 세포내 수소이온을 수용하는 약산기의 단백질이고, 약한 인산기의 인산계도 완충역할을 하며, 근세포 내에서는 중탄산염이 완충제 역할을 한다. 한편 세포외 혈액은 단백질, 헤모글로빈, 중탄산염의 완충제가 기능을 한다. 세포내 단백질과 같이 혈액 단백질은 완충제 역할을 하지만 제한된 양으로 인하여 운동 중에는 역할을 못한다. 그리고 헤모글로빈은 단백질 완충제로서 안정 시 역할을 하지만 역시 운동 중에는 기능이 약하다. 근세포 내에서와 같이 중탄산염은 혈액의 완충제로서 크게 역할을 한다.

산-염기 평형에 호흡이 미치는 영향도 크다. 대사 작용의 결과, 혈중의 이산화탄소 증가와 탄산의 양 증가에 의하여 pH가 감소된다. 반면에 많은 환기량을 통하여 이산화탄소가 체외로 쉽게 배출되어 양이 감소되고 탄산도 감소하게 되어 pH가 증가한다. 따라서 많은 환기량은 혈중의 이산화탄소를 쉽게 배출시켜서 CO_2 제거, 혈액의 pH 수준 신속조절 한다.

또한 산-염기 평형에 신장이 미치는 영향을 살펴보면, 단기간의 운동 중에는 신장이 크게 기여를 하지 못한다. 하지만 체액중 수소 이온 농도 증가하면, 신장의 중탄산염의 배출속도는 감소시켜서 혈중의 중탄산염 농도를 높여 수소 이온을 완충시킨다. 반대로 체액중의 pH가 증가(수소이온 감소)하면, 신장이 중탄산염의 배출을 증가시켜서, pH가 감소된다.

점증부하 운동 중 최대 운동 부하단계에 가까워지면, 근육에서 생성된 젖산 증가로 인해 동맥혈의 pH가 감소된다. 이것은 운동 중 근육의 젖산농도가 동맥혈보다 높고 근육의 완충능력이 동맥혈보다 낮기 때문이다. 운동 중 수소이온은 근육에서 생성된 젖산에 의해 만들어지는데, 이들 젖산의 완충은 1차적 근육 내 단백질(60%), 중탄산염(20%), 인산군(10~20%)의 순으로 완충된다. 그러나 근육의 완충능력이 제한적이기 때문에 세포외액(혈액)의 완충계에 의하여 이루어진다. 혈액의 완충은 주로 중탄산염에 의하여 이루어지고 헤모글로빈과 혈액 단백질은 보조적인 역할을 한다.

따라서 운동 중 혈중젖산농도는 증가하고, 중탄산염 농도는 감소하게 되면서 pH는 감소된다. 이때 체액성 자극이 발생되어 경동맥계를 작동시켜 폐환기를 증가시킨다. 결국 폐환기의 증가는 대사적 산증에 의한 호흡보상으로서 혈액의 이산화탄소의 분압을 감소시켜 운동으로 인한 산증을 완화시킨다.

실습 2.1 유산소성 운동과 무산소성 운동

성명____________________ 일시____________________

▶ 목적

이 실습의 목적은 첫 번째로 심폐지구력의 향상과 체지방량의 감소에 적절한 유산소성 또는 무산소성 운동 프로그램을 경험하는 기회를 제공하는 것이다. 두 번째는 일상적인 생활방식의 한 부분으로서 운동이 습관화 될 수 있도록 도움을 주고자 함이다.

▶ 방법

유산소성 또는 무산소성 운동 형태와 관련된 운동 프로그램을 선택하고 실시한다. 2장에서 언급한 에너지 체계와 운동에 관한 논의를 참조하고 자신이 선택한 운동프로그램(제7장 운동처방의 실제 참조) 형태를 기술하고 에너지 체계와 연관 지어 평가하여 본다.

만약에 다른 종류의 운동을 추가적으로 실시하고 이 실습을 반복하려 한다면 결과를 기록하는 항목을 추가하면 될 것이다.

▶ 결과 기록하기

운동종목을 쓰고 간략히 요약하고 당신의 활동내용을 평가한다.

운동내용(운동종목)____

소요시간____________________분

활동내용요약 및 평가

운동내용(운동종목)____

소요시간____________________분

활동내용요약 및 평가

운동내용(운동종목)____

소요시간____________________분

활동내용요약 및 평가

운동내용(운동종목)____

소요시간____________________분

활동내용요약 및 평가

▶ 결론과 해석

1. 당신이 실시했던 운동종목이나 운동 내용이 만족스러웠습니까?

예_____ 아니오_____

2. 당신의 규칙적인 운동 프로그램의 한 부분으로 이러한 활동 중 하나 또는 그 이상을 포함 할 것입니까?

예_____ 아니오_____

그 이유를 기술해 봅시다.

3. 한 가지 이상의 운동을 선택하였다면 그 중 가장 좋아하는 종목은 무엇입니까? 그 이유는?

4. 제2장에서 논의된 에너지체계와 운동에 관한 내용을 근거로 하여 당신의 운동프로그램에 포함해야 할 운동이나 운동종목은 어떠한 것이 적당하다고 생각합니까?

실습 2.2 맥박수 측정해보기(심박수 측정)

성명_____________________ 일시_____________________

▶ 측정 전에 알아두어야 할 사항 : 맥박 측정 방법

경동맥에서 맥박 측정

한손으로 자신의 후두융기(Adam's apple) 약간 옆에 집게와 가운뎃손가락을 살짝 놓는다. 살짝 눌러주면 맥박을 느낄 수 있다. 만약 느낌이 나지 않으면 강한 느낌이 들 때까지 다른 지점으로 약간만 이동시켜 본다(그러나 후두융기가 있는 범위를 벗어나지 않게 한다). 주의해야 할 것은 경동맥 혈류의 원활한 흐름을 방해할 수 있으니 너무 강하게 눌러서는 안 된다. 왜냐하면 압각수용체 반사작용으로 인해 심박수를 떨어뜨릴 수 있기 때문이다.

요골동맥에서 맥박 측정

한손으로 다른 쪽 손바닥의 엄지손가락 아래 두툼한 부분과 손목 부위가 만나는 지점에 집게와 가운뎃손가락 살짝 놓는다. 살짝 눌러주면 맥박을 느낄 수 있다. 강한 맥박의 느낌이 들 때까지 여러 지점으로 이동해본다. 주의해야 할 것은 요골동맥 혈류의 원활한 흐름을 방해할 수 있으니 너무 강하게 눌러서는 안 된다.

▶ 목적

심박수는 빠르게 변화하기 때문에 이 실습을 통해 서로 다른 두 지점(목 부위의 경동맥과 손목 부위의 요골동맥)에서 빠른 시간 안에 맥박수를 측정해보는 것을 학습하는 것이 본 실습의 목적이다. 이 실습이 효과적으로 이루어졌다면 운동 중 심박수의 변화를 빠르게 알 수 있을 것이다.

▶ 방법

1. 위에 제시된 두 가지 방법에 의해서 주어진 시간에 느껴지는 맥박의 수를 세어보는 것을 연습한다. 자신의 시계나 초시계를 이용하여 10초, 15초, 30초, 60초 동안 맥박수를 측정한다. 10초 동안 측정한 것은 곱하기 6을 하고, 15초 동안 측정한 것은 곱하기 4를 하고, 30초 동안 측정한 것은 곱하기 2를 하여 자신의 1분간 심박수를 결정한다.

2. 경동맥과 요골동맥의 위치를 빨리 찾는 것을 연습한다. 이것은 향후 운동 중, 운동 후에 자신의 맥박을 측정할 수 있어야 하기 때문에 중요하다.

3. 주위의 동료나 다른 사람을 대상으로 하여 이 두 지점에서 맥박수를 측정하는 것을 연습해 본다(주의해야 할 것은 엄지손가락으로 측정해서는 안 된다는 것이다).

▶ 측정결과 기록하기

다양한 방법으로 측정한 결과를 아래의 공란에 기록하기

경동맥 부위 측정(본인)		분당 심박수	경동맥 부위 측정(동료)		분당 심박수
______	10 seconds×6	______	______	10 seconds×6	______
______	15 seconds×4	______	______	15 seconds×4	______
______	30 seconds×2	______	______	30 seconds×2	______
______	60 seconds×1	______	______	60 seconds×1	______

요골동맥 부위 측정(본인)		분당 심박수	요골동맥 부위 측정(동료)		분당 심박수
______	10 seconds×6	______	______	10 seconds×6	______
______	15 seconds×4	______	______	15 seconds×4	______
______	30 seconds×2	______	______	30 seconds×2	______
______	60 seconds×1	______	______	60 seconds×1	______

▶ 결론과 해석

1. 혼자서 측정할 때 더욱 쉽게 측정할 수 있는 부위는 어디인가요?

   ① 경동맥 부위　　② 요골동맥 부위

2. 다른 사람을 측정할 때 더욱 쉽게 측정할 수 있는 부위는 어디인가요?

   ① 경동맥 부위　　② 요골동맥 부위

3. 심박수를 알아볼 때 맥박수 측정방법 중에서 더 선호하는 방법은 무엇이고 왜 그런지 기록해 봅시다.

____

____

____

제3장. 생리학적 기초: 동작체계

Ⅰ. 운동과 골격계

학습과제

1. 뼈의 구조와 기능은 무엇인가?
2. 뼈의 변화에 운동이 어떠한 영향을 미치는가?

1 뼈의 구조

인체의 골격은 모두 206개의 크고 작은 뼈로 구성되어 있는데, 이들이 체계적으로 배열되어 신체를 지지하고 있을 뿐만 아니라 체내의 주요 기관을 보호하며 수동적인 운동기관으로서도 중요한 역할을 수행하고 있다. 이 골격은 뼈(bone), 연골(cartilage), 인대(ligament) 등으로 구성되며, 이들 뼈 및 연골들은 관절이라는 형태에 의해서 상호 연결되어 있다. 또한, 각 인대가 이 관절을 보강하여 골격의 일정한 구조를 유지시켜 준다.

뼈는 골막과 골질, 골수 등으로 이루어지는데 **골막**은 골의 표면을 둘러싸고 있는 결합조직의 막으로 뼈의 성장은 물론 골의 영양과 재생에 관여하고, 골이 성장하는 시기에 조혈기능을 담당하며, 뼈의 두께의 성장을 관리한다.

또한 **골질**은 뼈의 표층을 차지하고 있는 치밀질(substantia compacta)과 내부의 스펀지와 같이 구멍이 뚫려있는 해면질(substantia spongiosa)로 되어 있다. 외부에 있는 치밀질은 골세포와 기질로 조밀하게 구성되어 있어서 견고하고, 그 속에는 혈관이나 신경이 통하는 하버스 관(haversian canal)이 있다. 또한 내부에 있는 해면질은 골수가 들어 있어서 조혈작용을 수행한다.

골수에는 적색골수와 황색골수 두 종류가 있다. 적색골수는 성인 장골의 골단, 단골 및 편평골의

해면질 내에서 볼 수 있는데, 조혈작용이 왕성하고 육안으로 보면 적색이므로 적색골수라 한다. 반면에 황색골수는 성인의 장골간에서 볼 수 있는데, 이 골수는 연령이 증가함에 따라 조혈기능이 떨어져 주로 지방으로 대치된 상태의 골수이다. 참고적으로, 우리 인체를 구성하는 총 206개의 뼈의 부위와 명칭은 표 3.1, 그림 3.1, 그림 3.2와 같다.

표 3.1 뼈의 부위별 수

<table>
<tr><th>부위</th><th>골격의 명칭</th><th>부위</th><th>골격의 명칭</th></tr>
<tr><td>두개
(22개)</td><td>단골(6개)
복수골(8쌍)</td><td>흉곽
(25개)</td><td>늑골(12쌍)
흉골(1개)</td></tr>
<tr><td>상지
(64개)</td><td>쇄골(2개)
상완골(2개)
견갑골(2개)
요골(전완외측부, 2개)
척골(전완내측부, 2개)
수지골(손목뼈, 16개)
중지골(손바닥뼈, 10개)
지골(손가락뼈, 28개)</td><td>하지
(62개)</td><td>관절(장골, 좌골, 치골의 융합, 2개)
대퇴골(허벅지뼈, 2개)
슬개골(무릎뼈, 2개)
경골(크고 외측, 2개)
비골(작고 내측, 2개)
족근골(뒤꿈치 뼈, 14개)
중족골(가운데, 10개)
지골(발가락 뼈, 28개)</td></tr>
<tr><td rowspan="2">척추
(26개)</td><td rowspan="2">경추(7개)
흉추(12개)
요추(5개)
천골과 미골(각각 1개)</td><td>기타
(7개)</td><td>귀뼈(6개)
설골(1개)</td></tr>
<tr><td></td><td>총 206개</td></tr>
</table>

❑ 뼈의 기능

뼈는 몸의 모양을 형성할 뿐만 아니라, 인체의 지주역할과 내장기관 보호, 인체의 운동 작용, 혈액세포의 형성, 무기염 저장 등의 기능을 다양하게 수행한다.

집을 건축할 때 건물을 지탱하는 철근 대들보가 차지하는 역할은 대단히 중요하다. 이와 같이 뼈는 인체의 골격구조를 형성하여 인체를 지지해주는 기둥의 역할과 인체의 연약한 부분을 보호하는 안전막의 역할을 수행한다. 즉 각종 뼈가 서로 연결되어 각 부위를 지지해 줌으로써 인체가 똑바로 설 수 있고, 몸을 자신이 원하는 형태로 만들어 유지할 수 있다.

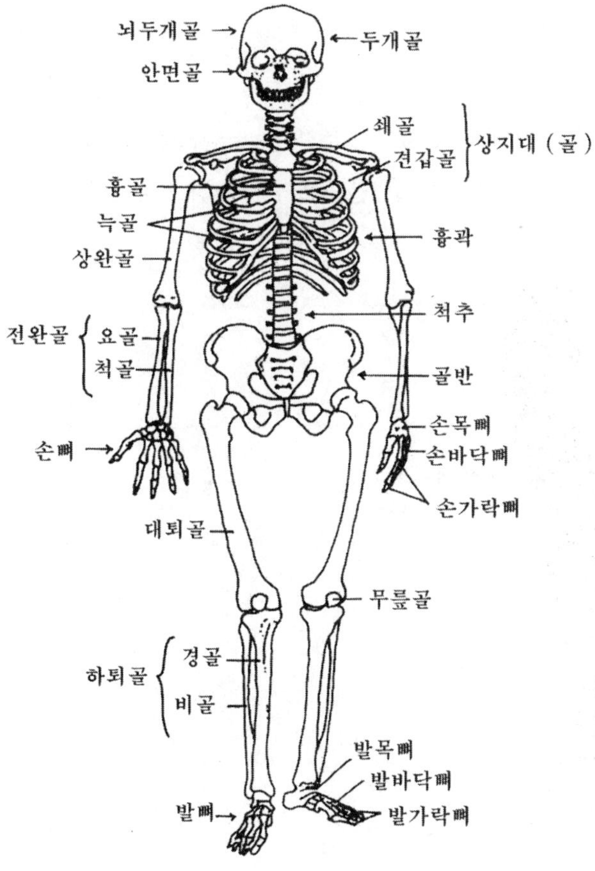

그림 3.1 골격구조(전면)

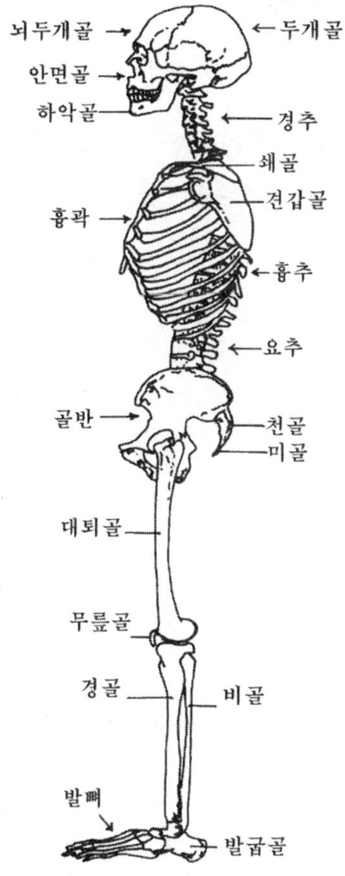

그림 3.2 골격구조(측면)

인체에서 체계적으로 배열되어 골격구조를 형성한 뼈들은 서로 연접해서 공간을 형성하고, 그 공간 속에 뇌, 내장기관 등의 주요기관 및 연약한 조직을 담아 보호한다. 또한 뼈는 관절의 구조적 지렛대 역할을 수행한다. 이때 뼈에 부착되어 있는 근육이 수축하면 뼈는 자동적으로 그 힘에 의해 움직여지기 때문에 뼈는 근육과 협동해서 신체 움직임을 형성한다.

인체 내에서 혈구는 간장과 골수에서 형성되는데, 뼈는 골수에서 혈구를 만들어 내는 조혈기관으로서의 기능도 수행한다.

덧붙여서, 뼈는 인산염, 칼슘 등과 같은 무기질 대사에 큰 역할을 수행하며 필요시에는 이를 공급한다. 뼈가 부패하면 인으로 말미암아 야광과 같이 빛을 발하기도 한다. 그러나 이와 같은 뼈의 기능은 모든 뼈가 다 갖고 있는 것은 아니고 뼈에 따라서 다소간의 기능적인 차이를 지니고 있다.

2 척추

척추는 '몸통을 이루는 32~35개의 척추골과 각 척추골 사이의 추간판(interverterbral discs)으로 이루어져 있고, 몸통의 지주를 이루며 상단의 두개골과 하단의 골반을 연결'한다(그림 3.3).

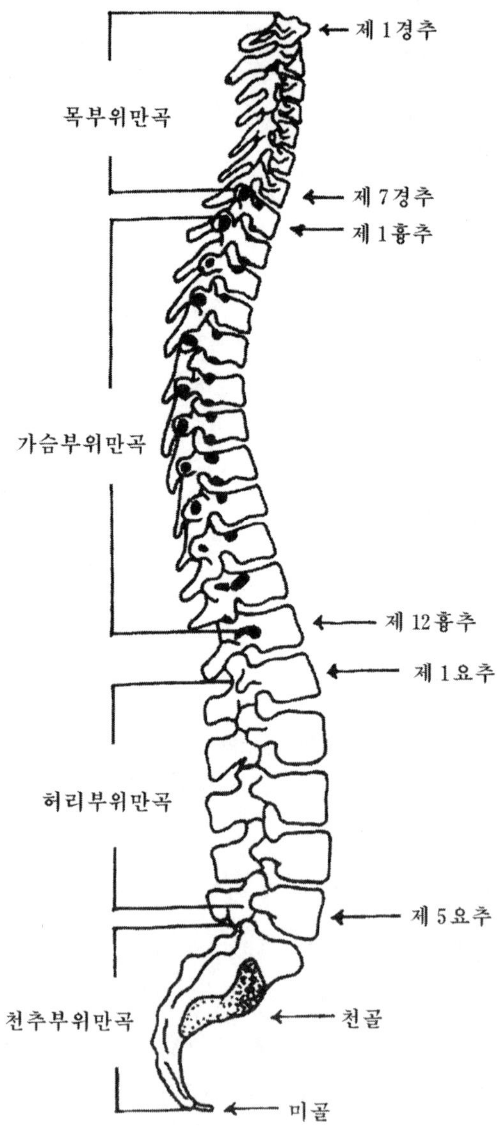

그림 3.3 척추의 구조

척추골은 '위로부터 7개의 경추, 12개의 흉추, 5개의 요추, 5개의 천추, 3~5개의 미추로 구성'되어 있다. 성인의 경우 5개의 천추가 유합하여 1개의 천골이 되고, 또 3~5개의 미추는 1개의 미골이 된다. 따라서 성인의 척추는 26개의 뼈로 구성된다. 척추는 정면에서 보면 똑바르게 보이지만, 측면에서 보면 S자형으로 구부러져 있는데, 이것은 건강한 사람에게서 볼 수 있는 정상적 만곡(curvature)이다. 성인의 척추에는 4가지의 적당한 만곡이 있는데, 즉 **경부 만곡**(cervical curvature), **흉부 만곡**(thoracic curvature), **요부 만곡**(lumber curvature) 및 천미 만곡(sacrococcygeal curvature)과 같은 생리적 만곡이 있다. 그 중 경부 및 요부 만곡은 앞으로, 흉부만곡 및 천미만곡은 뒤로 향하여 있다. 이들 만곡은 인류가 바로 설 때 몸의 중력평형을 유지하기 위하여 이루어진 것이며, 태아 및 신생아에 있어서는 네발 동물과 같이 뒤로 향한 만곡만이 있어 이를 **1차 만곡**(primary curvature)이라 하고, 경부 만곡은 유아가 고개를 올리고(생후 3~4개월) 앉기 시작할 때(생후 9개월) 생기며, 요부 만곡은 걷기 시작할 때(생후 12~18개월) 발달하므로 **2차** 또는 **대상성 만곡**(secondary 혹은 compensatory curvature)이라 한다.

3 관절

관절(joint)의 해부학적 구조나 종류, 운동영역은 극히 제한되어 있지만 실제로 인체의 전신 운동 시 몸통이나 사지는 매우 복잡하고 종합적인 운동을 수행한다. 관절은 '운동의 가동성을 결정해주며, 골격이 큰 힘에 손상 받지 않고 잘 움직이게 하는 역할을 하는 것으로 두 개 혹은 그 이상의 **골단**(epiphysis)이 연결 또는 연립되어 있는 상태'를 말한다. 관절의 골단은 보통 한쪽이 볼록하고 다른 한쪽이 오목한 형태를 가진다. 이들 골단들은 관절연골로 덮여 있어 매끈하므로 운동이 자유로워 충돌하지 않고 저항에 대해서도 잘 견디어 낸다. 이들 두 골단은 **관절포**로 덮여 있는데 두 골단과 관절포에 의해서 **관절강**이 형성된다. 이 관절강에 들어있는 윤활액(synovia)에 의해 골단들이 상호간에 충돌하지 않으며, 관절면의 마찰도 상당히 줄어든다.

관절의 연골은 다른 연골성 구조처럼 직접적인 혈액공급이 없는 대신, 주위에 있는 윤활액에 의존하여 산소와 영양분들을 공급받아 관절운동을 부드럽게 하고 있다. 연골은 주로 **유리 연골**(hyaline cartilage)와 **섬유성 연골**(fibrous cartilage)로 되어 있는데, 유리 연골은 뼈와 관절에 있는 관절 연골이라 하는데 주로 뼈와 직각을 이루면서 평행으로 곡선구조를 가진다. 교원질 섬유는 주로 Type II로 건과 인대에서 발견되는 것의 50%에 불과하다. 연골조직의 젤 유사물질인 기초물질은 많은 양의 액체를 끌어들이는 탄수화물-단백질 분자와 커다란 탄수화물 분자로 구성되어있다. 이들은 스프링 작용, 힘의 분산작용, 스트레스 후 원형회복 작용과 관련이 있다. 섬유성 연골은 건과 뼈 사이, 척추디스크에 발견되는 단단한 형태의 연골이다. 강한 힘에 저항하기 위한 배열로 Type I과 II의 다발로 형성되어있다. 척추사이의 디스크는 두꺼운 고무판과 같이 되어있으며, 디스크 외측 관절면은 투명관절의 층과 선을 이루며, 디스크 심부는 부드러운 젤라틴 형태이다. 이 디스크는 충격 흡수 기능과 척추뼈 사이의 제한된 움직임을 만든다.

관절의 바깥부분에는 강한 결합조직으로 된 외측 인대가 보강되어 있어 관절을 보호하고 관절의 과도한 신전을 막아준다. 그러나 관절의 안정에 가장 중요한 요인은 관절을 넘나들면서 배열되어 있는 근육의 작용이다. 즉, 서로 반대로 작용하는 **길항근**(antagonists)과 **협동근**(synergists)이 조화 있게 배치되어 관절의 안정에 결정적인 역할을 한다.

여러 가지 이유로 관절을 장기간 사용하지 않으면 운동부족으로 관절연골의 퇴화를 유발시킬 수 있다. 이러한 연골의 퇴화는 관절운동을 다시 시작했을 때 어느 정도까지는 회복될 수 있지만, 재생기간 동안에 조직을 과도하게 압박하는 격한 운동은 하지 않는 것이 좋다. 닳아버린 연골에 있는 연골세포들이 손상을 입었을 경우 재생과정이 일어나지 않을 수도 있다.

4 골격과 운동

침상 생활, 비운동, 그리고 근육의 비사용은 뼈의 무기질 감소에 매우 커다란 영향을 미친다. 한 연구에서 1개월간의 침상생활 후 1주일에 1%의 뼈 손실이 있었고, 정상생활 이후 1개월 만에 1%비율로 다시 **뼈의 밀도**가 회복되었다. 그리고 우주비행 시 뼈의 변화를 살펴본 결과 뼈에 대한 물리적인 부하(중력)가 부족할 경우에도 뼈의 손실이 발생하였다. 즉, 뼈는 '부하를 받을 때 부하 받는 부위에서 뼈의 형성이 촉진되고, 칼슘의 수준이 증가되므로 운동이 뼈 형성을 향상'시키는데 매우 중요한 역할을 하고 있음을 알 수 있다. 실제로, 운동과 뼈의 관계를 살펴본 연구들에서 뼈의 무기질 함량이 좌업 생활자보다 운동을 하는 사람들이 훨씬 높았고, 하루에 30분 걷기를 한 성인의 뼈 무기질 함량이 걷지 않은 사람들보다 훨씬 높게 나타남으로써 운동이 뼈의 발달에 긍정적인 영향을 미친다고 할 수 있다. 게다가 3년 동안 주당 3일, 하루에 30분간의 운동 프로그램에 참여한 매우 나이 많은 노인들(평균 나이 84세)에서 조차 뼈 무기질 함유물이 2.29% 증가를 보였고, 운동을 실시하지 않은 사람들은 3.28%의 뼈 무기물을 잃은 것으로 나타났다. 여기에서 만일 운동 집단에서 일어나지 않은 3.28%의 뼈 손실에 그들의 2.29%의 뼈 증가에 대한 이익을 더하면 운동 수행자들의 총 이익은 5.57%가 되는 것이다. 암컷 쥐를 대상으로 한 동물연구에서도 4개월간의 달리기 프로그램 후 직접 척추와 갈비뼈를 분리해내서 칼슘을 측정한 결과 유의하게 증가되었음이 발견되었다.

이와 같이 '운동이 뼈의 무기질 함유물 증가에 지대한 영향을 미치나 더욱 효과적인 방법은 운동, 에스트로겐 투여, 그리고 칼슘섭취를 병행하는 것'이다. Prince 등(1991)의 연구에서 에스트로겐 투여와 중량부하 운동의 병행이 운동만 하거나 칼슘 보충제를 섭취하면서 운동을 실시하는 것보다 뼈 무기질 함량의 증가에 더욱 효과적이라고 하였다. 이때 운동은 가벼운 중량을 반복하는 것보다 무거운 중량으로 저항적인 근력 운동을 실시하는 것이 좋다고 제안하였다.

결론적으로 저항적인 근력훈련, 에스트로겐 투여, 칼슘보충의 병행이 골감소를 예방하는 데 효과적이라 할 수 있다. 중량을 감당하는 운동은 새로운 뼈 형성의 자극역할을 하고, 에스트로겐은 뼈의 부러짐과 관계있는 **뼈세포**(골아세포)의 활동을 조정하며, 칼슘은 뼈의 무기질 증가를 촉진한다. 그러나 장기간 동안 수영선수 생활을 해온 사람들은 뼈의 무기질 증가를 보이지 않는 것으로 나타났다. 반면에 역도, 던지기, 달리기, 축구 선수들의 경우는 뼈의 무기질이 증가하는 것으로 나타나 운동이 중량을 함께 포함하여야 한다고 제안하였다. 하지만 중량을 포함시켜야 한다고 해서 반드시 기구를 이용한 중량운동 형태만이 효과가 있는 것이 아니라 자신의 체중을 이용하는 에어로빅에서의 걷기, 조깅, 층계 오르기 등과 같은 유산소성 운동도 매우 효과적이다.

이렇듯 운동이 뼈의 무기질 밀도 증가에 중요한 역할을 할지라도 강도가 매우 높은 운동은 젊은 남성과 월경 불순이 일어나는 젊은 여성의 뼈 질량과 뼈 무기물 함유량을 감소시키는 것으로 보고되었다. 유사하게, 55주 동안 매일 40㎞의 장거리를 달린 개의 뼈 무기물 함유량이 달리기를 시키지 않은 개보다 훨씬 낮았다. 그리고 적당한 운동을 한 여성들보다 무리한 운동을 한 여성들에게서 골밀도가 낮게 나타나 55세 이상의 여성에게 있어서 지나치게 심한 운동은 뼈의 강도 유지에 유해할 수도 있다고 할 수 있다. 또한 오랫동안 달리기를 지속적으로 실시한 정상적인 남자들의 테스토스테론 수준이 달리기를 하지 않은 사람보다 훨씬 낮은 수준을 보이는 것으로 나타났다. 이러한 증거는 매우 강도 높은 지구력 훈련이 생리기능을 조절하는 시상하부-뇌하수체-생식선 축의 기능을 바꿔 심하게 훈련받은 남성과 여성들의 뼈 무기물 밀도에 있어서의 손실을 초래할 수 있다고 설명할 수 있는 근거가 된다.

II. 운동과 근육계

학습과제

1. 근육의 종류는 무엇이며, 그 특성은 무엇인가?
2. 골격근의 구조는 어떻게 되어 있으며, 운동의 특성에 따른 골격근 섬유의 조성은 어떠한 차이가 있는가?
3. 근수축의 종류에는 어떠한 것이 있으며, 근 수축은 어떻게 이루어지고, 유형에는 어떠한 것이 있는가?
4. 운동신경의 기능과 특성은 무엇인가?
5. 무산소성 운동과 유산소성 운동 수행 시 나타나는 근육의 변화에는 어떠한 차이가 있는가?

근육은 크게 **평활근**(smooth muscle)과 **횡문근**(striated muscle)으로 구분되며, 더 작게는 골격근, 심장근, 평활근(내장근)으로 구분할 수 있다(그림 3.4).

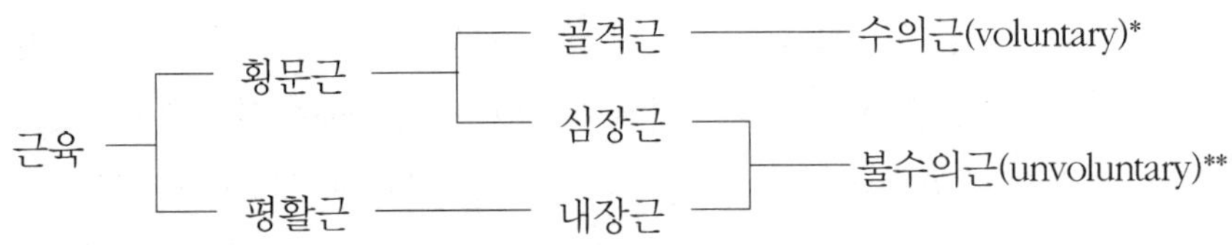

* **수의근**(voluntary) – 자신의 의사에 의해서 수축할 수 있는 근육
** **불수의근**(unvoluntary) – 자신의 의사와 관계없이 수축하는 근육

평활근은 '심장을 제외한 체내의 모든 장기(혈관, 자궁, 소화관, 방광, 수뇨관 등)의 벽을 형성하고 있는 근육으로써 내장기관의 활동을 담당하고 있는 근육'이다. 이 근육은 자율신경의 지배를 받는 불수의근으로 뇌의 통제에 의해 내장운동이 조절되며, 그 흥분정도는 골격근에 비해 대단히 낮다. 평활근 섬유의 특징은 가로 무늬가 없어 민무늬근이라고도 한다.

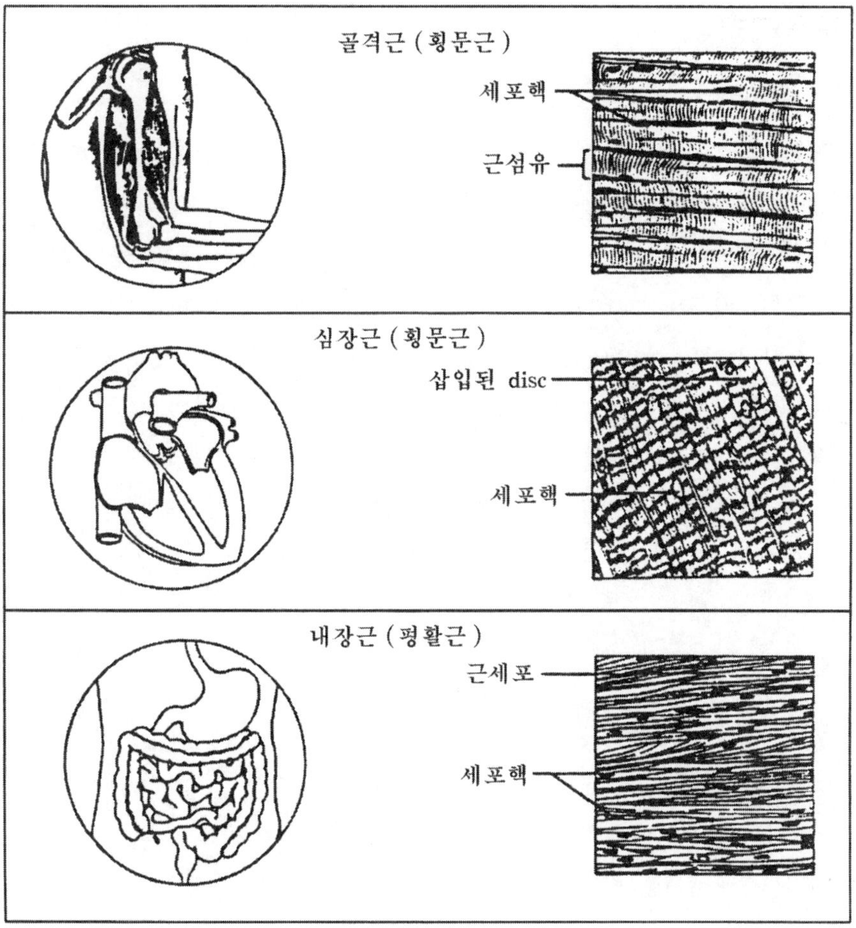

그림 3.4 근육의 종류

심장근은 '심장의 벽에서만 볼 수 있는 근육으로써 구조상으로는 횡문근이나 기능상으로는 수의근의 기능을 가진 골격근과 불수의근인 평활근 사이의 중간정도 상태를 지닌 근육'이다. 이러한 심장근의 특징은 수많은 섬유가 독립되어 있으면서 서로 인접하여 섬유간의 연락이 대단히 많으며, 하나의 흥분이 발생하면 심장 전체를 통하여 모든 섬유로 거의 동시에 전파된다. 또한 이 근육은 격렬한 운동 시에는 보다 빠른 비율로 수축률이 증가된다.

골격근은 '체중의 상당부분을 차지하며 신체적인 운동이나 전반적인 자세에 관여'한다. 이는 '구조상으로는 횡문근, 기능상으로는 중추신경의 지배를 받는 수의근'이다. 비록 이 근육은 순간적으로 폭발적인 수축력을 지니고 있지만, 쉽게 피로하여 장기간의 활동을 할 수 없어 일정기간 활동 후에는 휴식을 필요로 한다. 그러나 다행히도 골격근은 적응력이 뛰어나 근육의 힘을 발휘하는 정도를 쉽게 조절하여 비교적 장기간 근육을 활동할 수 있게 만든다.

1 골격근의 구조

인체에는 수많은 근섬유가 모여서 형성된 430여종의 골격근이 있다. 이 골격근의 구성물질인 **근섬유**는 수백 내지 수천 개의 **근원섬유**와 **미토콘드리아**, **T세관**, **근소포체**, **글리코겐** 입자 등으로 구성된 근장(근형질, sarcoplasm)이라 불리는 반유동성 물질로 되어 있다. 한편, **근원섬유**는 가로줄 무늬에 의해 나누어지는데 이는 서로 꿰매어 놓은 것과 같이 근섬유에 놓여 있으며, 막이 없이 단백질 분자로 복합되어 있다. 이 근원섬유는 다시 더 작은 **근원세사**(근절, 미세섬유)로 구성되어 있는데, 이는 **액틴**(actin)과 **마이오신**(myosin)이다. 이 두 종류의 근원세사는 끝이 서로 겹쳐 놓여 있는데, 겹쳐져 검게 보이는 "불등질대" 혹은 "A Band"와 겹쳐지지 않아 밝게 보이는 "등질" 또는 "I Band"로 구분된다. 근원세사에서 "A Band"에 해당하는 부분인 굵은 줄이 마이오신(myosin)이고, 양쪽의 "Z line"에서 시작하여 두꺼운 근원세사만 있는 부분인 "H zone"까지 연장되는 가는 줄이 액틴(actin)이다(그림 3.5).

2 골격근 섬유의 조성

❑ 지근 섬유와 속근 섬유

근섬유는 유전과 활동기능에 의해 결정되는데 그 주요 분류기준은 전기적 자극에 대해 얼마나 빠른 수축반응을 보이는 가에 달려있다. 즉, 수축 반응속도에 따라서 **지근 섬유**(slow twitch fiber)와 **속근 섬유**(fast twitch fiber)로 나누어진다. 속근 섬유는 수축 속도가 빠른 대신 쉽게 피로해지며 지근섬유는 속근 섬유보다 더 적은 힘을 발휘하지만 에너지 효율이 높아 동일한 에너지로 더 많은 힘을 생산하여 에너지 공급량이 수행 제한 요소가 되는 지구성 운동에 적합하다. 이 외에도 지근과 속근의 중간형인 섬유가 존재한다. 이들의 특성은 표 3.2와 같다.

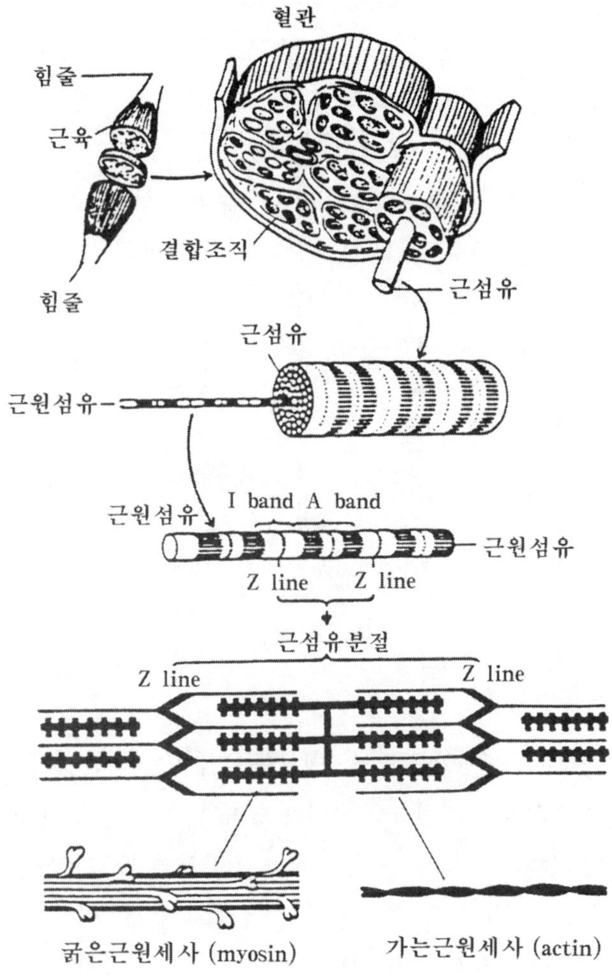

그림 3.5 골격근의 미세구조

표 3.2 지근과 속근 섬유의 특성

특성	지근섬유	속근 섬유	
	Type Ⅰ	Type Ⅱa	Type Ⅱx
수축 속도	낮음	중간	가장 빠름
힘 생성(장력)	낮음/중간	높음	높음
주 에너지체계	유산소	유산소/무산소	무산소
에너지 효율성	높음	중간	낮음
피로 내성	높음	중간/낮음	낮음
액틴, 마이오신 함유량	적음	중간	많음
ATPase 활동	낮음	높음	가장 높음
미오글로빈 함량	많음	중간	적음
미토콘드리아 수	많음	많음/중간	적음
글리코겐 저장량	적음	많음	많음

❑ 스포츠와 근섬유 조성

근육 생검법에 의한 근섬유 조성 상태를 조사한 연구결과에 의하면 육상경기의 단거리, 도약, 투척과 같이 짧은 시간에 순간적인 파워가 요구되는 종목의 선수에서는 Type Ⅱ 근섬유(속근)의 비율이 높고, 마라톤, 수영 등과 같이 지구력을 요하는 지구성 종목 선수에게서는 Type Ⅰ 근섬유(지근)의 비율이 높은 것을 알 수 있다. 또 축구, 배구 등의 구기 종목의 선수에서는 Type Ⅰ과 Type Ⅱ 근섬유의 비율이 비슷하게 나타났다. 이러한 결과는 선수가 경기에서 좋은 성적을 얻기 위해서 각 경기종목에 맞는 근섬유의 조성을 이루는 것이 중요하다는 사실을 암시하고 있다.

그러나 같은 종목의 선수사이에서도 근섬유 조성의 폭이 다양하고, 지구성 종목의 선수 중에서 Type Ⅱ 근섬유가 약 50%나 되는 선수도 있고, 순간적인 파워를 요구하는 단거리 선수에서도 Type Ⅰ 근섬유가 약 90%나 되는 선수도 있으므로 이는 근섬유의 조성이 경기의 성적에 영향을 주는 중요한 요인 중의 한가지이기는 하나, 특정 경기에 필요한 근신경계의 협응성, 훈련의 정도 등도 크게 작용됨을 참고해야 한다.

트레이닝 시 근섬유의 사용을 살펴보면, Type Ⅰ 근섬유들은 낮은 강도에서 중강도의 지구성(유산소성) 운동 시 주로 동원되고, Type Ⅱa 그리고 Type Ⅱx 근섬유들은 운동기간이 길어지고, 운동 강도가 증가되었을 때 또는 피로가 발생하였을 때 동원된다. 지구성 운동 트레이닝은 미토콘드리아의 수와 크기 증가, 원활한 산소 공급 능력의 증가 또는 근 피로의 저항성 증가 등을 통해서 지구력을 향상시키며, 근섬유의 속성에 따라서 미토콘드리아 함량, 대사 특성 및 피로에 대한 저항성도 차이가 있다. 따라서 지구성 운동 트레이닝과 근섬유 형태 변화는 관련이 있으며, 일반적으로 지구성 운동에 대한 적응과정에 의해서 근섬유 속성이 보다 산화적인 특성으로 변화된다는 것은 잘 알려져 있다. 즉, 지구성 트레이닝은 Type I 근섬유 및 Type Ⅱa 근섬유들의 유산소성 능력의 증가와 Type IIx 근섬유가 Type IIa 근섬유로 전환되어 Type Ⅱa:Type Ⅱ 근섬유들의 비율을 높인다고 보고되고 있다. 그러나 typeI I 근섬유가 type I 근섬유로 전환되는 것에 대한 의견은 현재까지 결론을 내리지 못하고 있다. 또한 장기간의 웨이트 트레이닝은 Type Ⅰ의 증가없이 Type Ⅱa를 증가시킨다고 보고되었다.

3 근수축

❑ 근수축의 종류

근수축은 크게 **등장성 수축**(isotonic contraction)과 **등척성 수축**(isometric contraction)으로 구분된다. **등장성 수축**은 '근육이 수축할 때 근육에 주는 부하는 변하지 않지만, 근육 자체의 길이가 짧아지는 경우를 말하는 것으로 동적 수축'이라고도 한다. 등장성 수축을 더 세분화하면, 근의 수축력이 대항하는 외력보다 커서 근육의 길이가 단축되는 **단축성 수축**(concentric contraction)과 근의 수축력이 대항하는 외력보다 작아서 근육의 길이가 신장되는 **신장성 수축**(eccentric contraction)으로 나눌 수 있다.

등척성 수축은 엄밀한 의미에서 수축이라고 할 수 없으며, '근육에 주어지는 부하는 변하더라도 근육의 길이는 변하지 않는 상태의 수축으로 정적 수축'이라고도 한다. 실제적으로 등척성 수축은 외부에 대해서 물건을 움직이는 일 등은 할 수 없으나, 근 내부에 대해서는 등장성 수축과 동일한 효과를 얻을 수 있는 일을 했다고 볼 수 있다. 그러므로 일반적으로 근육강화 및 발달에 있어서는 근육의 등장성 수축에 의한 훈련을 동적 훈련이라 하고, 근육의 등척성 수축에 의한 훈련을 정적 훈련이라 하여 두 가지 훈련이 다 함께 사용되고 있다.

❑ 근육 운동의 조절 작용

인체의 한 부분을 움직이는 것은 근육이 수축되면서 다른 부위, 혹은 전체 부위의 움직임으로 나타난다. 그러나 이 때 모든 근육이 일정한 방향으로 움직이는 것은 아니다. 주동이 되어 움직이는 근육, 이를 보조하여 골격을 고정시키거나 원하지 않는 움직임을 중화시키는 근육 등, 여러 가지 보조적인 기능을 가지게 되고, 이들 여러 근육들이 협동하여 원하는 움직임이 일어나도록 한다. 구체적으로, 첫째, **주동근**은 '어떤 운동을 일으키는데 직접적으로 참여하는 근육'으로써, 가장 주축이 되어 움직이는 주요 주동근과 보조 작용을 하는 보조 주동근으로 나눌 수 있다. 둘째, **고정근**은 '수축하는 근육 또는 중력에 대해서 주동근이 수축하기 쉽도록 골격 부분을 고정시킴으로써 주동근이 확고하고 강력한 작용을 나타낼 수 있도록 하는 근육'이다. 셋째, **길항근**은 '주동근과 정반대가 되는 운동을 하는 근육'으로써 이들은 상호간에 정반대되는 길항 작용을 하는 입장에 있다. 주동근과 길항근이 동시에 작용하면 움직임이 없거나 정지 상태에 있게 되나 대개의 경우 주동근이 수축하는 만큼 길항근은 이완하여 원활한 움직임이 일어나도록 한다. 반대로 주동근이 순간적으로 격렬한 수축 운동을 할 때, 길항근의 적절한 견제 작용이 없게 되면 운동이 일어나는 근육에 심한 손상을 일으킬 수도 있다. 이런 때에 길항근은 주동근의 과잉운동을 견제하는 역할을 수행한다.

4 근육과 운동신경

□ 운동단위와 근력

운동신경섬유는 척수신경의 운동신경섬유로부터 나와 많은 부위의 근육에 자극과 정보를 주고받는다. 이와 같은 하나의 신경섬유가 지배하는 근섬유군은 하나의 단위에 의해서 통제되므로 이를 **운동단위**(motor unit)라 부른다(그림 3.6). 인간은 많은 운동단위의 활동을 통하여 운동을 이루는 것이다.

한편, 하나의 신경섬유가 지배하는 근섬유의 수는 보통 100~200이나, 정교한 움직임의 경우(외안근(外眼筋)) 5~7인 반면 큰 근력을 발휘하는 사지(四肢) 근에서는 1,700이나 된다.

운동단위와 근력과의 관계는, 그림 3.7에서 보는 바와 같이, 단일의 운동단위가 발휘하는 근력은 하나의 신경이 많은 근섬유를 통제하면 할수록 크고, 전체 근력은 수축에 관여하는 운동단위의 수가 많을수록 크다.

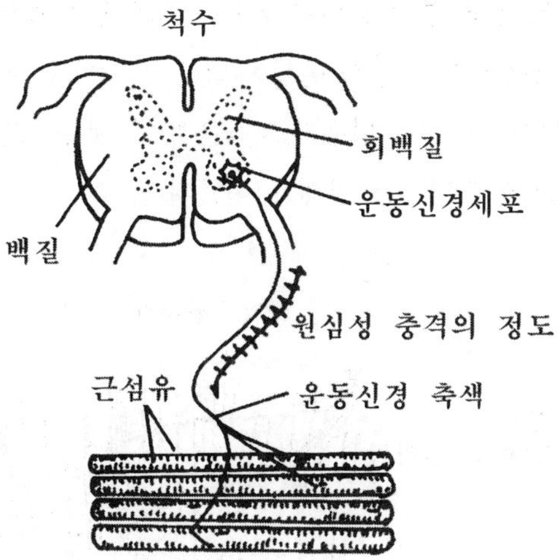

그림 3.6 운동단위

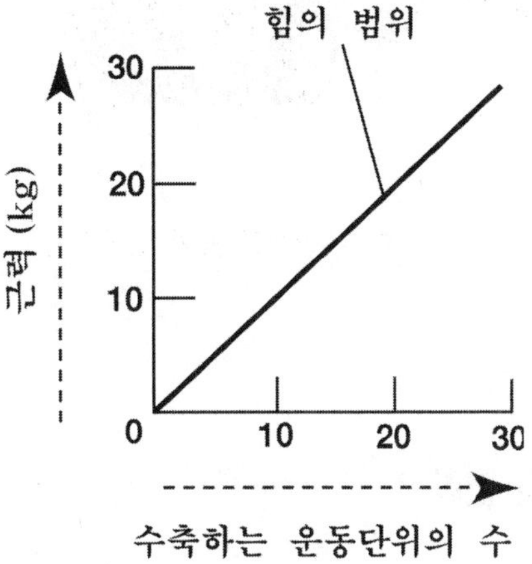

그림 3.7 운동단위와 근력의 관계

❑ 근육의 통제

근육은 크게 '근방추와 골지건(muscle spindles and golgi tendon organs)에 의하여 통제'되고 있다. 우선 **근방추**는 '근운동을 원활히 하기 위하여 통제와 감각수용 기능'을 갖고 있다. 근방추는 내적 그리고 외적 자극에 근수축을 자가 조절하는 장치로 그림 3.8에서와 같이 추외 근섬유와 나란히 배열되어 있다. 그리고 근의 길이에 대하여 민감하게 반응하여, 만약 근이 외력에 의하여 신장되면, 근방추가 신장되어 Ia운동뉴런이 흥분되어 추외 근섬유의 수축이 일어난다.

한편 **골지건**은 '추외근과 건의 중간에 위치하여 근 전체에 가해진 장력에 대하여 반응'한다. 골지건은 근수축이 증가하면 신장하는 기능적 특성이 있다. 그러나 근방추와 골지건은 근수축과 이완에 있어서 각기 다르게 반응한다. 만약 근방추가 자극을 받아 팽창되면 골지건은 상대적으로 느슨해지고, 골지건이 자극을 받으면 근방추는 반대로 이완된다.

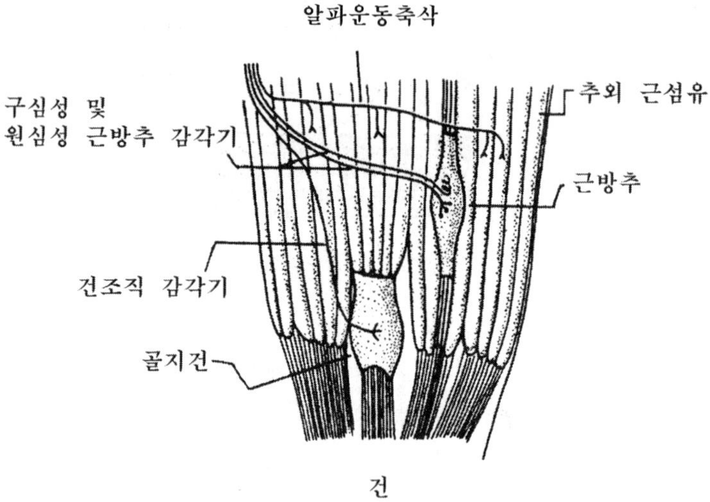

그림 3.8 근방추와 골지건의 구조

5 운동에 따른 근육계의 변화

신체 내의 근육을 구성하는 근섬유의 반복적인 수축으로 힘이 발휘됨으로써 신체운동이 일어날 수 있는데, 이를 규칙적으로 수행하면 근육계의 변화가 나타나게 된다.

❑ 근 단면적의 증가

근력훈련에 의해 근육의 단면적이 증가하며, 근육이 발휘하는 최대의 힘 역시 증가되는 것이다.

훈련에 의한 근 단면적의 증가는 각각의 근섬유가 굵어지는 것(**근비대** : hyper trophy)에서 기인하는 것으로 근섬유 수의 증가(**근비후** : hyperplasia)는 아니라고 알려지고 있다. 비록 훈련에 의해 근섬유 수는 증가하지 않지만, 단백질 수축성분인 근원세사의 수가 증가하여 근수축 중 더욱 많은 연결교가 형성되기 때문에 더욱 큰 근력을 발휘할 수 있게 된다. 그리하여 지속적인 훈련을 하면, 훈련 전 근력에 비해 약 20~40%정도 증가한다. 또한 장기적으로 훈련을 하면, 등척성 근력은 약 95% 정도까지 증가되고, 근육의 횡단면적이 약 25% 정도 증가되는 것으로 보고되고 있다.

❑ 모세혈관 및 마이오글로빈 농도 증가

보통 실시하는 웨이트 트레이닝은 근비대나 무산소성 대사에 관여하는 요소들이 증가되지만 근육 내에 있는 모세혈관이나 각종 유산소성 대사과정에 관여하는 요소인 **마이오글로빈** 농도에는 크게 영향을 미치지 못한다. 반면, **지구성 훈련**을 하면 '근육의 모세혈관 분포의 증가, 마이오글로빈 농도 증가, 활동 근육조직으로의 혈액 공급 능력 증가'를 보인다. 특히, 지구성 훈련은 골격근의 모세혈관 밀도를 증가시키는데, 모세혈관 밀도의 증가는 산소공급과 영양 물질의 공급 그리고 이산화탄소와 노폐물의 배출에 기여한다. 실제로, 운동선수의 모세혈관 밀도는 비단련자에 비해 20~50% 정도 높다. 또한 모세혈관 밀도의 증가는 근비대 현상을 나타내게 한다.

지구성 훈련은 마이오글로빈 함량을 증가시키는데, 마이오글로빈의 주요 기능은 산소를 세포막으로부터 산소가 소비되는 미토콘드리아까지 운반하는 것이다. 즉, '혈액에 실려 근육조직으로 운반된 산소를 미토콘드리아로 운반해 주어 근육조직에서 원하는 산소를 충분히 공급하게 됨으로써 궁극적으로 효율적인 운동에 관계하는 **에너지 대사**가 활성화'된다. 따라서 신체는 더욱 더 힘든 일이나 지속적인 운동에 필요한 에너지를 충분히 제공받을 수 있게 되는 것이다.

❑ 미토콘드리아 수와 크기의 증가

미토콘드리아는 '산소를 이용하여 글루코오스나 지방산과 같은 에너지원을 분해시켜 얻는 에너지로 ATP를 합성하는 장소'이다. 지구성 훈련에 의하여 미토콘드리아 수와 크기가 증가되는데, 이것은 골격근의 유산소성 에너지 생성능력의 개선에 중요한 요인이 된다.

❑ 탄수화물의 산화 증가

지구성 훈련은 '유산소성 대사에 필요한 근육 내 효소들의 활성증가에도 변화를 가져옴으로써 체내의 유산소성 능력이 향상되고, 더불어 산소 소비능력도 증가'하게 된다. 또한 훈련을 통해서 골격근이 글리코겐을 ATP로 생성함과 동시에 CO_2+H_2O로 분해(산화)시키는 능력이 향상된다. 이러한 변화는 최대산소섭취량이 증가하기 때문에 가능하다. 트레이닝 후에 근세포가 탄수화물을 산화시키는 능력의 향상에 공헌하는 두 가지의 중요한 적응이 있다. 하나는 '골격근 섬유에서 미토콘드리아의 수와 크기가 발달'하는 것이며, 다른 하나는 '**크렙스 사이클**과 **전자수송계**에 관계된 효소의 농도와 활동수준의 향상'이다. 또한 운동 후 글리코겐 산화 능력을 향상시킨다는 것 외에도, 훈련 후 근육에 저장되는 글리코겐의 양도 역시 증가된다. 인간의 골격은 보통 근육 1kg당 13~15g의 글리코겐을 함유하고 있는데, 훈련 후 2.5배정도 증가되는 것으로 나타났다. 근 글리코겐 저장량의 증가는 훈련에 의해 골격근에서 글리코겐의 합성에 필요한 효소, 글리코겐 합성 증가 등에 의해 이루어진다.

❑ 지방 산화의 증가

지구성 훈련은 글리코겐과 마찬가지로 '지방이 ATP를 생성하면서 CO_2+H_2O로 분해(산화) 되는 능력을 향상'시킨다. 지구력운동 중에는 지방질이 골격근의 주 에너지원이므로 **지방 산화** 능력이 향상된다는 것은 지구력 같은 운동수행 능력을 향상시키는데 대단히 유리하다. 실제로, 거의 최대에 가까운 운동부하에서는 훈련된 사람이 훈련되지 않은 사람에 비해 탄수화물보다 더 많은 지방질을 산화시킨다. 최대에 가까운 부하로 격렬한 운동을 할 때에 탄수화물보다 지방질을 더 많이 산화시킨다는 것은 젖산의 축적을 적게 만들며, 나아가서 피로를 덜 느끼게 한다. 게다가 근 글리코겐과 같이 중성지방의 저장량도 증가하여 필요한 형태의 에너지 동원이 보다 용이하게 된다.

❑ 결체조직의 변화

중추신경 또는 운동신경의 손상에 의해 흥분 전달이 차단되어 일어나는 근마비(paralysis)나 석고고정에 의해 장기간 관절을 고정 상태로 방치하면, 근육의 비사용으로 인한 근위축이 일어나고 이로 인해 근섬유의 횡단면적도 자연히 감소하게 된다. 또한 수축성 단백질의 함량이 심하게 감소되고, 근섬유 내 지방의 함량이 증가된다. 실제로 관절을 고정시킨 후, 몇 달이 지나면 근섬유의 횡단면적은 그 이전보다 약 40~45% 정도 감소하는 것을 볼 수 있으며, 산화 효소들의 활성도 현저하게 감소된다. 또한 근육의 유연성과 관절의 가동성 및 그 범위도 감소하게 되어 갑작스런 운동 시 근이나 인대파열과 같은 심각한 부상 위험을 초래하게 된다.

그러나 건, 인대, 근막 결합조직의 성장을 위한 자극은 운동 중에 만들어진 기계적인 힘(자극)에 의해 가능하다. 결합조직의 적응은 운동자극의 정도와 비례한다. 강한 운동에 의한 강한 근육은 뼈 부착 부위를 더욱 강하게 당기면서 건과 인대가 뼈의 접합점에 더 큰 힘을 주어 골량의 증가를 가져온다.

규칙적인 유산소 지구력 운동은 근섬유의 대사보다는 낮지만 결합조직의 교원질 대사의 증가를 보였다. 그리고 근육계의 높은 부하는 근섬유의 크기와 숫자가 증가되면서, 성장하는 근육의 근막내로의 통합을 향상시키고, 나아가서 근막과 건의 대사를 증가된다. 즉, 교원질의 결합조직의 대사는 근육의 양에 비례한다.

근골격계에 대한 높은 운동부하는 근력과 근육 횡단면적의 증가를 보이면서 교원질 조직 섬유의 직경과 숫자의 증가와 교원질 섬유의 압축 밀도와 화학적 결합력 증가를 가져온다. 즉, 근골격계의 높은 운동부하는 관련 결합조직의 성장과 재강화를 가져온다.

❑ 심혈관 기능 향상

심장의 박출량에 영향을 미치는 요인 중 하나는 심실이완기말 혈액량이다. 즉, 심실 수축 직전의 혈액량을 의미하는 것으로 심심이완기말 혈액량이 증가하면 심근의 길이가 길어지게 되어 심실수축력이 증가한다. 이러한 심실이완기말 혈액량은 정맥환류량에 주로 영향을 받는다.

정맥환류를 증가시키는 가장 중요한 요인은 하지 근육이며, 운동에 의한 하지 근육의 발달은 골격근이 수축할 때 골격근 내에 있는 정맥이 압박되어 더 많은 양의 혈액이 심장 쪽으로 흐르게 한다. 결국, 하지근육의 발달은 심혈관 기능의 향상에 긍정적인 영향을 미친다.

실습 3 골격 명칭 써보기

성명________________ 일시________________

▶ 아래 그림의 공란에 골격의 명칭을 써보시오.

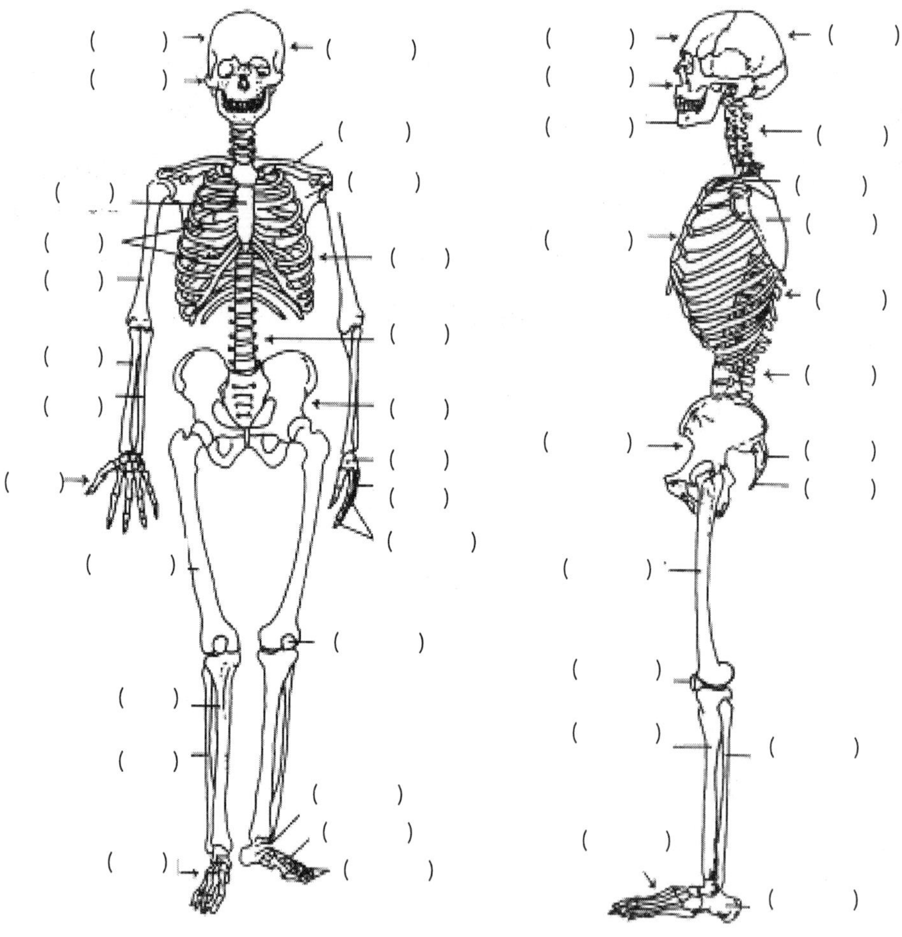

제 4 장. 생리학적 기초 : 통제체계

Ⅰ. 운동과 신경계

학습과제

1. 신경세포는 어떠한 구조를 갖는가?
2. 신경의 자극과 전달은 어떻게 이루어지는가?
3. 신경연접과 근신경연접이란 무엇이며, 차이점은 무엇인가?
4. 수용기란 무엇이며, 운동과 어떠한 관계가 있는가?
5. 운동을 통해 중추신경계와 말초신경계는 어떠한 변화를 가져오는가?

신경계는 '내 · 외부의 환경에서 일어나는 사건들에 반응하고 인식하는 몸의 전달체계'로써, 인체가 말하고, 움직이는 것을 가능하게 한다. 인체의 환경변화와 관련된 접촉, 통증, 온도변화, 그리고 화학적 자극을 수용기가 감지하여 중추신경계로 정보를 전달해 운동을 통합하고, 수의적 움직임을 조절한다. 그리고 사전에 경험의 반응형태를 파악하거나 인지하고 저장하는 역할을 한다.

이러한 신경계는 위치와 기능에 따라 **중추신경계**(central nervous system)와 **말초신경계**(peripheral nervous system)로 구분되며(표 4.1), 수용기로부터 전달되는 신호의 결과로 나타나는 흥분성(excitability), 자극과 신호가 신경 섬유를 따라 전달되는 전달기능(conduction), 입력되는 모든 자극 신호를 종합하는 통합(integration) 특성을 가진다.

1 신경세포의 구조

신경계는 **신경세포**(neuron)로 구성된다. 신경세포는 **세포체**(soma 혹은 cell body)와 긴 신경섬유로 되어 있는 **축삭**(axon), 그리고 세포체에서 나뭇가지 모양으로 뻗어 나온 여러 개의 **수상돌기**(dendrite)로 되어 있다. 축삭은 긴 관 모양의 돌기로서 세포체로부터 오는 자극을 전달하며 다른 세포와 경계를 이룬다(그림 4.1).

표 4.1 신경계의 분류

<table>
<tr><td colspan="4">중추신경계
(central nervous system)</td><td>뇌(대뇌, 간뇌, 중뇌, 뇌교, 연수, 소뇌), 척수</td><td rowspan="3">불수의적</td></tr>
<tr><td rowspan="4">말초신경계
(peripheral nervous system)</td><td rowspan="2">자 율
신경계</td><td>교감신경</td><td rowspan="3">원심성
신 경</td><td rowspan="4">구심성 신경, 원심성 신경을 가진 뇌신경 및 척수 신경</td></tr>
<tr><td>부교감신경</td></tr>
<tr><td rowspan="2">체 성
신경계</td><td>운동신경</td><td rowspan="2">수의적</td></tr>
<tr><td>감각신경</td><td>구심성
신 경</td></tr>
</table>

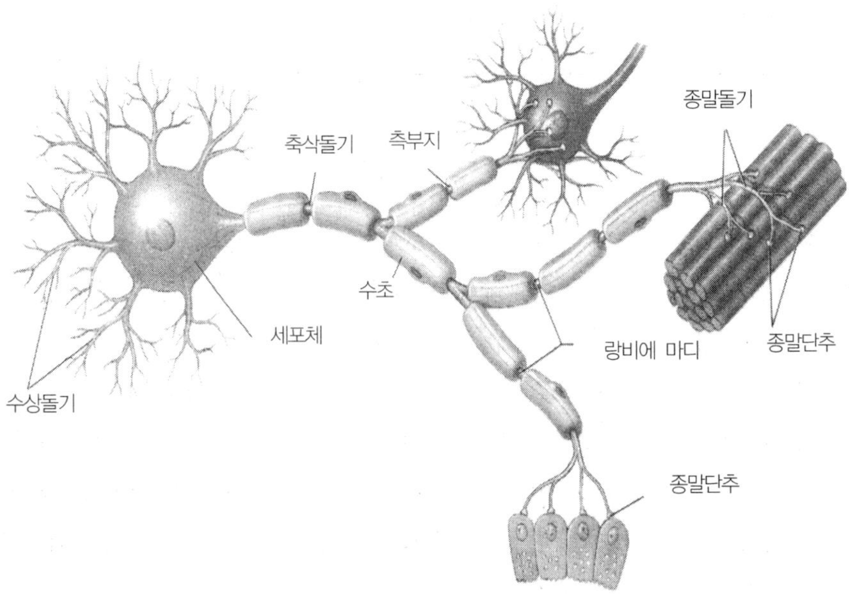

그림 4.1 뉴런의 구조

자극은 축삭을 따라 전도되어 축삭이 갈라진 끝 부분인 축삭 말단(axon terminals)에 이르러 화학물질을 방출한다. 축삭이 모여 다발을 이룬 것을 신경섬유(nerve fiber)라 하며, 신경 섬유는 축삭이 젤리 모양의 **미엘린 수초**(myelin sheath)가 일정한 간격으로 덮여 있는 **유수신경섬유**(myelinated nerve fiber)와 미엘린 수초가 덮여 있지 않는 **무수신경섬유**(unmyelinated nerve fiber)로 나눈다. 미엘린 수초는 주성분이 지방질로서 전기저항이 높아 축삭의 주위를 절연하고 있다. 또한 유수신경 섬유의 축삭은 전 구간에 걸쳐 미엘린 수초가 있는 것이 아니라 1~3㎜마다 규칙적으로 움푹 들어가 있어서 보다 빠른 자극의 전달을 가능하도록 한다. 이 부위를 **랑비에 결절**(nodes of ranvier)이라고 한다.

2 신경자극

❑ 안정 시 막전위

모든 살아 있는 세포는 안정기에 세포 내 전하가 음성을 나타내며, 안정상태의 신경원 세포막은 약 -70mV의 전위차를 가지고 있다. 이러한 전위차는 세포막 사이의 전하 분리에 의해 발생되며, 이를 **안정 시 막전위**(resting membrane potentials)라고 한다.

세포막에 있는 Na^+-K^+ 펌프가 Na^+ 이온을 세포 밖으로, K^+ 이온을 세포 안으로 이동시키기 때문에 신경원 내부에는 고농도의 K^+ 이온이 분포되어 있고, 외부에는 Na^+ 이온이 있다. 또한 Na^+-K^+은 두 개의 K^+ 이온을 세포 안으로 가져가기 위해 세 개의 Na^+ 이온을 세포 밖으로 이동시키고, 세포막의 일부 K^+ 통로는 항상 열려있는데 반해 Na^+ 통로는 안정기에 막혀있기 때문에 자유롭게 움직일 수 있는 K^+이 농도 차에 의하여 세포 밖으로 유출되면서 이 과정에서 세포 안쪽의 음극화 현상이 나타난다. 이 같은 결과로 세포막 외부에 더 많은 양전하 이온들이 존재하게 됨으로써 막의 전위차가 형성된다.

❑ 탈분극과 과분극

신경이나 근육의 세포막에 전기 자극을 가하면 세포막의 안과 밖의 전위차가 감소하는데, 이렇게 전위차가 감소하는 것을 **탈분극**(depolarization)이라 한다.

이와 반대 현상도 일어날 수 있는데, 만일 안정시 막전위가 더욱 큰 음전하를 띠게 되어 세포막을 교차하는 전위차가 증가하게 된다면 세포막의 분극화 현상이 더욱 가중되는데, 이를 **과분극**(hyperpolarization)이라 한다.

막전위의 변화는 어떤 신호를 받아들이거나 전달하는데 이용되며, 세포 내에서 또는 세포간의 정보를 조합한다.

❑ 활동전위

신경전달은 충분한 힘의 자극이 신경 세포막에 도달하여 Na^+ 통로를 열었을 때 이루어진다. Na^+ 이온은 신경세포로 확산되어 탈분극시킴으로써 양전하를 만든다. 탈분극이 역치에 도달했을 때 Na^+ 통로가 열리면서 **활동전위**(action potential)가 생성된다(그림 4.2). 즉, '세포 안이 양극으로 되고 세포 밖이 음극으로 되는 전위의 역전 상태'를 말한다. 그러나 활동전위는 일시적인 현상이기 때문에 일정 시간 후 막전위는 정상 안정시 막전위 상태로 돌아온다.

모든 활동전위는 점증전위로부터 시작된다. 적어도 15~20㎷ 정도의 탈분극이 유발되기에 충분한 자극이 주어지면 탈분극이 일어난다. 이는 -70㎷의 안정 막전위에서 -50~55㎷ 정도로 변화된다면, 활동전위가 나타난다는 것을 의미한다. 15~20㎷보다 적은 탈분극은 활동전위를 일으키지 못한다. 예를 들어, 막전위가 -70㎷에서 -60㎷로 변화하더라도 그 차이는 10㎷에 불과하여 역치 수준이 아닐 뿐만 아니라 활동전위도 일어나지 않는다. 그러나 언제라도 탈분극 상태가 역치 수준에 도달하거나 초과하게 되면 활동전위가 나타나게 되는데 이를 **실무율**(all-or-none) **원리**라고 한다.

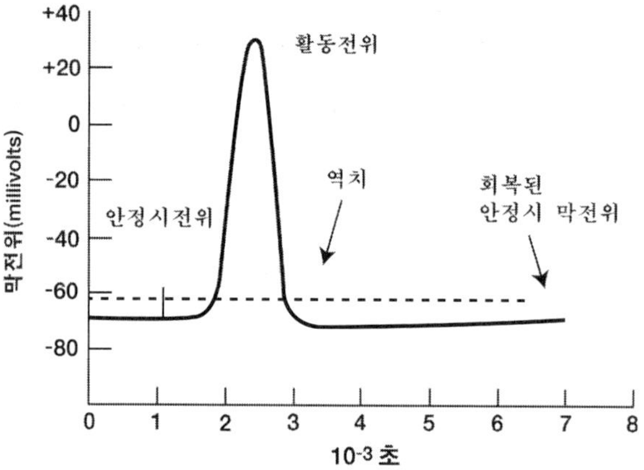

그림 4.2 활동전위의 발생

3 신경 연접

신경자극의 전달은 뉴런과 뉴런, 뉴런과 근육사이에 존재하는 **시냅스**(synapse)를 통해 가능하게 된다. '어떤 신경세포의 축삭말단이 다른 신경세포 및 근육세포와 만나 한 세포의 흥분을 다른 세포로 전달하는 부위'를 **신경 연접**(neuronal synapse)이라 한다.

시냅스는 자극을 전달하는 쪽의 세포막인 시냅스 전막과 자극을 받아들이는 쪽의 세포막인 시냅스 후막, 그리고 전막과 후막사이의 시냅스 간극(synaptic cleft)으로 구성되어 있다. 또한 시냅스 전 뉴런의 축삭종말은 약간 부풀어 오른 조그만 주머니 모양을 가지는데 이를 시냅스 혹(synaptic knob)이라고 하며, 이 안에 소포(vesicle)가 있어 특수한 화학적 전령인 신경전달물질을 함유한다. 이 물질이 신경연접부에 있어서의 정보전달을 가능하게 한다.

신경연접에 의한 정보전달 방식은 전기적인 속성과 화학적인 속성의 두 가지 형태를 가진다. **전기적 시냅스**는 전막과 후막이 거의 같은 구조를 하고 있는 대칭성이며, 시냅스 공간도 2~4nm 정도로 가까워서 자극이 직접 다음 뉴런으로 흘러간다. 그런데 시냅스 전 축삭종말의 표면적이 작고, 시냅스 후막의 표면적이 크기 때문에 단위막에 대한 전류의 흐름이 현저히 감소하므로 단위막을 역치수준까지 탈분극 시키기 어렵다. 반면 **화학적 시냅스**는 자극의 전달이 화학전달물질의 방출에 의해 이루어지기 때문에 비교적 용이하게 단위막을 역치수준까지 탈분극 시키며, 중추신경계의 자극전달에 이용되는 거의 모든 연접은 화학적 시냅스에 해당한다. 신경자극이 축삭 종말에 이르면 소포에 저장되어 있는 화학물질이 방출되어 시냅스 간극을 지나 시냅스 후막의 수용체와 결합됨으로써, 자극의 전달이 이루어진다. 이처럼 시냅스에서 자극의 전달을 담당하는 화학물질들은 이웃하는 뉴런을 흥분시키거나 억제시키게 된다.

4 근신경 연접

'축삭의 종말부가 골격근세포와 연접하여 신경자극이 신경세포에서 근육으로 전달될 수 있도록 특수하게 분화된 구조'를 **근신경 연접**(neuromuscular junction)이라고 한다(그림 4.3). 이 부분은 일종의 특수한 시냅스라고 할 수 있다.

신경자극이 근신경 연접으로 전달되면 세포막의 칼슘 통로가 열리고 칼슘이 안으로 들어와 시냅스 소포를 세포막과 융합시켜 소포 내의 아세틸콜린을 시냅스 간극으로 유리시킨다. 유리된 아세틸콜린은 근세포막에 있는 **아세틸콜린 수용체**(acethylcholine receptors)와 결합하게 되며, 이에 의해 나트륨 통로가 열리게 되고, 그 결과 세포막의 탈분극(membrane depolarization)이 일어나게 된다. 탈분극이 역치에 이르면 활동전위가 발생하고, 활동전위는 근 섬유막을 지나서 근 섬유에 도달하게 된다. 또한 필요 이상으로 유리된 아세틸콜린은 연접틈새에 있는 콜린에스테르 가수분해효소(cholinesterase)에 의해 곧 가수분해 된다.

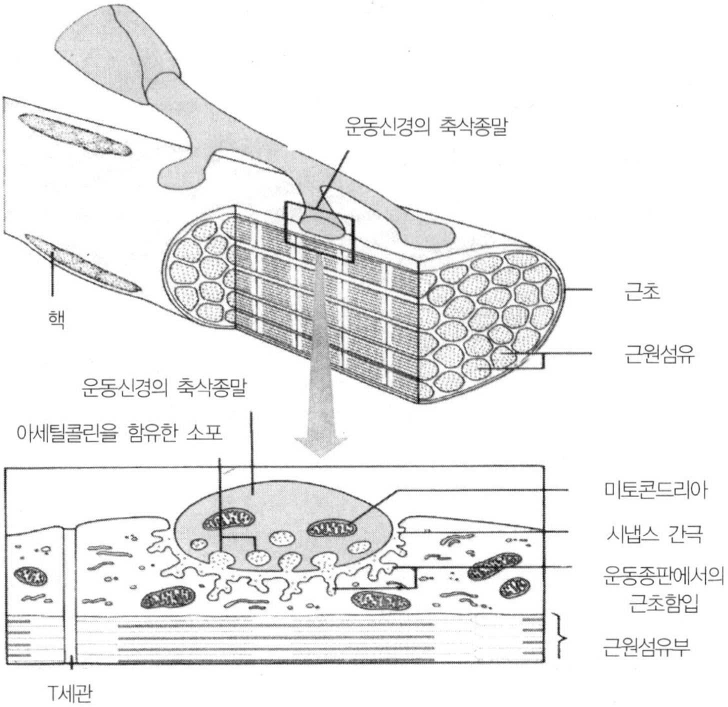

그림 4.3. 근신경연접

❑ 아세틸콜린의 작용기전

아세틸콜린(acetylcholine)은 '말초신경, 신경절, 척수, 뇌 등의 신경조직에 광범위하게 분포되어 있는 물질로서 시냅스 공간과 신경섬유, 근세포 사이에서 정보전달을 하는 물질'이다. 시냅스 전 뉴런에 아세틸콜린을 함유하고 있는 뉴런을 **콜린작동성 뉴런**(cholinergic neuron)이라고 부른다. 시냅스 공간에 방출된 아세틸콜린은 시냅스 후막에 있는 수용기와 결합하고, 다시 이 후막에 탈분극을 일으켜 신경흥분이 전달됨으로써 정보의 전달이나 근 수축 혹은 내분비선의 분비활동이 발생한다. 아세틸콜린 수용기는 단백질이며, 이것이 아세틸콜린과 결합하면 그 수용기의 막투과성이 항진된다. 아세틸콜린이 전달물질로서 촉진성이냐, 혹은 억제성이냐는 이를 수용하는 수용기에 따라 다른데, 말초에서는 촉진성 전달물질로 알려져 있으나 뇌간부, 대뇌피질 등에서는 억제성 반응을 보인다.

아세틸콜린의 합성은 미토콘드리아의 풍부한 acetyl CoA와 choline에 뉴런의 세포체에서 합성되는 **콜린 아세틸 전이효소**(cholinea cetyl transferase)가 작용하여 합성된다. 이는 소포(vesicle)에 저장되거나 뉴런의 세포체에서 합성되어 축삭종말로 수송된다. 콜린은 신체에서 합성되지 않으므로 음식물(달걀노른자, 각종 채소)을 통해 섭취해야 하며, choline의 양에 따라서 아세틸콜린 생성량이 좌우되므로 choline

은 아세틸콜린 합성의 중요한 제한 인자이다.

아세틸콜린이 방출되는 방법은 소포가 축삭 종말의 막쪽으로 이동하여 두 막이 서로 유착된 후 소포와 신경막이 함께 터져 시냅스 공간으로 아세틸콜린이 배출된다. 이것을 세포외 배출(exocytosis)이라고 하며, 이 과정은 칼모듈린(calmodulin)이라는 물질에 의해 지배되는 Ca^{++}의 유입으로 촉진되며, Mg^{++} 및 보툴리넘(botulinum)에 의해 저해된다.

유리된 아세틸콜린은 확산되어 시냅스 후막의 아세틸콜린 수용기와 결합하여 막 구조를 변화시킴으로써 종말판 전위(endplate potential)를 형성하고, 곧(1~2 msec 이내) 아세틸콜린 E(acetylcholine esterase)에 의해 가수분해 되어 아세트산(acetate)과 choline으로 되거나 다른 세포외액으로 확산되어 시냅스전 뉴런으로 들어간다(re-uptake). 이렇게 재흡수된 choline은 축삭종말로 이동하여 아세틸콜린이 시냅스 후 뉴런의 수용기와 결합하면 막구조(conformatiom)가 변화되어 Na^+, K^+ 등에 대한 투과도가 증가되어 탈분극을 유발시키게 되는데, 이때 충분한 아세틸콜린이 유리된 경우에는 탈분극이 역치수준 이상이 되므로 활동전위가 형성된다.

5 수용기와 운동

인체 내외에서 입력되는 여러 가지 변화를 받아들이는 신경세포들을 수용기라고 하는데, 일종의 센서(sensor)이다. 이러한 수용기들은 감각신경을 통해서 중추신경계에 정보를 전달한다.

모든 감각기관을 설명하는 것은 매우 복잡하므로 신체의 위치를 감지하는 수용기에 대해서만 설명하고자 한다. 신체의 위치정보를 중추신경계에 제공하는 수용기를 고유수용기 또는 운동역학적 수용기라 하며, 근방추(muscle spindles), 골지건(golgi tendon organs), 그리고 관절수용기(joint receptors) 등이 있다.

❑ 근방추

방추모양을 한 **근방추**(그림 4.4)는 **추외근 섬유**(extrafusal fiber)가 둘러싸고 있으며, 외근 섬유는 결체 조직에 의해 연결되어 있어 근이 수축하거나 이완할 때 근방추도 역시 수축하거나 이완하게 된다. 근육에 함유된 근방추의 숫자는 광범위 한데, 상대적으로 심한 움직임을 요구하는 근육보다는 복잡한 움직임을 요하는 근육에 더 많은 근방추들이 있다.

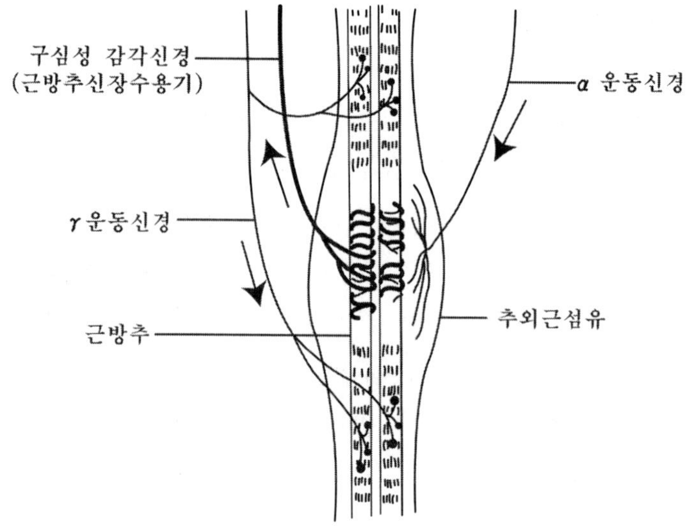

그림 4.4 근방추의 구조

또한 근방추의 내부는 **추내근 섬유**(intrafusal fiber)로 불리는 2~12개의.작고 특수한 근섬유가 있다. 추외근 섬유는 **알파(α) 운동신경**에 의해 통제되고, 추내근 섬유는 섬유의 양쪽 말단부에 분포된 **감마(γ) 운동신경**에 의해서 조절된다. 추내근 섬유의 중심 부위는 추내근 섬유가 극소수의 액틴 및 마이오신 세사섬유를 포함하고 있거나 전혀 없기 때문에 수축될 수 없고 단지 신장만 되며, 양쪽 끝 부분은 수축 성분으로 이루어져있어 추내근 섬유의 끝 부분이 운동신경(γ)에 의해 수축할 때 중앙부가 수동적으로 신장된다. 중앙부가 신장되면 중앙부를 감고 있는 감각신경종말에 의해서 신장의 정도 및 신장 속도가 감지된다.

근방추는 골격근이 갑자기 늘어날 때 반사적인 수축의 결과를 감시할 책임이 있다. 이것은 **신장반사작용**(stretch reflex)이라고 불리며, 긴장 반사작용에는 3가지 주요 요소가 있다. 긴장에 반응하는 근육 내 감각수용기인 근방추, 근방추에서 척수로 감각자극을 보내는 감각신경, 그리고 근육 수축 신호를 보내는 척수의 운동신경이 그것이다. 예를 들어, 한사람이 팔을 뻗어 책을 한 권 들고 있다고 가정해보자. 이 형태의 부하는 근방추의 늘어짐을 가져오는 자세이며 이러한 추외근 섬유의 최종 길이에 관한 정보를 중추신경계에 보내게 된다. 그런데 만약 갑작스럽게 또 한 권의 책이 놓인다면 근육은 갑자기 늘어나게 될 것이며, 근방추는 근육길이의 변화를 중추신경계에 통보하게 된다. 뒤따르는 반사작용은 추가적인 운동단위를 동원할 것이며 주로 이 형태의 반사작용은 좀 더 많은 운동단위가 원래의 위치로 팔을 들어 올리는데 동원되어지기 때문에 과보상 되어지는 결과를 가져오게 된다. 그러나 이러한 과보상 운동 후에 즉각적으로 추가적인 조절이 빠르게 일어나게 되며 그래서 팔은 원래의 위치로 되돌아가게 된다.

❑ 골지건

추외근 섬유들과 수평으로 놓여 있는 근방추들과는 달리 **골지건**들은 25개나 되는 추외근 섬유들에 직렬로 연결되어 있으며, 건 내에 위치하고 있다. 이러한 골지건은 길이보다는 근육 장력에서의 차이를 주로 감시하게 되며 '안전장치'로서의 역할을 한다.

지나친 긴장으로 자극될 때 골지 수용기들은 감각신경을 통해 신속하게 척수에 신호를 전달하고, 척수 내부 신경섬유는 운동신경섬유를 지배하여 근육들의 반사 억제를 야기한다. 이러한 억제 반사는 과도한 근 수축을 막는데 도움을 주며 골격근 움직임의 훌륭한 조절을 제공한다. 따라서 골지건은 근육의 활동에 중요한 영향을 끼친다.

근육군을 통해 발휘될 수 있는 힘의 양은 골지건의 억제 작용을 저지하기 위한 개인의 능력에 달려있다고 보고되고 있는데, 즉 골지건의 억제 작용은 근력 훈련을 통해서 점차적으로 감소되어질 수 있으며, 이로 인해 더 큰 힘을 발휘할 수 있게 된다는 것이다. 그러나 아직 명확하게 입증된 상태는 아니다.

❑ 관절수용체

관절수용체는 힘줄(tendons), 인대(ligament), 근육, 관절막(joint capsules) 등에 있다. 이것들은 관절의 각도, 관절의 가속도, 그리고 압력에 의해서 변형된 정도에 관한 정보를 중추신경계에 보낸다. 즉, 관절수용체는 신체 움직임의 속도와 관련된 신호뿐만 아니라 신체부위의 위치를 인식하여 신체가 균형을 이루도록 정보를 중추신경계에 전달하여 신속히 동작의 수정이 이루어질 수 있도록 한다. 예를 들어 장대높이뛰기에서 인체가 봉에 너무 앞서 나갔다고 관절수용체에서 위치를 감지하여 정보를 중추신경계에 보내면 팔의 수축력을 감소시켜 잘못된 위치를 수정할 것이다.

6 중추신경계와 운동

중추신경계는 '뇌(brain)와 척수(spinal cord)의 두 부분으로 구성'되어 있다. 뇌와 척수는 서로 분리되어 있는 독립된 장기가 아니라 하나로 연속되어 있으나 편의에 의해 두 개강(cranial cavity) 내에 있는 중추신경계를 뇌라고 하고, 척주관(vertebral canal) 내에 있는 중추신경계를 척수라고 부른다. 중추신경계는 감각기관을 통해 입력되는 환경과 신체의 상태에 대한 정보를 처리하고, 근육을 움직이게 하는 운동명령을 내린다. 또한 정서, 기억, 사고 등의 고등 정신작용에서부터 심장의 박동 속도, 호흡 등 생명기능에 관한 것에 이르기까지 신체 내에서 일어나는 거의 모든 것을 통제하거나 조절하고 있다.

하등동물의 경우 고등동물인 사람과는 달리 조절기능을 전적으로 중추에 의존하지 않기 때문에 중추신경이 파괴되어도 어느 정도의 활동이 가능하지만 사람의 경우 중추신경이 파괴되면 신체 조절이 전혀 일어나지 않는다.

❑ 뇌

뇌는 두개골 내에 있는 1,100~1,700g 내외의 무게를 갖는 기관으로 체중의 1/40밖에 되지 않지만 생명 그 자체이며 산소의 소모량은 전체 소모량의 20%로 막대한 에너지를 요구하는 중요한 기관이다. 그래서 혈액공급이 15초만 차단되어도 의식불명이 되고, 4분간 중단되면 뇌세포는 회복할 수 없을 정도로 손상을 받는다.

뇌는 해부학적으로 **대뇌**, **소뇌**, **간뇌**, **뇌간**으로 구분된다(그림 4.5). 인체의 모든 기관은 뇌의 통솔 하에 정상적인 기능을 수행한다. 즉 뇌에는 운동중추, 지각중추, 언어중추, 시각중추, 청각중추, 평형감각중추, 호흡중추, 심장중추, 소화중추, 조건반사, 기억, 사고, 판단 및 감정 등의 고차원적인 정신기능에도 관여하고 있으며 여기에 연결되는 전도로나 말초신경이 인간으로서 생활하기 위한 적응활동을 지배, 조절하고 있다.

● 대뇌

대뇌(cerebrum)는 '뇌신경 중 가장 고위의 중추로 뇌 전체 중량의 80%를 차지하며, 대뇌피질, 대뇌수질, 기저핵, 변연계로 구성'되어 있다. 그 중 대뇌피질은 기능상 가장 중요하며 많은 주름이 잡혀있는 회백질(gray matter)로 튀어나온 부분을 회(gyrus), 들어간 부분을 구(sulcus)라고 부른다.

▮ 대뇌의 운동 조절

대뇌피질(primary motor cortex)과 소뇌는 새로운 운동 기술의 학습 중추가 된다. 대뇌의 주운동피질은 운동을 수의적으로 조절한다. 대뇌피질에서 시작하여 수의운동을 주재하는 하행성 흥분전도로는 **추체로**와 **추체외로**이다. 대뇌피질에서 시작하는 원심로 중에서 도중에 시냅스 없이 직접 척수의 운동뉴런에 연결되는 것을 **추체로**(pyramidal tract)라고 하며, 나머지 원심로를 통틀어 **추체외로**

(extrapyramidal tract)라고 한다. 추체로 혹은 피질 척수로(corticospinal tract)는 운동피질에서 자극을 척수의 전근(ventral root)으로 보내는 통로 역할을 한다.

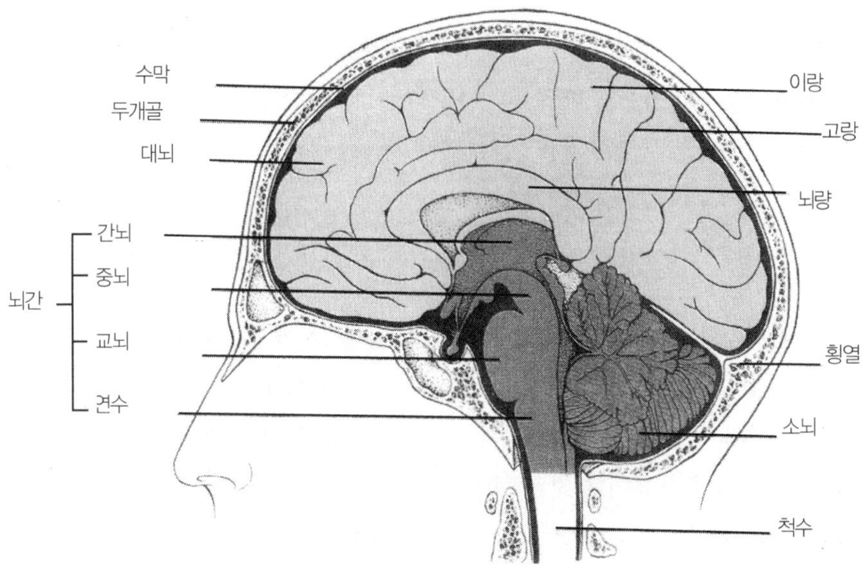

그림 4.5 뇌의 기본 구조

▮ 대뇌의 전운동 영역

대뇌의 전운동 영역을 자극하면 자세 조정, 관절 굴곡 등 많은 근육군의 협력 운동(synergism)이 일어난다. 예를 들면, 눈을 한쪽으로 집중시키는 편향적 운동, 씹는 운동, 연하운동, 혀와 입술의 운동 등의 율동적인 운동을 관장한다.

전운동 영역은 일상적으로 수행하는 수의운동, 혹은 반수의적 운동과 자세 조정을 맡아보고 복잡한 운동과 그 습득에도 관여한다. 이 영역이 손상되면 손재주 같은 습관화된 복잡한 운동을 하는데 곤란을 느낀다. 이를테면, 사람에게서는 악기를 연주하거나 단추를 끼우는 행위, 원숭이의 경우 열쇠로 상자 속에 있는 과일을 꺼내는 일 등을 할 수 없게 된다. 대뇌의 전운동 영역은 추체외로와 관계가 깊다.

▮ 기저핵

'대뇌반구 수질부 내에 있는 백질부에 신경핵들이 집단을 이루고 있는 회백질 덩어리'를 기저핵이라고 한다. **기저핵**은 주로 시상과 대뇌피질 사이에 많은 신경섬유와 왕래가 있고 망상체와도 간접적인 왕래가 있다. 주 역할은 의지적 행동을 실행하기 위해 자세조정과 신체운동조절을 하며 대뇌에서 받아들여진 운동의 의도에 따라 소뇌와 함께 구체적인 운동 프로그램을 만들어 부드럽게 이루어지도록 반사활동을 통합하고 있다.

기저핵이 손상되면 운동기능의 통합이 불완전해지고 자발적인 이상 운동이 일어나는데 이런 증상을 파킨슨 병(Parkinson's disease)이라고 한다. 그리고 안면근과 손가락 그리고 다리에서 빠른 빈도의 떨림이 자발적으로 일어나는 운동장애가 일어난다.

▮ 변연계

대뇌반구 내측하부에 위치하며 변연계 피질과 이에 연접된 피질하핵군으로 구성된다. **변연계**는 대뇌피질과 시상하부 사이에서 구심성 및 원심성 회로에 의해 무의식적인 자율기능과 정서활동에 관여하며 특히 정신적 변화와 내부 장기 그리고 체성 감각정보를 통합 조절하는 기능을 갖는다.

변연계가 손상되면 적응력과 행동이 부적절하여 섭식 행위, 도덕적 성행위에 이상이 오게 되며, 온순과 분노의 균형이 이루어지지 않아 작은 자극에도 흥분하며 어떤 때는 큰 자극에도 온순해지는 경우도 있다.

● 소뇌

소뇌(cerebellum)는 후두개와 내교뇌, 연수가 함께 내재되어 있으며 제 4뇌실의 천정 역할도 하고 있다. 소뇌는 정중부의 충부와 이를 중심으로 좌우 소뇌반구로 구성되지만 계통 발생적으로 보면 충부는 하등동물에 발달되었고 소뇌반구는 고등동물에 잘 발달된 기관이다. 소뇌는 대뇌와 척수사이에 개재하는 추체외로계 중추로 신체운동의 협조와 평형 및 자세조정 그리고 근의 긴장에 의한 운동의 조정에 관여하고 있다. 근 수축 운동을 명령하는 소위 운동중추는 아니지만 운동기관과 대뇌피질 운동중추의 중간에 위치하여 그 중재자로서 대뇌 운동영역에 대해 신체운동을 권고하고 조정하는 이른바 대뇌의 자문기관 구실을 한다.

소뇌가 손상되면 근 긴장이 저하되고 떨림 증상이 나타나며, 겨냥 이상과 언어장애가 나타난다. 소뇌에 장애가 생겨도 운동은 할 수 있지만 동작이 원활하지 못하고 불확실하며 길항근 사이의 조절이 불충분하기 때문에 손동작에 있어 회내·회외를 빨리 되풀이 할 수 없게 된다. 또한 보행 시 술 취한 사람과 같이 일직선상을 걸을 수 없게 되거나 눈을 감는 것만으로도 넘어지는 등 몸의 평형을 유지하기도 곤란해지며 눈의 동안근이 조정되지 않아 안구진탕이 발생하기도 한다.

▮ 소뇌에 의한 운동조절

소뇌는 내이의 전정기관, 시상, 대뇌 기저핵, 대뇌 피질의 운동영역과 직접 혹은 간접적으로 연관을 맺으면서, 신체의 자세와 근육 긴장도를 정밀하게 고정하고, 목표지향성 수의운동을 수행하는데 대뇌피질에 설계된 운동계획이 원활하게 수행될 수 있도록 활동을 보완하고 조정하는데 기여하고 있다. 특히 전정기관과 고유수용기로부터의 정보는 자세유지와 신체의 평형유지에도 관여하고 있다.

척수 소뇌로의 구심성 섬유는 신경섬유 중에서 가장 굵어서 흥분전도 속도가 130m/sec이며, 말초에서 소뇌피질에 이르는 사이에 시냅스는 단 하나이고 배측 척수로의 경우, 흥분이 말초에서 소뇌 피질에 이르는데 40~110m/sec가 소요되기 때문에 소뇌는 빠른 운동 중에도 그 결과를 추적하여 미래의 위치와 속도, 그리고 방향을 예측하는 것이다. 그래서 신체부분이 목표지점에 도달하기 전에 주동근(agonist)을 억제하고, 길항근을 작동시켜 목표지점에 정확히 도달하게 한다.

골프의 스윙, 야구의 투구, 축구의 킥과 같은 진자운동(pendular movement)은 소뇌의 제동효과(dampening effect)를 통해 조정된다. 수의적으로 손과 발을 원하는 곳에 놓으려면 손발이 목표지점과 얼마나 떨어져 있으며, 어느 방향을 향하고 있는가를 알아야 한다. 운동 시 자극이 대뇌피질에 전달되는 구심성 흥분의 전달속도는 제한되어 있으므로 매우 빠른 운동에서는 대뇌피질에 의한 운동의 조절은 어려운 일이다.

또한 소뇌는 물체에 접근하거나 물체가 접근해 오는 속도를 알 수 있도록 해서 물체와 충돌하지 않고, 날아오는 테니스공을 제대로 맞출 수 있게 한다. 이외에도 소뇌는 내이의 반규관에 의해 나타나는 변화를 해석하여 평형을 유지하게 하고 머리의 회전운동에 따른 신체의 위치를 예측하도록 한다.

● 간뇌

간뇌는 대뇌와 중뇌 사이의 부분이며, 대뇌반구로 덮여 있어 밖에서는 관찰이 불가능하며 그 중요한 부분은 시상, 시상하부, 뇌하수체로 구성된다.

▮ 시상

간뇌의 상방부로 대뇌피질 바로 하단에 있으며 간뇌를 구성하는 부분 중 가장 크다. 감각전도에 관여하며 전신의 피부감각을 비롯하여 시각, 청각 등 모든 감각전도로의 중계소가 된다. 또한 감각을 통합하기도 한다. 감각중추 중 인식을 일으키는 가장 중요한 부분은 대뇌피질과 **시상**을 들 수 있다. 시상은 대뇌, 소뇌, 시상하부로부터 신경섬유를 받으며 시상에서 받은 정보를 대뇌피질에 전달하는 중계역할을 한다. 그것은 모든 지각충격을 받아들이며 그것들을 판독하기 위해 대뇌피질의 적당한 부위들로 보낸다. 그러므로 대뇌피질의 많은 영역은 시상과 연결이 단절되면 완전히 기능을 상실하게 된다. 시상의 기능은 대뇌피질과 밀접한 관계가 있으며 대뇌피질이 발달하지 못한 뇌에서는 감각의 최고 중추이다. 대뇌피질이 없는 하등동물의 경우 시상에서 모든 정보를 처리하고 있다.

시상이 손상되면 동통, 온도의 변화, 촉각에 대한 인식이 강화되거나 감소되며 감각에 대한 정보를 대뇌에 전달하는 중계역할을 담당하고 있기 때문에 통각에 대한 예민성이 커지든지 혹은 의식상실에까지 갈 수 있다. 기분이 매우 좋은 자극으로 전환될 수도 있고 기쁨의 감각을 정서적으로 느끼게도 한다. 반면 불쾌감이 극도에 달하여 성격의 괴팍성도 나타날 수 있다.

▮ 시상하부

시상의 아래에 있는 작은 구조로 그 무게는 5g 정도이다. 척추동물에서는 체내의 환경을 조절하는데 가장 중요한 역할을 하며 항상성을 관장하는 중추로 시상하부를 제거한 동물을 생존시키려면 세심한 주의를 요하게 된다.

시상하부의 기능은 자율신경 중추가 있어 체내의 내장 효과기(호흡, 심장기능, 혈관운동)에 대하여 교감신경과 부교감신경의 흥분을 촉진하거나 억제하는 기능을 담당한다. 동맥압과 심박수 그리고 체온을 조절하며 대뇌피질과 하위 중추와의 중계역할을 한다. 각성상태 유지, 주의집중, 식욕과 음식물 섭취 조절의 기능을 한다.

시상하부가 손상되면 소화관기능, 혈관 운동, 체액량 조절, 신진대사 및 정서반응의 지장을 초래하게 된다.

▮ 뇌하수체

뇌하수체는 시상하부에 붙어있는 작은 내분비기관으로 전엽과 후엽으로 나누어지며, 인체 기능을 조절하는 각종 호르몬을 생성, 분비한다.

● 뇌간

뇌간(brain stem)은 '뇌의 가장 아랫부분으로 중뇌(midbrain), 교뇌(pons), 연수(medulla oblongata)로 구성'되어 있다. 위쪽으로는 간뇌와 이어지고, 후면상부는 소뇌가 있으며, 아래쪽으로는 척수와 연결되어 있다. 하부는 연수가 되고 그 상부는 교뇌와 중뇌가 된다.

▮ 중뇌

중뇌는 대뇌와 교뇌 및 소뇌를 연결하는 뇌간중의 잘록한 곳이다. 시각과 청각전도로의 중개소로 시각반사, 동공반사, 수정체의 초점 조절, 청각반사의 기능이 있으며 환경에 대한 신체의 정방향반사가 있어 갑작스런 폭음에 대한 놀람과 동시에 그쪽으로 몸을 돌리도록 하기도 한다.

▮ 교뇌

중뇌와 연수를 연결하며 연수 바로 상단에 위치한다. **교뇌**는 연수보다 신경섬유가 많고 소뇌에서 받은 신경섬유 다발이 포함되어 있기 때문에 연수보다 더 큰 부피를 이룬다. 또한 앞으로 팽창된 상태로 있기 때문에 마치 뇌관을 둘러싸고 있는 모양을 하고 있다. 교뇌는 호흡의 정상적인 율동성을 유지시키는 기능을 한다.

▮ 연수

연수는 뇌의 종단부를 이루는 부위로서 교뇌와 척수를 연결하는 척수와 명확한 경계가 없지만 뇌간의 가장 아래쪽 신경조직이다.

뇌와 척수를 연결해주는 모든 상행성 신경섬유와 하행성 신경섬유가 연수를 통해 지나가며 많은 전도로가 연수에서 신체 좌우의 것이 상호 교차되기 때문에 우측 대뇌반구에 이상이 있을 때 좌측 신체기관에 각각 이상이 생기게 되는데 이것은 상호 상반된 지배신경이 지배하기 때문이다. 연수 안에는 생명현상을 직접 조절하는 중추들(호흡, 심장, 혈관운동, 소화기, 발한, 눈의 보호 작용, 망상체)이 있다.

❑ 척수

척수는 척수 속에 원기둥 모양으로 있으며 연수와 연결되어 있다. 피질은 신경섬유가 모인 백질부이고, 수질은 신경세포체가 모인 H자 모양의 회백질부로 되어 있어 대뇌와 반대이다. 척수는 대뇌와 몸의 각 부분과의 신호(자극과 명령)를 전달하는 통로가 되며, 단순한 반사와 배변, 배뇨 등의 반사중추로서의 작용을 한다.

□ 중추신경계와 수의적 운동

일반적으로 **수의적 운동**을 관장하는 대뇌피질을 포함하는 고위 운동중추로부터 척수까지 하행하는 운동신경로는 크게 추체로계(pyramidal system)와 추체외로계(extrapyramidal system)로 구분할 수 있다(그림 4.6).

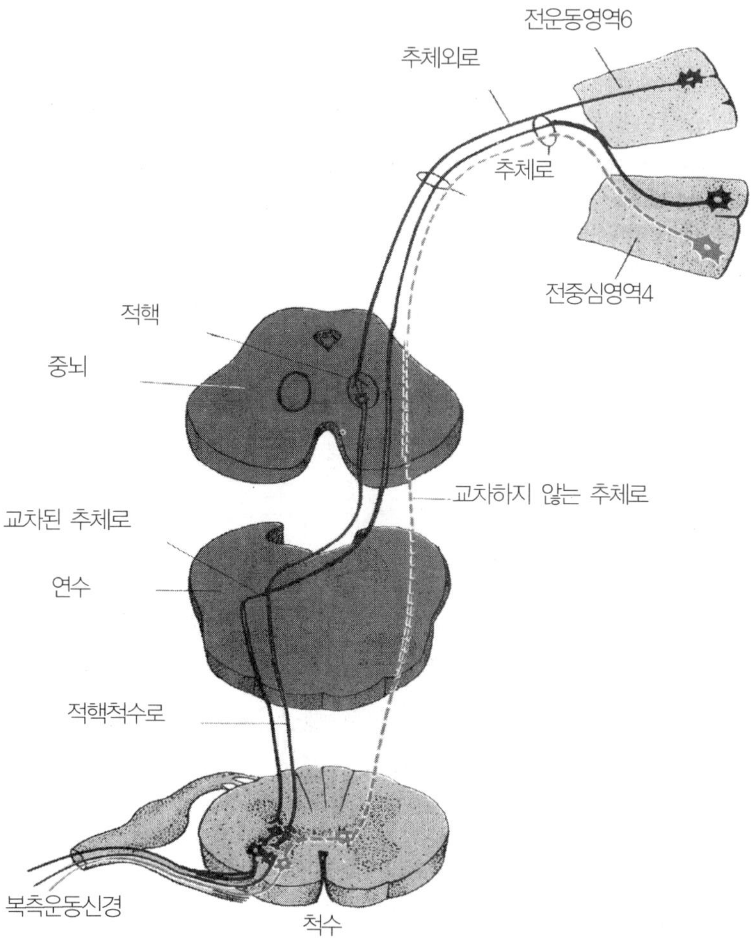

그림 4.6 추체로와 추체외로

● 추체로

추체로(pyramidal tract)는 '대뇌피질의 운동중추에 기시한 신경섬유가 중뇌, 교뇌, 연수를 경유하여 척수 전각의 운동신경세포까지 직접 이어주는 신경전도로'이다. 신경이 전도로 중 연수의 앞부분을 지나갈 때 연수 앞부분이 뒤집어진 추체형을 하고 있기 때문에 '추체로'라고 한다. 추체로는 약 100만개의 신경섬유로 구성되어 있으며, 이 중 대부분의 섬유는 연수의 추체 교차에서 반대측으로 서로 교차하여 척수로 내려간다. 추체로의 교차성에 의해 좌우 대뇌반구는 우반신 운동을 지배하고 우측 대뇌반구는 좌반신 운동을 지배한다. 그러므로 뇌출혈 등에 의해 대뇌피질의 운동영역에 장애가 오면 반대쪽의 마비를 초래하며 특히 신경섬유가 모두 통과하는 시상과 기저핵 사이의 내낭이 손상되면 반대 측에 반신불수가 초래된다.

● 추체외로

추체외로(extrapyramidal tract)는 '연수의 추체를 통과하지 않는 모든 신경통로'를 말한다. 추체계가 존재하지 않는 하등 척추동물에서의 운동은 틀에 박힌 본능적인 양상으로만 일어나며, 고등동물일수록 추체로가 잘 발달되어 있다. 그러나 추체계에 의한 다양하고 수의적인 운동이 부드럽게 조절되기 위해서는 반드시 추체외로계의 작용이 있어야 한다. 즉, 추체계와 추체외로계의 기능은 서로 조화되어 있어서 부드럽고 정밀하며 통합된 운동이 수행될 수 있다.

운동영역 등 대뇌피질에서 시발하는 추체외로계는 일반적으로 근 긴장을 감소시키는 가소성(plasticity)을 가지므로 한 동작에서 다음 동작으로의 이행을 부드럽게 한다. 따라서 추체외로계가 손상되면 근 긴장이 지나치게 강화된다.

수의운동을 주재하는데 있어서 추체로계와 추체외로계는 차이가 있다. 추체로계의 주 시발점에 전기 자극을 주면 한 개의 근육 혹은 소수의 근육을 수축시키는 특수하고 정밀한 운동(예: 겨누는 것, 말하는 것, 글씨 쓰는 것)에 변화를 초래하고, 반면 추체외로계의 주 시발점에 전기 자극을 하면 많은 근육이 동원되므로 크고 일반적인 운동형태(예: 신체자세의 유지)의 변화를 일으킨다.

운동학습과 관련하여 특정한 운동기술을 처음 익힐 때는 정신을 집중하여 그 기술을 흉내 내어 익히려는 노력을 기울이게 된다. 그러나 반복하여 연습하면서 그 기술 동작을 크게 의식하지 않고 자동화된 패턴에 의해 수행할 수 있게 된다. 이러한 무의식적이고 자동화된 동작을 가능케 하는 운동신경로는 추체외로이며, 특히 협응 동작과 관련이 깊은 대뇌피질의 전운동 영역이 관여한다고 생각된다. 즉, 전운동 영역은 특정한 운동기술의 습득과 관련이 깊은 스포츠 기술영역이라고 할 수 있다. 추체외로는 주로 대뇌피질의 전운동 영역에 기시하여 내려오면서 중뇌, 기저핵, 소뇌와 광범위한 연결망을 이루고 있다.

7 말초신경계와 운동

중추신경계는 외부로부터 자극에 반응하여 정보를 분석하고 이에 반응하여 신체반응을 일으키게 한다. 그러나 이러한 조직적인 활동은 중추신경계 밖에 있는 신경계, 즉 **말초신경계**가 있음으로서 이루어지는 것이다.

말초신경계는 체벽, 피부, 근육, 골격근 등의 체성 감각에 관여하는 체성신경계(somatic nervous system)와 의지와 관계없이 내장, 혈관 및 선 등에 분포하면서 상호 길항적으로 적절하게 협조하면서 생명현상을 생리적으로 유지해 나가는 자율신경계(autonomic nervous system)가 있다. 형태적으로는 43쌍의 신경, 즉 뇌와 연결된 12쌍의 뇌신경과 척수와 연결된 31쌍의 척수신경으로 구분된다.

❑ 체성신경계

체성신경계는 크게 '뇌에서 시작하는 12쌍의 뇌신경(sensory nerve: 감각신경)과 척수에서 시작하는 31쌍의 척수신경(motor nerve: 운동 신경)으로 구분'하며 일명 뇌척수신경이라고 한다. 뇌신경은 주로 얼굴과 목에 분포되어 있고, 척수신경은 피부와 근육에 연결되어 분포한다. 체성신경계는 우리의 의지대로 조절할 수 있는 특징이 있다.

체성신경계는 피부, 특수 감각기관(미각, 촉각, 후각, 청각, 시각), 골격근, 건, 관절, 눈, 귀 등으로 입력되는 정보를 감지하여 중추신경계로 전달한다. 원심성 신경은 골격근을 흥분시키는 신호를 전달한다.

❑ 자율신경계

자율신경계는 '체내의 내장, 즉 소화관, 폐, 심장, 자궁, 신장, 방광, 혈관, 분비의 선에 분포하면서 그 활동을 지배하는 신경계를 총괄하며 생명유지에 필요한 호흡, 순환, 흡수, 대사, 배설, 생식의 기능을 조절함에 있어 무의식적 또는 반사적 활동에 관여'한다.

자율신경계는 그 이름과 같이 자율적으로 움직이며 보통 수의적 조정이 불가능한 신경계로 무의식 신경계라 부르기도 하며, 체내항상성을 유지하기 위하여 심장속도, 혈압, 호흡속도, 체온 및 내장활동을 조절한다. 또한 자율신경은 기능 면에서 중추신경의 지배에 별로 의존하지 않고 거의 자율적으로 활동하고 있으나 실제로는 어느 정도 대뇌피질로부터의 지배를 받고 있다.

이러한 자율신경계는 교감신경과 부교감신경으로 나뉜다. 대부분의 내장에는 이들 두 신경이 분포하여 기능을 조절함으로 이를 자율신경의 2중 지배라고 한다. 두 신경의 작용은 서로 길항적이어서 한쪽이 흥분을 촉진하도록 작용할 때 다른 쪽은 억제하는 작용을 한다. 예컨대 심장에도 양자가 분포되어 있어 교감신경이 작용하면 심박수가 증가하고, 부교감신경이 작용하면 감소된다. 이 신경의 균형에 의해 내장의 작용이 잘 조절되기 때문에 이를 길항지배라 하며 항진과 억제현상이 교대로 일어나므로 상반신경 지배라고도 한다.

한편, 자율신경 가운데 심장과 혈관으로 향하는 뉴런은 자발적 활동이 두드러진다. 이 자발적 활동이 긴장성, 장기기능의 기본이 된다. 즉, 혈관수축 섬유는 혈관의 평활근을 긴장성, 수축성 상태로 유지시킨다. 이때 흥분하는 수축의 정도와 혈류 저항을 결정한다. 그리하여 평상시에도 수축상태를 유지하며 혈관의 평활근 활동을 변화시켜 장기를 통한 혈류량을 조절한다. 이때 절전섬유의 한 가닥이 혈관을 수축시킬 수도 있고 확대시킬 수도 있다. 이를 긴장성 지배라고 한다.

● 교감신경

'교감신경의 절전섬유가 척수 속의 흉수와 요수에서 시작되는 자율신경'을 **교감신경계**라고 한다(그림 4.7). 교감신경의 기시부는 시상하부의 중추인 시상하부 전부, 실방핵, 변연계(limbic system) 및 뇌실주위 구조이며, 신경섬유는 뇌간을 경유한다. 교감신경이 시작되는 부위는 제 8경수에서부터 제 3요수까지 있는 척수에서 기시한다. 이곳에서 시작되는 신경섬유는 교감신경줄기에 있는 줄기 신경절 혹은 지배 장기 근처에 있는 신경절과 연결된다. 이와 같은 신경섬유를 **신경절 이전섬유**라고 한다. 또한 신경절과 연접한 후 나온 신경섬유가 지배하는 장기까지 연결되는 섬유를 **신경절 이후섬유**라고 한다. 이러한 교감신경섬유들은 신경얼기를 형성하면서 주로 동맥과 함께 주행하고, 피부의 털세움근, 땀샘, 혈관 벽의 평활근, 내장의 평활근 및 각종의 샘 등에 분포한다.

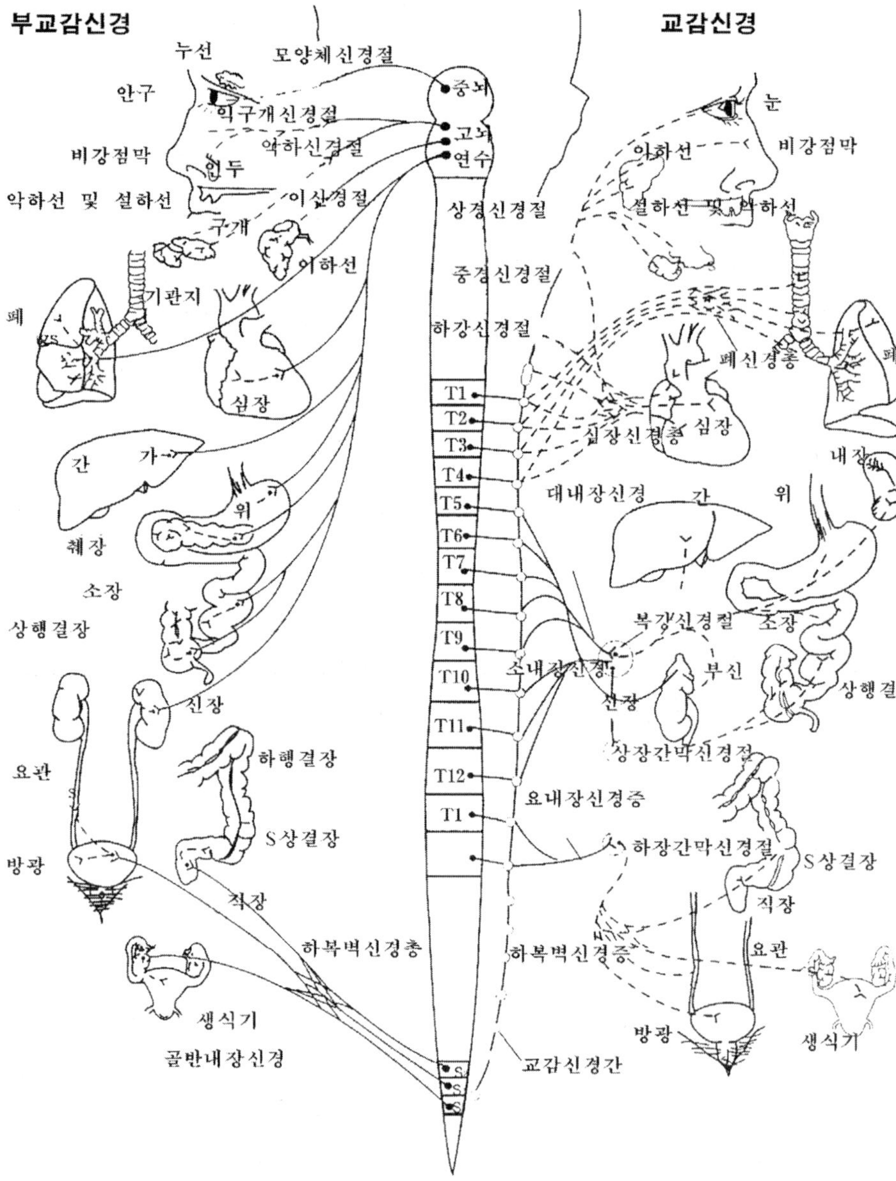

그림 4.7 교감신경계와 부교감신경계

교감신경은 심박수의 증가, 박출량의 증가 등 심장기능을 촉진시키고, 혈관에 대해서는 수축을 촉진하여 혈압을 높이지만 관상혈관만은 반대로 확장시켜 혈류량을 증가시킨다. 소화관에 대해서는 소화관의 근육을 이완시켜 수축력을 이완시키고 소화액 분비를 억제한다. 또한 동공을 확대시켜 보다 많은 빛이 들어오도록 하며 한선의 분비를 촉진하기도 한다(표 4.2).

표 4.2 교감신경계와 부교감신경계의 작용

기관 및 계통		교감신경계	부교감 신경계
심장	심박수	증가	감소
	심근 수축력	증가	감소
	심장 혈관	이완	수축
	동방결절과 전도계	전도속도의 증가	전도속도의 감소
	관상동맥	확장	수축
허파	기관지	이완	수축
	기관지 혈관	수축	이완
혈관	혈압	증가	영향 없음
	복부	수축	
	피부	증가	
	골격근	이완	
	안면	수축, 안면 창백	확대
간	글루코오스 방출	자극 증가	
세포	대사율	증가	
지방세포	지질 대사율	자극 증가	
땀샘	발한	자극 증가	
부신수질	에피네프린, 노르에피네프린	분비 자극	
소화계	연동운동, 소화액분비	억제	촉진
	괄약근	수축	이완
	평활근	이완	수축
신장	혈관	수축	영향 없음
동공		확대	축소
기관지		확장	수축
기관지 분비선		억제	자극
식도근		이완	수축
타액선		소량분비	대량분비
남성 생식기		사정	발기
자궁		수축	이완
외음부 혈관		축소	확대

부교감신경

'절전섬유가 뇌간과 천수에서 시작되는 신경'을 **부교감신경**이라고 한다(그림 4.7과 표 4.2). 부교감신경의 분포영역과 작용은 교감신경 작용이 전신적인데 반해 부교감신경 작용은 국소적이다. 부교감신경이 시작되는 부위는 중뇌, 수뇌 및 천수이며, 이곳에서 신경절 이전섬유가 동아신경, 얼굴신경, 혀인두신경, 미주신경 및 2번~4번 천골신경에 포함되어 주행하다가, 지배기관에 도달하기 직전에 신경절과 연락된다. 부교감신경섬유는 4개의 뇌신경과 1개의 척수신경에 포함되어 주행한 후 결국, 해당되는 장기에 분포된다. 장기에 분포하는 부교감신경은 대부분 미주신경에 섞여 연수를 나오므로 미주신경은 부교감신경의 대표적인 신경으로 분포 분야의 장기에 대한 촉진 및 억제에 관여하고 있다.

부교감신경은 동공을 축소시키고 점액을 분비시키며 타액 분비를 촉진한다. 특히, 심장에서 동방결절세포의 탈분극 과정을 지연시킴으로 심박수를 줄인다. 그리고 흥분 전도계를 통한 흥분전도를 지연시키며, 미주신경을 강력하게 자극하면 심박조율 전위도 없어지고 흥분전도계가 차단되어 심장이 멎게 된다.

II. 운동과 내분비계

학습과제

1. 호르몬이란 무엇이며, 그 기능은 무엇인가?
2. 호르몬이 인체에 어떠한 작용을 하는가?
3. 내분비계의 종류는 무엇이며, 분비되는 호르몬과 그 기능은 무엇인가?
4. 호르몬의 종류에 따른 특성과 기능은 무엇이며, 운동 시 나타나는 호르몬의 변화는 무엇인가?

1 내분비계의 기능과 특성

❑ 호르몬의 특성

생체의 기능은 신경계와 내분비계의 2가지 큰 통제계통의 지시에 따라 자동적으로 조절된다. 특히 내분비계는 **호르몬**(hormone)이라는 특수한 화학적 물질이 혈액에 의해 **표적기관**(target organs)으로 운반됨으로써 그 기능을 수행한다. 이에 표적기관은 특수하게 분화된 세포로 구성되어 혈액을 통하여 운반된 호르몬과 상호작용을 함으로써 호르몬의 지시를 받아들이고 이에 따라 그의 활동이 조절된다.

내분비(endocrine)라는 말은 '내부로 분비한다.'는 의미이다. 분비관을 통해 분비물질을 체외나 체내기관으로 보내는 분비선을 외분비선(exocrine gland)이라 하며, 신체 각 기관의 기능을 조절할 목적으로 호르몬을 생산하여 혈액으로 직접 방출하는 분비선을 내분비선(endocrine gland)이라 한다. 또한, 호르몬(hormone)이라는 말은 '흥분시키다, 북돋우다'라는 의미의 그리스어 동사에서 비롯된 것으로서 한 조직으로부터 미량이 분비되고 혈액에 의해서 생체의 다른 표적조직으로 운반되어 특별한 생화학적, 생리학적 활성을 자극하는 화학적 전령이다.

생체 내의 중요한 내분비선으로는 뇌하수체(hypophysis), 갑상선(thyroid gland), 부갑상선(parathyroid gland), 췌장(pancreas), 부신(adrenals) 및 생식선(reproduction gland) 등이 있다.

일반적으로 호르몬은 세포막에 있는 수용기와 결합하여 막을 통과하면서 핵과 반응하여 작용을 일으킨다. 또한 막에 있는 수용기는 단백질로 구성되어 있으며, 호르몬이 부착되어 있어서 활성화된다. 이처럼 수용기가 활성화되면 막의 투과성이 변하거나 세포 속에서 대사가 촉진된다. 호르몬의 주된 역할은 신경계와 함께 세포 내의 내부 환경을 일정하게 유지하는 것이다. 따라서 호르몬은 특수한 세포로 형성되어 자극을 받아 혈액 속으로 분비되며, 합성도 신경자극과 화학물질에 의해서 조절된다.

운동은 에너지의 이화작용을 촉진하기 때문에 원활한 활동을 위해서는 그 물질적 기반이 원활하게 유지·공급되어야 한다. 호르몬은 이러한 근육과 간장이나 지방조직 등에 관련된 장기 사이에서의 에너지 물질을 조절하는 역할을 한다. 즉, 신경적 조절은 즉흥적 반응에서는 조건이 좋지만, 시간이 걸리는 변화에서는 체내의 에너지 기질의 수준에 따라서 체액성에 대응하는 방법이 달라진다. 이러한 역할을 담당하는 것이 바로 호르몬이다.

❑ 호르몬의 역할

호르몬은 일종의 화학물질로서 혈액을 통하여 운반되며, 표적세포를 가지고 있어야 하고, 이것은 호르몬의 수용체를 가짐으로써 작용을 받게 된다. 또한 호르몬은 인체의 여러 내분비선에서 나와서 작용과 영향을 주는 조직이나 기관도 다양하다. 그리고 인체 내에서 서로 협동하거나 길항 작용하여 여러 가지 역할을 한다. 기능별로 크게 나누어 살펴보면 다음과 같다.

- 호르몬은 여러 신진대사(에너지 대사, 칼슘 대사, 전해질 대사, 수분 대사)를 조절하는 기능을 갖는다.
- 성장 호르몬은 발육 및 성장의 조정, 골격 등의 발달에 관여한다.
- 갑상선 호르몬은 신경조직이나 정신적 발달을 조절하는 기능을 한다.
- 성 호르몬과 뇌하수체 전엽 호르몬은 생식기(정자, 난자, 성기) 발달에 관여한다.
- 갑상선, 뇌하수체 전엽, 부신피질 호르몬은 환경변화에 의한 적응기전을 조절하는 역할을 한다.
- Secretin, gastrin, pancreozymin 호르몬은 소화기능을 조절한다.

그리고 호르몬은 다양한 역할을 하지만 호르몬 조절작용은 특이하다.

- 호르몬은 생물학적으로 시발과 종료를 하지 않지만, 진행 중인 과정을 조절한다. 즉 체세포 내에서 효소 활성의 증가와 감소를 조절한다.

· 호르몬은 분비량과 속도가 주기성, 규칙성, 상황변화에 따라 다양하게 조절된다. 그 예로 24시간의 주기의 부신호르몬, 28일 주기의 여성호르몬, 장기간 주기의 성장호르몬, 환경 상황에 따른 인슐린 분비량 증가 등이 있다.
· 호르몬은 촉매로서 역할을 하지만 자체변화는 없고 생물학적 과정에 작용한다.

❑ 호르몬의 분비와 조절

호르몬의 효과는 해당 조직에 작용하는 혈장의 호르몬 농도와 호르몬과 결합할 수 있는 수용체의 수와 밀접한 관계가 있다. 혈장 호르몬 농도는 분비된 호르몬 량, 호르몬의 대사량 및 배출량, 혈장 내 수송 단백질의 양, 혈장 량의 변화에 의하여 달라진다. 내분비선에서 분비되는 호르몬 량은 전달된 환경변화 정보의 크기와 정보의 촉진성 혹은 억제성의 특성에 따라 다르다. 전달된 정보는 혈장 내 이온 및 에너지 물질, 아세틸콜린 및 노르에피네프린과 같은 신경전달 물질, 다른 호르몬 등과 같은 화학물질이다. 대부분 내분비선은 협동 혹은 길항 작용을 하는 1개 이상의 정보들에 의하여 상호작용한다.

'호르몬이 세포의 기능에 정확하게 영향을 주기 위해서는 분비량을 조절하는 기구'가 필요하다. 이것이 바로 **부적 피드백**(negative feed-back)이다. 그 예로 인슐린에 의한 혈당이 조절되는 것을 들 수 있다. 혈당의 상승은 췌장의 β세포에 작용하여 인슐린을 분비하고, 인슐린은 근이나 간장, 지방조직의 막에 작용하여 당분섭취를 촉진한다. 이러한 결과로 혈당이 낮아지게 되면 췌장에서의 분비도 억제된다. 이러한 기전에 의해 반응된 최종산물로 의하여 분비가 감소되거나 억제하게 된다. 그러나 시상하부-뇌하수체-난소계에 있어서의 난소호르몬은 일정한 조건하에서 스스로 자극하는 고나도트로핀(gonadotropin)의 분비를 자극하는 것이 있다. 이것을 **정적 피드백**(positive feed-back)이라 한다. 호르몬은 인체의 **항상성**을 유지하는 기능을 한다. 수시로 변화하는 외부 환경에 대해 호르몬의 분비로 인해 인체가 적응하게 한다. 호르몬의 분비는 피드백계와 신경계의 이중조절을 받아 안정된 내부 환경의 유지에도 관여하고 있다. 예를 들면, 혈당을 증가시키는 호르몬이 있는가 하면 감소시키는 호르몬이 존재하여 인체에 일어나는 여러 가지 상황에 맞게 조절하는 기능을 한다.

또한 혈장 호르몬 농도는 호르몬 대사에 의한 비활성화와 외부로의 배출에 의해 감소된다. 비활성화는 수용체나 그 주변, 간, 호르몬 대사 시작하는 위치 등에서 발생한다. 신장은 여러 종류의 호르몬을 대사시키거나 유리된 형태로 배출시킨다. 따라서 소변을 통한 호르몬 배출량은 운동 시 분비된 호르몬 량으로 측정된다. 운동 시에는 신장과 간의 혈류량이 감소되기 때문에 호르몬이 비활성화되거나 배출되는 양도 감소된다. 그러므로 운동에 의해 호르몬 분비량이 증가된 상태에서 손실되는 양이 적기 때문에 운동 시에는 혈장 호르몬 농도가 높은 수준으로 유지하게 된다.

호르몬 농도는 혈장 내 수송 단백질의 양에 의해서도 영향을 받는다. 스테로이드 구조의 호르몬과 티록신은 혈장 단백질과 결합하여 수송된다. 호르몬이 세포에 작용하려면 수용체와 상호작용을 위해 수송단백질과 결합되지 않은 유리된 상태에 있어야 한다. 그런데 유리된 호르몬의 총량은 수송 단백질의 양과 호르몬 분자와 결합하려는 단백질 친화력에 의하여 크게 달라진다. 따라서 수송 단백질의 양과 친화력이 증가하면 유리된 호르몬의 양이 감소되고 호르몬이 조직에 작용하는 효과도 감소된다. 예를 들어, 임신 중 에스트로겐의 수준이 증가되어 티록신의 수송 단백질량이 많아지기 때문에 유리 티록신의 감소가 발생된다. 따라서 갑상선은 이른 조절하기 위하여 더 많은 티록신을 분비하게 된다.

그리고 호르몬 농도는 호르몬 분비나 비활성화와 별개로 혈장량의 변화에 의하여 달라진다. 운동 중에는 수분손실에 의해 혈장 량이 감소되는데 이로 인하여 혈장 내 호르몬 농도가 증가된다.

❑ 호르몬과 수용체의 상호작용

호르몬은 순환되어 모든 조직으로 수송되지만 해당 조직에 대하여 작용을 할 뿐이다. 특정한 호르몬에 반응하는 조직에는 호르몬과 결합할 수 있는 단백질 수용체가 있는데 단백질 수용체는 세포와 연계된 고정 구조물은 아니지만 세포와 함께 특정변화에 반응을 같이 한다. 세포당 500-100,000개가 있는데 높은 농도의 호르몬에 장시간 노출되면 수용체의 수가 감소되어 억제조절의 반응 저하 현상이 나타난다. 반면에 낮은 농도의 호르몬에 장시간 노출되면 수용체의 수가 증가되어 촉진조절의 반응 민감 현상을 보인다. 보통 세포의 수용체 수가 제한되어 있기 때문에 모든 수용체가 호르몬과 결합하는 경우도 있는데, 이를 포화(saturation)라고 한다. 이 포화상태에서는 혈장 호르몬 농도가 증가하더라도 더 이상의 작용이 이루어지지 않아 효과나 변화가 없게 된다.

호르몬이 세포에 작용할 때 첫 번째 반응은 호르몬과 수용체의 결합이다. 호르몬과 수용체의 상호작용에 있어서 반응속도, 호르몬 농도, 수용체의 수, 호르몬에 대한 수용체의 친화력 등이 효과에 영향을 준다. 호르몬이 세포활동에 영향을 주는 작용기전은 막수송 기전의 변화, 단백질 합성 시 DNA의 자극, 2차 전령(second messenger)에 의한 세포내 단백질 활성화 등에 의해 영향을 받는다.

인슐린이나 성장호르몬은 세포막의 수용체와 결합 후 세포막 안으로 운반된다. 인슐린의 작용으로 글루코스의 확산으로 촉진되거나 아미노산의 수송이 활성화되는 것이 막 투과성 증가에 의한 막 수송 기전의 예이다. 당뇨병 환자와 같이 적절한 인슐린 농도를 유지하지 못하면 글루코스 수송체가 활성화 되지 못하여 혈장의 글루코스 농도가 증가된다.

부신피질과 성선에서 분비되는 스테로이드 호르몬은 목표기관이나 목표조직으로 혈류를 통하여 운반되고 근세포의 외부에서 내부로 수송되어 확산된다. 스테로이드 호르몬은 세포질의 특정 단백질 수용체와 결합하여 스테로이드 호르몬-수용 단백질 복합체를 형성하고, 수용체의 형태적 전이를 통하여 수용체를 활성화 시킨다. 이 복합체는 세포질에서 변형되어 세포핵으로 들어가 그곳에서 DNA와 연결된 단백질과 결합하여 호르몬-수용 단백질-DNA 연결 단백질-DNA 복합체를 형성한다. 이 복합체가 DNA 분자를 자극하여 mRNA의 합성을 일으키는 전사(transcription) 과정이 시작되도록 한다. mRNA는 핵에서 만들어진 세포질로 빠져나와서, 다시 리보솜에 결합되어 새로운 유전자 산물(단백질 또는 효소)을 합성하게 된다. 이러한 새로운 산물들이 목표기관의 세포내에서 다른 생화학 반응을 일으켜 결국 특정 호르몬의 효과를 발휘하게 된다.

한편 에피네프린, 노르에피네프린, 글루카곤 같은 펩티드 호르몬들은 cyclic AMP에 의하여 조절된다. 혈액을 따라 순환되는 호르몬 중 세포막을 통과하지 못하는 호르몬들은 세포막의 수용체에 결합되어 adenylate cyclase를 활성화시킨다. 이 adenylate cyclase는 세포질에서 ATP로부터 2차 호르몬 전령(second messenger)이라 불리는 cyclic AMP의 형성을 촉매한다. Cyclic AMP가 2차 전령이라 불리는 이유는 세포내에서 다른 세포의 화학반응을 조절하는 작용을 하기 때문이다. 특히 cyclic AMP는 protein kinase를 활성화시켜 글리코겐 분해와 같은 특별한 생화학 반응을 일으키는 다른 효소들의 활성을 도와주는 역할을 한다.

2 내분비선과 호르몬 종류

분자구조에 따라 호르몬을 분류하는데, 대부분은 단백질 펩티드 구조를 가지고 있고, 일부 부신피질과 성 호르몬은 스테로이드 구조를 가지고 있다. 그리고 어떤 호르몬은 아미노산 유도체의 화학구조를 가지고 있다. 그러나 일반적으로는 호르몬을 분비하는 내분비선에 따라 시상하부, 뇌하수체, 갑상선, 부신, 췌장, 성선 호르몬 등으로 분류한다.

❑ 시상하부

시상하부(hypothalamus)는 내분비기능을 가진 신경분비 세포군으로서 세포들이 중추신경계와 뇌하수체를 구조적 · 기능적으로 연결한다. 이러한 세포들은 신경분비에 의해 뇌하수체 전엽 호르몬 합성 및 분비를 촉진하거나 억제한다. 뇌하수체에서 호르몬 합성과 분비를 촉진하는 호르몬을 유리호르몬

(releasing hormon)이라 하고, 억제작용을 하는 호르몬을 억제호르몬(inhibiting hormon)이라 한다.

보통 호르몬 반응을 일으키는 최초의 자극은 중추신경계로부터 시작되는데, 대뇌중추의 신경회로는 시상하부와 시냅스를 통해 연결되고 이시상하부에서 신경자극에 의한 호르몬 분비가 시작된다. 시상하부를 통한 메시지는 뇌하수체에서 증폭되어 두 번째 호르몬을 분비하게 한다.

뇌하수체 후엽에서 분비되는 호르몬은 그 표적기관에 직접 영향을 주지만, 뇌하수체 전엽은 대부분 표적기관이 다른 내분비선이어서 이 내분비선을 자극하여 세 번째 호르몬인 최종 호르몬을 분비시킨다. 따라서 시상하부 신경분비 세포에서 생성되고 분비되는 호르몬 중 뇌하수체 전엽으로 이동하여 전엽 호르몬의 분비를 촉진하거나 억제하는 호르몬을 시상하부 호르몬이라 한다.

시상하부 호르몬은 성장호르몬 분비 촉진 및 억제 호르몬, 프로락틴 분비 촉진 및 억제 호르몬, 갑상선자극 호르몬 분비 촉진 호르몬, 부신피질 자극 호르몬 분비 촉진 호르몬, 난포 자극 호르몬 분비 촉진 호르몬, 황체형성 호르몬(testosterone) 분비 촉진 호르몬 등이 있다.

❑ 뇌하수체

뇌하수체(hypophysis, pituitary gland)는 '뇌의 기저부위에 있는 무게 0.5~0.6mg의 작은 선'으로서 전엽(anterior lobe)과 후엽(posterior lobe)으로 나뉘는데, 전엽은 선하수체(adenohypophysis), 그리고 후엽은 신경하수체(neuro- hypophysis)라고 부른다(그림 4.8). 이것은 시상하부의 직접적 통제 하에 있으며, 뇌하수체 전엽의 경우 호르몬 분비는 시상하부에 위치한 신경에서 발원되는 화합물(분비 호르몬이나 요인들)에 의해 조절된다.

● 뇌하수체 전엽(선하수체)

뇌하수체 전엽에서는 6개의 호르몬, 즉 여포자극 호르몬(FSH), 황체형성 호르몬(LH), 간세포자극 호르몬(ICSH) 혹은 황체자극 호르몬(LTH)과 부신피질자극 호르몬(ACTH), 갑상선자극 호르몬(TSH) 및 성장촉진 호르몬(STH, GH) 등이 분비된다.

뇌하수체 전엽은 호산성 세포(acidophile cells), 호염기성 세포(basophile cells) 및 염색소성 세포(chromophile cells)의 3종 세포로 구성되어 있으며, 호산성 세포에서는 성장 호르몬(GH)과 황체자극 호르몬(LTH)이, 호염기성 세포에서는 여포자극 호르몬(FSH), 황체형성 호르몬(LH), 갑상선자극 호르몬(TSH)과 부신피질자극 호르몬(ACTH)이 각각 분비되며, 염색소성 세포에서는 호르몬을 분비하지 않는다.

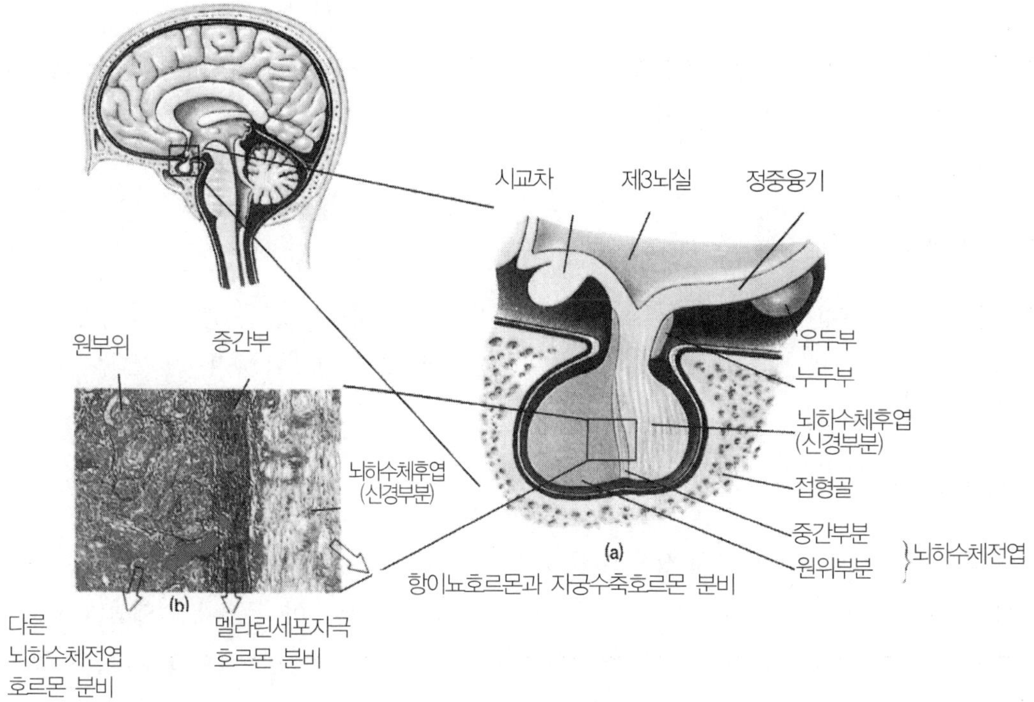

그림 4.8　뇌하수체

▮ 여포자극 호르몬

여포자극 호르몬은 여성 생식기의 난소에 있는 여포를 자극하여 발육시키고, 난자의 성숙이 일어나도록 하며, 여성의 난소를 자극하여 에스트로겐(estrogens)의 분비를 증가시킨다. 또한, 남성에게는 배아상피(germinal epithlium)를 자극하여 정자의 생산을 돕기도 한다.

▮ 황체형성 호르몬

황체형성 호르몬은 남성의 고환에서 남성호르몬(testosterone)의 분비를 촉진시키며, 여성의 난포를 파열시켜 성숙한 난자를 난소에서 복강으로 배출시켜 난관 내에 이르도록 한다.

▮ 황체자극 호르몬

황체자극 호르몬은 여성호르몬의 일종인 프로게스테론(progesterone)을 분비하게 하여 수정된 난자가 자궁벽에 착상되는 것을 수월하게 하며, 임신이 지속되도록 작용한다.

▮ 부신피질자극 호르몬

부신피질자극 호르몬은 부신피질에 있는 선세포를 자극하여 부신피질에서 분비되는 여러 가지 호르몬의 생산량을 증가시키는 역할을 한다.

▮ 갑상선자극 호르몬

갑상선자극 호르몬은 갑상선의 선세포를 증식시키는 역할을 하며, 호르몬 생산량을 증대시킨다. 이것의 분비가 위축되면 갑상선호르몬의 생산도 적어지며, 갑상선도 위축된다.

▮ 성장 호르몬

성장 호르몬은 신체 전반에 걸쳐 성장, 발육을 촉진시키는 호르몬으로 세포의 크기, 세포수, 유사핵분열(mitosis) 등을 증가 또는 촉진시킨다. 동물의 성장 초기에 이 분비가 억제되면 왜소증(dwarfism) 즉, 난장이가 되고 성장기에 많이 분비되면 거인이 된다. 만약, 성장이 완료된 후에 많이 분비되면 '선단거대증(말단 비대증)'이 되기 쉽다.

이 호르몬은 일생동안 분비되는 호르몬으로 뇌하수체로부터 분비되어 운동 중에 혈액 내에 증가된다. 성장 호르몬의 반응은 특히 가벼운 운동 부하에서는 혈중 성장 호르몬 농도가 증가되지 않지만, 강도가 높은 운동을 할 경우 안정시의 약 35배까지 증가하는 경우도 있으며, 이것은 운동 중에 바로 증가하지 않고 시간이 지남에 따라 점차적으로 증가한다.

● 뇌하수체 후엽(신경하수체)

뇌하수체 후엽은 호르몬을 일시적으로 저장하는 곳으로서 진정한 의미의 분비선은 아니다. 시상하부의 앞부분에 있는 세포에서 생산하는 호르몬이 신경섬유를 따라 이곳에 흘러 들어와 저장되어 있다가 시상하부에서 시작하는 신경흥분이 이곳에 전도되면 저장되었던 호르몬이 혈액으로 방출된다.

▮ 항이뇨 호르몬

항이뇨 호르몬(antidiuretic hormone: ADH)은 체액의 삼투질 농도와 순환혈액량에 따라 뇌하수체 후엽에서 분비되는 호르몬이며, 신장에서 수분 흡수를 촉진하여 요량을 조절한다. 신경하수체에 저장되어 있는 항이뇨 호르몬은 혈관 내로 방출되어 혈류에 의하여 신장에 도달하면 세뇨관에서의 수분 재흡수를 항진시킨다.

▮ 옥시토신

자궁을 수축시키는 작용을 하며, 임신의 후반기에 분비가 증가하고 출산 시에 다량으로 분비되어 출산을 원활하게 한다. 또한 **옥시토신**(oxytocin)은 유방을 수축하여 모유를 나오게 한다. 즉, 아이가 어머니의 젖을 빨면 구심성 흥분이 시작되어 시상하부에 전도되어 신경하수체에서 옥시토신을 혈관 내로 배출하게 하며, 이것이 유방의 근상피 세포(myoepithelial cell)에 작용하여 수축하게 한다.

☐ 갑상선

갑상선(thyroid gland)은 인두(pharynxduct)로부터 발생되어 갑상연골(thyroid cartilage) 외부에서 좌우 두엽으로 되어 있으며, 이 갑상선은 수많은 여포(follicle)로 이루어져 있다(그림 4.9). 갑상선에는 혈관이 잘 발달되어 있어 인체 어느 조직 기관보다도 조직 무게 당 공급받는 혈액량이 가장 많은 곳으로 이곳이 비대해지는 경우 중앙경부로 돌출되어 촉진된다.

갑상선 호르몬(thyrotropic hormone)은 내분비선 중 가장 먼저 알려진 호르몬 중 하나로서 세포내에서의 대사과정과 열 생산에 관여함으로써 개체의 항상성 조절체계를 조절하는 역할을 한다. 갑상선에서 분비되는 호르몬을 티록신(thyroxine)이라 하는데, 이것의 양적 증가나 감소는 생명에 큰 위협을 주지는 않지만 신체의 모든 세포에서의 대사를 촉진하여 전신의 활동을 항진시키며, 순환계, 신경계 및 소화계에 특별한 작용을 한다. 순환계에서는 전신 대사율이 올라가서 전신 활동이 활발해지기 때문에 혈액순환 속도가 증가할 뿐 아니라 티록신이 심장에 직접 작용하여 심장 박동수를 증가시키고 심근 수축력도 강화하여 그 결과 수축기 혈압이 증가한다. 신경계에서는 신경의 흥분성이 증가하여 갑상선 기능 항진시 반사활동이 활발해지고, 자극에 대해 예민해져 수면시간이 단축되고 각성시간이 연장된다.

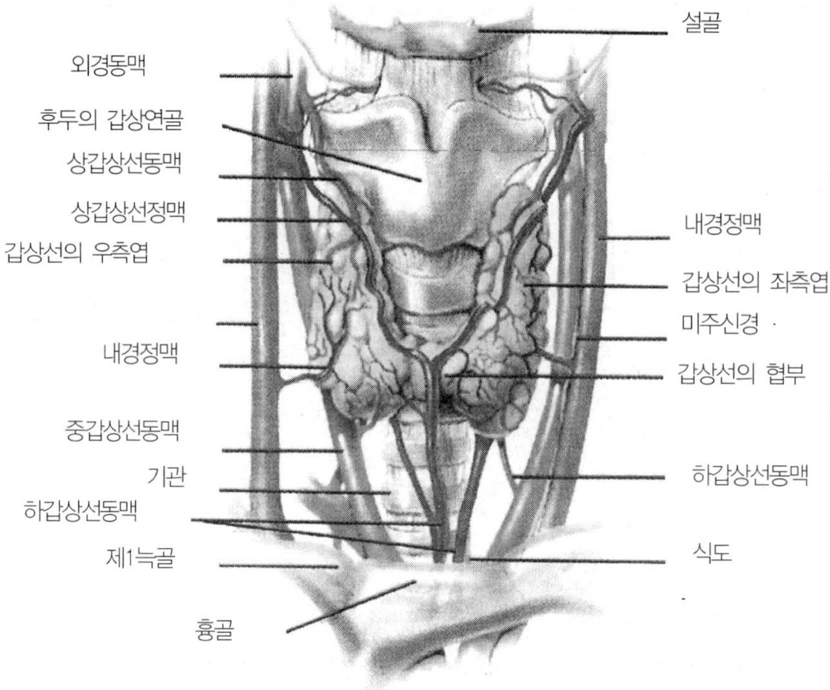

그림 4.9 갑상선

티록신의 분비가 과다할 경우 신체의 약화를 가져올 수 있으며, 신경과민, 심장 박동률 증가, 진전, 갑상선종(goiter), Graves씨병 등이 나타난다. 갑상선 호르몬인 티록신과 트리요도티로닌은 운동 중에 증가한다. 갑상선 자극 호르몬의 혈중 농도도 운동 중 증가되지만, 운동 후에는 증가하지 않고, 경기 후 며칠 동안 이전 경기 수준 이하로 낮아지는 특징이 있다. 또한, 최대하 운동에서 갑상선 자극 호르몬은 변화하지 않으며, 운동 중이나 하루가 지나도 변화하지 않는다. 갑상선 호르몬의 반응을 연구한 결과 운동 중 분비된 갑상선 호르몬의 양이 대다수 갑상선 비대 환자에게서 볼 수 있는 양과 비슷하지만 운동 후에 나타나는 결과는 다르다고 보고하였다.

❑ 부갑상선

인체의 **부갑상선**(parathyoid gland)은 목의 갑상연골(thyroid cartilage)과 갑상선 사이에 위치해 있다(그림 4.10). 갑상선에서 분비되는 **칼시토닌**은 이곳에서 분비되는 호르몬인 **파라트 호르몬**(parathormone)과 함께 혈중 칼슘과 인의 수준을 조절하는 역할을 한다. 이 호르몬의 경우 칼슘의 대사를 조절하기 때문에 부갑상선의 기능이 저하되거나 수술로 제거될 경우 파라트 호르몬의 결핍으로 인해 혈액 내 칼슘 농도가 저하된다. 만약 약 50%로 저하된다면 전신근육에서 강직(tetanus)이 일어나고 호흡근마저도 강직을 일으켜 질식으로 죽는 경우도 있다. 그러나 생리적 변화로 인해 증가하는 경우가 있는데, 여성의 수유기나 임신 후반기에 나타난다.

혈액 중 칼슘의 농도가 저하되면 부갑상선에 직접적으로 자극을 주어 호르몬 분비를 증가시키고, 높아지면 분비를 억제한다. 즉 혈액의 칼슘량에 의해 호르몬의 분비가 결정된다.

파라트 호르몬의 분비가 과다할 경우 칼슘과다증이나 뼈의 미네랄이 감소하며, 신속(kidney stone) 등이 발생한다.

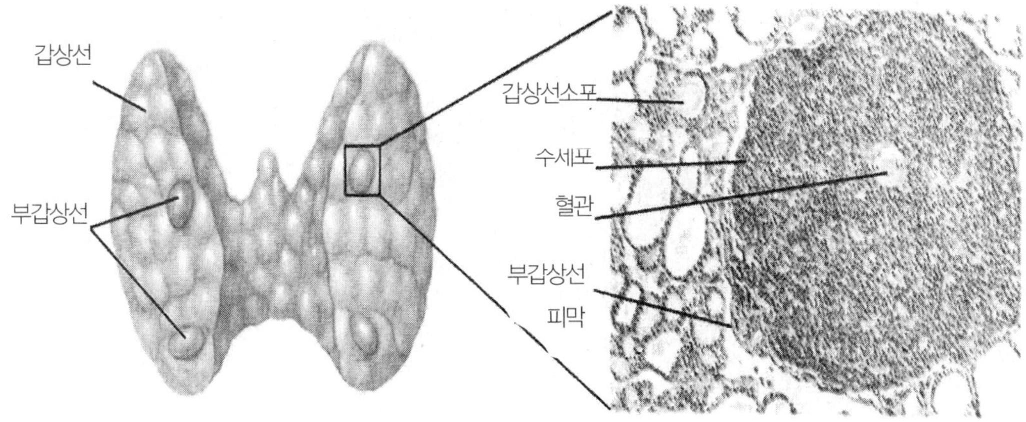

그림 4.10 부갑상선

❑ 췌장

췌장(prancrease)은 하나의 외분비선으로서 중요한 소화효소를 분비할 뿐만 아니라 혈당을 조절하는 내분비선이기도 하다(그림 4.11).

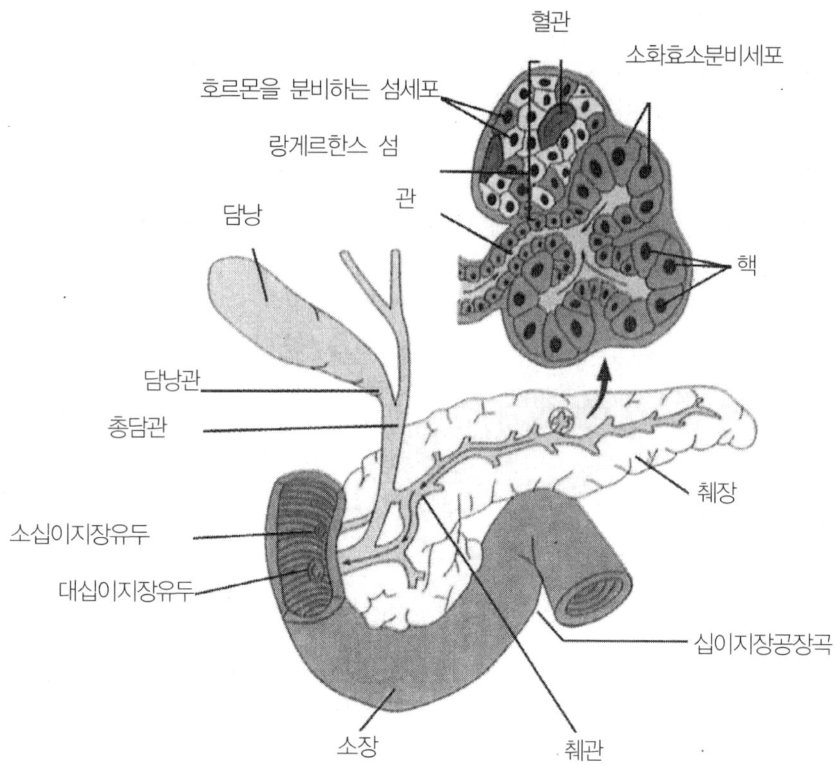

그림 4.11 췌장

● 인슐린

인슐린(insulin)은 말초조직(peripheral tissue)에서의 포도당(glucose)의 사용을 촉진한다. 즉, 인슐린은 골격근이나 심장근, 지방조직 등의 조직으로 들어간 포도당을 글리코겐의 형태로 저장하고, 지방조직에서는 주로 지방을 형성함으로써 혈액 중 포도당을 각 조직 내로 빠르게 제거한다. 한편, 인슐린이 결핍된 병적 상태를 당뇨병(diabetes mellitus)이라고 하는데, 이것은 간과 근육으로 저장을 촉진시키거나 제거하지 못하여 과혈당이 되는 것을 말한다. 그리고 인슐린의 분비가 과다할 경우 저혈당증이 나타나는데, 정상적인 사람의 운동 중에는 대사연료로 사용되는 당과 유리지방산이 많이 소모되므로 이로 인해 인슐린의 분비는 감소하게 조절한다.

● 글루카곤

글루카곤(glucagon)은 주로 간에서 해당 작용을 촉진시키기 때문에 인슐린과 반대로 혈당을 상승시킨다. 이것은 간에서 해당 작용에 관여하는 비활성형 포스포릴라아제(inactive form, dephosphorylated form)를 인산화 하여 활성형으로 변화시켜 해당 작용을 촉진시키는 역할을 한다. 글루카곤의 분비가 과다할 경우 당뇨병이 악화되지만, 근육에는 아무런 영향을 주지 않는 것이 특징이다. 운동으로 인한 변화는 인슐린과 반대로 당과 유리지방산의 소모가 많아지므로 글루카곤의 분비는 증가하게 된다.

❑ 부신

부신(adrenals)은 신장의 윗부분에 모자 모양으로 있는 선조직의 기관으로, 피질과 수질로 구분된다(그림 4.12). 피질은 **코르티코스테로이드**로 불리는 스테로이드성 호르몬인 **염류 코르티코이드, 당류 코르티코이드, 안드로겐**이 있고, 수질에는 **카테콜라민**으로 불리는 **에피네프린**과 **노르에피네프린**이 있다.

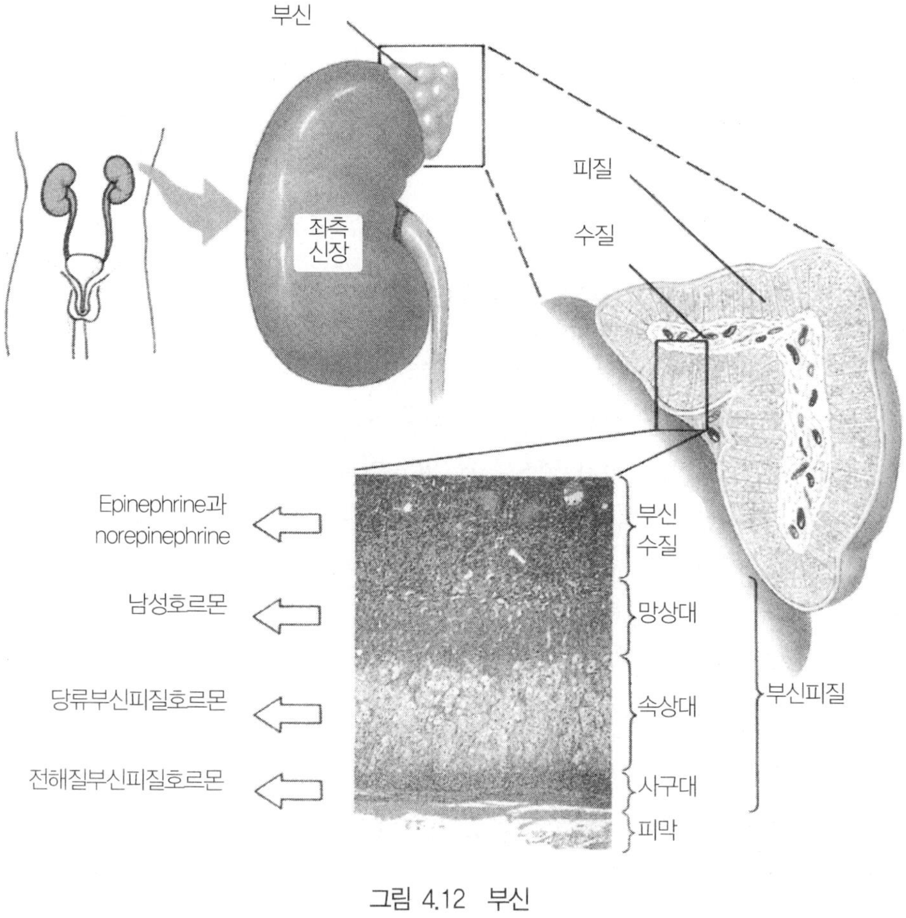

그림 4.12 부신

염류 코르티코이드

피질 호르몬인 **염류 코르티코이드**(mineralocorticoids)에는 **알도스테론**(aldostorone), **코르티코스테론**(corticosterone) 등이 있으며, 체내에 있는 전해질 중 나트륨 양을 적절하게 유지하여 주는 일을 담당한다. 이것은 세포외액 내의 농도 저하와 칼륨 농도 증가 및 세포외액량의 감소에 의한 알도스테론 분비 증가가 작용의 95% 이상을 차지한다.

당류 코르티코이드

당류 코르티코이드(glucocorticoids)에는 **하이드로코르티손**(hydrocortisone), **코르티손**(cortisone), **코르티코스테론**(corticosterone) 등이 있으며, 세포막에서 아미노산의 투과성을 상승시켜 세포 내외로 쉽게 동원할 수 있게 하며, 저장되어 있는 지방을 동원하여 대사시킨다. 단식 상태에서도 당류 코르티코이드가 분비되면 필요한 포도당의 혈중 농도가 유지되며, 이것이 곧 신경활동을 유지하는데 매우 중요한 역할을 한다.

당류 코르티코이드에 의해 세포외액에서 아미노산과 지방이 증가하여 간에서의 포도당 생성에 필요한 원료를 다량으로 공급하게 되고, 결국 간에서 많은 양의 포도당이 생성되므로 혈액 내의 포도당 농도가 증가하게 된다.

에피네프린(아드레날린)과 노르에피네프린(노르아드레날린)

부신수질을 지배하는 교감신경자극에 의해 분비되는 **에피네프린**과 **노르에피네프린 호르몬**이 있다. 그리고 면역세포 기능을 높이는 엔케팔린(enkephalin) 함유의 폴리펩티드(F)가 있다. 에피네프린은 심장의 수축빈도와 수축력을 증가시키고, 심박출량의 증가를 만든다. 또한 이는 대사율, 간 및 근육의 글루코스 생성, 혈중으로의 글루코스 및 유리지방산 방출 등의 증가를 만든다. 또한 에피네프린은 수축기 혈압과 평균 동맥압의 증가를 만들지만 이완기 혈압 및 말초저항에는 영향을 주지 못한다. 반면에 노르에피네프린은 심장과 대사기능에 거의 영향을 주지 못하지만 전체 혈관의 수축이 일어나면 큰 영향을 주어 수축기 혈압, 이완기 혈압, 평균 동맥압, 전체 말초저항의 증가를 초래한다.

아드레날린과 노르아드레날린의 분비량은 자세의 변화, 심리적 자극, 운동 상황에 따라 달라진다. 노르아드레날린의 혈중 농도는 최대산소섭취량의 50%이상의 운동 강도에서 증가되지만, 아드레날린의 혈중 농도는 최대산소섭취량의 75%의 운동 강도 이상에서 증가하기 시작한다. 그리고 최대산소섭취량의 60%의 운동 강도로 3시간이상 운동하면 2가지 호르몬이 함께 증가하고, 운동 후 회복기에

아드레날린은 수분이내에 안정 상태로 회복되지만, 노르아드레날린은 회복기 몇 시간 동안 증가상태를 유지한다.

❑ 성호르몬

성호르몬(sex hormone)은 부신피질에서 분비되는 스테로이드 호르몬 중 하나이다. 혈중으로 분비되는 **안드로겐**(androgen)은 대부분 **테스토스테론**이며, 분비는 내세포 자극 호르몬에 의하여 직접 조절되고, 하루에 약 4~9mg이 분비된다. 혈중 테스토스테론의 약 90%는 고환에서 분비된 것이며, 나머지는 부신피질에서 생성된 것이다. 테스토스테론은 주로 성장과 분화, 생식기 기능을 유지시키며, 단백질 합성을 왕성하게 하고, 단백질 파괴를 감소시켜 근육의 발달과 성장을 돕는다.

에스트로겐은 주로 난소의 내포막 세포와 황체에서 합성되어 분비되며 부신피질과 고환에서 합성되고 임신부에서는 주로 태반에서 합성된다. 에스트로겐은 대부분 간에서 대사되며 주로 여성 생식기관의 성장과 발육에 영향을 주어 이러한 조직의 평활근과 점막에서 세포증식을 왕성하게 한다.

운동에 대한 성호르몬의 반응을 연구한 부분은 매우 부족하지만, 테스토스테론과 에스트로겐이 운동으로 인해 긍정적 영향을 받는다고 보고되고 있다. **여포자극 호르몬**(FSH)도 운동으로 증가되지만 반응은 그리 크지 않고, 운동 강도와 관련 있는 것으로 보인다. **황체형성 호르몬**(LH)의 혈중농도는 운동에 의해 영향을 받지 않는 것으로 보고되고 있다.

3 운동과 호르몬

운동 중에 이용되는 에너지 물질의 종류와 이용량은 운동 강도와 운동시간에 따라서 크게 영향을 받고 각 개인의 식사와 트레이닝의 상태에 따라 차이가 있다. 이러한 운동 중 에너지의 동원과 이용, 지방조직으로부터의 유리 지방산 동원 등은 호르몬에 의해서 조절된다.

운동 시 에너지 이용은 혈중 포도당의 이용, 간 글리코겐으로부터의 포도당 동원, 근 글리코겐의 이용, 지방조직으로부터의 유리지방산 동원, 유리지방산의 연료 대체 효과를 증가시키기 위한 포도당의 세포 내 유입 저해, 아미노산, 글리세롤로부터 간에서의 포도당 합성과 같은 과정들을 통해서 이루어진다. 이러한 각 과정마다 1개 이상의 호르몬들이 관여를 하게 된다.

❑ 근조직과 호르몬 상호작용 기전

장기간의 근 저항운동이나 훈련은 동화호르몬의 증가에 의하여 근 단백질 수축단위의 발달을 가져와서 근육의 파워, 근력, 크기의 증가를 가져오는 적응 현상을 보인다. 근육활동을 개시하기 위한 알파 운동신경으로부터의 신경자극 후, 다양한 신호가 뇌와 활성화된 근육으로부터 많은 내분비선으로 전달된다. 이어서 저항운동의 자극이 주어지면 저항운동중이나 후에 호르몬은 분비되는데, 급성 호르몬 분비는 생리적 자극의 형태와 양(에피네프린), 운동의 대사적 특성(인슐린), 안정시 대사변화를 위한 필요 등에 관한 정보를 보내 운동자극에 대하여 적응하고 회복할 수 있도록 신체에 제공한다.

혈중 호르몬 증가는 저항운동에 의한 자극에서 발생되는데, 유산소성 지구력 운동과 같은 형태로는 자극이 충분히 되지 않는 고 역치 운동신경단위가 저항성 운동과 함께 동원되어야 상당한 힘이 발생된다. 저항운동으로 인한 운동신경단위의 자극과 함께 고부하의 운동으로 인하여 근섬유의 근초에 힘이 주어지게 한다. 이러한 고강도의 자극은 근초에 대한 대사성 영양소의 투과성을 변화시키면 근세포막 수용기의 합성과 민감성에 영향을 준다. 결국 활성화된 근섬유의 생산된 힘은 호르몬을 포함하는 동화인자에 민감한 막과 수용기를 자극하여 근육의 성장과 근력의 향상을 만든다.

근조직과 호르몬 상호작용은 몇몇 인자들에 달려있다. 첫째, 운동이 혈중 호르몬 농도를 급격히 증가시킬 때 수용기와 상호작용 가능성이 높다. 그러나 자극을 받은 생리적 기능이 유전적 한계에 도달되어 있으면, 수용체는 증가된 호르몬에 둔감하게 된다. 예를 들어, 장기훈련으로 근육의 크기와 힘이 이미 최대 수준에 도달해 있으면 더 이상 근육세포는 단백질 증식의 호르몬 신호에 둔감해진다. 둘째, 고저항 훈련에 대한 반응은 전형적으로 동화성(anabolic)이기 때문에 운동능력과 관련된 회복기전은 세포크기와 밀접하다. 운동 후 근조직의 재형성은 동화작용의 호르몬 분비와 함께 발생하는데, 액틴과 마이오신의 합성증가와 단백질 소멸의 감소가 이루어진다. 셋째, 잘못된 운동처방에 의한 지나치거나 과도한 지구성 훈련은 수용기가 호르몬과 상호작용하지 못하거나 동화호르몬이 수용기에 결합하지 못하여 오히려 더 큰 이화성(catabolic)을 초래한다. 결국 호르몬 기전은 근비대를 만드는 기전을 최소로 활성화시킬 수도 있고, 또한 세포발달에 부정적 영향을 줄 수도 있다. 따라서 호르몬 활동은 운동 자극에 대한 반응으로서 운동중과 운동 후에 모두 중요한데, 호르몬의 반응정도는 자극되는 조직의 양, 조직 재형성의 양, 그리고 운동 자극의 결과로서 적절한 필요 재생 양에 따라 달라지기 때문에 이들 특성을 신중하게 고려하여 훈련 및 운동 처방을 설정해야한다. 또한 운동처방의 내용이 성별에 따라 호르몬 변화와 호르몬 반응형태를 달라지게 한다는 점도 고려사항이다.

일반적으로 혈액의 말초 호르몬 농도가 다양한 수용기들의 상태나 세포내 호르몬 효과를 나타내지는 않지만, 호르몬 농도의 증가는 수용기와의 더 많은 상호작용의 가능성을 예측할 수 있다. 그러나 호르몬 농도의 감소는 목표수용기의 높은 흡수, 호르몬의 높은 소멸, 호르몬 분비의 감소, 혹은 이러한 것들을 포함하여 호르몬의 기능적 사멸로 볼 수 있다.

기타 호르몬 말초 혈액 농도의 변화는 다양한데, 첫째, 체액은 운동의 결과로서 세포로 전이되는 경우가 있는데, 이런 경우 내분비선은 특별한 분비의 양 변화없이 혈액의 농도가 증가할 수 있다. 둘째, 호르몬이 조직 순환을 통하여 이동하는 시간인데, 호르몬이 다양한 조직이나 기관(간이나 폐)을 통하여 순환할 때 나타나는 시간지연은 호르몬을 신체의 다른 목표 수용기와 결합하지 못하게 하거나, 소멸 및 비기능화 시키게 만든다. 셋째, 정맥에서의 혈액 저류(pooling)는 심장으로 혈액복귀를 지연시키는데, 최대근력 운동의 45%이상으로 실시하는 운동은 혈액을 말초에서 지연시키고, 정맥혈의 호르몬 농도를 증가시키며, 목표세포에 대한 노출시간을 증가시킨다. 넷째, 호르몬은 수송을 돕는 혈액내의 특수한 단백질과 결합하는데, 자유 호르몬과 결합 호르몬 모두 다르게 조직과 상호작용한다. 결국 막과 다른 세포 수용기와 상호작용하는 것은 자유 호르몬이다. 끝으로 모든 기전들은 혈액내 특정 호르몬 농도를 만들기 위하여 상호작용하고, 그것은 목표세포 수용기와 상호작용을 위한 잠재력 및 후속적 효과에 영향을 미치며, 세포에 대한 호르몬의 최종 역할을 한다.

❑ 주요 호르몬 종류와 운동적응

● 테스토스테론

주요 동화 호르몬으로 근육의 성장과 재형성에 관련된 호르몬은 테스토스테론, 성장호르몬, 인슐린 유사 성장인자들, 인슐린, 갑상선 호르몬이 있다.

남성호르몬인 테스토스테론은 시상하부 뇌하수체 고환을 축으로 하여 골격근과 상호작용하는 주요 호르몬이다. 순환하는 테스토스테론은 신체의 동화 상태를 평가하는 생리적 지표로서 근육조직에 효과를 보이고, 다른 호르몬과의 상호작용을 통하여 신경내분비-면역계가 골격근 크기와 근력 향상에 영향을 끼치며, 신경의 수용기와 상호작용하여 신경전달 물질의 양을 증가시켜서 단백질 구조변화에 영향을 미친다.

남성의 테스토스테론 말초 혈액농도는 저항 운동뿐만 아니라 고강도 유산소성 지구력 운동 중과 후에도 증가하고, 여성도 적은 양의 테스토스테론이 증가한다. 저항 운동후 테스토스테론의 세포활동은 저항운동에 의해 세포막에 부과되는 힘 또는 대뇌 중추에 신호를 보내는 피드백의 형태에 따라 다양하게 나타날 수 있고, 수용기 상호작용도 운동 형태에 따라 다르게 작용할 수 있다. 산화 스트레스를 야기시키는 고강도 유산소성 지구력 운동은 급격한 이화 조직 반응을 가져올 수 있는데, 이것은 이러한 상황에서 단백질 상실에 대한 보상으로 작용으로 테스토스테론의 증가가 이루어진다고 볼 수 있다.

테스토스테론 농도를 증가시키기 위한 조건은 대근육 운동, 1RM의 85-95%의 고저항 운동, 다수 세트와 다수 운동량에 의한 고용량의 운동, 짧은 휴식 주기, 장기간의 훈련경력 등이 있다.

● 성장호르몬

뇌하수체에서 분비되는 성장호르몬은 인체의 성장 발육에 절대적으로 필요한 호르몬으로써, 골격근에서 세포상의 단백질 합성과 아미노산 흡수를 증가시켜 Type I과 Type II 근섬유 모두 근비대를 가져온다. 골격근 조직에 미치는 성장호르몬의 동화 효과는 간과 다른 세포(지방세포)에 의한 인슐린-유사 성장인자I(IGF-I)의 생산을 통하여 조절된다.

성장호르몬의 분비와 혈액 양은 하루 중 수시로 변하며 밤에 가장 높게 증가되는데, 이것은 신체의 다양한 조직 성장과 재생 기전과 관련이 있다. 운동은 분비횟수와 양을 증가시면서 근육 수축단위의 적응과 후속적 근력발휘에 영향을 미친다.

성장호르몬은 수소이온과 젖산염이 관련된 저산소증뿐만 아니라 과환기와 호흡중단으로 증가하기 때문에, 해당성 대사와 산화성 대사와 관련 있는 비교적 높은 강도의 수준에서 혈청 성장호르몬 농도가 증가하는 것으로 나타난다. 즉 장시간과 많은 운동량, 짧은 휴식시간, 높은 강도의 저항성 운동 등의 조건이 농도를 크게 증가시킨다. 그리고 여성은 급성 유산소성 지구력 운동 후 남성보다 더 높은 농도를 보였지만 급성 저항 운동에서는 차이가 없었다. 그러나 월경주기 동안 여성은 남성에 비해 더욱 높아진 혈중 성장호르몬 수준을 보였다.

● 인슐린 유사 성장 인자

인슐린 유사 성장인자(IGF)는 작은 폴리펩티드를 통하여 효과를 조절한다. IGF-I은 70 아미노산 폴리펩티드이고 IGF-II는 67 아미노산 폴리펩티드이다. 성장호르몬이 간세포 DNA를 자극한 후 간은 IGF를 분비한다. 이들 IGF는 모두 더 큰 전구체 분자로 합성이 되며, 호르몬 자체를 형성하기 위하여 처리과정을 거친다. IGF는 결합 단백질에 부착되어 혈액으로 이동하고, 수용기와 상호작용하기 위하여 자유 호르몬으로 방출되며, 그리고 여러 가지 인자들에 의하여 조절된다.

성장호르몬과 같이 IGF-I은 단백질 동화작용을 하고 있고, 운동 상황과 많은 관계가 있다. 운동 상황에서 IGF-I 혈액수준이 급격히 증가하는 이유는 지방과 근육세포를 포함하는 많은 세포들이 파괴된다고 판단되는데 그것은 이러한 세포들이 IGF를 포함하고 있기 때문이다. 성장호르몬에 의한 자극 후 IGF가 생산되기까지는 8~29시간이 걸리는데 이것은 IGF가 간으로부터가 아닌 다른 저장

장소로부터 방출되며, 방출은 이미 IGF를 함유하고 있는 세포의 파괴에 기인하거나, 또는 특정 운동에 의한 성장호르몬 매개 IGF 방출이 다른 시간변화 형태를 보일 수 있음을 보여준다.

IGF-I의 고저항 훈련에 대한 반응은 훈련전 개시 혈액 IGF-I의 농도에 따라 달리 반응하는데, 개시 농도가 낮으면 IGF-I이 증가하고, 반면에 개시 농도가 높으면 변화가 없거나 감소하는 경향을 보였다. 여성 대상의 연구에서는 훈련과 함께 아무런 변화가 없었다. 성장호르몬과 같이 훈련에 의해 유도된 IGF의 적응은 다양한 방출방법, 수송, 수용기 상호작용과 관련된 다양한 기전에 따라 다양하다. 또한 다른 동화 호르몬과 같은 목표를 가지고 있기 때문에 다른 동화 호르몬과의 상호작용도 고려해야 한다.

● 코티졸

부신피질호르몬의 결핍은 식욕을 감퇴시키며, 혈압을 낮추고, 몸무게의 감소, 근의 무기력 등을 일으키는 등 전신에 영향을 미치며, 결국은 각종 스트레스에 대한 신체저항 능력이 저하되어 생명유지에 악영향을 준다. 운동이나 스트레스에 의해 부신피질호르몬의 분비는 증가되며, 반복적인 자극은 부신피질의 조직학적 변화를 초래하여 부신피질의 비대를 가져온다. 즉 과격한 운동이나 스트레스는 생체의 방위를 위해 부신피질호르몬의 분비를 증가 시킨다.

부신피질 호르몬으로서 코티졸은 골격근의 이화 호르몬으로서 분류되고 있지만 탄수화물 대사의 주요 신호 호르몬이며 근육 글리코겐 저장과 관련이 있다. 근육의 글리코겐 농도가 낮으면 에너지를 얻기 위하여 단백질을 이화시키는 역할을 한다. 이화작용은 아미노산을 탄수화물로 전환하고, 단백분해 효소를 증가시키며, 단백질 합성을 방해하는 것이다.

Type II 근섬유가 Type I 근섬유보다 더욱 많은 단백질을 갖고 있기 때문에 코티졸은 Type II 근섬유에 이화작용을 하고, 한편 Type I 근섬유의 퇴화 조절에 관련이 있다. 근육에 있어서 테스토스테론과 인슐린의 동화 효과는 코티졸의 이화작용 효과를 상쇄한다. 만약 많은 수의 수용기가 인슐린과 결합하거나 테스토스테론이 코티졸을 위한 DNA의 유전적 요소를 차단한다면 단백질은 보존되거나 증가된다. 역으로 그렇지 않으면 정반대 현상이 나타난다.

코티졸도 성장호르몬과 같이 저항 운동과 함께 증가하며, 휴식 시간이 짧고 전체 운동량이 많을 때 가장 크다. 코티졸은 무산소 대사적 자극의 저항 운동에 급격히 반응하여 이화반응을 만드는 반면에, 이러한 급성 저항 운동에 의하여 성장호르몬이 급격히 증가한다는 것이다. 따라서 비록 지속적으로 높은 수준의 코티졸이 부정적인 영향을 주지만, 급성증가는 근육조직의 더 큰 재형성을 위하여 일부분 이화되어 파괴되게 하고, 다시 강화되도록 한다.

코티졸의 급성 반응은 운동의 대사적 스트레스를 나타내며, 지속성 반응은 단백질 대사와 관련된 조직의 항상성과 주로 관련된다. 따라서 힘 생산능력의 감소와 근조직 위축이 나타나는 과도한 훈련, 중련중단, 또는 부상에서 코티졸의 역할은 매우 중요하다. 한편 면역계 억제세포(T 세포)에서의 코티졸은 골격근 세포의 회복과 근조직의 재형성에 직접적 영향을 준다.

● 카테콜라민

부신수질에서 분비되는 에피네프린, 노르에피네프린, 도파민을 카테콜라민이라고 하며, 이들은 중추운동의 자극 정보, 말초혈관 확장자, 증가된 근육효소계로서 활동하기 때문에 급속히 근력 순발력을 발휘해야하는 경우 다른 호르몬보다 더 중요하다.

카테콜라민은 다른 동화 호르몬을 자극하는 기능을 가졌다. 근육에서의 에피네프린과 노르에피네프린의 기능은 중추기전과 증가된 대사효소 활동을 통하여 힘 생산, 근육 수축율, 에너지 이용가능성, 그리고 동화 호르몬의 분비율을 증가시킨다. 고강도의 저항성 운동, 짧은 휴식, 많은 운동량은 에피네프린과 노르에피네프린의 수준을 증가시킨다. 특히 에피네프린은 운동 스트레스와 함께 나타나는 젖산염 농도와 상호관련 높다.

부신수질호르몬은 교감신경과 유사한 작용을 갖는다. 에피네프린은 간장 내 글리코겐의 분해를 촉진하여 혈당을 상승시키며, 기초 대사량 및 중추신경계의 흥분을 증가시키는 작용을 한다. 순환계에서는 심장기능을 항진하며 심박수 및 심장의 수축력을 증가시켜 심박출량을 증가시킨다. 또한 노르에피네프린은 전신의 혈관을 수축하여 혈압을 상승시키는 작용을 한다. 부신수질호르몬의 분비는 운동 시 산소결핍 및 근 수축에 의한 대사산물에 의하여 반사적으로 그 분비가 증가된다. 이는 순환기능을 항진하고 해당 작용을 촉진하여 운동에 대한 신체조건을 좋게 만들어 준다. 운동 후 회복기에 에피네프린은 수분 이내에 안정 상태로 회복되지만, 노르에피네프린은 회복기 몇 시간이 지나도 계속 증가되는 양상을 나타낸다.

운동 스트레스와 함께 부신반응은 지속되다가 내재적 아편(opioid) 펩티드(enkephalins)가 부신수질에 의해 분비되면서, 운동스트레스로부터 회복에 결정적 역할을 하는 면역계에 영향을 준다. 그러나 만약 잘못된 운동처방에 의한 훈련을 실시한다면, 운동 스트레스는 부신선이 계속 지속반응하게 하여 코티졸의 2차적 반응과 면역계와 단백질 구조의 부정적 효과를 지속하게 되어 회복은 지연된다. 따라서 코티졸의 지속적 이화반응을 예방하고 카테콜라민을 증가시키는 고강도 저항운동, 짧은 휴식, 많은 운동량의 운동처방이 중요하다.

에피네프린이 대사적 조절, 힘 생산, 동화 호르몬(테스토스테론, 성장호르몬, IGF)의 반응기전과 관련되어 있기 때문에 카테콜라민의 자극은 저항운동에 대한 반응으로 발생하는 첫 번째 신경내분비 기전중 하나이다.

● 갑상선 호르몬

운동 중 갑상선 자극 호르몬은 최대 산소섭취량의 50% 이상의 강도에서 운동 강도에 따라 점증적으로 증가된다. 갑상선 자극 호르몬은 운동 수행 후 40분에 항정 상태에 도달한다. 운동은 일반적으로 혈중 티록신 농도를 증가시키는 것으로 알려져 있고, 운동 중 갑상선 자극 호르몬의 증가보다 혈중 티록신 농도의 증가는 늦게 나타난다. 갑상선 호르몬인 티록신은 영양소의 대사에 영향을 미쳐 성장을 정상으로 진행시키고, 골수에서의 적혈구 생성을 촉진하여 신체기능을 향상시켜 주는 호르몬이다. 티록신의 분비가 과다할 경우 심박수 및 체온이 증가하며, 체력을 소모시켜 오히려 신체의 기능을 떨어뜨리며 쉽게 피로하게 한다.

● 췌장 호르몬

운동을 30분 이상 지속하게 되면, 혈중 포도당 농도는 다소 일정하게 유지되면서 혈장 인슐린은 감소하는 경향을 나타낸다. 이러한 현상은 운동 지속시간이 증가함에 따라 근섬유막의 인슐린에 대한 감수성이 증가함에 따른 보상 효과이다. 반면, 혈장 글루카곤은 운동 수행 시 점차적으로 증가하여 간에서의 글리코겐 파괴를 활성화시키면서 혈중 포도당 농도의 일정한 유지가 가능해진다. 즉, 적절한 운동 수행은 인슐린의 감소 및 혈중 글루카곤 기능의 향상이 동시에 나타나면서 신체 조직에 대한 포도당 공급을 일정하게 유지시켜 준다.

● 기타 호르몬

지금까지 특정 호르몬의 기능과 역할을 강조하였지만, 다른 호르몬들이 이들 주요 호르몬들을 만드는 최적의 환경을 만들어 협조하여 인체의 생리적 기능이 유지되는 것이다. 인슐린, 갑상선 호르몬, 베타 엔돌핀과 같은 호르몬들은 성장, 재생, 그리고 운동 스트레스 기전에 상호작용하면서 관여하고 있다. 그러나 저항 운동과 훈련에 대한 이들 호르몬의 효과는 거의 없다. 특히 인슐린과 갑상성 호르몬은 주로 항상성 유지 및 조절을 위하여 분비되기 때문에 운동이나 훈련에 관한 개선사항은 없다. 그러나 인슐린이 저항성 훈련에 의하여 개선된다고 하였고, 12시간 분비율의 변화, 수용기의 민감성, 결합 상호작용도 영향을 받는다고 한다. 그리고 갑상선 호르몬인 자유 티록신 혈청 농도가 장기간의 근력 훈련으로 약간 감소한다고 하였다. 티록신이 대사 조절 및 아미노산 합성에 영향을 미치기 위해서는 저항 훈련과 상호작용이 필요하다.

실습 4.1 인체의 신경계 분류해보기

성명____________________ 일시____________________

▶ 신경계의 위치와 기능이 알맞게 이루어지도록 공란을 채우시오.

1. 중추신경계

– 뇌 :______, ______, 중뇌, 뇌교______, ________– 불수의적

– 척수 – ______

2. 말초신경계

– 자율신경계 – ____________– 원심성신경 – ________

– ____________– 원심성신경 – 불수의적

– ________ – 운동신경 – ________ – ________

– 감각신경 – ________ – 수의적

실습 4.2 내분비선과 호르몬의 생리적 활동

성명____________________ 일시____________________

▶ 내분비선과 호르몬의 생리적 활동이 알맞게 이루어지도록 공란에 호르몬 명칭을 채우시오.

내분비선	호르몬	선택된 생리적 활동
선하수체	1____________	– 신체 성장 발육 촉진
(뇌하수체 전엽)	2____________	– 갑상성호르몬 합성 및 분비 자극
	3____________	– 부신피질 선세포를 자극
	4____________	– 난자의 자극과 성숙 및 에스트로겐 분비 증가
	5____________	– 배란과 난소와 고환에서 성호르몬 분비 자극
	6____________	– 프로게스테론 분비, 수정된 난자착상, 임신 지속
신경하수체	1____________	– 평활근 수축과 신장에 의한 물 재흡수 증가
(뇌하수체 후엽)	2____________	– 자궁수축과 젖선에 의한 모유분비 자극
갑상선	1____________	– 신체 세포 대사 촉진, 세포성장 자극
부갑상선	1____________	– 혈액칼슘 증가, 혈액인 감소, 뼈형성 자극
췌장	1____________	– 글리코겐 저장하며 세포로의 글루코오스 유입촉진, 단백질 합성에 관여
	2____________	– 혈중 글루코오스 수준 증가
부신피질	1____________	– 소디움 · 포타시움 대사 관여
	2____________	– 단백질로의 아미노산 통합을 억제 지연시킴, – 탄수화물로의 단백질 전환 자극 – 정상혈당수준 유지, 글루코오스 보존 – 지방사용 촉진

부신수질	1________________	– 심장 총박출량 증가, 혈당의 과글리코겐 분해와 지방 가동 증진
	2________________	– 아드레날린과 유사특성, 혈관 수축
난소	1________________	– 여성 성 특성 발달 자극
	2________________	– 젖선과 여성 성 특성 발달자극, 임신유지
고환	1________________	– 성장, 증가된 단백질 이화작용, 남성 성 특성의 발달과 유지를 자극

제5장. 체력과 평가

학습과제

1. 체력의 정의와 중요성은 무엇인가?
2. 건강관련 체력과 기술관련 체력은 무엇인가?
3. 체력의 구성요소와 각각의 평가방법은 무엇인가?

유명한 생물학자인 라마르크는 1809년에 용불용설(用不用說)을 주장했다. 이 학설은 인간의 신체 구조와 기능이 사용하면 할수록 강화되고, 사용하지 않고 그냥 두면 구조와 기능이 퇴화된다고 보고 한 많은 연구결과에 의하여 사실이 검증되고 있다. 그 예로써 과거 원시 시대의 인간들은 생존을 위해서 사냥을 하거나 주변 환경들로부터 자신을 방어하기 위하여 끊임없이 활동을 하여왔기 때문에 신체적인 구조와 능력은 훌륭했다. 그러나 현대인들은 자동화와 기계화로 의한 생활의 편리함으로 인해 신체 활동의 기회를 많이 잃어왔으며, 반면에 경제적인 풍요로움으로 인하여 과다한 영양을 섭취하게 되었다. 결과적으로 이러한 현상은 현대인의 비만율을 증가시키고, 체력의 약화를 촉진하는 계기가 되고 말았다. 게다가 이러한 체력과 건강 수준의 저하는 성인병을 일으키는 원인으로 작용하여 관상동맥 심장질환, 고혈압, 고지혈증, 암, 당뇨병, 비만증 등의 각종 만성 질병을 야기하고 있다. 그리고 놀랍게도 최근 어린이들의 체력도 저하되어 성인들과 마찬가지로 심장병, 비만증, 당뇨병, 고혈압 등으로부터 위협을 받고 있다.

체력은 보다 나은 인간의 생활이나 생존에 중요한 요인이 되는 신체적 능력을 말한다. 일반적인 의미에서 체력이란 달리기, 뛰기, 던지기, 물건 옮기기 등의 운동을 할 수 있는 능력을 의미하지만 넓은 의미에서는 더위, 추위, 습도, 일광, 외상 등의 물리적인 것에 대한 저항력과 세균감염, 기아, 수면부족, 정신적 고통 등의 생리심리학적인 것에 대한 저항력도 포함한다. 한편 체력은 행동체력과 방위체력을 종합한 능력이라고 하는데, 행동체력은 몸을 움직이고 신체운동을 조정하는 능력과 같은 신체적 작업능력(운동능력)이라고 하며, 방위체력은 신체를 방어하는 능력으로써 건강의 위협과 스트레스에 대한 저항력이다.

또한 체력의 구성요소들 중에서 건강과 비교적 밀접하게 관련된 요소들을 분류하여 **건강관련 체력**이라고 하며, 스포츠 기능에 필수적인 요소들을 운동 **기술관련 체력**이라고 한다. 건강관련 체력은 심폐지구력, 근력, 근지구력, 유연성, 신체구성의 요소들로 구성되며, 기술관련 체력의 요소에는 민첩성, 평형성, 협응성, 순발력, 반응시간이 포함된다. 그리하여 본 장에서는 체력을 건강에 관련된 체력과 운동기술에 관련된 체력으로 구분하여 각 구성요소의 특성과 평가방법에 관한 기초지식을 설명하고자 한다.

Ⅰ. 건강관련 체력

1 심폐지구력

심폐지구력은 체력의 가장 중요한 구성요소 중 하나로써, '운동 시 산소를 섭취, 운반 그리고 추출하면서 대근군이 중간 강도에서 높은 강도 운동 시에 이르기까지 장시간 동안 운동을 수행할 수 있게 하는 능력'을 말한다. 즉, 흡기한 산소를 혈액으로 운반하는 호흡계, 혈액에 의해 산소를 각 조직으로 분배하는 심혈관계, 운반된 산소를 이용하여 운동을 하는 골격근계의 기능 상태에 따라 심폐지구력이 결정된다고 할 수 있다. 운동수행 시 산소의 지속적인 공급으로 운동을 유지하는 유산소성 운동체계는 연료로 사용되는 탄수화물과 지방을 연소시키기 위해 지속적으로 충분한 산소를 필요로 한다. 따라서 심폐지구력은 유산소성 능력, 혹은 최대 산소섭취량(VO_2max)으로 표현하기도 한다.

최대 산소섭취량은 '인체가 운동하는 중에 단위 시간당 섭취할 수 있는 최대산소의 양'을 의미한다. 점차적으로 운동 강도를 증가시켜 완전히 지치는 수준에 이르게 되면 산소섭취량의 증가는 멈추게 되면서 **고원**(plateau) **현상** 혹은 약간의 감소 현상을 나타내게 된다. 운동에 이용되는 근육으로 산소를 공급하는 능력에는 한계가 있기 때문에 운동을 끝내야 되는 수준에 이르게 되면 산소섭취량이 고원현상을 나타낸다. 최대 산소섭취량을 초과하는 수준에서도 무산소성 에너지의 여유분에 의해서 잠시 동안 운동을 수행할 수는 있으나, 이러한 능력에도 한계가 있다. 그러나 지구성 트레이닝에 의해서 이러한 한계는 향상될 수 있는데, 6개월간의 트레이닝에 의해서 최대 산소섭취량은 20% 혹은 그 이상 향상될 수 있다고 연구보고 된 바 있다. 이는 운동선수 또는 일반인이 보다 높은 강도 혹은 페이스로 운동을 수행할 수 있음을 의미한다.

□ 측정방법

심폐지구력을 평가하는 방법으로는 크게 실험실 검사와 현장 검사(field test)가 있다. 최대 산소섭취량은 대표적인 실험실 검사로써 대부분의 연구자들은 심폐기능 평가의 가장 적절한 항목으로 제안하고 있다. 실험실 검사로는 자전거 에르고미터와 트레드밀을 이용한 운동부하 검사, 스텝 검사 등이 있으며, 현장 검사 방법은 12분 달리기, 1,500m 달리기, 3,200m 걷기 등이 있다.

● 운동부하 검사

심폐지구력을 알아보는 방법으로써 가장 널리 알려진 **운동부하 검사**(exercise stress testing)는 운동부하를 단계적으로 높여가면서 최대 산소섭취량을 측정·평가함으로써 개별적으로 운동 처방에 필요한 정보를 수집하는 데 그 목적이 있다. 최대 산소섭취량을 측정하는 방법에는 주로 자전거 에르고미터와 트레드밀을 이용한 프로토콜 사용으로 피검자가 자신의 능력을 최대로 발휘할 때 자동 호흡가스 분석기에 의한 직접 측정법과 장비와 환경에 의해 직접적인 측정이 불가능할 경우 간접적으로 추정할 수 있는 방법이 있다.

▮ 직접적인 최대 산소소비량 측정

직접적인 최대 산소섭취량 측정은 주로 최대 운동부하 수준에서 호기가스를 채취, 분석하여 최대 산소섭취량을 측정하여 대상자들의 능력을 판단하게 된다. 이렇게 가스 분석기를 이용한 최대 운동부하 검사가 가장 정확한 측정방법이 될 수 있지만, 고가의 장비, 숙련된 전문 요원과 장시간 소요 등의 이유로 널리 이용되지 못하고 있다. 다만 연구나 임상 치료용으로 이용되고 있는 실정이다. 운동 강도가 증가함에도 불구하고 산소섭취량이 정체 상태에 있거나, **호흡교환율**이 1.15를 넘거나, **심박수**가 190회/분 이상이 되거나, 혹은 **혈중 젖산 농도**가 7~8mM 이상이 되는 것을 확인하면 최대 산소섭취량에 도달하였다고 보아도 좋을 것이다.

▮ 간접적인 최대 산소소비량 측정

간접적인 최대 산소섭취량 측정은 호흡 가스분석기가 준비되어 있지 않을 경우 **트레드밀**과 **자전거 에르고미터 검사**를 이용하여 최대 산소섭취량을 추정하는 하는 방법을 말한다.

• 트레드밀 검사

각종 프로토콜을 적용한 트레드밀에 의한 최대 산소섭취량 추정 공식은 표 5.1에 나타냈다.

표 5.1 트레드밀 프로토콜에 의한 최대 산소섭취량 추정 공식

프로토콜	집단	공식
Burce	활동적, 비활동적 남자, 남자 심장병환자	VO_2max = 17.76−(1.379× 지속시간)+(0.451×지속시간^2)−(0.012×지속시간^3)
	활동적, 비활동적 여자	VO_2max = 4.38(지속시간)−3.90
	심장병 환자, 노인(손잡이 잡고 실시)	VO_2max = 2.282(지속시간)+8.545
Balke	남자	VO_2max = 1.444(지속시간)+14.99
	여자*	VO_2max = 1.38(지속시간)+5.22
Naughton	심장병 환자	VO_2max = 1.61(지속시간)+3.60

* 여자의 경우 Balke 프로토콜 수정, 속도 3mph, 초도부하 0%, 그 후 매 3분마다 2.5%씩 증가

• 자전거 에르고미터 검사

자전거 에르고미터를 이용하여 최대 산소섭취량 추정하기 위한 측정 절차는 부하가 가해지지 않은 상태에서 1분간 60회의 회전수(RPM)로 자전거 페달을 밟으면서 3분 동안 준비운동을 한 후 표 5.2를 이용하여 자전거 에르고미터의 부하를 설정하여 5분 동안 운동을 실시한다. 이때 4분 30초부터 5분 사이에 15초 동안 맥박수를 측정하여 표 5.3의 최대 산소섭취량 추정표를 이용해 절대 최대 산소섭취량을 확인한다. 상대 최대 산소섭취량은 절대 최대 산소섭취량을 자신의 체중으로 나누면 된다. 또한 자전거 에르고미터 검사에 의해 결정된 최대 산소섭취량 추정치에 근거한 남녀의 심폐지구력 평가 기준표는 표 5.4와 같다.

표 5.2 최대하 자전거 에르고미터 체력 검사의 운동율(work rate)

성별	나이(세)	페달 스피드(RPM)	부하(watt)
남자	29세 까지	60	150(900KPM)
	30세 이상(또는 체력이 약한 사람)	60	50(300KPM)
여자	29세 까지	60	100(600KPM)
	30세 이상(또는 체력이 약한 사람)	60	50(300KPM)

▮ 운동부하 검사 프로토콜

운동부하 검사에서 가장 많이 이용되는 장치는 트레드밀과 자전거 에르고미터이다. 특정 기구를 선택하여 검사 할 때는 먼저 합당한 **프로토콜**의 선택이 필요한데, 이는 검사의 목적과 대상을 고려하여 결정하여야 한다.

• 트레드밀 프로토콜

트레드밀은 운동은 운동에 동원되는 근육양이 자전거 에르고미터보다 크기 때문에 최대 산소섭취량이 5~10% 정도 더 높다. 즉, 트레드밀 운동검사의 이점은 최대 산소섭취량의 최대치를 얻을 수 있은 장점이 있다. 트레드밀 이용방법은 트레드밀 경사(grade)와 스피드를 적절하게 조절하면서 운동부하를 증가시켜 최대 운동수행능력을 검사하는 방법이다. 이것은 안정성의 고려 및 기술적인 적응과정이 필요하다. 트레드밀 이용방법에는 Bruce, Balke, Naughton, Ellested, Astrand 등 많은 프로토콜이 있다. 본 장에서는 Bruce, Balke, 수정된 Balke, Naughton 프로토콜만 제시하고자 한다(그림 5.1~5.4).

표 5.3 자전거 에르고미터 검사를 이용한 최대 산소섭취량 추정표

추정된 절대 VO2max (ml/분)			
15초 심박수	남자: 900KPM 운동율 (ml/분)	여자: 600KPM 운동율 (ml/분)	남자 또는 여자: 300KPM 운동율 (ml/분)
28	3560	2541	1525
29	3442	2459	1475
30	3333	2376	1425
31	3216	2293	1375
32	3099	2210	1325
33	2982	2127	1275
34	2865	2044	1225
35	2748	1961	1175
36	2631	1878	1125
37	2514	1795	1075
38	2397	1712	1025
39	2280	1629	–
40	2163	1546	–
41	2046	1463	–
42	1929	1380	–
43	1812	1297	–
44	1695	1214	–
45	1578	1131	–

표 5.4 자전거 에르고미터 검사를 이용한 심폐지구력 평가표

단위 : ml/kg/min

성별	연령대 \ 등급	1	2	3	4	5	6
남자	13~19세	60이상	54~59	47~53	40~46	36~39	35이하
	20대	59이상	53~58	46~52	39~45	34~38	33이하
	30대	54이상	50~53	44~49	38~43	33~37	32이하
	40대	53이상	49~52	42~48	37~41	31~36	30이하
	50대	50이상	46~49	39~45	33~38	29~32	28이하
	60대 이상	45이상	40~44	35~39	30~34	25~29	24이하
여자	13~19세	52이상	45~52	41~44	35~40	29~34	28이하
	20대	51이상	43~51	39~42	34~38	31~33	30이하
	30대	45이상	43~45	37~42	32~36	29~31	28이하
	40대	42이상	40~42	35~39	29~34	26~28	25이하
	50대	38이상	35~38	31~34	26~30	25~25	23이하
	60대 이상	36이상	35~36	30~34	25~29	23~24	22이하

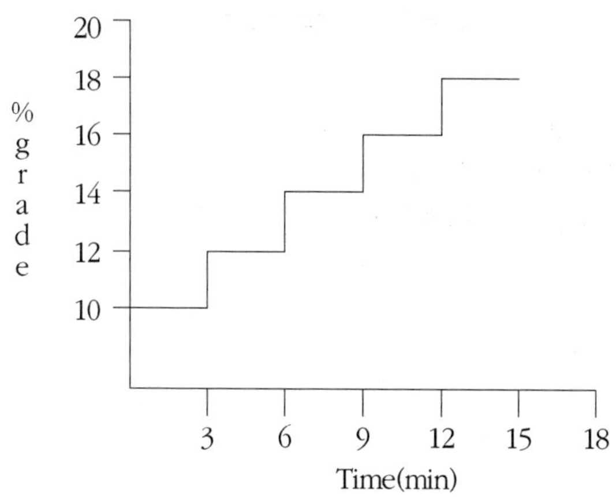

그림 5.1 Bruce 프로토콜

* 대상자 : 정상인, 고위험군

* 초기 부하 : 정상인) 1.7mph(경사도 10%), 고위험군) 1.7mph(경사도 5%)

* 부하증가 : 3분마다 2%씩 0.8~0.9mph 증가

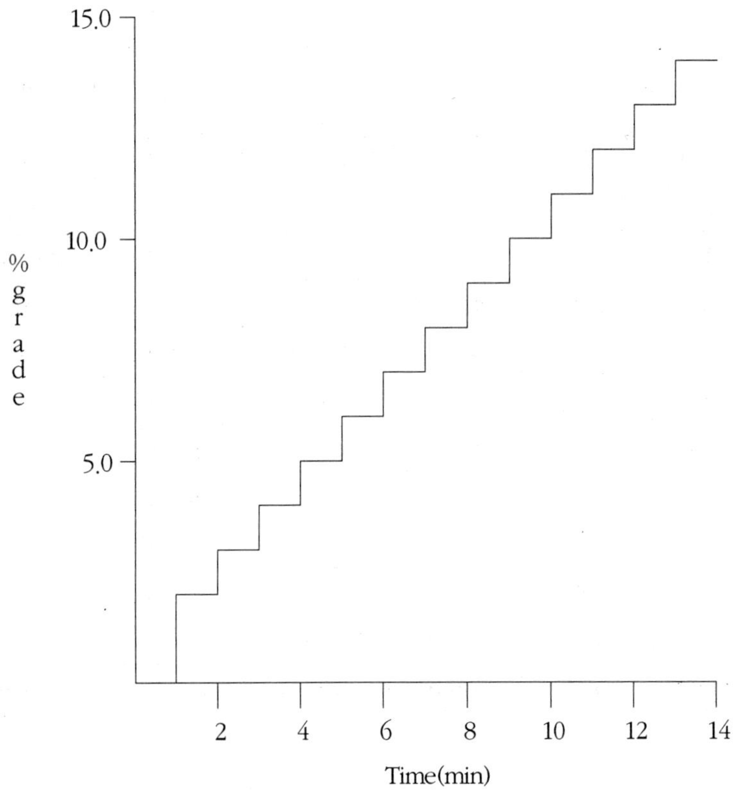

그림 5.2 Balk 프로토콜

* 대상자 : 정상인(여자)
* 초기 부하 : 3.4mph, 0%, 1분 지속
* 부하 증가 : 3.4mph, 1분마다 2%씩 증가

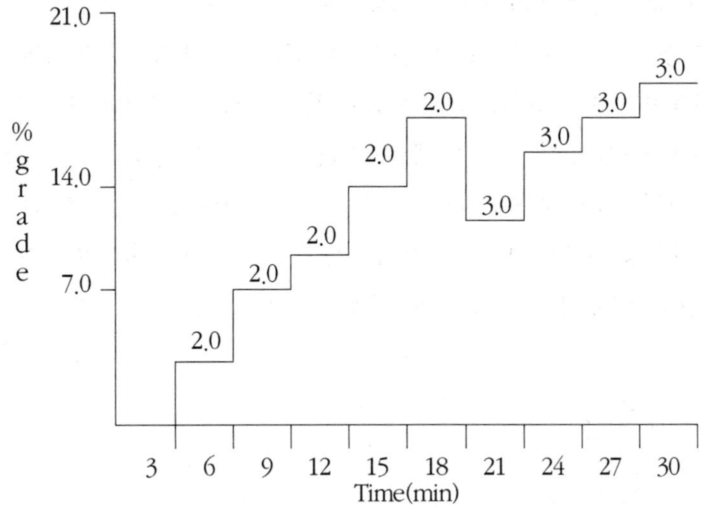

그림 5.3 수정된 Balk 프로토콜

* 대상자 : 노인
* 초기 부하 : 2.0mph, 0%, 3분 지속
* 부하 증가 : 2.0mph, 3분마다 3.5%씩 증가; 18분 이후 3분마다 2.5%씩 증가

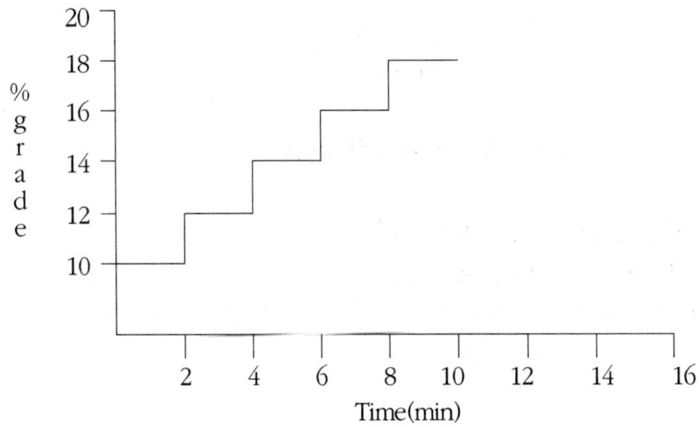

그림 5.4 Naughton 프로토콜

* 대상자 : 심장질환자
* 초기 부하 : 1.0mph, 0%, 2분
* 부하 증가 : 2.0mph, 0%, 2분 운동 후 2.0mph, 2분마다 2%씩 증가

• 자전거 에르고미터

대상자에게 맞도록 안장 및 손잡이의 높이를 조절하고 페달 밟기의 속도는 분당 50~60 회전수를 유지하며 가장 낮은 저항에서 2~3분간의 준비운동을 실시한다. 준비운동 후 2~3분 간격으로 25~50watts씩 단계별로 운동량을 증가시키고, 측정항목은 1분 간격으로 측정하며 경우에 따라서 각 단계의 마지막 30초간 측정하도록 한다. 자전거 에르고미터 이용 시에는 혈압, 심박출량의 측정 및 혈액채취가 용이한 것이 장점이나 하지근육 부위의 부분적 피로에 의한 운동의 제한성, 정맥환류의 어려움, 근육활동부위의 제한성 등이 단점으로 지적되고 있다. 특히 이러한 영향으로 트레드밀 운동부하방법에 비해 최대 산소섭취량이 7~10% 정도 낮게 나타나는 것으로 보고되었다.

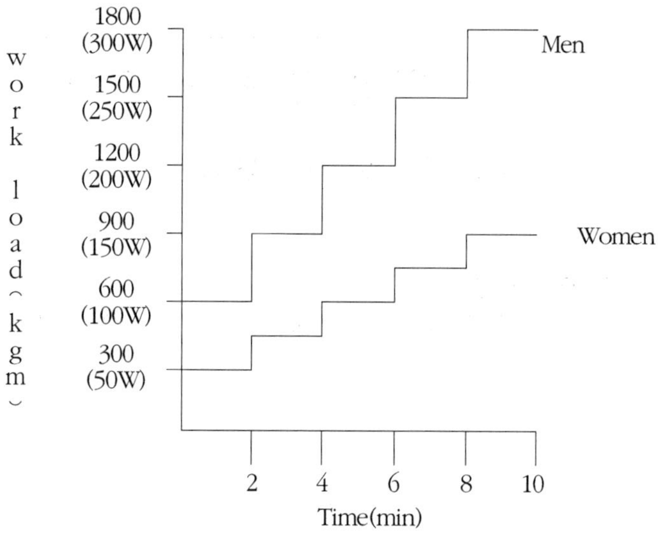

그림 5.5 Astrand 프로토콜

* 초기 강도 : 남) 600 kpm/min(50rpm, 2kp, 100W);
여) 300 kpm/min(50rpm, 1kp, 50W)
* 운동 강도 : 남) 매 2분 300 kpm/min씩 증가; 여) 매 2분 150 kpm/min씩 증가

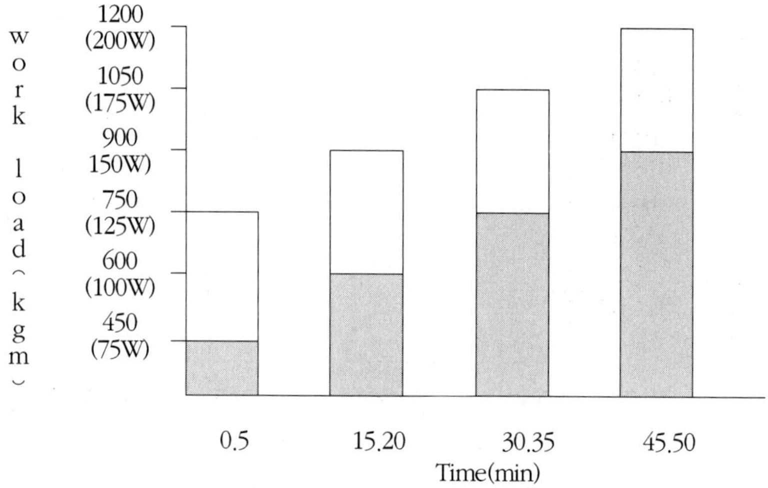

그림 5.6 Fox 단속 부하 프로토콜

* 초기 강도:남) 750 kpm/min(60rpm, 125W); 여) 450 kpm/min(60rpm, 75W)
* 운동 강도 : 남, 여) 매 5분 운동과 10분 휴식, 단계마다 120 ~ 180 kpm/min씩 증가

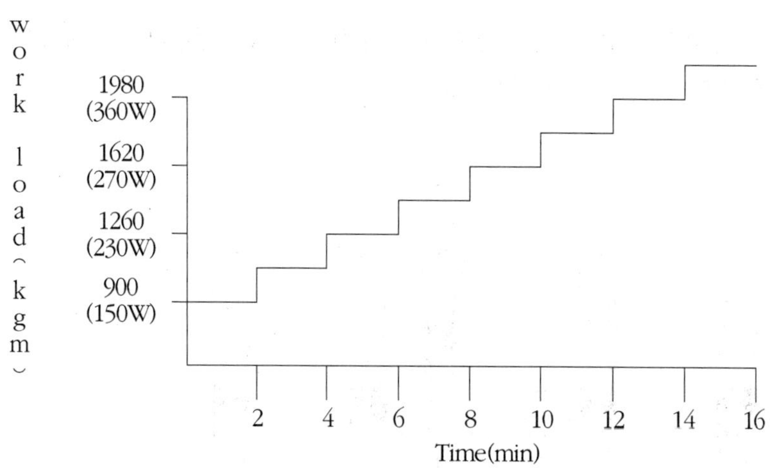

그림 5.7 McAdle 지속부하 프로토콜

* 초기 강도 : 남 · 여) 900 kpm/min(60rpm, 2.5kp, 150W)
* 운동 강도 : 남 · 여) 매 2분 180 kpm/min(30W)

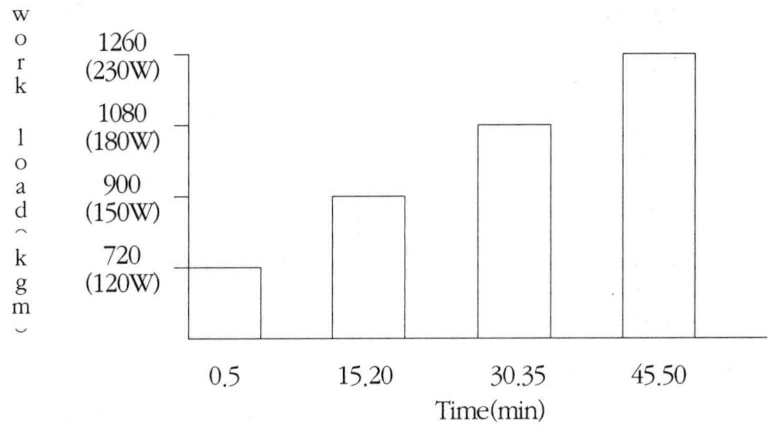

그림 5.8 Astrand 프로토콜(1956)

* 초기 강도 : 남 · 여) 720 kpm/min(60rpm, 120W)

* 운동 강도 : 남 · 여) 매 5분 운동과 10분 휴식으로 180 kpm/min씩 증가

● 5분 스텝 검사

5분 스텝 검사는 각 개인의 동기유발이 점수에 큰 영향을 미치지 않는다는 장점과 가정에서 최소한의 장비로도 검사가 가능하다는 장점이 있다.

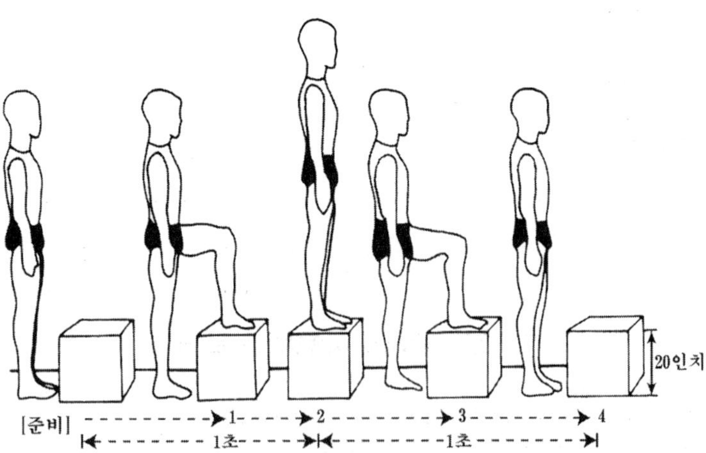

그림 5.9 검사대와 승강운동

한 스텝은 그림 5.9와 같이 4동작으로 구성되는데 각 동작마다 1초간씩 일정한 속도로 승강운동을 한다. 벤치의 높이는 50.8㎝로 하고, 5분 동안 위의 과정을 반복한다. 운동을 마친 후 의자에 앉아 1분 후, 2분 후, 3분 후에 각각 30초간 맥박을 측정하여 **신체효율지수**(physical efficiency index, PEI) 공식에 의해 심폐지구력을 평가하는 방법이다(표 5.5). 그리고 신체효율지수의 공식은 아래와 같다.

$$PEI = \frac{\text{운동시간(초)}}{2 \times (\text{회복시3회측정한심박수의합})} \times 100$$

표 5.5 PEI에 의한 스텝검사 평가표

등 급	P E I	심박수 합계
1	90이상	167이하
2	80 ~ 89	168 ~ 188
3	65 ~ 79	189 ~ 232
4	55 ~ 64	233 ~ 272
5	54이하	273이상

● 현장 검사

현장 검사에는 1마일 걷기, 1.5마일 달리기/걷기 검사, 12분 달리기, 1500m 달리기, 3200m 속보, 줄넘기 등이 있다. 이 중에서 대표적으로 이용하고 있는 측정 방법은 다음과 같다.

• 1마일 걷기 검사

1마일 걷기 검사는 평지로 된 1마일 트랙을 가능한 한 빠르게 걷는 것이다. 1마일을 걸은 기록과 함께 걷는 동안 심박수를 측정한다. 남녀의 평가 기준표는 표 5.6과 같으며, 1마일 중 마지막 400m 구간에서의 심박수를 측정한 후 추정식을 이용하여 최대 산소섭취량을 산출 할 수 있다(표 5.9).

표 5.6 남녀의 1마일 걷기 평가표

단위 : 분 : 초

성별	연령대 \ 등급	1	2	3	4	5
남자	13~19세	12:30이하	12:30~14:00	14:01~16:00	16:01~17:30	17:30이상
	20대	13:00이하	13:00~14:30	14:31~16:30	16:31~18:00	18:00이상
	30대	13:30이하	13:30~15:30	15:31~17:30	17:31~19:00	19:00이상
	40대 이상	14:00이하	14:00~16:00	16:01~18:30	18:31~21:30	21:30이상
여자	13~19세	13:30이하	13:31~14:30	14:31~16:30	16:31~18:00	18:01이상
	20대	13:30이하	13:31~15:00	15:01~17:00	17:01~18:30	18:31이상
	30대	14:00이하	14:01~16:00	16:01~18:00	18:01~19:30	19:31이상
	40대 이상	14:30이하	14:31~18:00	18:01~19:30	19:31~20:00	20:01이상

• 1.5마일 달리기 검사

1.5마일 달리기 검사는 거리 측정이 용이한 트랙 있는 운동장에서 실시하는 것이 좋은데, 피검자들에게 최대한 빨리 달리도록 주문한다. 1.5마일을 통과할 때의 시간을 기록한다. 남녀의 평가 기준표는 표 5.7과 같으며, 추정식에 대입하여 최대산소섭취량을 산출 할 수 있다(표 5.9).

표 5.7 남녀의 1.5마일 달리기/걷기 평가표

단위 : 분 : 초

성별	연령대 \ 등급	1	2	3	4	5
남자	13~19세	8:37이하	8:37~9:40	10:49~12:10	12:11~15:30	15:30이상
	20대	9:45이하	9:45~10:45	12:01~14:00	14:01~16:00	16:00이상
	30대	10:00이하	10:00~11:00	12:31~14:45	14:46~16:30	16:30이상
	40대	10:30이하	10:30~11:30	13:01~15:35	15:36~17:30	17:30이상
	50대	11:00이하	11:00~12:30	14:31~17:00	10:01~19:00	19:00이상
	60대 이상	11:15이하	11:15~13:59	16:16~19:00	19:01~20:00	20:00이상
여자	13~19세	11:50이하	11:50~12:29	12:30~14:30	16:55~18:30	18:30이상
	20대	12:30이하	12:30~13:30	15:55~18:30	18:31~19:00	19:00이상
	30대	13:00이하	13:00~14:30	16:31~19:00	19:01~20:00	19:30이상
	40대	13:45이하	13:45~15:55	17:31~19:30	19:31~20:00	20:00이상
	50대	14:30이하	14:30~16:30	19:01~20:00	20:01~20:30	20:30이상
	60대 이상	16:30이하	16:30~18:00	19:31~20:30	20:31~21:31	21:00이상

• 12분 달리기 검사

12분 달리기 검사는 거리 측정이 용이한 트랙 있는 운동장에서 실시하는 것이 좋은데, 피검자들이 12분 동안 달리거나 걸어서 최대한 먼 거리에 도달하도록 한다. 12분 동안 달린 거리를 측정하여 미터(m) 단위로 측정하며, 남녀의 평가 기준표는 표 5.8과 같다. 또한 추정식에 대입하여 최대산소섭취량을 산출 할 수 있다(표 5.9).

표 5.8 남녀의 12분 달리기/걷기 평가표

단위 : m

성별 \ 연령대 \ 등급		1	2	3	4	5
남자	20대 미만	2834이상	2569~2833	2322~2568	2058~2321	2057이하
	20대	2834이상	2569~2833	2322~2568	2058~2321	2057이하
	30대	2952이상	2656~2951	2079~2655	2084~2378	2083이하
	40대	2525이상	2130~2524	1841~2129	1640~1842	1639이하
	50대 이상	2220이상	1960~2219	1783~1959	1662~1782	1661이하
여자	20대 미만	2366이상	2045~2365	1745~2044	1424~1744	1423이하
	20대	2366이상	2045~2365	1745~2044	1424~1744	1423이하
	30대	2136이상	1895~2135	1670~1894	1421~1669	1420이하
	40대	1805이상	1572~1804	1510~1571	1377~1509	1376이하
	50대 이상	1790이상	1647~1789	1555~1646	1268~1554	1267이하

표 5.9 현장 검사의 최대 산소섭취량 추정식

검사 종류	공 식
1마일 걷기	VO_2max = 132.853 − 0.1692(체중, kg) − 0.3877(나이) + 6.315(성별*) − 3.2649(시간, min) − 0.1565(심박수)
1.5마일 달리기/걷기	VO_2max = 88.02 − 0.1656(체중, kg) − 2.76(시간, min) + 3.716(성별*)
12분 달리기/걷기	VO_2max = [0.0268 × 12분 달린 거리(m)] − 11.3

*성별에 있어 남자는 1, 여자는 0으로 계산

• 1,500m 달리기 검사

1,500m 달리기 검사는 1,500m를 최대한 빠르게 달린 기록을 측정하여 체력수준을 평가하는 방법으로 피검자들이 전 구간에 걸쳐 자신의 능력을 최대로 발휘할 수 있도록 페이스 조절에 유념할 것을 측정 전에 주지시키는 것이 중요하다. 참고적으로 남녀의 평가 기준표는 표 5.10과 같다.

표 5.10 남녀의 1,500m 달리기 평가표

단위 : 분 : 초

성별 \ 연령대 \ 등급		1	2	3	4	5
남자	20대 미만	5:33이하	5:34~6:06	6:07~6:37	6:38~7:09	7:10이상
	20대	5:33이하	5:34~6:06	6:07~6:37	6:38~7:09	7:10이상
	30대	5:15이하	5:16~6:05	6:06~6:52	6:53~7:21	7:22이상
	40대	6:23이하	6:24~6:55	6:56~7:45	7:46~8:08	8:09이상
	50대 이상	7:03이하	7:04~7:39	7:40~8:13	8:14~8:59	9:00이상
여자	20대 미만	6:49이하	6:50~8:01	8:02~9:07	9:08~10:18	10:19이상
	20대	6:49이하	6:50~8:01	8:02~9:07	9:08~10:18	10:19이상
	30대	7:46이하	7:47~8:57	8:58~10:03	10:04~11:13	11:14이상
	40대	9:12이하	9:13~9:53	9:54~10:37	10:38~11:04	11:04이상
	50대 이상	9:08이하	9:09~9:40	9:41~10:37	10:38~11:33	11:34이상

• 3,200m 걷기 검사

3,200m 걷기 검사는 3,200m의 거리를 달리기 동작을 취하지 않고 어떤 형태로든 보행동작을 실시한 다음 얻어진 시간을 측정하여 평가표에 따라 심폐지구력 수준을 평가하도록 한다. 남녀의 평가 기준표는 아래의 표 5.11과 같다.

표 5.11 남녀의 3,200m 걷기 평가표

단위 : 분 : 초

성별	연령대 \ 등급	1	2	3	4	5
남자	20대 미만	24:12이하	24:13~25:39	25:40~27:01	27:02~28:28	28:29이상
	20대	24:12이하	24:13~25:39	25:40~27:01	27:02~28:28	28:29이상
	30대	23:30이하	23:31~25:09	25:10~26:42	26:43~28:27	28:28이상
	40대	24:05이하	24:06~26:22	26:23~28:31	28:32~30:04	30:05이상
	50대 이상	25:13이하	25:14~26:31	26:32~26:52	26:53~29:49	29:50이상
여자	20대 미만	25:08이하	25:09~29:01	29:02~32:37	32:38~36:29	36:30이상
	20대	25:08이하	25:09~29:01	29:02~32:37	32:38~36:29	36:30이상
	30대	26:38이하	26:39~28:59	29:00~31:11	31:12~33:31	33:32이상
	40대	26:50이하	26:51~28:27	28:28~29:51	29:42~31:23	31:24이상
	50대 이상	27:10이하	27:11~28:42	28:43~30:31	30:32~32:07	30:08이상

위와 같이 다양한 심폐 지구력 측정 방법으로 얻은 직접적인 최대 산소섭취량과 간접적으로 추정된 최대 산소섭취량의 평가 기준치를 살펴보면 표 5.12와 같다.

표 5.12 남녀의 최대 산소섭취량 평가표

단위 : ml/kg/min

성별	연령대 \ 등급	1	2	3	4	5
남자	20대 미만	54.3이상	46.8~54.2	39.8~46.7	36.2~39.7	36.1이하
	20대	60.0이상	51.1~59.9	44.9~51.0	37.9~44.8	37.8이하
	30대	55.3이상	47.8~55.2	40.8~47.7	37.2~40.7	37.1이하
	40대	45.5이상	43.3~45.4	36.5~43.2	30.1~36.4	30.0이하
	50대 이상	42.9이상	38.1~42.8	32.5~38.0	28.7~32.4	28.6이하
여자	20대 미만	41.0이상	35.6~40.9	30.5~35.5	25.0~30.4	24.9이하
	20대	45.1이상	38.5~45.0	32.3~38.4	25.7~32.2	25.6이하
	30대	39.0이상	33.6~38.9	28.5~33.5	23.0~28.4	22.9이하
	40대	38.0이상	32.5~37.9	27.3~32.4	21.8~27.2	21.7이하
	50대 이상	33.3이상	27.9~33.2	25.4~27.8	21.7~25.3	21.6이하

2 근력

근력이란 '근수축에 의해 발생하는 물리적인 운동에너지를 말하며, 근육이나 근조직이 한 번에 발휘할 수 있는 최대의 힘'이다. 운동을 포함하여 일상생활의 작업은 근력의 발생에 의하여 이루어지는 것이다. 이와 같이 근력은 인간의 생활에 필요불가결한 체력의 한 요소이나 나이가 들어감에 따라 점점 쇠퇴해 진다. 이러한 근력을 유지할 수 있는 방법은 오로지 규칙적이고 적당한 운동밖에 없다. 그리고 근력은 단 한 번에 발휘하는 최대의 힘이기 때문에 장시간 하는 운동보다 단시간 내에 최대의 효과를 얻을 수 있는 운동을 선택하는 것이 중요하다.

❑ 측정방법

근력 검사는 체력의 모든 것을 측정하는 것은 아니지만, 개인의 전반적인 체력 상황의 기본적인 요소를 다루는 것이 된다고 알려져 있다. 근력 측정은 다이나모메터를 이용한 악력, 배근력, 각력, 완력 등의 검사와 1RM 방법, 그리고 컴퓨터화되고 전기에 의해 기계가 작동하는 등속성 측정법에 의해 이루어진다.

● 악력 검사

악력 검사는 네 개의 손가락과의 협응 및 일반적 최대 근력을 측정하는 검사이다. 악력에 관여하는 근은 주로 전완 굴근군과 수근이며 전완의 근력을 측정하는 것으로 볼 수 있다.

악력은 어디까지나 전완부의 정적 근력이므로 너무 확대해서 해석하지 않는 편이 무난하다. 또 정적 근력인 이상 전완근의 파워와는 어느 정도 비례관계를 나타내지만 반드시 근지구력을 반영하고 있지 않다는 사실을 유의해야 한다. 악력은 상지의 국부적인 근력이지만 완력과는 0.84, 각력과는 0.76, 배근력과는 0.75의 상관이 있다는 보고가 있다. 악력의 평가 기준치는 표 5.13과 같다.

① 기구는 악력계를 사용하여 악력계의 지침이 밖을 향하도록 잡는다.
② 둘째손가락의 제 2관절이 거의 직각이 되도록 폭을 조절해서 잡고, 직립 자세로 양발을 벌려 선다.
③ 좌우 교대로 2회씩 측정해서 각각 좋은 기록을 0.1㎏단위로 기록한다.

④ 측정 시 악력계를 흔들면서 실시하지 않도록 주의한다.

표 5.13 남녀의 악력 평가표

단위 : kg

성별	연령대 \ 등급	1	2	3	4	5
남자	20대	55.1이상	49.1~55.0	43.1~49.0	36.1~43.0	36.0이하
	30대	55.1이상	49.1~55.0	43.1~49.0	36.1~43.0	36.0이하
	40대	51.1이상	459.1~51.0	39.1~45.0	32.1~39.0	32.0이하
	50대 이상	48.1이상	42.6~48.0	35.6~42.5	29.1~35.3	29.0이하
여자	20대	34.1이상	27.6~34.0	25.6~27.5	19.1~25.5	19.0이하
	30대	35.1이상	31.1~35.0	26.1~31.0	21.1~26.0	21.0이하
	40대	34.1이상	30.1~34.0	24.6~30.0	19.1~24.5	19.0이하
	50대 이상	31.1이상	26.1~31.0	20.6~26.0	15.7~20.5	15.6이하

● 배근력 검사

배근력 검사는 배부 및 상지, 하지와 흉부의 근육 등 거의 전신의 근력이 사용되는 것으로 알고 있다. 신장과의 상관이 거의 없고, 일반적으로 체중과는 확실한 상관이 인정되고 있으므로 신체충실지수와는 상관이 깊다. 배근력의 평가 기준치는 표 5.14와 같다.

① 기구(그림 5.10)는 배근력계 30° 각도 표시 종이를 사용하여 측정대 위에서 양발 끝을 15㎝ 정도 벌려 서서 손잡이를 바로 잡는다.
② 등을 펴면서 상체를 30° 전방으로 기울인 다음 배근력계의 손잡이 높이를 조절한다.
③ 상체를 서서히 일으키면서 양손으로 손잡이를 서서히 힘껏 끌어당긴다.
④ 2회 실시하여 좋은 기록은 0.1㎏ 단위로 기록한다.
⑤ 측정 전에 등과 흉부의 유연체조를 충분히 실시하며, 척추 이상자는 실시하지 않는다.

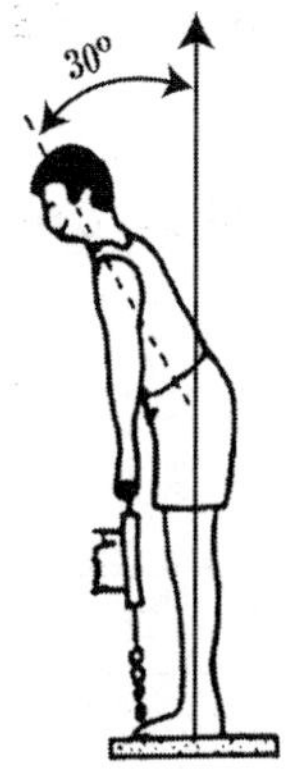

그림 5.10 배근력

표 5.14 남녀의 배근력 평가표

단위 : kg

성별	등급 / 연령대	1	2	3	4	5
남자	20대 미만	144이상	128~143	109~127	92~108	91이하
	20대	151이상	135~150	116~134	96~115	95이하
	30대	152이상	136~151	116~135	99~115	98이하
	40대	151이상	134~150	114~133	95~113	94이하
	50대 이상	134이상	119~133	101~118	77~100	76이하
여자	20대 미만	97이상	86~96	71~85	59~70	58이하
	20대	99이상	86~98	72~85	59~71	58이하
	30대	98이상	86~97	71~85	58~70	57이하
	40대	94이상	82~93	68~81	52~67	51이하
	50대 이상	76이상	66~75	54~65	39~53	38이하

● 각력 검사

각력 검사는 팔, 다리의 신근력과 굴근력 두 가지가 있으므로 가급적이면 비교하면서 측정한다. 각근력계는 배근력계를 변형하여 많이 사용하고 있으며,

주로 어깨나 무릎 부분을 측정에 많이 이용하고 있다.

① 탁자 위에 누운 상태에서 하퇴는 수직으로 내린다.
② 대퇴와 가슴은 벨트를 이용해서 고정시킨다.
③ 손을 편 채 대퇴와 하퇴의 각도가 120°를 이룬 상태에서 다리에 힘을 주는데 이때 허리를 굽혀 다리를 편 다음 힘을 주면 배근력이 되기 때문에 주의한다.

● 완력 검사

완력 검사는 완굴근력과 완신근력이 있는데 완굴근력은 주로 상완이두근을 측정하며 완신근력은 상완삼두근을 측정한다. 일반적으로는 완굴근력이 많이 측정되고 있다. 측정기기는 스메들리식 악력계를 개량해서 사용한다.

① 팔꿈치의 각도는 90°를 유지한 상태에서 굴완력과 신완력을 측정한다.
② 가슴은 탁자에 밀착시키고 상완부는 탁자 위에 수평으로 올려놓고 팔꿈치는 직각으로 한다.
③ 측정하지 않는 팔은 탁자 위에 고정시키고 쇠줄은 팔목에 감은 띠에 연결하여 수평이 되도록 한다.
④ 팔목을 몸 쪽으로 힘껏 당길 때 보조자는 대상자의 상체를 고정시키기 위해 양어깨를 잡아 준다.

● 1RM 근력 검사

1RM 근력 검사(1-repetition maximum test)는 등장성 근수축 동안의 최대 근력을 결정하는 방법이다. 상체, 하체, 어깨와 같은 어느 특정 근육군의 1RM을 검사하기 위해서는 대상자의 최대 근력에 가깝지만 그 보다는 가벼운 무게를 선택한다. 매번의 성공적인 시도 후에 대상자는 반드시 휴식을 갖으며, 점진적으로 부하를 증가시켜 나간다. 이상적인 1RM 측정은 3회의 검사 세트 내에 측정되는 것이다. 이러한 1RM 검사는 직접방법과 간접방법으로 산출할 수 있는데, 직접방법은 정확한 무게의 산정이 가능하나 복잡한 과정을 거쳐야 하고, 초보자의 경우 상해의 가능성이 있다. 간접방법의 경우 직접방법에 비해 정확성이 다소 떨어지나 비교적 빠른 시간 내에 용이하게 산출할 수 있다.

상체와 하체의 최대 근력을 측정하기 위해 직접방법으로 벤치 프레스와 레그 프레스 검사를 실시해 보자.

- 1RM 직접측정법

① 대상자가 5~10회 반복할 수 있는 가벼운 저항으로 준비운동을 하게 한 후 1분간 휴식을 갖게 한다.

② 대상자가 3~5회 반복 운동을 할 수 있도록 준비 운동 부하를 측정한다. 이때 상체는 5~10kg, 하체는 15~20kg로 중량을 증가시키며, 측정 후 2분의 휴식을 갖게 한다.

③ 대상자가 2~3회 반복 운동을 할 수 있도록 최대 운동부하에 가깝게 신중하게 측정한다. 이때 상체는 5~10kg, 하체는 15~20kg로 중량을 증가시키며, 측정 후 2~4분의 휴식을 갖게 한다.

④ 부하를 증가시켜(상체 5~10kg, 하체 15~20kg) 대상자가 1RM을 시도하게 한다. 성공한 경우 2~4분의 휴식을 갖은 후 계속적으로 부하를 증가 혹은 감소시켜(상체 5kg, 하체 10kg) 최대 중량을 측정한다. 실패한 경우 2~4분의 휴식을 갖은 후 부하를 경감시켜 1RM을 다시 측정한다.

- 벤치 프레스 검사

① 대상자는 벤치에 눕고, 발은 바닥에 접촉시킨 상태에서 팔을 완전히 편 상태에서 바를 가슴 위쪽에 위치시킨다. 이때 반드시 보조자가 필요하다.

② 바가 가슴에 거의 닿도록 내리며 이때 손목이 곧게 유지되도록 한다.

③ 위로 펴는 동작에서 팔꿈치가 완전히 펴지도록 바를 위로 민다. 이때 등을 아치 모양으로 만들어서는 안 되며, 몸의 자세를 그대로 유지한다.

④ 최대 중량(1RM)을 측정하여, 체중으로 나누어 상대적인 근력을 평가 기준치(표 5.15)와 비교한다.

- 레그 프레스 검사

① 대상자로 하여금 무릎을 굽힌 상태에서 발을 발판에 위치시키도록 한다.

② 발판을 앞으로 밀도록 하고, 다리를 뻗은 상태에서 힘을 주어 무릎을 고정하지 않도록 한다.

③ 서서히 대상자의 통제 하에서 발판을 뒤쪽으로 움직인다.

④ 최대 중량(1RM)을 측정하여, 체중으로 나누어 상대적인 근력을 평가 기준치(표 5.16)와 비교한다.

표 5.15 남녀의 벤치 프레스 근력 평가표

단위 : 1RM/체중

성별	연령대 \ 등급	1	2	3	4	5
남자	20대	1.25이상	1.17~1.25	0.97~1.16	0.88~0.96	0.88이하
	30대	1.07이상	1.01~1.07	0.86~1.00	0.79~0.85	0.79이하
	40대	0.96이상	0.91~0.96	0.78~0.90	0.72~0.77	0.72이하
	50대	0.85이상	0.81~0.85	0.70~0.80	0.65~0.69	0.65이하
	60대 이상	0.77이상	0.74~0.77	0.64~0.73	0.60~0.63	0.60이하
여자	20대	0.77이상	0.72~0.77	0.59~0.71	0.37~0.40	0.53이하
	30대	0.65이상	0.62~0.65	0.53~0.61	0.49~0.52	0.49이하
	40대	0.60이상	0.57~0.60	0.48~0.56	0.44~0.47	0.44이하
	50대	0.53이상	0.51~0.53	0.43~0.50	0.40~0.42	0.40이하
	60대 이상	0.55이상	0.51~0.54	0.41~0.50	0.37~0.40	0.37이하

1RM 간접측정법

1RM의 간접 측정은 아래의 공식을 이용하여 산출한다.

> 1RM = W0 + W1
>
> W1 = W0 × 0.025 × R
>
> · W0 : 충분한 준비운동 후 약간 무겁다고 생각되는 중량
> (7~8회 반복 운동이 가능한 무게)
>
> · R : 최대 반복 횟수

예를 들어 어떤 사람이 임의의 중량 50kg을 선택하여 최대로 10회를 반복 운동 했다면 62.5kg (=50 + 12.5)이 1RM이 된다.

표 5.16 남녀의 레그 프레스 근력 평가표

단위 : 1RM/체중

성별	연령대 \ 등급	1	2	3	4	5
남자	20대	2.07이상	2.00~2.07	1.83~1.99	1.65~1.82	1.64이하
	30대	1.87이상	1.80~1.87	1.63~1.79	1.55~1.62	1.54이하
	40대	1.75이상	1.70~1.75	1.56~1.69	1.50~1.55	1.49이하
	50대	1.65이상	1.60~1.65	1.46~1.59	1.40~1.45	1.39이하
	60대 이상	1.55이상	1.50~1.55	1.37~1.49	1.31~1.36	1.30이하
여자	20대	1.62이상	1.54~1.62	1.35~1.53	1.26~1.34	1.25이하
	30대	1.41이상	1.35~1.41	1.20~1.34	1.13~1.19	1.12이하
	40대	1.31이상	1.26~1.31	1.12~1.25	1.06~1.11	10.05이하
	50대	1.25이상	1.13~1.25	0.99~1.12	0.85~0.91	0.85이하
	60대 이상	1.14이상	1.08~1.14	0.92~1.07	0.85~0.91	0.84이하

● 등속성 근력 검사

등속성 근력 검사(isokinetic strength test)는 관절각 속도를 일정하게 조절할 수 있는 **등속성 근기능 측정기**를 이용하여 근력을 측정하는 방법이다(그림 11). 미리 선정된 '일정한 속도'로 관절의 움직임을 일정하게 유지하면서 일단 선정된 속도에 도달하게 되면 등속성 측정기는 가해지는 힘에 대해 자동적으로 근력을 측정한다. 그러므로 관절의 전체 가동범위에 걸쳐 최대의 힘이 가해질 수 있다. 등속성 근기능 측정기기(**사이벡스, 바이오덱스**)를 통하여 근력은 60°/sec, 180°/sec, 240°/sec 등의 운동부하 속도에서 측정이 가능한데, 특별한 부위의 측정을 제외하고 가능한 60°/sec의 부하조건에서 실시한다. 등속성 근기능 측정기에 의한 60°/sec의 부하조건에서 남녀의 단위 체중당 **최대 토크**(peak torque)의 평가 기준치는 표 5.17과 같다.

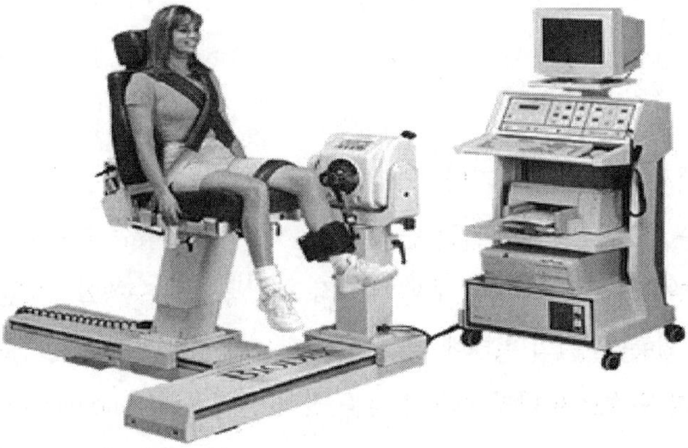

그림 5.11 등속성 근기능 측정기

표 5.17 남녀의 등속성 최대 토크 평가표

단위 : %체중

성별	등급	다리구분 \ 연령대	20대	30대	40대	50대
남자	1	듣는쪽	310이상	300이상	285이상	283이상
		안듣는쪽	299이상	290이상	282이상	217이상
	2	듣는쪽	288~309	278~299	268~284	231~182
		안듣는쪽	269~298	270~289	260~281	218~270
	3	듣는쪽	250~287	227~277	215~267	185~230
		안듣는쪽	222~268	217~269	185~259	164~217
	4	듣는쪽	213~249	201~226	170~214	158~184
		안듣는쪽	197~221	189~216	146~184	149~163
	5	듣는쪽	212이하	200이하	169이하	157이하
		안듣는쪽	196이하	188이하	145이하	148이하
여자	1	듣는쪽	241이상	221이상	214이상	189이상
		안듣는쪽	237이상	212이상	211이상	181이상
	2	듣는쪽	214~240	190~220	181~213	175~188
		안듣는쪽	207~236	193~211	180~210	164~180
	3	듣는쪽	180~213	153~189	150~184	131~174
		안듣는쪽	161~206	146~192	140~179	104~163
	4	듣는쪽	170~179	132~152	130~149	101~130
		안듣는쪽	145~160	130~145	126~139	92~103
	5	듣는쪽	169이하	131이하	129이하	100이하
		안듣는쪽	144이하	129이하	125이하	91이하

3 근지구력

근지구력은 '반복해서 힘을 측정하거나, 오랫동안 근 수축을 유지하는 근육의 능력'으로 정의할 수 있으며, 작업 수행 중 피로를 저항시키는 근력, 또는 장기간의 활동에 견디어 낼 수 있는 근력 즉, 근육이나 근육군에 부하가 주어진 상황에서 계속적으로 동작을 수행할 수 있는 근력으로 정의하기도 한다. 근지구력은 활동(운동)의 형태에 따라 정적 활동일 경우에는 시간으로, 동적 활동일 때는 일정한 리듬 하에서 반복 횟수로써 나타낸다. 전자를 **정적 근지구력**(static muscular endurance)이라 하고, 후자는 **동적 근지구력**(dynamic muscular endurance)이라 한다. 정적 근운동 시간과 동적 근운동 반복 횟수는 당연히 그 때의 부하중량에 따라 결과가 다르기 때문에 측정할 때는 미리 그 중량을 부여하는 방법과 각 피검자의 최대근력의 1/2이나 1/3 등으로 정해 개별로 중량을 정해서 부여하는 방법을 이용한다. 전자의 방법에 의해서 구해지는 것을 **절대 근지구력**(absolute muscular endurance), 후자의 방법에 의한 것을 **상대 근지구력**(relative muscular endurance)이라고 한다.

근지구력을 현장검사로 측정하는 경우 흔히 체중을 부하로 하는 검사가 이용되고 있다. 부하로 이용되는 체중이 바뀌지 않는 한 이러한 방법이 근지구력의 평가로 이용 될 수 있지만, 개인에 따라 체중이 다르므로 다른 사람과 비교하는 데는 문제가 있다. 또한 근지구력은 일정한 강도의 근운동을 더 이상 행할 수 없을 때까지 행하게 할 때의 총 작업량으로 구해지는데, 일정한 휴식기간 후에 다시 같은 조건으로 실시한 경우의 작업량과의 합이나 비를 구함으로써 피로로부터의 회복속도를 가미한 형태로 근지구력을 취급하는 것도 가능하다.

일정한 강도의 근운동을 힘이 다할 때까지 지속할 수 있는 능력으로 피로감 없이 근육이 수축을 오래하면 할수록, 또는 피로를 느끼기 전에 행할 수 있는 반복회수가 많으면 많을수록, 근지구력이 좋다고 볼 수 있다. 운동에 있어서 지구력의 정도에 따라 좌우되는 종목의 예를 보면, 마라톤, 레슬링, 권투, 조정, 장거리 수영, 크로스컨트리 등이 있다.

❑ 측정방법

● 정적 근지구력

정적 근지구력 측정항목에는 중량을 사용하여 실시하는 것으로 아령, 체스트 웨이트, 바벨 등을 부하로 하여 근지구력을 측정하는 방법과 유아의 완근지구력을 측정하기 위한 체지지 지속시간, 오래 매달리기, 다리 들어 오래 견디기와 내근력을 통한 정적 근지구력 측정 항목이 있다.

• 오래 매달리기

팔굽혀 매달리기라고도 하는 검사로서 팔을 굽힌 자세로 철봉에 얼마나 오래 매달려 있는가를 시간으로 측정하는 것이다. 근지구력을 평가하는 방법으로 주로 여자를 대상으로 하는 정적 근지구력 검사이다. 신뢰도는 0.90, 객관도는 0.99로 보고되고 있다.

① 기구는 철봉, 의자, 초시계가 필요하다.
② 의자에 올라 철봉을 바로 잡고 턱이 철봉 위로 오도록 팔을 굽힌다.
③ 턱걸이한 채로 매달려 턱이 철봉 밑으로 내려오는 순간까지를 0.1초 단위로 기록한다.
④ 연령단계에 따라 철봉의 굵기를 조절한다.
⑤ 철봉의 높이는 매달렸을 때 양발이 땅에 닿지 않을 정도로 조절한다.
⑥ 철봉을 잡는 방법을 반드시 명기한다.

• 다리 들어 오래 견디기

다리 들어 오래 견디기는 주로 복근부와 다리의 정적 근지구력을 알아보기 위한 검사로서 초등학생이나 유치원생 연령의 아동들에게 적합하다.

① 2개의 지주 사이에 30㎝의 높이에 고무줄을 매어 검사장을 설치한다.
② 피검자는 바로 누워서(팔은 몸 옆으로 편다) 두 발등이 고무줄에 닿도록 들어올린다.
③ 두 발이 내려오면 다시 올리게 해서 두 번째 내려오면 정지시켜 그 때까지의 소요시간을 0.1초 단위로 기록한다.
④ 누운 자세에서 머리는 바닥에 반드시 닿게 한다.

▮ 저항근력

저항근력 검사(내근력 검사)라고도 하며 이를 통하여 정적 근지구력을 측정할 수도 있다. 외부로부터의 부하에 저항하는 근의 힘을 재는 방법으로써 부하량을 점진적으로 증가시켜 그 최대치를 측정하는 방법과 일정량의 힘을 지속적으로 부가해서 지탱하는 시간을 재는 방법이 있다. 외부의 힘에 대해서 저항의 균형을 잃게 되는 순간의 근력을 내근력이라고 한다.

● 동적 근지구력

동적 근지구력 검사 항목은 턱걸이, 팔굽혀 펴기, 윗몸일으키기, 디핑, 버피 검사, 하프 스쿼트 점프 검사 등이 있다.

• 턱걸이

턱걸이는 체중을 부하로 하여 양팔과 어깨의 힘을 이용하여 몸을 위로 끌어올리는 능력으로써 상지의 동적 근지구력을 측정하는 종목으로 남자의 근지구력 평가를 위한 대표적인 검사이다.

① 양팔을 어깨 넓이로 벌려서 바로잡기로 철봉을 잡고, 턱이 철봉 위에 올라올 때까지 팔을 끌어당긴 후 천천히 편다.
② 이 동작을 3·4초에 1회 리듬으로 실시한다.
③ 턱걸이 한 최고횟수를 기록하며, 턱이 철봉높이에 닿지 않은 것은 횟수로 간주하지 않는다.
④ 반동을 이용하거나 발을 아래로 차지 않도록 한다.
⑤ 정해진 굴신의 속도로 실시하지 못할 때는 중지시킨다.

• 팔굽혀 펴기

팔굽혀 펴기는 주로 남자들이 근지구력을 측정하는 항목으로써, 팔굽혀 펴기를 실시할 때 마루위에서 혹은 의자를 이용하여 한다. 이 검사는 주로 상지 신근의 동적 근지구력을 보기 위한 것이다. 체중을 부하로 하고 있기 때문에 완근력에 비해서 체중의 비율이 높은 경우에는 이 검사의 성적이 나빠지는 경향이 있다. 여기서는 가장 기본적인 것으로 마루에서 실시하는 방법을 설명하기로 한다. 객관도는 0.99로서 아주 높은 항목이다. 팔굽혀 펴기의 평가 기준치는 표 5.18과 같다.

① 손 짚고 엎드려뻗친 자세를 취한다.
② 이 때 양손의 간격은 어깨의 폭과 같고 팔은 마루에 직각으로 유지하게 한다.
③ 팔을 굽혔을 때 팔꿈치는 90° 이하가 되고 가슴이나 턱이 가볍게 마루에 닿을 정도로 한다.
④ 실시 속도는 2초에 1회 리듬으로 한다. 팔굽혀펴기를 더 이상 할 수 없을 때까지의 실시횟수를 세어서 기록한다.
⑤ 몸을 비틀거나 배를 아래에서 위로 움직이면서 실시할 때는 횟수로 간주하지 않는다.

표 5.18 남자의 팔굽혀 펴기 평가표

단위 : 회

연령대 \ 등급	1	2	3	4	5
19~24	68.3이상	40.1~68.2	27.6~40.0	15.1~27.5	15.0이하
25~29	70.1이상	46.1~70.0	26.1~46.0	15.3~26.0	15.2이하
30~34	50.1이상	31.5~50.0	21.7~31.4	15.1~21.6	15.0이하
35~39	38.3이상	27.1~38.2	20.1~27.0	14.1~20.0	14.0이하
40~44	35.1이상	25.1~35.0	20.1~25.0	12.1~20.0	12.0이하
45~49	40.1이상	30.1~40.0	20.1~30.0	11.1~20.0	11.0이하
50대 이상	30.1이상	21.1~30.0	15.1~21.0	6.3~15.0	6.2이하

• 무릎대고 팔굽혀 펴기

무릎대고 팔굽혀 펴기는 팔굽혀 펴기 동작이 여자들에게 과도한 부하를 주기 때문에 운동 강도를 줄이기 위해 무릎을 지면에 닿도록 하여 하지근의 부담을 줄인 검사이다. 상체의 팔굽혀 펴기 실시 방법은 남자의 팔굽혀 펴기와 동일하며 시간은 무제한으로 가능한 한 많이 실시하도록 한다. 무릎대고 팔굽혀 펴기의 평가 기준치는 표 5.19와 같다.

표 5.19 여자의 무릎대고 팔굽혀 펴기 평가표

단위 : 회

연령대 \ 등급	1	2	3	4	5
19~24	11.7이상	10.3~11.6	9.2~10.2	8.4~9.1	8.3이하
25~29	12.4이상	10.7~12.3	9.8~10.6	9.2~9.7	9.1이하
30~34	12.0이상	10.5~11.9	9.7~10.4	8.9~9.6	8.8이하
35~39	12.4이상	11.1~12.3	10.1~11.0	9.3~10.0	9.2이하
40~44	13.1이상	11.4~13.0	10.1~11.3	9.5~10.0	9.4이하
45~49	14.9이상	12.6~14.8	11.4~12.5	10.1~11.3	10.0이하
50대 이상	16.8이상	14.1~16.7	12.1~14.0	10.8~12.0	10.7이하

• 윗몸 일으키기

윗몸 일으키기는 주로 복근의 근지구력을 보기 위한 검사이다. 자기의 상반신을 부하로 하고 있으므로 지방이 많은 뚱뚱한 사람은 저조한 값을 나타낸다. 스포츠 선수 중에는 레슬링, 보트 카누, 자전거, 체조 등의 선수가 좋은 성적을 보이고 있다. 윗몸 일으키기 검사의 평가 기준치는 표 5.20과 같다.

① 기구는 매트, 초시계, 발목 고정대를 준비한다.
② 매트에 누워 양발을 30㎝ 정도로 벌려서 무릎을 세우고 양손은 머리 뒤에서 잡는다.
③ 보조자는 양발을 꼭 눌러 준다.
④ 시작 신호에 상체를 일으켜 양 팔꿈치를 무릎에 댄 후 다시 눕는다.
⑤ 1분 동안 실시횟수를 기록한다.

표 5.20 남녀의 윗몸일으키기 평가표

단위 : 회/분

성별 \ 연령대 \ 등급		1	2	3	4	5
남자	19~24	60.1이상	50.1~60.0	35.1~50.0	29.1~35.0	29.0이하
	25~29	59.7이상	47.1~59.6	35.1~47.0	25.1~35.0	25.0이하
	30~34	49.5이상	39.1~49.4	30.1~39.0	21.1~30.0	21.0이하
	35~39	41.9이상	35.1~41.8	26.1~35.0	19.9~26.0	19.8이하
	40~44	36.1이상	30.1~36.0	22.1~30.0	15.1~22.0	15.0이하
	45~49	36.1이상	30.1~36.0	21.9~30.0	15.1~21.8	15.0이하
여자	50대 이상	30.1이상	24.1~30.0	16.1~24.0	10.1~16.0	10.0이하
	19~24	50.1이상	38.0~50.0	23.1~37.9	15.1~23.0	15.0이하
	25~29	38.1이상	29.1~38.0	17.3~29.0	10.6~17.2	10.5이하
	30~34	30.1이상	20.5~30.0	12.1~20.4	5.1~12.0	5.0이하
	35~39	31.1이상	22.1~31.0	13.1~22.0	7.4~13.0	7.3이하
	40~44	26.4이상	19.5~26.3	10.1~19.4	4.1~10.0	4.0이하
	45~49	24.1이상	16.1~24.0	8.1~16.0	4.1~8.0	4.0이하
	50대 이상	20.1이상	11.1~20.0	5.1~11.0	2.1~5.0	2.0이하

• 버피 운동

버피 운동 검사는 빠른 변화의 동작을 반복하는 것으로 전신근육의 민첩성과 협응력을 측정하는 지구성 종목으로써 남녀 모두에게 적용할 수 있다. 실시 방법은 다음의 4가지 자세를 반복하여 60초 동안 연속적으로 실시한다(평가 기준치, 표 5.21). 10초 동안 측정한다면, 민첩성 평가를 측정할 수 있는 항목이다.

① 차려 자세에서 바로 아래 방향으로 무릎을 굽히고 손을 짚는다.
② 구부린 무릎을 뒤로 완전히 펴서 엎드린 자세를 취한다.
③ 다시 ①번 동작을 취한다.
④ 허리와 무릎을 완전히 펴고 선 자세를 1회로 하며 이러한 자세가 부정확하거나 손을 짚고 엎드린 자세에서 엉덩이가 수평이 되지 않으면 안 된다.
⑤ 이러한 동작을 60초간 반복 실시한 횟수를 기록한다.

표 5.21 버피 운동 검사 평가표

단위 : 회/분

등 급	남자	여자
1	94이상	46이상
2	70 ~ 93	38 ~ 45
3	36 ~ 69	20 ~ 37
4	22 ~ 38	12 ~ 19
5	0 ~ 21	0 ~ 11

• 하프 스쿼트 점프

하프 스쿼트 점프 검사는 다리의 근지구력을 측정하는 종목으로서 남녀 모두에게 적용된다. 그리고 평가 기준치는 표 5.22와 같다.

① 양손은 머리 뒤로 깍지를 끼고 양다리를 굽힌 상태에서 한쪽 발은 앞으로 다른 발은 뒤로하여 준비 자세를 취한다.
② 무릎을 펴면서 위로 점프하고 착지할 때는 양발을 교차시킨다.
③ 점프 시 다리를 완전히 펴지 않거나 착지 시에 다리를 완전히 굽히지 않으면 반칙이다.
④ 위의 동작을 60초간 반복하여 실시한 횟수를 기록한다.

표 5.22 하프 스쿼트 점프 검사 평가표

단위 : 회/분

등 급	남자	여자
1	86이상	44이상
2	66 ~ 85	34 ~ 43
3	37 ~ 65	22 ~ 33
4	19 ~ 36	15. ~ 21
5	0 ~ 18	0 ~ 14

4 유연성

Cureton은 신체의 **유연성**에 대해 운동적성의 중요한 구성인자중 하나라고 지적하면서 '충분히 균형을 유지하고 증진되어 있는 상태 면보다 강력한 항장력과 신축력에 대한 근, 건, 인대 및 뼈의 상태'라고 했다. 또한 Methews는 신체의 유연성이란 일반적으로 관절의 가동범위로서 근육의 수축력과 관절과 인대의 발달 상태에 따라 좌우 된다고 하였다. 관절운동에서 뼈와 뼈 사이의 각도를 적게 하는 운동을 '**굴곡**(flexion)' 그 반대를 '**신전**(extension)'이라 하며, 인체의 **시상면**(신체의 전후 움직임이나 수직인 면)에서 멀어지는 운동을 '**외전**(abduction)', 가까워지는 운동을 '**내전**(adduction)'이라고 한다. 팔다리의 장축을 회전축으로 하여 전방으로 향한 부분의 외측으로부터 내측으로 회전시키는 움직임이 '**회내**(pronation)', 그 반대를 '**회외**(supination)'라고 하고 몸통 또는 팔 다리를 장축을 중심으로 축의 둘레를 도는 운동을 '**회전**(rotation)', 굴곡, 신전, 외전, 내전의 연속운동으로 팔이나 손가락으로 원을 그리는 운동을 '**회선**(circumduction)'이라 한다.

이와 같은 여러 가지 관절운동이 개별적으로 혹은 복합적으로 관여하면서 복잡한 신체운동이 일어나게 되는 것이다. 그러므로 관절기능의 가장 큰 의의는 위와 같은 운동이 원활하게 이루어지게 큰 관절의 가동범위를 가지는 것이다. 이 가동성은 첫째, 관절의 해부학적 형태인 뼈, 관절포, 인대 등의 구조적 요소에 의해 결정되고, 둘째, 근이나 건 등의 기능적 요소에 의해 결정된다. 그 이외도 관절을 둘러싸고 있는 여러 조직의 상태에 의해서도 결정된다. 예를 들면, 비만자의 고관절의 가동범위는 대퇴부나 복부 피하조직의 지방량에 따라 크게 변화가 있다.

운동이란 일반적으로 여러 관절이 복합적으로 작용하여 일어나지만 그 중에서 유연하지 못한 관절은 기능이 약하여 목적한 바의 운동을 충분히 수행할 수 없게 된다. 유연성은 기본적 운동 요소의 하나로써 신체운동을 하는데 중요한 역할을 할뿐만 아니라, 운동장애 및 상해(근육통이나 근, 건의 단열 등)의 예방에도 유효하다. 또한 유연성이 높다고 하면, 인간의 조직이 노화되지 않았다는 증거로서 젊음의 척도로서도 유연성이 활용되고 있다.

□ 측정방법

유연성을 측정하는 방법에는 거리법, 각도로 나타내는 각도법, 지수법 등이 있는데 거리법은 계측이 용이하고 간단하지만 개인의 신체적 특성에 의한 객관적인 평가가 부족할 수 있다. 각도법은 거리법에 의한 단점을 보완할 수 있지만 계측이 어렵기 때문에 전문적 기술이 요구된다. 지수법은 각도나 거리에 대한 수치를 비율로 표시하는 방법으로 타당도가 각도법에 얼마나 일치하는 가를 평가한다. 각 관절의 유연성은 각도기를 이용하여 간단하게 측정할 수 있지만 관절의 축을 정확하게 측정할 수 없기 때문에 약간의 오차가 있다. 그리하여 이러한 문제를 보완하기 위해 특별히 고안된 두 개의 장치를 이용한 레이튼 플랙서미터(leighton flexometer)는 360° 다이얼과 지침 바늘로 이루어져 있으며, 중력의 영향을 받는다. 다이얼은 고정된 위치에서 동작이 커지면 원의 움직임에 따라 지침 바늘이 관절의 범위를 가리키기 때문에 더욱 정확하게 유연성을 측정할 수 있으며, 관절의 각도에 따라 전기적 표시를 해주는 전기 고니오미터(electric goniometer)는 관절이 움직이는 동안 계속적으로 기록할 수 있다.

● 거리법에 의한 유연성 측정

유연성을 평가하는데 널리 사용되고 있는 **거리법**은 타당성은 그리 높지 않으나 일반적으로 계측이 쉽기 때문에 많이 활용되고 있다. 거리법 측정이 용이한 종목으로는 윗몸 앞으로 굽히기, 앉아 윗몸 앞으로 굽히기, 엎드려 윗몸 뒤로 젖히기 등이 있다.

• 윗몸 앞으로 굽히기

윗몸 앞으로 굽히기는 선 자세에서 윗몸을 앞으로 굽힐 수 있는 정도를 보기 위한 정적 유연성 검사이다(그림 5.12)

① 양 발꿈치를 모으고 발끝은 5㎝ 정도 벌리고 측정대에 선다.

② 양 손끝을 모으고 손가락을 펴서 서서히 앞으로 굽힌다.

③ 머리는 양팔 사이에 넣는다.

④ 0.1㎝ 단위까지 기록한다.

• 앉아 윗몸 앞으로 굽히기

앉아 윗몸 앞으로 굽히기는 고관절을 비롯한 상체를 앞으로 굽히는 유연성을 보기 위한 검사이다.

① 맨발로 양 발바닥이 측정기구의 수직면에 완전히 닿도록 무릎을 펴고 바르게 앉는다.

② 발 사이 간격은 5㎝ 정도로 한다.

③ 상체를 천천히 굽히면서 양손의 중지로 측정기를 서서히 민다.

④ 보조자는 피검자의 무릎을 눌러 준다.

⑤ ㎝ 단위로 기록하며 기준선에 미치지 못할 때는 "-"㎝로 기록한다(유연성 기준치, 표 5.23).

표 5.23 남녀의 앉아 윗몸 앞으로 굽히기 평가표

단위 : cm

성별	연령대 \ 등급	1	2	3	4	5
남자	19~24	28.6이상	22.9~28.5	15.1~22.8	4.9~15.0	4.8 이하
	25~29	26.1이상	22.7~26.0	15.0~22.6	6.7~14.9	6.6이하
	30~34	22.9이상	18.0~22.8	12.6~17.9	5.4~12.5	5.3이하
	35~39	25.2이상	19.1~25.1	12.1~19.0	7.6~12.0	7.5이하
	40~44	20.4이상	15.7~20.3	10.0~15.6	4.0~9.9	3.9이하
	45~49	23.3이상	18.1~23.2	8.1~18.0	2.1~8.0	2.0이하
	50대 이상	18.3이상	13.8~18.2	6.9~13.7	-0.8~6.8	-0.9이하
여자	19~24	26.1이상	22.1~26.0	15.1~22.0	7.0~15.0	6.9이하
	25~29	24.3이상	20.1~24.2	13.6~20.0	6.6~13.5	6.5이하
	30~34	23.8이상	19.6~23.7	14.1~19.5	7.9~14.0	7.8이하
	35~39	24.2이상	20.2~24.1	14.6~20.1	9.1~14.5	9.0이하
	40~44	26.3이상	20.1~23.5	14.1~20.0	9.8~14.0	9.7이하
	45~49	23.3이상	19.1~23.2	14.1~19.0	9.2~14.0	9.1이하
	50대 이상	22.9이상	17.1~22.8	11.6~17.0	5.3~11.5	5.2이하

• 엎드려 윗몸 뒤로 젖히기

엎드려 윗몸 뒤로 젖히기는 척추를 뒤로 젖히어 후방에 대한 유연성을 보기 위한 검사이다. 앞으로 굽히기에 비해 뒤로 젖히는 능력은 노화경향과 관련이 깊다고 알려져 있다(그림 5.13).

① 유연도 측정기와 5㎝ 간격으로 평행선을 긋는다.
② 엎드려 양발을 45㎝선 위에 놓고 양손은 등 뒤에서 마주 잡는다.
③ 보조자는 무릎으로 피검자의 무릎을 누르고, 양손으로는 대퇴후부를 눌러준다.
④ 될 수 있는 한 턱을 높이 올리도록 상체를 후방으로 젖힌다.
⑤ 턱의 높이까지를 ㎝단위로 계측하며 2회 실시하여 좋은 기록을 취한다.

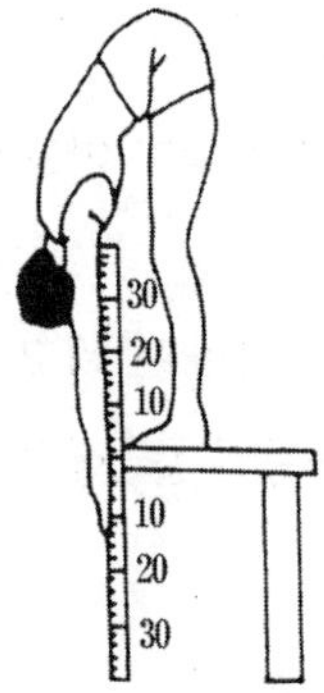

그림 5.12 윗몸 앞으로 굽히기 측정

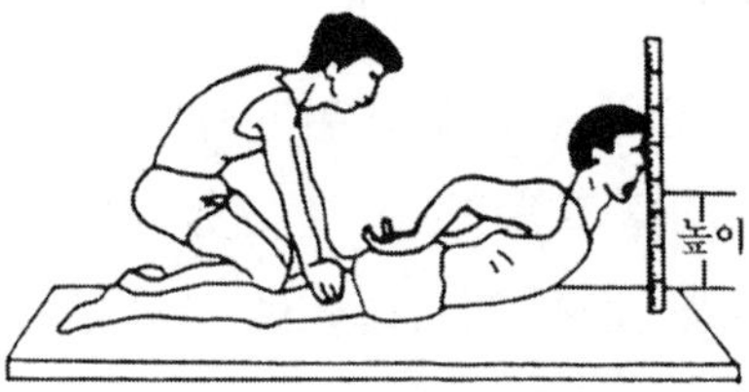

그림 5.13 윗몸 뒤로 젖히기

각도법에 의한 유연성 측정

각도법은 계측부위의 선정이 상당히 전문적 지식을 요하고, 계측기가 길이를 재는 것처럼 쉽지 않아 타당성이 높음에도 불구하고 일반적 보급에 어려움이 있다. 또 하나의 관절을 계측할 때는 그 관절의 굴절 각도를 정확하게 나타내 주지만, 여러 관절의 굴절상태를 계측할 경우 현재까지 알려진 여러 계측법으로는 그 굴절에 참가한 개개의 굴절각을 종합한 값이 되지 못한다. 이 점이 각도법의 단점이며 더 많은 연구가 필요한 부분이라 할 수 있다. 각도법에 따른 측정종목에는 윗몸 앞으로 굽히기, **몸통 돌리기, 발목 앞으로 굽히기, 발목 유연성** 측정이 있다.

• 윗몸 앞으로 굽히기

① 유연도계를 이용하여 측정대 위에서 잰다.
② 양 발끔치를 가볍게 붙이고, 양발의 각도는 60°가 되게 벌린다.
③ 유연도계의 스탠드는 비골외과선에 일치시켜 세운다.
④ 각도계의 중심을 상전장골극의 높이에 맞춘다.
⑤ 상체를 서서히 앞으로 최대한 굽혀, 3초간 정지한다.
⑥ 각도계의 지침을 어깨의 봉에 일치시킨다.
⑦ 지침에 나타난 각도계의 눈금이 앞으로 굽힌 각도이다.

• 몸통 돌리기

① 1m 가량 되는 봉 한쪽 끝에 추를 단 끈을 묶어 추가 마루나 지면에 닿지 않도록 몸체를 유지한다.
② 각도판의 중앙에 양발의 뒤꿈치가 0 선상에 오도록 발을 30cm 가량 벌리고 선다.
③ 발바닥을 고정시킨 채로 상체를 수평으로 돌려 최대로 돌린 각을 각도판의 눈금에서 읽는다.
④ 3회를 실시하여 평균값을 측정치로 한다.

• 발목 유연성

① 앉은 자세에서 다리를 모으고 완전히 뻗는다.
② 발목을 앞으로 최대한 굽힌 위치와 최대로 제친 위치와의 거리를 측정한다. 또한 발목을 수직으로 세운 상태에서 발목을 앞으로 최대한 굽힌 상태에서의 각도 차이를 측정 한다.
③ 측정 시 발목이외의 부위는 움직이지 않도록 한다(유연성 기준치, 표 5.24).

표 5.24 발목 유연성 평가표(각도)

등 급	대학(남자)	대학(여자)
1	32 이하	84 이하
2	67 ~ 81	71 ~ 83
3	39 ~ 66	50 ~ 70
4	24 ~ 38	37 ~ 49
5	0 ~ 23	0 ~ 36

● 지수법에 의한 유연성 측정

각도에 의한 수치를 비율로 표시하거나 또는 거리에 대한 비로써 표시하는 **지수법**이 있다. 지수법에 따른 측정종목에는 고관절 유연성 검사, 윗몸 뒤로 젖히기 등이 있다.

• 고관절 유연성

고관절 유연성 검사는 고관절의 전후방향에 대한 가동성을 보기 위한 검사이다. 스포츠와의 관련성을 보면 육상경기의 허들, 체조의 마루운동과 평균대, 피겨 스케이트, 발레, 현대무용 등의 수행과 깊은 관련이 있는 것으로 보고된다. 신뢰도는 0.91, 객관도는 0.99의 높은 수치를 보이고 있다. 이는 마루에서 실시하는 방법과 벽을 이용하는 방법이 있다. 그리고 유연도 지수는 아래와 같다.

① 벽 앞에 앉아서 한쪽 발끝이 닿게 하고 다른 발을 앞으로 쭉 뻗는다.
② 이때 팔은 상체가 넘어지지 않도록 마루를 가볍게 짚는다.
③ 벽 쪽의 발끝은 적절히 측방을 향하도록 하며, 벽 쪽의 발꿈치에서 뻗은 발의 발꿈치까지의 직선거리를 ㎝단위로 계측한다.
④ 2회 실시하여 좋은 기록을 택한다.

$$\text{유연도 지수} = \frac{\text{기록(cm)}}{\text{신장(cm)}} \times 100$$

• 윗몸 뒤로 젖히기

윗몸 뒤로 젖히기는 상체를 뒤로 젖히는 능력을 지수법으로 보기 위한 검사이다. 지수는 자기의 신장을 기준으로 몇 %까지 축소시킬 수 있는가를 나타내는 것으로서 체격 중에서 신장의 차를 고려하여 각도법에 가까운 유연성을 측정하려는 방법이다. 지수법에 의한 경우에 있어서도 발육기에 있어서는 측정치 그 자체가 얼마만큼 유연성을 나타내고 있는지 의문이 있지만 발육정지 이후는 상대적 유연성을 잘 나타내는 것으로 평가되고 있다.

① 엎드려 팔을 짚고 상체를 뒤로 젖힌다.
② 무릎을 굽히지 않고 머리를 힘껏 뒤로 젖힌다.
③ 발꿈치에서 머리까지 직선거리를 ㎝단위로 계측하고, 2회 실시하여 좋은 것을 택한다.

$$\text{유연성 지수} = \left(1 - \frac{\text{기록(cm)}}{\text{신장(cm)}}\right) \times 100$$

5 신체구성

신체구성은 **체지방량**과 **제지방량** 두 가지로 나눌 수 있다. 신체구성은 '제지방량에 대한 지방의 비율'이다. 제지방량은 지방을 제외한 근육, 골격, 혈액, 기관, 체액 등 모든 조직에 해당된다. 다른 부분을 구성하는 지방은 기관이나 지방세포에서 발견된다. 지방세포는 피하에 위치하거나 여러 신체기관을 둘러싸고 있는 세포이다. 대부분의 지방은 방대한 에너지 저장 창고 역할을 하고 있다. 한편 신경체계와 세포벽의 구성요소, 열 손실에 대한 절연체, 정상적인 생리학적 기능, 그리고 외상으로부터 내부기관을 보호하기 위해서는 약간의 필수 지방이 있다. 보통 인간에게 요구되는 필수 지방량은 성에 따라 다소 차이가 있으나, 남자의 경우 전체 체중의 약 5%인 반면, 여자는 15%이다. 그리고 저장 지방의 양은 남녀 모두가 전체 체중의 약 10%정도라고 한다. 일반적으로 남자의 경우 체지방율 25% 이상, 여자의 경우 30% 이상을 비만으로 판정하며, 국민체육진흥공단 한국스포츠개발원(2015)의 성인 남녀의 비만의 판정 기준은 표 5.25와 같다.

☐ 측정방법

인체의 지방량을 직접적으로 측정할 수 있는 유일한 방법은 시체를 화학적으로 분석하는 것이다. 시체 연구에서 얻은 정보는 지방량을 추정하기 위한 간접적인 방법을 개발하는데 이용되어 왔다. 이러한 추정은 간접적이기 때문에 어느 정도의 측정 오차가 따르며 적절히 해석되어야 한다. 이런 간접법은 보통 운동생리학 실험실과 체력 및 건강센터에서 사용된다.

● 수중 체중법

수중체중법(under water weighting)은 체지방량을 평가하기 위한 신뢰성이 높은 유용한 측정기법이다(그림 5.14). 우리 몸을 구성하고 있는 수분, 단백질, 무기질, 지방의 밀도는 각각 0.9937, 1.34, 3.038, 0.901g/㎖이므로 **총체밀도**는 체중(BW)을 **체적**(BV)으로 나눈 값으로 근육, 뼈, 수분, 지방 등의 양들과 함수관계를 갖는다.

체적은 수중체중(UWW)을 측정함으로써 알 수 있다. 즉, 아르키메데스의 원리에 의해 수중에서 감소된 체중은 체적과 같은 양의 물과 동일하므로 체적은 체중에서 수중체중을 뺀 값과 같게 된다. 그런데 여기서 수중체중을 계량할 때 사용된 의자나 보조기구들의 중량도 고려하여야 **순 수중체중**(net UWW)을 구할 수 있다. 그리고 **폐 잔기량**(RV)이나 위속에 있는 잔기량(GV)도 반드시 고려하

표 5.25 성인 남녀의 비만 판정 기준표

단위 :%

성별	연령 \ 등급	매우 마름	마름	보통	비만	매우 비만
남자	19~24	7.6미만	7.6~13.9미만	13.9~20.3미만	20.3~26.6미만	26.6이상
	25~29	9.6미만	9.6~16.1미만	16.1~22.7미만	22.7~29.2미만	29.2이상
	30~34	11.4미만	11.4~17.8미만	17.8~24.2미만	24.2~30.6미만	30.6이상
	35~39	12.4미만	12.4~18.6미만	18.6~24.8미만	24.8~31.0미만	31.0이상
	40~44	12.7미만	12.7~18.6미만	18.6~24.6미만	24.6~30.5미만	30.5이상
	45~49	13.2미만	13.2~18.9미만	18.9~24.7미만	24.7~30.4미만	30.4이상
	50~54	13.8미만	13.8~19.5미만	19.5~25.3미만	25.3~31.0미만	31.0이상
	55~59	13.8미만	13.8~19.7미만	19.7~25.7미만	25.7~31.6미만	31.6이상
	60~64	1.38미만	14.4~20.4미만	20.4~26.4미만	26.4~32.4미만	32.4이상
여자	19~24	19.1미만	19.1~25.2미만	25.2~31.2미만	31.2~37.3미만	37.3이상
	25~29	18.4미만	18.4~24.8미만	24.8~31.2미만	31.2~37.6미만	37.6이상
	30~34	19.0미만	19.0~25.7미만	25.7~32.3미만	32.3~39.0미만	39.0이상
	35~39	19.7미만	19.7~26.1미만	26.1~32.5미만	32.5~38.9미만	38.9이상
	40~44	20.1미만	20.1~26.4미만	26.4~32.6미만	32.6~38.9미만	38.9이상
	45~49	21.4미만	21.4~27.4미만	27.4~33.4미만	33.4~39.4미만	39.4이상
	50~54	22.5미만	22.5~28.4미만	28.4~34.3미만	34.3~40.2미만	40.2이상
	55~59	23.5미만	23.5~29.4미만	29.4~35.2미만	35.2~41.1미만	41.1이상
	60~64	24.0미만	24.0~30.0미만	30.0~36.0미만	36.0~42.0미만	42.0이상

여야 정확한 체적을 구할 수 있다. 위 속의 잔기량은 약 100㎖정도이므로 0.1㎏으로 계산하면 된다. 폐 잔기량은 헬륨희석법이나 산소희석법 등을 이용하여 측정하는데, 장비가 없을 경우 표 5.26의 추정식을 이용하면 된다. 그러나 추정된 폐잔기량은 2.8~3.7%의 측정오차가 있을 수 있음을 감안하여야 한다. 폐잔기량도 위 잔기량과 마찬가지로 1 l 당 물 1 l 의 부피와 동일한 무게이므로 1㎏으로 계산하면 된다. 따라서 순 수중체중은 다음 공식에 의해 산출된다.

순 수중체중(net UWW) = 총 수중체중(UWW) - 의자(보조기구)의 수중체중
+ 폐잔기량(RV) + 위속에 있는 잔기량(GV)

한편 물의 밀도는 수온에 따라 변화하기 때문에 체적은 물의 밀도에 따라 수정되어야 한다(표 5.27). 즉 체적과 체밀도는 다음과 같은 공식으로 산출될 수 있다.

· 체적(BV) = 체중(BW) - [순 수중체중(net UWW)/물의 밀도]
· 체밀도(BD) = 체중(BW) / 체적(BV)

표 5.26 폐잔기량(RV)의 예측식

적용대상	예 측 식	비 고
남 자	RV = 0.0115(Age) + 0.019(Ht) − 2.24	Boren 등 (1966)
여 자	RV = 0.03(Age) + 0.0387(Ht) − 0.73(BSA) − 4.78	O'Brien & Drizd(1983)
남 녀	RV = 0.021(Age) + 0.023(Ht) − 2.978	Black, Offord & Hyatt(1974)

* Age : 연령(yr), Ht : 신장(cm), BSA : 체표면적(m^2)

표 5.27 온도에 따른 물의 밀도

온도℃	밀도(g/ml)	온도℃	밀도(g/ml)	온도℃	밀도(g/ml)
25	0.9971	29	0.9960	33	0.9947
26	0.9968	30	0.9957	34	0.9944
27	0.9965	31	0.9954	35	0.9941
28	0.9963	32	0.9951	36	0.9937

체밀도가 계산되면 표 5.28에 제시된 성별, 연령별 체지방 추정식을 이용하여 체지방률을 구한다. 이때 비교적 정확한 추정치를 구하려면 대상자의 체밀도와 유사한 체밀도를 사용한 방정식을 선택하는 것이 좋다.

이와 같이 수중체중법으로 체지방량을 측정하고자 할 때는 다음과 같은 사항들을 준수하여야 한다.

① 피검자는 나체이거나 가벼운 수영복만을 입어야 한다.
② 피검자는 실험 전에 반드시 배뇨하고 가능한 많은 가스와 배설물을 제거하여야 한다.
③ 체중을 저울로부터 측정하고 저울과 일치하는 기록수치를 사용하기 이전에 저울의 정확성이 점검되어야 한다.
④ 저울에 의자를 매다는데 사용된 다른 장비는 수중에서 중량을 측정하여야 한다.
⑤ 수온은 측정 전에 확인되어야 하고 34~36℃를 유지하여야 한다.

⑥ 피검자는 모든 공기를 수영복이나 수영모에서 제거한 후 의자에 앉아 있는 자연스러운 자세를 취하고 벨트는 가슴에 매거나 자리에 고정되도록 한다.

⑦ 피검자는 물탱크 속에 완전히 잠겼을 때 최대한 호흡을 내쉬어야 하며 최고 중량은 최대 호기가 끝날 무렵에 얻어지는데, 이것을 총 수중체중(gross UWW)으로 기록한다. 피검자는 이 과정에서 최대한 정적인 자세를 유지해야 한다.

⑧ 5회에 걸쳐 위의 실험이 시도되어야 하고 최고 중 3가지를 평균해서 총 수중체중을 기록한다.

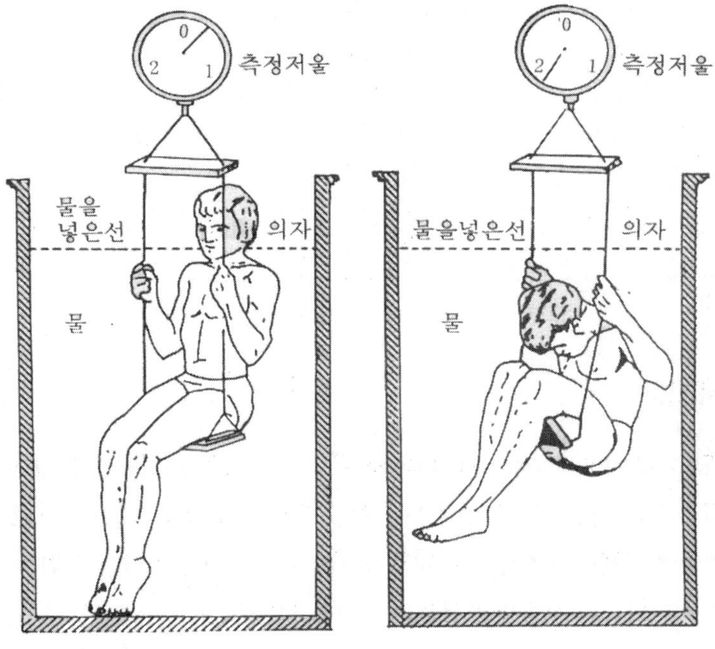

그림 5.14 수중 체중법

표 5.28 체밀도에 의한 체지방율의 예측식

나 이	성 별	체지방율(%)	제지방체밀도(g/mℓ)
7 ~ 8	M	(5.38/BD) − 4.97	1.081
	F	(5.43/BD) − 5.03	1.079
9 ~ 10	M	(5.30/BD) − 4.89	1.084
	F	(5.35/BD) − 4.95	1.082
11 ~ 12	M	(5.23/BD) − 4.81	1.087
	F	(5.25/BD) − 4.84	1.086
13 ~ 14	M	(5.07/BD) − 4.64	1.094
	F	(5.12/BD) − 4.69	1.092
15 ~ 16	M	(5.03/BD) − 4.59	1.096
	F	(5.07/BD) − 4.64	1.094
17 ~ 19	M	(4.98/BD) − 4.53	1.098
	F	(5.05/BD) − 4.62	1.095
20 ~ 50	M	(4.95/BD) − 4.50	1.100
	F	(5.03/BD) − 4.59	1.096

* BD = 체밀도(g/mℓ)

생체전기저항법

생체전기저항법(bioelectric impedance analysis)은 신체구성을 측정하는데 상대적으로 새롭고 간단한 방법이다(그림 5.15). 이 방법은 인체가 전기를 전도할 수 있는 체액을 세포 내외에 함유하고 있다는 점에 근거하여 인체에 무해한 고주파수를 전도시키면 지방이 많은 사람은 적은 사람에 비해 전기 저항이 크게 나타난다는 사실을 이용하여 체지방률을 예측하는 방법이다. 일반적으로 생체전기저항법은 3%의 표준 오차가 있는 것으로 보고되고 있다. 측정 오차를 최소화시키고, 정확한 결과를 얻기 위해 다음의 지침을 준수하여야 한다.

① 검사 전 4시간 동안 식음료를 금한다.
② 검사 전 12시간 동안 운동을 금한다.
③ 검사 30분 전에 배뇨한다.
④ 검사 전 48시간 동안 음주를 금한다.
⑤ 검사 전 7일 동안 이뇨제 복용을 금한다.

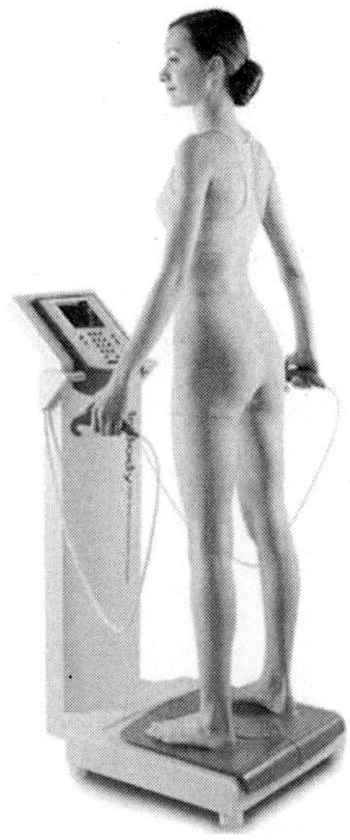

그림 5.15 생체전기저항 측정기

피하지방 두께 측정법

피하지방 두께 측정법(skinfold measurement)은 신체구성을 측정하는데 가장 실용적이고 객관성이 뛰어난 방법 중의 하나이다. 여기에는 피하지방 두께와 체지방량, 체밀도 사이에는 높은 상관관계가 있다는 점을 근거로 하여 체밀도 추정식에 몇 부위의 피하지방 두께의 합과 연령을 대입하여 신체밀도를 예측하고 체지방률을 구하는 방법이 있고, 마찬가지로 인체의 특정부위를 측정하여 노모그램을 이용하는 방법도 있다. 따라서 피하지방의 두께는 체지방율 예측에 큰 영향을 미치므로 정해진 방법을 준수하여 주의 깊게 측정하여야 한다.

• 피하지방 측정부위

피부지방 두께의 측정부위는 대개 남자의 경우에는 가슴(chest), 복부(abdominal), 대퇴전면(anterior thigh)이고, 여자의 경우에는 삼두근(triceps), 상장골(suprailiac), 대퇴전면을 측정하게 된다. 그러나 이용하고자 하는 추정방정식에 따라서 견갑골 하단(subscapular), 겨드랑이 중앙선 등으로 측정부위를 다르게 할 수 있다.

각 부위별 측정 방법은 다음과 같다(그림 5.16).

- *가슴(chest)* : 남자는 유두와 겨드랑이 주름 사이의 중간지점을, 여자는 유두로부터 2/3지점을 대각으로 잡는다.

- *복부(abdominal)* : 배꼽 오른쪽 2㎝ 지점을 수직으로 잡는다.
- *상완삼두(triceps)* : 팔을 자연스럽게 내린 상태에서 상완후면, 어깨와 팔꿈치 사이의 중앙 지점을 수직으로 잡는다.
- *상장골(suprailliac)* : 배꼽에서 옆구리를 향하여 2/3 지점을 45°정도 비스듬히 잡는다.
- *대퇴(thigh)* : 서혜부와 슬개골 사이에서 대퇴 중앙의 전면 부위를 수직으로 잡는다.
- *상완이두(biceps)* : 상완이두근의 배(belly)위, 어깨와 팔꿈치의 중간지점을 수직으로 잡는다.
- *견갑하근(subscapular)* : 견갑골의 하각을 따라 1~2㎝ 아래의 피부를 대각으로 잡는다.

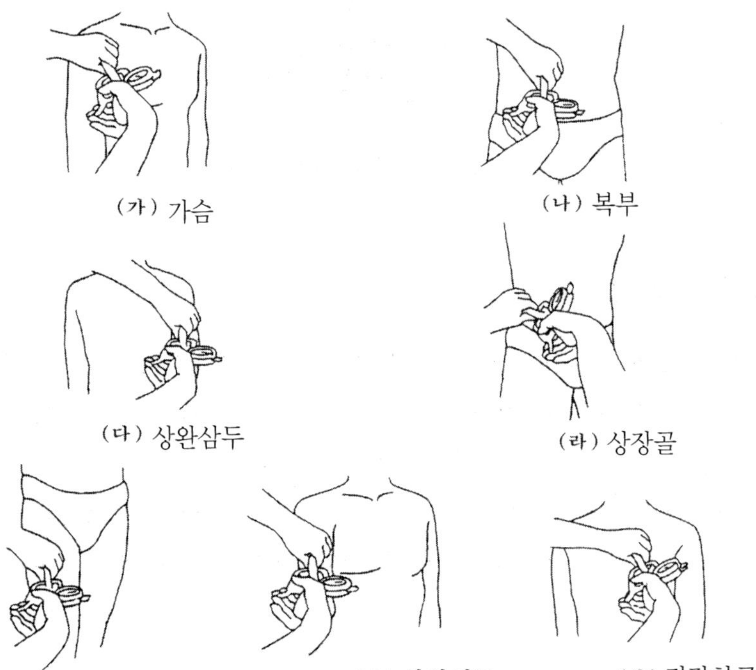

그림 5.16 피하지방 두께 측정부위

피하지방 두께 측정법의 측정은 측정 부위와 측정과정이 표준화되어야만 신뢰성 있는 결과를 얻을 수 있다. 즉, 정확한 측정값을 얻기 위해서는 올바른 기술과 경험을 필요로 한다. 경험이 있는 측정자간에도 약 3%의 오차가 발생할 수 있다. 따라서 피하지방 두께 측정법을 통해 얻어진 측정값을 사용하는 추정방정식은 일정기간의 훈련이나 훈련중지에 따른 체지방의 미세한 변화를 감지하기에는 미흡하다는 문제점을 갖고 있다. 그럼에도 불구하고, 다양한 신체구성을 갖고 있는 많은 스포츠 종목선수의 체지방량을 비교적 간편하게 측정하여 그 중에서 비만자나 지나치게 여윈 사람을 찾아내는데 유용하며, 종목별 적정체중을 조절하는데 효과적인 동기유발의 방법으로 이용되고 있다.

• 체밀도 추정식

이 피하지방 두께 측정법은 신체의 특정 피하지방 두께를 측정하여 체밀도 추정식의 이용으로 체밀도 값을 산출한 후 다시 체지방율 추정식에 대입하게 된다(표 5.29). 그러나 체밀도 값은 간접적인 측정방법이기 때문에 체지방율 추정에는 어느 정도 오차가 발생할 것이라는 점을 감안해야 한다. 피하지방 두께 측정을 통한 체밀도와 체지방율 추정에 대해서는 여러 가지 측정방법과 추정식이 연구되어 왔으나, 여기서는 일반적으로 이용되는 **잭슨과 폴락**(Jackson & Pollack)**의 추정식**을 소개하기로 한다.

남자를 대상으로 할 경우, 피하지방의 측정부위는 대퇴 전면, 복부, 및 겨드랑이 중앙선 부위로 3부위의 측정값을 합한 값을 x, 연령을 y로 할 때 **신체밀도**(BD)를 구하는 방정식은 다음과 같다.

신체밀도(BD) = 1.1093800 - 0.0008267(x) + 0.00000016(x^2) - 0.0002574(y) … 남

여자를 대상으로 할 경우, 피하지방의 측정부위는 삼두박근 부위, 대퇴부 전면, 상장골 부위로서 3부위의 측정값을 합한 값(x)과 대상자의 나이(y)를 이용하여 신체밀도(body density)를 구할 수 있다.

신체밀도(BD) = 1.0994921 - 0.0009929(x) + 0.00000023(x^2) - 0.0001392(y) … 여

예를 들면, 20세 여자로서 체중이 50㎏이고, 삼두박근 부위의 측정값이 8㎜, 대퇴전면이 10㎜, 상장골 부위가 20㎜라고 한다면, 세 부위 측정값의 합(x)은 38㎜가 된다. 따라서 방정식에 대입하여 신체밀도(BD)를 구하면 다음과 같다.

$$BD = 1.0994921 - (0.0009929 \times 38) + (0.00000023 \times 38^2) - (0.0001392 \times 20) = 1.0623$$

• 체지방율 추정식

이처럼 체밀도 추정식에 의해 얻어진 체밀도는 체지방율의 추정식에 대입함으로써 체지방율(% fat)을 산출할 수 있다. 앞에서 예를 들었던 20세 여자의 경우, 체밀도는 1.0623이므로 이 체밀도 값을 Siri **방정식**에 대입하면,

체지방율(% fat) = {(4.95/1.0623) - 4.5}×100 = 15.97% 이다.

따라서, 체지방은 = 50㎏ × 0.1597㎏ 이고, 제지방은 = 50㎏ - 7.985㎏ = 42.02㎏이다.

체지방율(% fat)은 체중에 대한 지방의 백분율을 나타낸 것이므로 그 측정결과에 의해 인체의 지방량 수준을 판단할 수 있다.

표 5.29 피하지방법에 의한 체지방율 추정식

구 분	남 자	여 자
측정부위	가슴, 복부, 대퇴부	상완삼두근, 장골상부, 대퇴부
체밀도 추정식	1.10938 − 0.0008267(3부위 합) + 0.0000016(3부위 합)^2 − 0.0002574(나이)	1.0994921 − 0.0009929(3부위 합) + 0.0000023(3부위 합)^2 − 0.0001392(나이)
% fat 추정식(Siri)	{(4.95/체밀도) − 4.5}×100	

표준체중 판정법

신체에 상응하는 이상적인 체중을 결정하는 것이 매우 어렵기 때문에, 국민의 성별, 연령, 신장에 따른 평균체중을 산출하여 **표준체중**을 구하고 그 편차에 의해 비만을 판정하는 방법이다. 실제적으로 표준체중은 간편하여 여러 나라에서 사용하고 있지만 표준체중 표는 연차적으로 변동하고 개개인의 신체적 특성이 배제되어 있기 때문에 객관성이 부족한 것이 단점이다.

성별, 연령별 표준 체중은 다음과 같이 계산한다(표 5.30).

표 5.30 성별, 연령별 표준체중

구 분 / 나 이	표 준 체 중	
	남 자	여 자
35세 이하	(신장 − 100) × 0.90	(신장 − 100) × 0.85
36세 이상	(신장 − 100) × 0.95	(신장 − 100) × 0.90

위에서 구한 표준체중으로 나눈 값의 백분율(100%)이 비만도를 판정하는 지수가 된다. 표 5.31은 표준체중 지수법에 의한 비만평가 기준치를 제시한 것이다.

표 5.31 표준체중지수에 의한 비만 판정 기준표

마 른 형	조금 마른형	표 준 형	조금 비만형	비 만
85 이하	86 ~ 95	96 ~ 115	116 ~ 125	125 이상

● 체질량지수 판정법

체질량지수(body mass index, BMI)는 신장에 대한 체중을 평가하기 위해 사용된다. 이 방법은 체중(kg)을 신장(m)의 제곱으로 나눈 값이다. 많은 연구자들은 심장질환과 체질량지수가 유의한 상관관계가 있다고 보고하고 있다. 그러나 체지방률은 낮지만 근육이 잘 발달된 사람은 통상적으로 BMI가 높게 계산되며 이러한 결과는 체지방률이 높은 것으로 오인될 수 있다. 따라서 이 방법은 좀 더 정확한 기법을 사용할 수 없을 때에만 사용되어야 한다. 체질량지수에 의한 비만 판정 기준은 표 5.32와 같다.

표 5.32 체질량지수를 이용한 남녀의 비만 판정 기준표

판정 기준(보건복지부)		대한비만학회	
저체중	18.5 미만	저체중	18.5 미만
정 상	18.5~24.9	정 상	18.5~24.9
과체중	25~29.9	과체중	25~29.9
비 만	30 이상	경도 비만	30~34.9
		중등도 비만	35~39.9
		고도 비만	40 이상

● 허리둘레와 허리–엉덩이 둘레의 비율

비만정도를 결정하는 또 다른 간단한 방법은 **허리둘레와 허리-엉덩이둘레의 비율**(waist to hip ratio, WHR)을 이용하는 것이다. **이는 복부비만과 밀접한 관계를 가지며, 당뇨병, 고지혈증, 관상동맥질환의 위험이 크다고 보고되고 있다**(표 5.33).

표 5.33 허리둘레와 허리–엉덩이 둘레의 비율에 의한 비만 판정

성 별	허리둘레	허리–엉덩이 둘레 비율
남자	90cm 이상 비만	0.95 이상
여자	80cm 이상 비만	0.85 이상

이밖에도 초음파 측정법, 전산화단층 촬영법, 자기공명영상 촬영법, 이중에너지 흡수법(DEXA) 등이 있다.

II. 운동 기술관련 체력

1 민첩성

민첩성이란, '재빠른 동작으로 신체를 잘 조정하고 부드럽게 반응할 수 있는 능력, 또는 운동중 방향이나 위치를 전신적인 동작에서 부분적인 동작으로 신속하게 변경하는 능력'으로 표현할 수 있다.

운동 목적에 따라 신체의 부분이나 혹은 전신을 재빠르게 움직이거나 방향을 바꿀 수 있는 능력은 주로 신경계의 기능과 근육의 조화를 얼마나 효과적으로 이루는가에 의해 결정된다. 즉, 인간의 **신경 전달 속도**는 Ia나 Ib (근수용기로서 감각신경섬유의 Ia는 근방추의 길이변화에 반응하는 반면, Ib는 골지건의 변화에 민감하게 반응하는 구심성 감각기이다)의 구심성 신경일지라도 보통 70~120m/sec 걸리며, 원심성의 신경을 포함해 체내를 한 바퀴 도는 데는 빨라도 약 120m/sec를 필요로 한다. 이 속도는 개인차가 있으며, 민첩한 움직임의 주체는 근수축의 빠르기에 의존한다. 근수축이 빠르면 그만큼 민첩한 행동이나, 그 밖에 민첩성을 필요로 하는 운동을 효율적으로 행할 수 있다.

❑ 측정방법

● 반복 동작의 민첩성

• 사이드 스텝

민첩성을 보기 위한 검사가 많이 개발되어 있지만, **사이드 스텝 검사**는 체중을 부하로 해서 몸을 좌우로 빠르게 이동하는 능력을 측정하는 검사이다. 본래 전신 민첩성을 여러 방향으로 마음대로 재빨리 움직일 수 있는 능력으로 정의되지만, 이러한 움직임 중에서 중요한 요소인 좌우 방향의 움직임을 대상으로 하여 비교적 짧은 시간 내에 소정의 행동을 반복할 수 있는 능력은 전신의 민첩성과 깊은 관계가 있으므로 이 방법은 널리 이용되고 있다(그림 5.17).

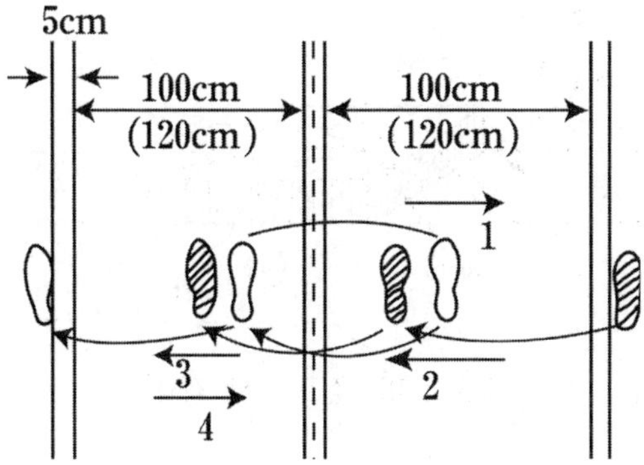

그림 5.17 사이드 스텝 검사

① 중앙선을 중심으로 좌우 다리를 벌려 선다.

② 시작 신호에 중앙선 → 우측선 → 중앙선 → 좌측선 → 중앙선 …을 통과하는 스텝 운동을 실시한다.

③ 20초간 각 선을 통과할 때마다 1점씩을 부여하여 2회 실시 중 좋은 기록을 택한다.

④ 각 선을 밟거나 넘었을 때만 점수를 부여한다.

⑤ 선의 간격은 12세~29세는 1.2m이고, 11세 미만과 30세 이상은 1m로 한다.

• 점프 스텝

점프 스텝 검사는 전후, 좌우, 상하로 이동하는 복합적인 동작을 빠르게 이동하는 종목으로서 민첩성, 평형성, 협응성을 측정할 수 있으나 난이도가 높은 편이다.

① 초시계, 점프대(30㎝×30㎝×10㎝)를 준비한다(그림 5.18).

② 양발을 모아 점프대 앞으로 뛰어 내리고 즉시 뒤로 점프하여 점프대 위로 오른다.

③ 다시 뒤로 점프하여 뛰어내린 즉시 앞으로 점프하여 점프대 위로 양발을 모아 오른다.

④ 좌, 우도 같은 방법으로 실시하지만 자세는 항상 정면을 향한다.

⑤ 전, 후, 좌, 우 점프순서가 틀리거나 양발이 동시에 실시되지 않으면 반칙으로 한다.

⑥ 한 번 점프하여 스텝 할 때마다 1점씩 부여하고 10초간 실시한 점수로, 2회 실시한 것 중에서 좋은 것을 기록한다.

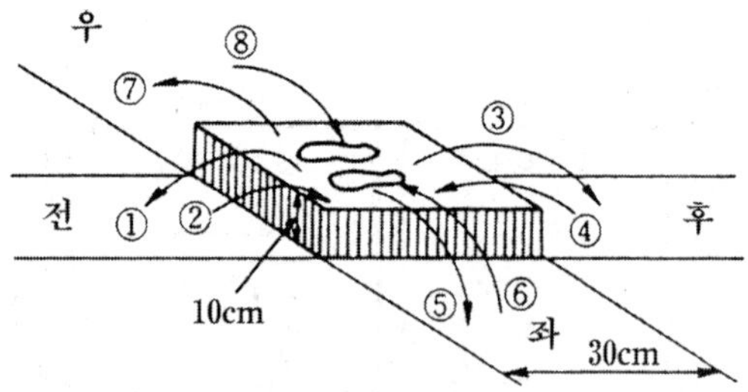

그림 5.18 점프 스텝 검사

• 50m 달리기

50m 달리기는 전신의 파워나 스피드를 보기 위한 검사이다.

① 출발원은 출발선에서 5m 앞에 서서, 기를 지면에서 위로 들어 올려 출발시킨다.
② 계시원은 기를 올리는 순간부터 동체가 결승선을 통과할 때까지의 시간을 계측한다.
③ 기록은 0.1초 단위로 한다.

• 왕복 달리기

왕복 달리기 검사는 국제 체력연구위원회(ICPER)에서 채용하고 있는 종합 검사 중의 하나로서 민첩성의 중요한 요소인 스피드와 방향전환의 능력을 보기 위한 검사이다(그림 5.19).

① 각목 2개(5㎝ × 5㎝ × 5㎝), 초시계를 준비한다.
② 시작 신호에 앞으로 달려 원 내에 있는 각목 하나를 집어 출발선의 반원으로 가져온다.
③ 다시 달려가서 나머지 하나의 각목을 가져온다.
④ 두 개의 각목을 나르는 데 소요된 시간을 0.1초 단위로 기록한다.

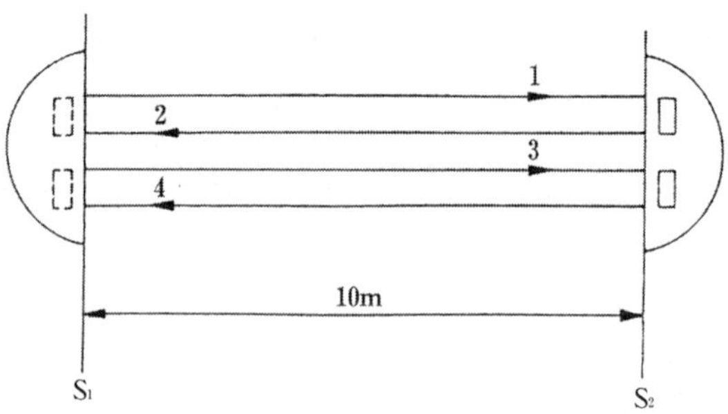

그림 5.19 왕복 달리기 검사장

방향전환의 민첩성

• 부메랑 달리기

부메랑 달리기 검사는 짧은 거리를 빨리 달릴 수 있는 순발력과 달리면서 방향 전환하는 민첩성을 측정하는 종목이다(그림 5.20).

① 검사장의 출발 위치에 서서 출발하는 자세로 선다.
② 출발신호에 화살표 방향으로 향해서 달린다.
③ 전 코스를 달리는 데 소요된 시간을 0.1초 단위로 기록한다.

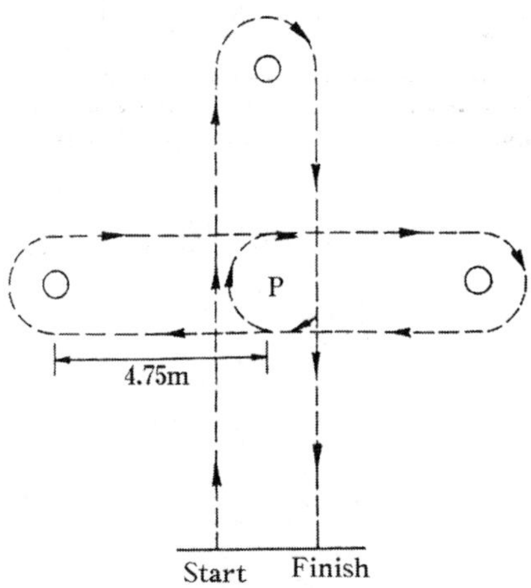

그림 5.20 부메랑 달리기 검사

• SEMO 민첩성

SEMO 민첩성 검사(SEMO agility test)는 신체를 앞, 뒤, 옆으로 기교 있게 움직일 수 있는 능력을 보기 위한 전신 민첩성의 검사이다(그림 5.21).

① 농구경기장의 자유투 라인과 23㎝ × 23㎝ × 30㎝의 상자 4개를 이용하여 검사장을 설치한다.
② 출발선인 A선에 선다(자유투 라인을 뒤로해서 선다).
③ A-B간을 side step, B-D간은 뒤로 달리기, D-A간은 바로 달리기, A-C간은 뒤로 달리기, C-B간은 바로 달리기, B-A간은 side step을 실시한다.
④ 2회 실시하여 좋은 기록을 0.1초 단위로 기록한다.

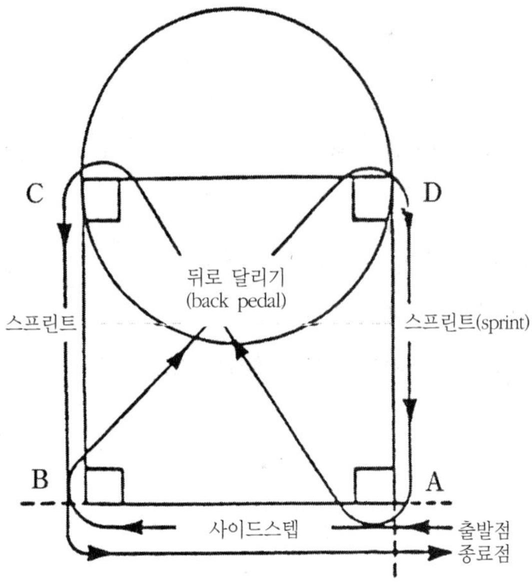

그림 5.21 세모 민첩 검사

2 평형성

평형성이란 '운동을 통제하며, 신체의 정해진 위치를 유지하고 힘, 압력, 운동 등 외부로부터의 영향과는 관계없이 신체의 평형을 유지할 수 있는 능력'으로써, 관절과 근육감각에 의한 근육의 지각 반응과 시각반응 등의 여러 가지 요소에 의해서 생기는 균형의 정도를 의미한다.

일반적으로 평형성은 정적 평형성과 동적 평형성으로 분류되지만, 물체의 평형을 유지하는 능력도 포함할 수 있다. 평형성은 신체를 어떤(일정한) 자세로 유지하는 능력으로서 일상생활이나 스포츠 활동에서 움직임의 평형(balance), 미적 능력, 감각, 균형, 안정성 등의 중요한 역할을 하고 있는 체력의 한 요소로써, 반사 운동에 의해 무의식적으로 행하여 질 때가 많으며, 이러한 움직임의 조절은 체내의 자동능력, Feedback 기제가 관계하고 있다. 그리고 평형성을 필요로 하는 운동 중에서 댄스나 기계체조, 피겨 스케이팅 등에서 그 중요성을 쉽게 찾아볼 수 있다.

❑ 측정방법

● 정적 평형성의 측정

정지된 위치에서 평형을 유지할 수 있는 능력인 **정적 평형성**을 측정하는 종목에는 눈감고 외발서기, 외발서기, 막대 위에 서기 검사 등이 있다. 또한, 물구나무서기의 여러 종류(삼각형 균형서기, 개구리형 균형서기, 머리대고 물구나무서기, 머리에 손대고 물구나무서기 등)가 있다.

• 눈감고 외발서기

눈감고 외발서기 검사는 눈감고 한발로 제자리에서 얼마나 오래 서 있을 수 있는가를 보기 위한 검사이다. 이것은 시각에 의하지 않고 평형성을 유지하는 능력을 보는 것으로서 연령증가에 따라 크게 달라져 평형유지에 큰 차이를 나타내고 있다.

① 맨발로 마루 위에 선다.
② 양손은 허리에 두고, 자신이 주로 쓰는 쪽 발로 서서 다른 발은 마루에서 들어 올린다.
③ 양쪽 눈을 감고 서 있기를 계속한다.
④ 평형을 잃을 때까지의 시간을 0.1초 단위로 측정하고, 5회 실시하여 그 평균을 기록 한다.

• 외발서기

외발서기 검사는 한쪽 발의 발꿈치를 들고 제자리에서 평형을 유지하는 능력을 보기 위한 검사이다.

① 맨발로 양손을 허리에, 자신이 주로 쓰는 쪽 다리의 무릎 안쪽에 반대쪽 발바닥을 붙인다.
② 시작신호에 지지발의 발꿈치를 서서히 들어 평형을 취한다.
③ 손이 허리에서 떨어지거나, 발이 움직이거나 발꿈치가 마루에 닿을 때까지 계속한다.
④ 0.1초 단위로 계측하며 2회 실시하여 평균치를 기록한다.

• 막대 위에 서기

막대 위에 서기(Bass stick) **검사**는 나무 막대 위에서 평형을 유지하는 능력을 보기 위한 검사이다. 나무를 놓는 방법에 따라 지지하는 발을 막대와 직각으로 놓는 방법(crosswise)과 발을 막대의 길이와 일치하게 놓는 방법(lengthwise)으로 나눈다. 남녀공용으로 신뢰도는 0.90으로 보고되고 있다.

① 나무막대(2.54㎝ × 2.54㎝ × 30.48㎝), 초시계와 고정용 테이프를 준비한다.
② 한쪽 발만 맨발로 막대 위에 올라선다.
③ 반대쪽 발은 뒤로, 양팔을 옆으로 들어올린다.
④ 시작신호에 지지발의 발꿈치를 서서히 들어올린다.
⑤ 지지발의 발꿈치나 반대 발이 마루에 닿거나 막대에서 떨어질 때까지의 시간을 0.1초 단위로 계측하고, 2회 실시하여 평균치를 기록한다.

● 동적 평형성의 측정

운동 중의 신체평형을 유지하는 능력인 **동적 평형성**은 일정한 목적 하에서 운동수행을 할 때 필요하거나 요구되는 평형성을 말하는 것이며, 측정하는 종목에는 평균대 걷기, 눈감고 제자리 걷기, 직선 보행검사, 판 위에서 균형 잡기, 볼 균형 잡기 등의 여러 가지 측정종목이 있다.

• 평균대 걷기

평균대 걷기(springfield beam walking test) **검사**는 폭 10㎝, 높이 10㎝, 길이 3㎝의 평균대 위를 될 수 있는 대로 빨리 걸어 왕복하는데 소요되는 시간을 측정하는 검사이다.

• 눈감고 제자리 걷기

눈감고 제자리 걷기(spot walking with eyes closed) **검사**는 마룻바닥에 40㎝의 원을 그려서 피검자는 원의 중앙에 양발을 모으고 선다. 눈을 감고 시작 신호에 따라 제자리 걷기를 1분간 120회 리듬으로 실시한다. 발이 원 밖으로 나가거나 원둘레에 닿을 때까지 제자리걸음을 실시한 시간을 계측한다. 3회 실시하여 평균치를 개인의 측정치로 하면 된다.

• 직선 보행

직선 보행 검사는 보행시의 평형능력을 보기 위한 검사이다.

① 마루에 10㎝의 직선을 그어 놓는다.
② 눈을 감고 방향을 확인한 후에 눈을 감고 직선으로 걷게 한다.
③ 10㎝선에 도착하면 정지시키고 기준점과의 편차거리를 측정한다(S1).
④ 같은 방법으로 직선상을 뒤로 걷게 한다. 이때의 편차거리는 S2로 한다.

⑤ S1과 S2의 평균값을 측정치로 한다.

• 판 위에서 균형 잡기

판 위에서 균형 잡기 검사는 유동적인 지지물 위에 서서 평형을 유지하는 능력을 보는 검사이다.

① 61㎝ × 30.5㎝ × 2.5㎝의 판자를 준비하고, 이 판자의 밑 한가운데를 길이 30.5㎝, 폭 5.1㎝, 높이 10.2㎝의 막대를 받힌다.
② 이 받침대의 밑바닥은 표면의 넓이가 2.54㎝가 되도록 모서리 부분을 깎아서 만든다.
③ 피검자는 검사자의 도움으로 판자 위에 올라선다.
④ 피검자는 중심이 잡히면 검사자의 어깨에서 손을 떼고 평형을 유지한다.
⑤ 이 시간부터 평형을 유지한 시간을 측정하여, 2~3회 실시한 평균치를 기록 한다.

• 볼 균형 잡기

볼 균형 잡기 검사는 팔을 쭉 뻗은 자세에서 손등에 놓인 공의 균형을 잡는 능력을 보기 위한 검사이다. 즉 사지를 이용하여 물체의 평형을 유지하는 능력을 측정하는 방법이다.

① 두 발을 고정시킨 상태에서 팔을 어깨 높이로 주먹을 쥐고 들어, 주먹 위에 배구공을 올려놓는다.
② 이 자세를 공이 신체의 다른 부위에 공이 닿거나 떨어지거나 발을 움직일 때까지 유지한다.
③ 이 자세의 유지시간을 초단위로 기록한다.

3 협응성

협응성은 '신경계의 제어와 흥분의 기능이 시간적, 공간적, 양적으로 조화되어 동작의 수정이 수시로 일어나는 것' 이라고 정의될 수 있다. 다시 말해서, 운동을 정확하고 부드럽게 능률적으로 실시할 수 있도록 여러 형태의 운동을 하나의 정리된 운동으로 통합하는 능력을 말하는 것이다. 협응성을 결정짓는 요인으로는 시간, 속도, 정확성, 숙련도 등을 들 수 있다.

운동시에는 손과 발을 따로따로 움직이는 경우는 없고, 전신을 사용하는 대근활동이 주가 된다. 예를 들어, 눈과 다리의 협응성이 필요한 축구를 볼 때, 협응성이 떨어지면 볼을 찬다든가, 드리블 같은 것을 하지 못할 것이다. 이렇듯 신체의 어느 한 부분이라도 서로 관계되어 가동하지 않는다면, 운동은 물론 그 외의 일상생활도 어려울 것이다. 특히, 운동에 있어서 협응성은 하나의 체계적인 형태로 통합시키는 역할을 하고 있다.

❑ 측정방법

협응성은 운동에 전반적으로 관련되어 있기 때문에 그 측정방법도 광범위하게 많다. 일반적으로 지그재그 드리블, 축구공 몰기, 8자 달리기, 벽 패스, 지그재그 달리기, 양손의 협응성 검사 등이 많이 이용되고 있다.

● 지그재그 드리블

지그재그 드리블 검사는 눈으로 목표를 보고 손으로 볼을 드리블하고, 달리는 시각과 운동의 협응성을 보기 위한 검사이다(그림 5.22).

① 초시계, 볼(둘레 61~63㎝, 무게 300~320g, 볼 바운드 높이는 볼의 최저점이 150㎝ 높이에서 떨어뜨렸을 때 볼의 최고점이 60~100㎝의 범위 내에 들어가도록 공기압을 조절한 것), 깃대(150㎝ 이상) 12개를 준비한다.
② 평탄한 장소에 그림 5.22과 같이 설치한다.
③ 피검자는 준비신호에 볼을 잡고 출발선의 깃대 중앙에 선다.
④ 시작신호에 출발하여 화살표 방향으로 한 손을 사용해서 드리블 하면서 달린다.
⑤ 양손으로 볼을 잡거나 동시에 양손을 사용해서는 안 된다.
⑥ 2회 실시하여 좋은 기록을 택한다.
⑦ 실시도중에 신체나 볼이 깃대에 닿거나 깃대를 넘어뜨렸을 때는 다시 실시한다.

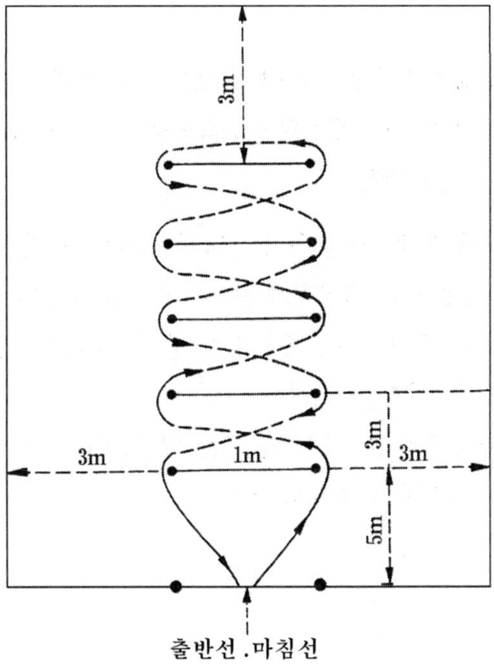

그림 5.22　지그재그 드리블 검사

● 축구공 드리블

축구공 드리블 검사는 피검자가 신속히 움직이면서 발로 물체를 다루는 능력을 측정하기 위한 검사이다(그림 5.23).

① 방향전환의 능력을 보기 위한 검사장을 이용한다.

② 출발선에 있는 축구공을 두발을 이용하여 화살표 방향으로 드리블하여 다시 출발선으로 되돌아온다.

③ 드리블하는 데 소요된 시간을 초단위로 기록한다.

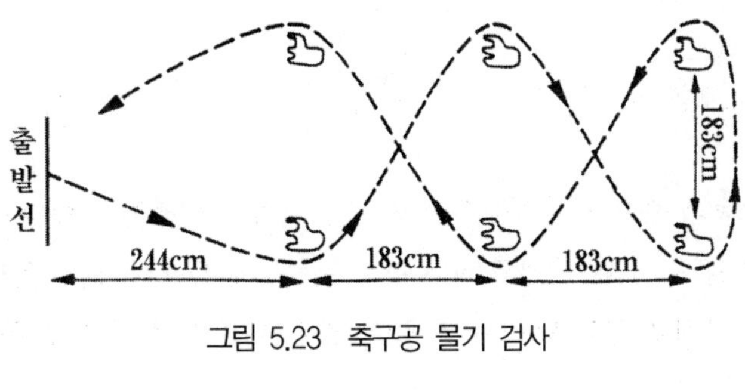

그림 5.23　축구공 몰기 검사

● 벽 패스

벽 패스 검사는 한 손이나 양손을 사용해서 될 수 있는 대로 빨리 벽을 향해서 배구공을 연속적으로 패스하는 동작을 행하는 검사로서, 개인의 반응속도와 리바운드 스피드감을 이해하는 눈과 손의 협응 동작을 보기 위함이 목적이다.

① 초시계, 볼(배구공이나 둘레 약 66㎝, 무게 270g인 공)을 준비한다.
② 벽에서 2.75m 떨어진 곳에 벽과 평행하게 폭 5㎝의 선을 긋는다.
③ 피검자는 볼을 잡고 이 선 뒤에 서서, 벽을 향해 패스한다(패스방법은 자유).
④ 15초간 패스한 횟수를 기록한다.
⑤ 패스 도중에 볼이 검사장에서 멀리 나갔을 때는 처음부터 다시 실시한다.
⑥ 5㎝의 백선을 넘겨짚고 실시하지 못하게 한다.

● 양손의 협응성

양손의 협응성 검사는 한 점에서 시작하여 일정한 모양이나 선을 따라 오른손과 왼손을 함께 움직여 골인 점을 통과하는 검사이다. 이때 소요시간과 선이나 모양을 벗어나는 오차로써 결과를 판정하는 즉, 정확성과 빠르기를 동시에 측정하는 방법이다.

4 순발력

'활동적인 운동에서 제한된 시간 내에 폭발적으로 많은 양의 일을 할 수 있는 능력'을 **파워** 혹은 **순발력**이라 한다. 또는 단위 시간 내에 이루어지는 운동율(작업율)이라 정의하며 힘과 스피드의 곱으로써 다음과 같이 나타낼 수 있다.

$$P(\text{파워}) = F(\text{힘}) \times V(\text{속도}) = F \times \frac{S(\text{거리})}{T(\text{시간})} = \frac{F \times S}{T} = \frac{\text{운동량}}{\text{시간}} = \text{운동율}$$

활동적인 운동은 근육의 수축에 의해서 일어난다. 근육의 순간적인 수축이 강하면 강할수록, 행동하는 능력이 높다고 할 수 있다. 순발력의 유형으로는 높게 뛰거나, 멀리 뛴다거나, 또는 재빠르게 동작하거나 어떠한 물체를 멀리 던지는 것 등이 있다. 이들 요소 중에서 재빠른 동작을 필요로 하는 유도나 씨름경기에서 볼 때, 키가 작고 단단한 선수들이 거구의 선수들을 힘이 아닌 기교로 즉, 스피드나 타이밍이 맞는 절묘한 기술로써 넘어뜨리는 양상을 볼 수 있다. 그밖에 여러 면의 운동 현장에서 근육의 힘과 스피드가 가해진 파워의 중요함을 알 수 있었을 것이다. 순발력은 운동선수들은 물론이고, 인간생활에 더 없이 필요한 체력 요인 중의 하나이다.

☐ 측정방법

오래 전부터 순발력의 측정은 많이 실시되고 있다. 그러나 그 중에서 가장 일반적으로 이용되고 있는 몇 가지를 나열하였다.

● 제자리높이뛰기

제자리높이뛰기, 혹은 **수직도**라고 하는 **검사**로서, 주로 다리 근의 파워를 간접적으로 알기 위한 수단이다. 이 검사는 창시자의 이름을 따서 Sargent jump로 통해 왔으며, 최초에는 분필을 사용하여 측정한 관계로 chalk jump라고도 했다. 수직도의 경우에 자기의 체중을 중량물로 하고 있기 때문에 다리 근 그 자체의 파워를 알기 위해서는 각 개인의 체중을 측정해서 수직뛰기의 값을 보정할 필요가 있다. 수직도의 파워를 다음과 같은 식으로 산출하는 경우도 있다.

① 측정용지, 흑판, 흑판 지우개, 분필가루, 삼각자를 준비한다.
② 한쪽 발을 벽에 접하도록 붙여 서서 팔에 분필가루를 묻히고 뻗어 손가락으로 표시한다.
③ 벽 쪽 손에 분필가루를 묻혀서 벽에서 20㎝ 떨어진 곳에 외접하여 두 발을 모아 선다.
④ 반동을 이용하여 높이 뛰어 최고지점에서 측정용지에 손가락으로 표시한다.
⑤ 표시한 두 점 사이의 수직거리를 재어 ㎝단위로 기록한다.

● 제자리멀리뛰기

수직도가 수직방향의 순발력 검사임에 비해 **제자리멀리뛰기 검사는** 수평방향의 순발력을 측정하는 항목이다. 또한 전신의 근파워를 보기 위한 검사라 할 수 있다(그림 5.24).

다리 부분의 근육군을 중심으로 한 몸 전체의 순발력을 측정하는 종목으로 도움닫기 없이 제자리에서 뛴 거리를 측정한다. 제자리멀리뛰기는 순발력 측정뿐만 아니라 근력, 평형성, 유연성, 협응성 등의 체력 요인도 함께 평가할 수 있다.

① 멀리뛰기용 발 구름판 위에서 양발을 10~20㎝ 벌려 선다.
② 앞쪽 윗 방향으로 도약하여 착지한다.
③ 신체의 어느 부분이라도 모래사장에 닿은 곳에서 구름판까지의 직선거리를 측정한다.
④ 2회 실시해서 좋은 기록을 ㎝단위로 기록한다.

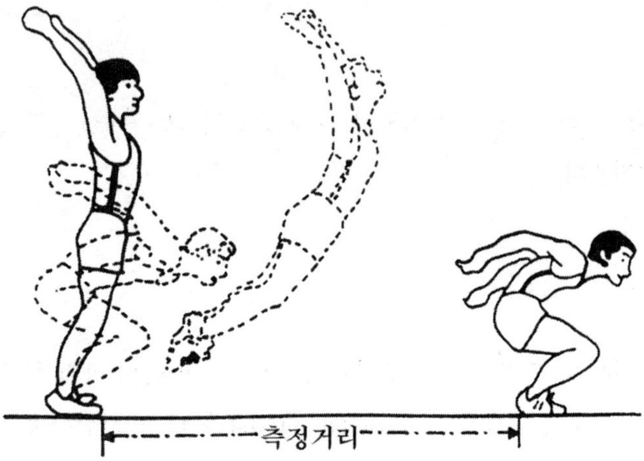

그림 5.24 제자리멀리뛰기

● 계단 뛰기

계단 뛰기 검사는 Margaria가 파워를 측정하기 위해 고안한 검사를 Kalamen이 수정한 것이다. 체중과 시간의 관계를 고려하여 하체의 순발력을 비교적 객관적이고 손쉽게 측정할 수 있으나 위험부담이 있는 것이 단점이다(그림 5.25).

① 계단, switch mat, 초시계를 준비한다.
② 피검자는 6m 전방에서 힘껏 달려 한번에 3계단씩 올라간다.
③ 3번째 계단을 밟으면 시간을 재기 시작하고 9번째 계단을 밟으면 정지한다.
④ 3번째 계단에서 9번째 계단에 도착할 때까지의 소요시간을 1/100초 단위로 기록한다.

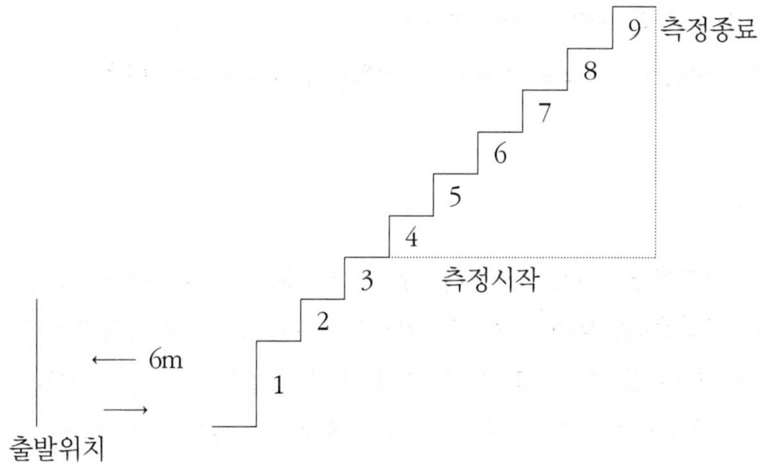

그림 5.25 계단 뛰기 측정 방법

● 메디신 볼 던지기

메디신 볼 던지기 검사는 양 어깨와 팔의 파워를 측정하기 위한 종목으로써 메디신 볼이 떨어진 곳까지의 거리를 측정하며 3회 실시한 후 가장 좋은 기록을 측정치로 한다. 이 검사는 모든 남·여에게 실시할 수 있는 종목이며, 두 팔의 작업량과 상관이 높다.

① 의자에 앉아서 볼을 가슴 앞에 고정시키며 준비 자세를 취한다.

② 이 때 보조자는 피검자의 고정된 자세를 위하여 의자 뒤에서 끈으로 가슴을 고정시킨다.

③ 메디신 볼을 던질 때 몸은 움직이지 않고 양팔의 힘으로만 던진다.

5 반응시간

반응시간이란 '주어진 자극에 따라서 될 수 있는 한 빠른 속도로 동작을 일으킬 때까지의 시간, 즉 자극의 인지로부터 동작반응까지의 시간'을 말한다. 이러한 과정의 회로는 자극 신호의 수용기인 귀나 눈으로 자극을 받아 **구심성 충격**으로 중추에 알리고, 중추에서는 곧 운동 수단인 손이나 발을 동작시키는데 필요한 **원심성 충격**을 발사하게 하고, 근육은 이 명령을 받아 약간의 잠복기를 거쳐서 근수축을 일으켜 하나의 동작을 한다. 즉 어떤 자극신호가 주어져 자극에 대한 반응으로서 행동이 일어나기까지의 시간을 반응시간이라고 한다.

자극조건으로서는 일반적으로 시각자극, 청각자극, 감각자극을 이용한다.

❑ 측정평가

반응은 보통 단순반응과 선택반응으로 나누고, 다시 전·후자를 국부동작 반응과 전신동작 반응으로 나누는데, 어느 방법을 택하든 준비단계에서부터 자극을 보낼 때까지의 간격은 불규칙적이어야 하며, 20회 이상 반복 실시하여 평균치를 0.01초 단위로 기록하는 것이 원칙이다. 운동경기와 관계가 있는 반응시간을 측정할 때는 전신동작 반응을 시키는 것이 합리적이다.

● 손 반응

손 반응 검사는 시각적 자극에 의한 손의 반응시간을 거리로 측정하는 종목으로서 주로 손을 이용하는 배구, 농구, 권투 등의 종목에 대한 민첩성을 간접적으로 평가할 수 있다(그림 5.26).

① 눈금이 표시된 막대가 벌린 손 사이를 낙하하도록 준비한다.

② 막대가 손가락 사이를 지나면 엄지와 4개의 손가락으로 막대를 잡아 눈금을 읽는다.

③ 20회를 실시하여 상위기록과 하위기록 5개를 제외하고 나머지 10개의 점수를 평가한다.

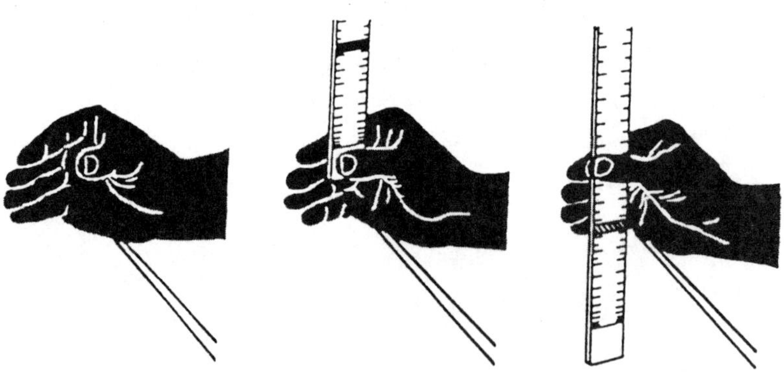

그림 5.26 손 반응 검사

● 발 반응

발 반응 검사는 시각적 자극에 의한 발의 반응시간을 거리로 측정하는 종목으로서 주로 발을 이용하는 축구, 태권도 등의 종목에 대한 민첩성을 간접적으로 평가할 수 있다(그림 5.27).

① 탁자 위에 다리를 올리고 걸터앉아 발과 벽면과 약간의 사이를 두고 그 사이에 눈금이 표시된 막대를 낙하하도록 준비한다.

② 막대가 낙하하면 발가락이나 발바닥을 이용하여 낙하하는 막대를 정지시켜 이동한 거리를 측정한다.

③ 20여 회를 실시하여 상위기록 5개와 하위기록 5개를 제외하고 나머지 10개의 점수를 평균한다.

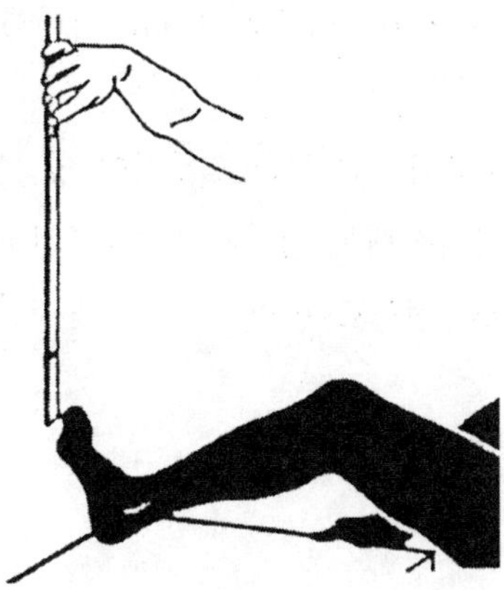

그림 5.27 발 반응 검사

● 전신 반응

전신 반응 검사는 자극의 신호가 귀, 눈으로 감지하여 구심성 신경을 통해 중추신경계에 전도되어 인지하고, 운동명령이 다시 원심성 신경을 통해 근육으로 전도되어 근수축에 의한 동작이 일어나는데, 즉 자극에 의한 반응이 일어나기까지의 반응시간을 측정하는 것이다.

① 점프대, 오실로그래프, EMG, strain-gauge를 준비한다.

② 스트레인 게이지가 고정된 도약대 위에 선다.

③ 무릎을 가볍게 굽혀 서서, 빛 자극이 있으면 수직으로 뛰어 오른다.

④ 5회 측정하고, 0.001초 단위로 기록한다.

⑤ 계시는 반응개시시간(신호로부터 압력의 변화가 나타날 때까지의 시간)과 전신반응시간(신호로부터 발이 대에서 떨어질 때까지의 시간)을 오실로그래프에서 읽는다.

⑥ 준비 자세에서의 무릎의 각도는 120~160° 정도로 하고, 뛰어 오르는 높이는 10㎝ 전후로 한다.

⑦ 근전도를 이용하지 않고 전신반응 측정기를 이용해도 반응시간과 이동시간, 동작 완료 시간을 동시에 측정할 수 있다.

● 선택반응

선택반응 검사는 선택된 자극에 대하여 정확하고 빠르게 반응할 수 있는 능력을 측정하는 종목으로서 각종 스포츠종목의 운동수행력과 밀접한 관계가 있다.

① 바닥 중앙선을 중심으로 좌, 우 각각 7야드(약 6.4m) 거리까지 라인을 표시하고 중앙선에 대상자가 준비를 한다.

② 검사자의 지시하는 손 방향에 의해 대상자는 질주하여 옆줄을 넘는 순간의 시간을 측정한다.

③ 좌우 5회씩 10회 실시하며 방향선택은 검사자가 미리 정하여 준다.

④ 시행간의 휴식시간은 30~60초 정도로 한다.

Ⅲ. 평가의 유형

체육평가에 방식은 몇 가지 기준에 따라 유형화 할 수 있다. 체육이란 활동에 지식을 위해서는 체육이 시작되기 전과 체육이 진행되는 과정, 그리고 체육이 끝난 후에 평가가 이루어져야 한다. 이러한 의미에서 진단평가, 형성평가, 그리고 총합평가에 개념을 인지할 필요가 있다. 또한 체육평가 방법을 이해하기 위해 크게 규준지향평가와 준거지향평가에 개념을 알고하고, 최근 체육교육현장에서 이루어지고 있는 수행평가에서 능력지향평가, 성장지향평가에 대한 기본적 개념을 이해할 필요가 있다.

1 진단평가

❑ 정의

진단평가(diagnostic evaluation)란 학습이 시작되기 전에 학생이 소유하고 있는 특성을 체계적으로 관찰, 측정하여 진단하는 평가로 투입(input)평가라고도 한다. 따라서 사전학습 정도, 적성, 흥미, 동기 등을 분석한다. 쉽게 운동선수들이 병원에 갔을 때 의사가 증상이 어떠냐고 여러 질문을 한다. 이를 진단이라고 한다. 이는 의사가 치료를 하기 전에 운동선수가 지니고 있는 건강상의 문제를 알기 위해서다. 체육에서도 학생에게 학습을 투입하기 전에 학생의 특성을 평가하여야 하며, 이를 파악하기 위한 평가를 진단평가라고 할 수 있다.

❑ 목적

진단평가에 주된 목적은 적절한 수업전략을 투입하기 위함이다. 평가의 궁극적인 목적은 학습을 극대화하는 것으로 타당한 진단이 이루어지지 못하면 교육내용이나 교육방법을 적절히 수립하지 못하게 된다. 체육학습이 이루어지기 전에 학생이 소유하고 있는 지적 능력뿐만 아니라 흥미, 적성, 태도, 가정환경 등을 파악할 때 학생들에게 보다 적절한 교수법이 투입될 수 있다. 진단평가 결과에 따라서 학생들을 분류, 배치하는 경우도 있다. 이 경우는 학생을 차별하는 것이 아니라 비슷한 학습자를 집단화하여 그들에게 적절한 체육학습을 수행할 수 있다.

□ 절차와 방법

진단평가의 절차와 방법에 대하여 구체적인 순서나 종류를 제시하는 것은 쉽지않다. 그러므로 진단평가를 하는 절차는 교육내용에 따라 다양할 수 있다. 체육 진단평가를 하기 위해서는 일반적으로 기록된 자료를 토대로 학생의 특성을 파악하고 진단평가를 실시할 수 있다. 전략적인 교수와 학습을 위해서는 체계적인 진단평가가 필요하다. 각 대학 체육학과에서 실시하는 입학 실기시험 기록을 통해 합격여부를 판단하는 것이 아니라 개인별 진단을 통해 특성을 파악하는 것은 매우 중요하다고 할 수 있다.

2 형성평가

□ 정의

형성평가(formative evaluation)란 학습이 진행되고 있는 도중에 학생에게 피드백(feedback)을 주고 교육과정 및 수업방법을 개선시키기 위한 평가로 과정(process)평가라고도 한다. 즉 형성평가는 교육과정의 개선을 통해 수업을 발전시키기 위한 평가다. 체육교사가 학생을 진단하고 맞는 훈련이 진행되고 있는지, 아니면 바르지 못한 훈련으로 진행되고 있는지를 확인하기 위해서 다시 평가를 하게 한다. 이렇게 진단 후 진행되는 훈련이 적절한지를 확인하는 것이 형성평가다.

□ 목적과 특징

형성평가의 목적은 체육학습이 유동적으로 이루어지는 과정에서 학습효과를 개선하는데 있다. 이 목적을 이루기 위해 형성평가는 다음과 같은 역할을 하여야 한다. 우선 학습의 개별화를 추구한다. 형성평가를 실시하면 학생 개개인의 결과가 상이하게 나타나므로 개인별 학습능력에 맞추어 개인학습을 진행하도록 도와줄 수 있다. 둘째, 피드팩 효과(송환효과)의 역할을 해야 한다. 형성평가 결과를 학생에게 알려주어 자신의 장점과 단점이 무엇인지 상기시켜야 한다. 셋째, 체육학습 동기를 유발해야 한다. 형성평가의 결과로 칭찬을 하면 그것이 하나에 강화제 역할을 하여 학습동기를 유발할 수 있다.

❑ 절차와 방법

형성평가의 일반적인 절차는 우선 학습단위를 세분화여 분석하고 학습단위별로 교육목표를 진술하고, 최저 성취수준을 설정하여야 한다. 평가도구를 제작할 때는 체육 학습단위 중 중요한 요소와 이원분류표에 의한 행동소의 각 단계를 모두 포함시켜야 한다. 여기서 이원분류표란 학생들에게 측정하고자 하는 행동목표와 교과내용을 각각 횡렬과 종렬의 이원적 관계로 나타내는 교차표를 말한다. 형성평가의 목적과 역할을 비추어 볼 때 준거지향평가(절대평가)를 지향하며 평가의 주체 혹은 검사도구 제작은 교사, 코치, 감독을 중심으로 이루어진다. 그러나 학생들의 상대적 서열에 대한 정보가 중요시 된다면 규준지향평가(상대평가)를 선택할 수 도 있다. 준거지향평가와 규준지향평가에 구체적인 개념에 대해서는 이어지는 목록에서 볼 수 있다.

3 총합평가

❑ 정의

총합평가(summative evaluation)란 비교적 장시간에 걸친 학습이 끝난 다음에 교육목표의 달성여부를 종합적으로 판정하는 평가로 성과(outcome)평가라고도 한다. 체육 교육이 완료되면 최종적으로 합격, 불합격 여부를 판정하는 것이 바로 총합평가라고 할 수 있다. 체육교육 과정이 끝나고 교사로서 체육학습에 필요할 만한 성장이 이루어 졌는가를 종합적으로 평가하고 교육목표를 성취하였는가를 판정한다.

❑ 목적과 특징

총합평가에 목적을 구체적으로 설명하면, 우선 성취수준의 도달여부(준거지향평가 결과)를 판정한다. 다음으로 자격증 부여할 수 있으며, 집단 간 비교를 통해 학생들에게 최종 피드백을 줄 수 있다. 그리고 책무성을 부여한다. 여기서 책무성이란 교육에 효과, 결과에 대한 책임소재를 인지하고, 그렇게 된 이유를 밝히고 설명하는데 것을 말한다. 이러한 목적을 지닌 총합평가는 체육학습이 끝난 뒤에 의사결정을 위한 평가로 준거지향평가와 규준지향평가를 혼용할 수 있다. 다시말하면 학생들을 대상으로 한 체육측정평가에서 서열에 의한 판단을 지닌 평가를 중요시하면 규준지향평가를 지향하여야 하고, 기준의 통과여부를 중요시한다면 준거지향평가를 지향해야 할 것이다.

❑ 평가제작과 절차

총합평가 도구를 제작할 때 우선 상대적 서열을 중요시하는 규준지향평가를 실시할 것인가, 아니면 체육 교육에 목표달성 여부판단을 중요시하는 준거지향평가를 실시할 것인가 결정해야 한다. 체육학습 평가에 목적이 결정되면 평가내용은 가르치고 배운 내용을 모두 포함시켜야 한다. 규준지향평가를 위해 다양한 체육지식문항(검사)을 제작해야 하며, 준거지향평가를 위해 최저 준거(기준)에 부합하는 체육지식 문항난이도를 제작해야 한다.

4 규준지향평가

❑ 정의

규준지향평가(norm-referenced evaluation)란 상대평가로 학생의 평가결과를 학생이 속한 집단에 비추어 상대적인 위치나 서열을 밝히는 평가방법이다. 규준(norm)이란 집단에 점수분포라고도 할 수 있으며, 특정한 학습자의 수행수준을 비교할 또래들의 전형적인 수행수준을 의미한다. 규준지향평가를 상대평가라고 하는 이유는 평가를 통하여 얻게 되는 정보가 또래집단 내에서의 해당 학습자의 상대적 위치에 대한 정보이기 때문이다. 예를들어 체육평가에서 학점을 교사가 정해 놓은 학습목표에 비추어서 어느정도 달성했는지 보다는 같이 수강한 학생들의 전체 점수분포에 비추어 상대적으로 높은지 낮은지를 기준으로 부여하는 경우다. 따라서 규준지향평가는 학생이 부여받은 점수가 자신이 애초에 얻은 점수나 절대적 수행수준이 아니며 속한집단에 의해 결정되는 것이다.

❑ 규준지향평가의 장점

규준지향평가의 장점은 다음과 같다. 첫째, 검사점수의 정규분포를 기대한다. 여기서 정규분포란 좌우가 완전 대칭되는 분포를 말한다. 대부분의 학생들이 의도했던 목표를 달성하여 편포를 이루기보다는 어떻게든 평균을 중심으로 좌우대칭적인 분포를 이루기 바란다. 따라서 규준지향평가는 개인차의 변별에 용이하다. 평균과 표준편차를 활용하여 상대적인 비교가 가능한 분포로 변환하여 객관적으로 특정 학습자의 성취수준을 평가하기 때문에 객관적이고 엄밀한 개인차 변별이 가능하다. 둘째, 검사의 신뢰도를 강조한다. 여기서 신뢰도란 일관성, 안전성을 의미한다. 학생들의 개인차를 얼마나 오차없이 정밀하게 측정하는가가 중요하다. 체육평가에서 학생들 간 0.1초에 차이가 있어도 서열이 정해지기 때문이다. 따라서 규준지향평가는 객관적인 검사 제작기술을 통해 교사의 자의적인 판단이 개입할 여지를 줄여 주는 장점이 있다. 셋째, 규준지향평가는 선발적 교육관을 바탕을 두고 있다. 필연적으로 우수자와 열등자로 집단이 구분된다. 다시말하면 체육시간 측정된 기록으로 반드시 잘하는 학생과 못하는 학생으로 구분된다는 것이다. 이러한 특징이 학습자들의 경쟁을 통한 동기유발에 긍정적으로 작용하는 장점이 될 수 있다.

❑ 규준지향평가의 단점

장점이 단점이 될 수도 있듯이, 규준지향평가에 단점은 다음과 같다. 첫째, 정규분포를 기대하기 때문에 개인의 차를 당연시하고, 학습한 내용을 숙달한 학습자라도 전체 집단의 점수분포에 따라 열등한 것으로 판단될 수 있다. 스포츠에 승리와 패배가 자신이 아닌 동료들에 의해 결정되기 때문에 교사와 학생의 관심을 인지적, 정서적, 신체적 성장과 변화라는 교육의 본질로부터 멀어지게 할 수 있다. 둘째, 검사의 신뢰도를 강조하기 때문에 학습자가 무엇을 알게 되었고 얼마나 수행할 수 있게 되었는지 타당도 문제를 간과하기 쉽다. 바람직한 교육적 가치가 무엇인지, 또는 참다운 의미의 체육평가에 대한 교사의 판단보다는 어떻게 하면 객관적인 평가가 되게 할 것인지에 대한 고민이 우선이 된다. 셋째, 규준지향평가는 선발적 교육관에 바탕을 두고 있기 때문에 교육활동을 시작할 때 의도했던 목표의 달성 여부와 상관없이 상대적인 성취도만을 평가하여 승패를 가려낸다는 것이다. 따라서 동료들간의 협동심보다는 경쟁심을 유발하여 학생 스스로의 목표달성을 지향하는 내재적 동기보다는 상대적 서열, 다시말하면 외재적 동기를 추구하는 사람으로 간주된다.

5 준거지향평가

❑ 정의

준거지향평가(criterion-referenced evaluation)는 절대평가 또는 목표지향평가라고도 표현한다. 사전에 설정된 숙달수준인 준거에 비추어 학생들의 점수와 비교함으로써 특정지식이나 기술에 있어서의 학습자의 수행수준을 해석하고 그에 따른 정보를 제공하는 평가다. 여기서 준거(criterion)란 피검사자의 자질이나 특성에 대한 수준별 기술, 예를들어 체육, 스포츠에 승리/패배, 성공/실패, 합격/불합격을 판별하는 기준이라고 할 수 있다. 이것은 점수 또는 등급으로 표현된 특정 수준이며, 점수로 표현된 성취기준은 흔히 분할점수(cut-off score)라고도 한다. 준거지향평가는 평가를 통하여 얻게 되는 정보가 또래집단에 비추어 본 해당 학습자의 상대적 위치에 대한 정보가 아니라, 사전에 설정된 준거에 비추어 본 해당 학습자의 절대적 수행수준이다. 준거지향평가의 결과는 흔히 정답률, 도달-미도달 분류, 5단계 절대평가, 지식 또는 기능 수준에 대한 서술형태로 보고된다. 정답률은 체육지식으로 출제된 문항 중 정답을 한 문항들의 백분율(%) 또는 정답반응을 한 각 문항에 부여된 배점을 합한 점수를 총점으로 나누어 100을 곱한 값으로 규준지향평가에서의 백분위와는 전혀 다른 개념이다.

❑ 준거지향평가의 장점

준거지향평가의 장점은 다음과 같다. 첫째, 규준지향평가와 달리 검사점수의 부적편포를 기대한다. 여기서 부적편포는 점수분포가 오른쪽에 치우친 분포로 성취(고득점)의 학생이 많은 분포를 뜻한다. 학생들에 능력을 서열화하는 것이 아니라 학생들의 수행수준과 관계없이 학생들이 무엇을 알고 무엇을 모르는지에 초점을 맞춘다. 크게 체육평가 개념이 준거지향평가라면 스포츠평가 개념이 규준지향평가에 가깝다고 할 수 있다. 둘째, 검사의 타당도를 더 중시한다. 경쟁이 주가 되지 않고, 학생들이 의도했던 목표를 달성했는지 여부로 판단하는 것이 주가 된다. 셋째, 준거지향평가는 상대적 서열에 구애받지 않기 때문에 분석, 비교, 종합, 평가 등의 고등 능력을 배양하는데 중점을 둔다. 체육교육에서 성취해야할 능력 기준을 설정하고 그 기준을 성취할 수 있도록 학생들의 동기를 유발할 수 있다.

❑ 준거지향평가의 단점

준거지향평가의 단점은 다음과 같다. 첫째, 준거지향평가는 부적편포를 기대하기 때문에 개인차를 변별하기가 용이하지 않다. 즉 규준지향평가처럼 상대적 우열이나 비교가 불가능하다. 둘째, 준거지향평가에 가장 어려운 점은 기준설정(standard setting)이다. 학생들이 무엇을 알게 되었고, 얼마나 수행할 수 있게 되었는지에 대한 정보를 얻을 수 있지만, 수행수준을 해석할 준거를 설정함에 있어서 그 준거를 누가 어떻게 결정하느냐에 따라 고도의 전문성이 요구된다. 앞서 제시된 심폐지구력, 근력 등에 기준(준거)표들은 과연 언제 누가 어떻게 정한 것이며, 현재 체력평가에도 활용할 수 있다는 타당한 증거가 제시되어야 한다는 것이다. 즉 체육계에서도 체력평가에 기준 설정은 현재 환경에 맞게 탐색되어 재설정되어야 타당하다. 셋째, 준거지향평가에 따른 검사점수는 통계적으로 활용하는데 한계가 있다. 준거지향평가는 정규분포를 가정하지 않기 때문이다. 따라서 검사점수를 추리통계에 적용하기에 한계가 있다.

6 새로운 평가유형

현재 21세기에는 인지적으로 평가하는 것도 중요하지만 실제로 적용할 수 있는지 파악하는 것이 더욱 중요해졌다. 이론적으로 다양한 체육지식을 가지고 있지만 실제 활용할 수 없다면 높은 평가를 받을 수 없다는 것이다. 즉 이 장에서 소개된 체력평가들은 수행평가로서 지식을 실제 활용할 수 있는지 평가하는 것이다. 현재 활용되는 체육학에 대표적 평가인 수행평가 뿐만 아니라 능력지향평가(ability-reference evaluation), 성장지향평가(growth-referenced evaluation) 등이 그것이다. 능력지향평가는 학생이 지니고 있는 능력에 비추어 얼마나 최선을 다하였는가에 초점을 두는 평가를 말한다. 예를 들어 제자리멀리뛰기 능력수준이 280cm인 A학생이 270cm를 얻은 경우와 능력수준이 260cm인 B학생이 265cm를 얻은 경우 실제 성취한 270cm와 265cm를 비교하는 것이 아니라 능력수준과 실제 성취한 결과에 차이인 A학생-10cm 와 B학생 +5cm를 비교하여 B학생에게 높은 평가를 부여하고 노력을 격려하는 평가방식이다.

능력지향평가가 횡단적평가라면 성장지향평가는 종단적평가라고 할 수 있다. 즉 성장지향평가는 교육과정을 통해 얼마나 성장했는지에 중점을 두는 평가다. 다시 예를 들면, A학생이 사전에 280cm를 성취하였고 체육 교육을 받은 사후에 285cm를 성취했다고 하자. 또한 B학생은 사전에 260cm를 성취하였고 체육 교육을 받은 사후에 270cm를 성취했다고 한다면, A학생은 5cm가 증가(성장)하였고, B학생은 10cm 증가하였다. 이러한 경우 B학생이 아직 A학생보다 측정치는 낮지만 상대적으로 더 많이 증가하였기 때문에 B학생에게 더 유리한 평가를 하는 것이 성장지향평가라고 할 수 있다.

실습 5.1 신체활동준비설문지(PAR-Q)*

PAR-Q & YOU

(15~69세를 위한 질문지)

규칙적인 신체활동은 재미있고 건강한 활동이며, 점점 더 많은 사람들이 매일 더 많은 신체활동을 하고 있습니다. 더 활동적이 된다는 것은 대부분의 사람들에게 매우 안전합니다. 그러나 일부 사람들은 신체적으로 더 활발한 활동을 하기 전에 먼저 의사와 상담을 하는 것이 좋습니다.

만일 당신이 지금보다 훨씬 더 많은 신체활동을 하고자 계획하고 있다면, 아래 상자의 일곱 가지 질문에 답을 하십시오. 당신이 15~69세 사이에 해당된다면, PAR-Q가 당신이 의사와 상담을 해야 하는지 또는 그렇지 않은지를 알려줄 것입니다. 만일 69세 이상이라면, 그리고 신체적으로 활발하지 않은 사람이라면 의사와 상담하십시오.

(아래 질문에 답할 때 상식이 가장 좋은 지침이 될 것입니다. 질문을 잘 읽고 정직하게 대답하십시오. Yes나 No에 체크하세요.)

YES	NO	
□	□	1. 의사가 당신에게 심장질환이 있다고 말하거나 의사가 권장한 신체활동만을 해야 한다는 말을 한 적이 있습니까?
□	□	2. 신체활동을 할 때 가슴에 통증이 있습니까?
□	□	3. 지난달에 쉬고 있는 중에도 가슴에 통증을 느낀 적이 있습니까?
□	□	4. 어지럼증으로 쓰러졌거나 의식을 잃은 적이 있습니까?
□	□	5. 신체활동에 변화가 생기면 악화될 수 있는 관절이나 뼈의 문제(예를 들면, 허리, 무릎 또는 고관절)가 있습니까?
□	□	6. 고혈압이나 심장질환으로 처방받아 복용하는 약(예를 들면, 이뇨제)이 있습니까?
□	□	7. 신체활동을 해서는 안 되는 다른 이유를 알고 있습니까?

만일 당신의 대답이

하나 이상에서 'Yes' 라면

신체활동을 증가시키기 전에 또는 체력평가를 받기 전에 먼저 의사와 상담을 하십시오. 의사에게 PAR-Q에 관해, 그리고 어떤 항목에 Yes를 했는지 말씀하십시오.

- 당신이 원하는 어떠한 활동도 다 가능할 수 있습니다. 천천히 하면서 점차적으로 늘려가거나 안전한 몇 가지 운동으로만 제한될 수도 있습니다. 의사에게 원하는 운동을 말하고 의사의 조언에 따르세요.
- 어떤 지역사회의 프로그램이 안전하고 당신에게 도움이 되는지도 알아보세요.

모든 항목에서 No 라면

만일 당신의 대답이 모든 PAR-Q에서 정직하게 No라면

- 신체적으로 더 활발해져도 됩니다. 천천히 점차적으로 늘려가세요. 이것이 가장 안전하고 쉬운 방법입니다.
- 체력평가에 참여해보세요. 당신의 기본적인 체력을 평가해 볼 수 있는 훌륭한 기회로, 활동적인 삶을 위한 최선의 방법을 계획할 수 있는 좋은 기회입니다. 또한 혈압 측정을 강력히 권장합니다. 만일 결과가 144/94mmHg 이상이라면, 신체활동을 증가시키기 전에 의사와 먼저 상담하세요.

더 많은 신체활동을 하기 전에 잠시 미뤄야 하는 경우

- 만일 감기나 열로 인해 아프다면 나아질 때까지 미루세요.
- 임신이라면 먼저 의사와 상의하세요.

주의 사항: 만일 건강상태가 바뀌어서 위의 질문에 Yes라는 대답을 했다면, 체력 또는 건강 전문가와 상의하세요. 신체활동 계획을 바꾸어야 하는지도 상의하세요.

Informed Use of the PAR-Q: The Canadian Society for Exercise Physiology, Health Canada, and their agents assume no liability for persons who undertake physical activity, and if in doubt after completing this questionnaire, consult your doctor prior to physical activity.

변용금지. PAR-Q의 복사는 허용되지만 단 서식 전체는 그대로 사용한다.

NOTE: If the PAR-Q is being given to a person before he or she participates in a physical activity program or a fitness appraisal, this section may be used for legal or administrative purposes.

"본인은 이 질문지를 읽고, 이해하고 완성했습니다. 모든 질문에 만족스럽게 대답을 했습니다."

이름 ______________________

서명 ______________________ 날짜 ______________________

부모의 서명 ______________________ 증인 ______________________
or GUARDIAN (for participants under the age of majority)

주의: 이 신체활동 확인서는 작성한 날로부터 최대 12개월까지 유효하다.
하지만 만일 당신의 상태가 바뀌어서 일곱 가지 질문 중에 Yes라고 대답을 한다면 무효가 된다.

* ACSM(2014). ACSM's guidelines for exercise testing and prescription(9Ed.)

실습 5.2 심폐지구력 측정 : 1.5마일 달리기 검사**

성명____________________ 일시____________________

▶ 검사방법

이 검사의 목표는 가능한 한 빠르게 1.5마일을 달리는 것이다. 달리기는 육상 트랙이나 거리가 측정된 코스에서 실시할 수 있다. 건강검진 기준을 통과해야만 이 검사를 실시할 수 있다.

검사를 시작하기 전에 5~10분 정도 준비운동을 실시한다. 만약 검사 중에 극도의 피로감을 느낀다면 과도한 부하를 받지 않도록 당신의 속도를 늦추어야 한다. 그리고 머리가 어지럽거나 속이 매스껍거나 혹은 상체에 평상시와 다른 통증이 느껴지면 검사를 중단하고 운동지도자에게 당신의 상태를 알려야 한다.

검사를 완료하고 정리운동을 한 후 완주 시간과 체력 등급을 기입한다.

검사 1. 날짜 ________________

기상 상태 :

기　　온 : ____________________　상대습도 : ____________________

완주 시간 : ____________________　체력 등급 : ____________________

검사 1. 날짜 ________________

기상 상태 :

기　　온 : ____________________　상대습도 : ____________________

완주 시간 : ____________________　체력 등급 : ____________________

검사 1. 날짜 ________________

기상 상태 :

기　　온 : ____________________　상대습도 : ____________________

완주 시간 : ____________________　체력 등급 : ____________________

- 기온과 상대습도를 기록하는 이유는 검사 중 열 스트레스의 양을 알아보기 위함이다. 높은 열과 상태습도는 검사결과에 부정적인 영향을 미칠 수 있다.

실습 5.3 심폐지구력 측정 : 1마일 걷기 검사**

성명____________________ 일시____________________

▶ 검사방법

이 검사의 목표는 가능한 한 빠르게 1마일을 걷는 것이다. 걷기는 육상 트랙이나 거리가 측정된 코스에서 실시할 수 있다. 건강검진 기준을 통과해야만 이 검사를 실시할 수 있다.

검사를 시작하기 전에 5~10분 정도 준비운동을 실시한다. 만약 검사 중에 극도의 피로감을 느낀다면 과도한 부하를 받지 않도록 당신의 속도를 늦추어야 한다. 그리고 머리가 어지럽거나 속이 매스껍거나 혹은 상체에 평상시와 다른 통증이 느껴지면 검사를 중단하고 운동지도자에게 당신의 상태를 알려야 한다.

검사를 완료하고 정리운동을 한 후 완주 시간과 체력 등급을 기입한다.

검사 1. 날짜 ________________

기상 상태 :
기　　온 : ____________________ 상대습도 : ____________________
완주 시간 : ____________________ 체력 등급 : ____________________

검사 2. 날짜 ________________

기상 상태 :
기　　온 : ____________________ 상대습도 : ____________________
완주 시간 : ____________________ 체력 등급 : ____________________

검사 3. 날짜 ________________

기상 상태 :
기　　온 : ____________________ 상대습도 : ____________________
완주 시간 : ____________________ 체력 등급 : ____________________

– 기온과 상대습도를 기록하는 이유는 검사 중 열 스트레스의 양을 알아보기 위함이다. 높은 열과 상태습도는 검사결과에 부정적인 영향을 미칠 수 있다.

실습 5.4 심폐지구력을 결정하기 위한 스텝 검사**

성명____________________ 일시____________________

▶ 검사방법

50cm 높이의 승강대를 이용하여 분당 30회의 속도로 5분간 스텝 검사를 실시한다. 5분의 운동을 마친 후 가만히 앉아 다음의 30초 동안에 걸쳐 심박수를 측정한다. 운동 후 1분에서 1분 30초, 2분에서 2분 30초, 3분에서 3분 30초 측정된 심박수를 기록하고 표 5.5를 참고하여 체력 등급을 평가한다.

검사 1. 날짜 ________________

운동 후 회복기 심박수(회)

1~1.5분 : ____________________________

2~2.5분 : ____________________________

3~3.5분 : ____________________________

Total : ____________________________ (신체효율지수)

체력 등급 : ____________________________

검사 2. 날짜 ________________

1~1.5분 : ____________________________

2~2.5분 : ____________________________

3~3.5분 : ____________________________

Total : ____________________________ (신체효율지수)

체력 등급 : ____________________________

검사 3 날짜 ________________

1~1.5분 : ____________________________

2~2.5분 : ____________________________

3~3.5분 : ____________________________

Total : ____________________________ (신체효율지수)

체력 등급 : ____________________________

실습 5.5 근력의 측정 : 1RM 검사**

성명____________________ 일시____________________

▶ 검사방법

1RM 검사를 실시한 후 자신의 근력 점수를 아래와 같이 계산한다.

(1RM 무게/체중)×100 = 근력 점수

자신의 근력 점수를 기록한 후 표 5.15와 5.16을 이용하여 체력 등급을 결정한다.

나이 :____________ 체중(kg) :__________

검사 1. 날짜 ________________

운동	1RM(kg)	근력	체력 등급
벤치 프레스	____________	____________	____________
레그 프레스	____________	____________	____________

검사 2. 날짜 ________________

운동	1RM(kg)	근력	체력 등급
벤치 프레스	____________	____________	____________
레그 프레스	____________	____________	____________

실습 5.6 근지구력 측정 : 팔굽혀 펴기, 무릎대고 팔굽혀 펴기, 윗몸일으키기**

성명____________________ 일시____________________

▶ 검사방법

남자들의 경우 팔굽혀 펴기, 여자들의 경우 무릎대고 팔굽혀 펴기, 그리고 윗몸일으키기 검사를 마친 후에 자신의 점수와 체력 등급을 기록한다(표 5.18, 표 5.19, 표 5.20).

검사 1. 날짜 ________________

팔굽혀 펴기(1분) : ____________________ 체력 등급 : ______________

무릎대고 팔굽혀 펴기(1분) : ____________ 체력 등급 : ______________

윗몸일으키기(1분) : ____________________ 체력 등급 : ______________

검사 2. 날짜 ________________

팔굽혀 펴기(1분) : ____________________ 체력 등급 : ______________

무릎대고 팔굽혀 펴기(1분) : ____________ 체력 등급 : ______________

윗몸일으키기(1분) : ____________________ 체력 등급 : ______________

실습 5.7 유연성 측정 : 앉아 윗몸 굽히기**

성명______________________ 일시______________________

▶ 검사방법

앉아 윗몸 굽히기 검사를 마친 후 자신의 점수와 체력 등급을 기록한다.

검사 1. 날짜 ________________

앉아 윗몸 굽히기 점수(cm) : ______________ 체력 등급 : ______________

검사 2. 날짜 ________________

앉아 윗몸 굽히기 점수(cm) : ______________ 체력 등급 : ______________

실습 5.8 신체구성 평가**

성명____________________ 일시____________________

▶ 검사방법

아래의 빈칸에 피하지방 두께 측정, 체질량지수, 허리와 엉덩이둘레 비율을 사용하여 얻은 신체구성 자료를 기입하고, 비만을 판정한다.

검사 1. 날짜 ________________

피하지방 두께 측정

3부위 피하지방 두께의 합(mm) : ________________

체지방율 : ________________

비만 판정 : ________________

체질량지수

체질량지수 점수 : ________________

비만 판정 : ________________

허리와 엉덩이둘레 비율

허리/엉덩이둘레 비율 : ________________

비만 판정 : ________________

검사 2. 날짜________________

피하지방 두께 측정

3부위 피하지방 두께의 합(mm) : ________________

체지방율 : ________________

비만 판정 : ________________

체질량지수

체질량지수 점수 : ________________

비만 판정 : ________________

허리와 엉덩이둘레 비율

허리/엉덩이둘레 비율 : ________________

비만 판정 : ________________

** Powers, Dodd, and Noland(2006). Total Fitness and Wellness.

제6장. 운동처방 원리

학습과제

1. 운동처방의 목적은 무엇인가?
2. 운동처방의 원리는 무엇인가?
3. 운동처방의 과정과 요소에는 어떠한 것이 있는가?
4. 운동 강도 결정 방법에는 어떠한 것들이 있는가?

대부분 사람들이 운동의 효과나 운동부족의 위험성은 알고 있지만, 정작 올바르게 운동하는 법을 잘 아는 사람은 적다. 운동은 잘 활용하면 보약이 되지만, 잘못 활용하면 독약이 된다. 약을 용량과 용법에 따라 복용해야 효과가 있듯이 운동도 올바른 빈도, 강도, 시간, 종류에 따라 실시해야 안전하고, 건강에도 효과가 있다. 실제로, 10년 이상 매일 조깅을 하였으며 건강을 위해서는 조깅보다 더 좋은 운동이 없다고 신봉하던 사람이 조깅 중 갑자기 심장마비로 사망한 사건이 있었다. 일반인들에게 유산소성 운동이 유행하던 때에 이 사건은 대단히 충격적인 일이어서 운동 생리학자와 의사에 의해 철저한 사후조사가 행해졌다. 그는 10여 년 동안 한 번도 건강진단이나 의학적 검사를 받은 적이 없었으며 자기중심적인 판단으로 매일 조깅을 해왔다. 사고가 난 날에도 업무상 5시간 운전을 한 후, 평소와 같이 혼자서 조깅을 하다가 인적이 드문 시골길에 쓰러져 사망했다. 이는 운동에 대한 올바른 지식 없이 자신의 건강을 과신한 나머지 자신의 생리적 한계를 넘어 지나치게 혹사했을 때 발생된다. 또한 올바른 운동법을 모른 체 운동을 하다가 각종 크고 작은 운동 상해를 겪는 경우도 많이 있다.

그리하여 본 장에서는 올바른 운동법을 소개하여 개인의 체력 및 건강 향상과 안전한 스포츠 활동이 될 수 있도록 하고자 한다. 구체적으로, 각 개인의 체력과 조건에 맞는 운동 시 고려해야 될 사항과 운동 계획 시 알아두어야 할 기본원리를 포함시켰으며, 운동처방에 있어서 중요한 요소인 운동 빈도, 강도, 시간, 형태를 제시하였다.

1 운동 시 고려사항

건강과 체력증진을 위한 운동을 할 때에는 개개인의 건강 상태와 체력 수준에 알맞은 운동을 하여야 효율적이며 안전하게 목적을 달성할 수 있다. 이를 위해 운동시작 전 반드시 고려해야 할 몇 가지 지침을 제시하면 다음과 같다. 첫째, 운동에 대한 개인의 태도를 밝힘으로써 각자가 어느 정도 운동에 대하여 관심 및 동기가 있는가를 알아보아야 할 것이며, 둘째, 좋은 체력을 갖기를 원하는 이유를 분명히 함으로써 자신에게 적절한 운동처방을 제시하도록 해야 할 것이고, 셋째, 현재 진행되고 있는 각자의 운동경력 수준을 정확히 인지하여 개인이 계획한 운동프로그램을 더욱 효과적으로 수행할 수 있도록 해야 할 것이다.

❑ 태도

운동 전에 운동 및 높은 체력을 원하는 이유와 운동 수준에 대한 개인의 태도를 밝힘으로써, 개인이 어느 정도 동기가 유발되었는가를 알게 된다. 다음의 내용을 참고하여 운동 수준에 대한 각자의 태도를 비교해 보라.

· 운동을 즐기는가?
· 운동이 좋은 몸매를 갖게 한다고 생각하는가?
· 부모나 친구가 운동을 권장하는가?
· 특별한 이유 없이 운동을 계속하는가?
· 격렬한 운동 후에 기분이 좋은가?
· 적당한 체중을 갖고 있는가?
· 좋은 몸매를 원하는가?
· 활동적으로 스포츠에 참가하는가?
· 운동이 생활의 생동감을 주는가?
· 스포츠 활동을 통하여 적극적인 생활방식을 갖고 싶은가?
· 정기적으로 운동을 하지 않으면 죄의식을 느끼는가?
· 신체적으로 높은 체력을 원하는가?

위의 질문에 대하여 긍정적인 시각을 가지고 긍정적인 대답(Yes)을 할 경우, 개인의 운동 프로그램을 통해서 자아개념을 향상시킬 수 있으며, 자신이 신체 활동을 즐기고 있거나 즐길 수 있다는 사실을 제시한다. 이렇게 함으로써 개인이 얻을 수 있는 혜택으로는 매력적인 몸매관리와 자기 생활에 대한 통제능력을 얻을 수 있다. 그러나 만약 위의 질문에 대하여 부정적인 시각을 가지고 부정적인 대답(No)을 할 경우, 개인이 참여하는 운동 프로그램으로부터 만족스럽지 못한 체력과 정신적 상태를 낳을 수 있다. 만약 운동에 대한 동기나 흥미가 충분하다면, 운동을 활성화시키는 노력과 운동의 방향 및 목표는 개인의 질적인 생활을 향상시키며 학습이나 수행의 질도 달라지게 만들 것이다.

❑ 좋은 체력을 원하는 이유

모든 이들은 외관상이나 건강한 생활 및 여가활동 혹은 경기에 참여하기 위해 좋은 체력을 갖기를 원한다. 따라서 "왜 당신은 좋은 체력을 갖기를 원하십니까?"와 같은 질문에 대한 대답은 보다 효과적으로 좋은 체력을 성취하는 운동방법을 결정하는데 도움을 줄 수 있을 것이다. 예를 들면, 심폐지구력 향상을 위하여 조깅, 줄넘기, 수영 등을 하면 효과적일 수 있고, 체중조절을 위해서는 충분한 기간 동안 적절한 유산소 및 근육강화 운동을 해야 하며, 아울러 섭취하는 음식물을 면밀히 통제함으로써 얻을 수 있는 것이다.

❑ 현재 운동 수준 설정

운동을 계획하기 전 현재 개인의 운동 수준을 파악함으로써 건강상 위험을 초래할 수 있는 운동의 정도나 상태를 알아야 한다. 그리고 운동시작 전 자신의 결함이나 위험상태를 개선할 수 있는 기회를 마련하고, 개인별로 안전한 운동처방의 기준을 설정하여 계획한 운동 프로그램을 더욱 효과적으로 수행할 수 있도록 해야 한다. 나아가 이것은 이상적인 체력을 발달시킬 수 있는 지침이 된다. 아래의 내용을 참고하여 개인의 운동 수준과 비교해 보자.

· 매일 15분씩 운동을 하는가?
· 매주 특정의 운동에 참가하는가?
· 매주 2회씩 1시간씩 운동을 하는가?
· 오직 방학 중에만 혹은 학기 중에만 운동을 하는가?
· 휴식 시 심박수는 몇 회 정도인가?
· 매주 2회씩 하는 체육수업에 적극적으로 참가하는가?

· 항상 운동경기의 참관자로 남아 있지 않는가?
· 이틀에 한 번씩, 20분 동안 운동을 한 후에 당신의 심박수는 최대 심박수(220 - 나이)의 70~80% 정도 되는가? 예) 20세 성인의 경우, 220 - 20 = 200, 200 × 0.8(혹은 0.7) = 160(혹은 140). 그러므로 20세 성인의 경우 이상적인 심박수는 1분에 140~160회 정도이다.
· 집에서 학교까지 주로 승용차를 이용하는가?
· 계단을 사용하기 보다는 주로 엘리베이터를 이용하는가?

이상의 내용에서 제시된 측정항목들에 답할 때, 각 개인은 현재 행하고 있는 운동에 대한 관심과 흥미, 운동 프로그램 참여 시 기본적인 요소인 빈도, 강도, 시간, 운동 형태에 대한 인식, 그리고 자신의 현재 신체능력 수준은 어떻게 유지되고 어떻게 생활방식에 영향을 미치는가를 대략적으로 인식할 수 있게 될 것이다. 또한 개인의 신체능력 수준에 좋지 않은 영향을 주는 요인들을 찾아내고 개선시킬 수 있는 효과를 얻을 수 있어야 한다.

2 운동처방의 목적

운동처방(exercise prescription)의 목적은 운동기술을 위한 체력 향상과 건강을 위한 체력 향상으로 나누어 생각할 수 있다. 운동기술이 향상된다는 것은 특정의 동작을 반복하여 신경계와 근육계를 주체로 효율적인 스테레오 타입을 형성하게 된다는 것이다. 이때 신경, 근의 조정 및 기능이 운동 목적에 맞게 동원되어 하나의 운동기술이 부드럽고 효율적으로 실행되도록 체력을 지원하는 것이 하나의 운동처방 목적이다. 그리고 일반적인 건강을 위한 체력의 향상은 운동을 반복함으로써 근력, 근지구력, 심폐지구력, 유연성, 체지방율 등 체력의 요소를 향상시켜 전체적인 건강을 향상시키는 것으로 운동처방의 또 다른 목적이다.

운동처방은 개인의 목적에 따라 역할이 달라질 수 있다. 우선 특정 경기력을 위한 체력의 강화라면 해당 체력요인을 강화시켜야 한다. 그러나 단순히 개인의 체력 및 건강을 향상시킬 목적이라면, 체력의 모든 요인이 전체적으로 향상되어 건강이 증진되도록 해야 한다. 그리고 대상자의 체력수준과 훈련정도를 파악하여 적절한 운동처방도 또한 중요하다. 따라서 운동처방은 개인의 목적 및 체력 수준을 고려하여 개인에게 적절한 운동 빈도와 운동 강도, 운동시간, 그리고 필요한 운동형태가 포함된 구체적인 운동 프로그램을 제공하는 것이다.

3 운동처방의 원리

❑ 과부하의 원리

과부하의 원리는 운동처방의 원리 중 가장 중요한 요인 중 하나로써, 어떤 신체 조직이나 기관의 기능을 향상시키기 위해서는 익숙해져 있지 않는 부하에 노출되어야 한다는 것을 의미한다. 즉, 생리학적인 요인을 향상시키기 위하여 인체의 구조와 기능은 이전 활동에 이용되어진 것보다 훨씬 강하게 작용되어야 한다. 이러한 과부하에 따른 트레이닝은 심장 및 호흡계의 기능을 상승시키고 기관·조직의 적응을 유발 시킨다. 부하는 일정시간 이상 그 구조와 기능에 부가적인 긴장이 알맞게 적응될 수 있는 시점까지 계속되어져야 한다. 예를 들어, 만약 개인이 심폐지구력을 향상시키기 위한 달리기 프로그램에서 10분 동안 1.5㎞를 달린다면, 심폐지구력에 관계된 신체 조직은 쉽게 이 거리와 강도에 적응할 수 있을 것이다. 또한 장기 목표가 보스톤 마라톤 대회의 참가라면, 하루에 10분 동안 1.5㎞의 거리를 1회 달림으로써 마라톤의 전 구간을 완주할 수 있으리라 믿는 것은 어리석은 생각이다. 마라톤 경기를 완주하기 위하여 조금씩 운동시간 및 거리를 늘려 운동의 부하를 증가시켜야 한다.

한편, 매우 빠른 달리기 속도로 훨씬 먼 거리를 달리면서 해당기관에 점차적으로 부하량을 증대시킨다면, 증가된 생리적 요구에 대하여 자신의 심폐기능이 더욱 효과적으로 보조를 맞출 수 있을 것이다. 또한 장시간 동안 운동 부하량을 가하는 것이 단 한 번의 부하량에 의해 이루어지는 것보다 심폐 기관과 조직의 능력에 더 커다란 향상을 이룰 것이라는 것도 당연한 사실이다.

❑ 점진성의 원리

점진성의 원리는 운동기간 중 운동의 양(운동 시간, 운동 빈도)과 질(운동 형태, 운동 강도)을 점진적으로 증가시켜 나가는 것을 의미한다. 갑자기 강한 부하를 가하면 신체는 부하를 견디어 낼 수 없어 피로해지기 때문에 처음에는 가벼운 부하로 시작해야 한다. 그러나 항상 가벼운 부하에 머물러 있으면 기능의 발달은 이루어지지 않고, 그 부하와 평행한 상태에 머물게 된다. 따라서 기능을 한층 발달시키기 위해서는 점차적으로 운동의 양과 질을 증가시켜야 한다.

점진성은 또한 동기부여를 위해서도 중요하다. 운동시 자신의 신체적 능력의 점진적 향상을 지속적으로 느낄 때 흥미 수준은 더 높아질 수가 있다. 비록 근력 훈련에 있어 중량 증가의 정도가 심지어 500g의 아주 적은 양이더라도, 이것은 흥미와 동기부여를 지속시키기에 충분하다.

'오늘 조금, 그리고 내일은 조금 더' 하는 것은 어떠한 훈련 프로그램을 행할 때 수반하는 중요한 원칙이다.

☐ 지속성의 원리

훈련 프로그램 시작과 함께 나타날 수 있는 가장 큰 문제점 중 하나는 적당한 운동시간을 찾는 것이다. 경쟁적인 학교 대표 운동선수들에 있어서 지속성은 그다지 큰 문제가 안 된다. 왜냐하면 그들은 특정한 시간이 연습을 위하여 할당되어져 있기 때문이다. 그러나 취미로 운동에 참가하는 일반인들에게 있어 정해진 운동시간이 없다면, 자기 나름대로 특정한 시간을 찾아야 하는 어려움이 있다. **지속성의 원리라**는 차원에서 보면 규칙적인 운동을 위하여 특정한 시간을 선정해서 꾸준히 하는 것은 매우 중요하다. 실제로 개인이 최소한의 향상을 원한다면 적어도 일주일에 3일 정도의 운동이 권장된다. 그러나 전문선수들은 최대의 운동능력 향상을 원하기 때문에 일주일에 3일은 부족하며 주당 5~6일은 실행해야만 한다.

☐ 개별성의 원리

개별성의 원리는 개인의 능력과 수준을 고려하여 각자에게 알맞은 운동을 해야 보다 긍정적인 효과를 얻을 수 있다는 것이다. 즉 개인의 체력정도, 건강상태, 기호, 성별, 발육단계, 체형, 숙련도, 심리적 특성, 그 밖의 특수조건을 고려하여 운동 종류, 운동 강도, 운동 시간, 운동 빈도를 선택해야 한다는 것이다. 개인이 활동적인 프로그램에 열중하게 될 때 어느 누구도 똑같을 수 없다는 것을 기억해야 한다. 같은 집단의 사람들이 처음 운동을 시작했다고 해서 모두 똑같은 비율로 진행되지는 않는다. 일반인들과 전문 운동선수들도 마찬가지로 그들의 능력에 맞는 운동을 실시하는 것은 대단히 중요하다. 각 개인은 체력 목표, 선천적인 신체구성, 동기부여, 만들어진 체격과 체력의 상태와 같은 부분에서 다르다. 그러므로 한 사람을 위한 훈련 프로그램은 또 다른 사람의 욕구를 반드시 만족시킬 수는 없다. 운동은 좋지만 그것이 개인의 욕구나 능력에 적합하지 않다면 효과는 떨어질 것이다. 의학적인 처방이 사람의 건강 욕구에 관련되어야만 하는 것처럼, 체력 처방도 개인의 목적과 기능적인 능력, 흥미에 기초를 둔 운동 욕구와 관련되어져야만 한다.

개인의 생활에 있어서 스트레스의 정도를 살피는 것도 중요하다. 일반 직장인들은 하루 동안 생긴 스트레스를 해소하기 위해 신체적인 활동을 하는 경향이 있다. 그러나 전문 운동선수들의 경쟁은 원치 않는 스트레스 상황을 제공할 수 있다. 이것은 어떤 형태의 훈련프로그램을 시작하기 전에 개인이 달성하고자 하는 의도를 정확히 판단하는 것에 대한 필요성을 더욱 강조하는 것이다.

❑ 특이성의 원리

특이성의 원리는 운동에서 얻을 수 있는 훈련 효과들은 운동의 유형과 여기에 관계되는 근육들에서만 특별히 나타난다는 것을 말한다. 예를 들어 무겁거나 중간정도 무게의 바벨로 근력 훈련을 실시하면 근비대가 생겨 팔이 굵어지고 근력이 향상되며, 빠른 속도로 파워 훈련을 하면 근수축 속도가 빠르게 되어 근 파워가 향상된다. 반면에 저항이 낮고 반복을 많이 하는 운동은 근육의 산화 능력을 증가시키지만 근육을 강화하는 데는 거의 도움이 되지 않는다. 또한 장기간의 유산소성 운동을 통한 전신지구성 훈련은 근육의 모세혈관이나 정맥 혈관계를 발달시키고, 폐환기량을 증가시키며, 1회 박출량을 증가시키는 등의 호흡·순환기능을 개선시켜 전신지구성을 향상시킨다. 즉, 트레이닝 형태에서 특이성은 반드시 운동형태가 기술 수행동안에 이용된 것과 같을 때 획득된다는 것이다. 따라서 특이성의 원리에서 다음과 같은 세 가지 다른 요소를 고려할 필요가 있다. 첫째, 에너지 체계의 특이성이다. 즉, 유산소성 에너지 파워를 목표로 하는 경우에는 유산소적 트레이닝 프로그램을 따라야 하고, 무산소적 에너지 파워를 목표로 하는 경우에는 무산소적 트레이닝 프로그램을 실시해야 한다. 둘째, 트레이닝 형태의 특이성으로 최대 트레이닝의 효과는 운동형태가 기술수행 동안에 이용된 것과 동일할 때 얻어진다는 것이다. 마지막으로, 근육군과 운동수행 형태의 특이성으로써 서로 엄밀한 상호관계에 놓여 있어 정확한 운동 형태와 근육군 사이에 유사성이 적다면 효과를 기대할 수 없다는 것이다.

또한 훈련으로 인한 운동의 효과는 개개인마다 특이하게 나타나는데, 같은 부하로 근력훈련을 해도 근비대가 생기기 쉬운 타입이 있고, 근력이 향상되어도 근비대가 생기기 어려운 타입이 있다. 이러한 결과는 개인의 특이성 차이에 의한 것이다.

❑ 반복성의 원리

반복성의 원리 차원에서 운동은 반복적으로 생리적 변화가 적응되어 변화가 나타날 때까지 해야 한다. 일시적인 자극과 간헐적인 자극은 궁극적으로 변화를 야기하지 못한다. 1주일에 한두 번 정도 열심히 운동하는 것으로 긍정적인 변화를 기대하기 어려운 것도 그 때문이다.

❑ 즐거움의 원리

운동은 **즐거움의 원리**에 입각하여야 성공적인 트레이닝 프로그램이라 볼 수 있다. 개인이 선택한 활동은 즐기는 활동임에 틀림이 없다. 화창한 봄날에 거리에서 달리기 하는 장면을 흔히 볼 수 있을 것이다. 일정한 시간 이상의 달리기 프로그램이 심폐지구력의 중요한 향상을 이끌 것이라는 것은 의

심할 여지가 없다. 그러나 어떤 사람들은 달리는 것을 싫어하고, 다른 것을 좋아할 수 있다. 만약 어떤 사람이 달리기를 좋아하지 않지만 실내에서 할 수 있는 운동을 할 여건이 안 되어 운동으로써 달리기를 선택했다면, 그 달리기 운동은 오랜 기간 실행되지 못할 것이다.

개인의 활동 형태를 설정하려면 다음 2가지를 충분히 고려해야 한다. 첫째, 자기 자신을 위하여 확립한 체력 향상의 궁극적인 목표들을 성취할 수 있어야 하고, 둘째, 오랫동안 개인의 흥미와 동기부여를 유지시킬 수 있는 즐거운 운동이어야 한다. 이러한 조건과 함께 운동이 일정기간 실행된다면, 신체적 향상은 당연한 결과로써 인식되어 질 수 있을 것이다. 결국 성공적인 운동 프로그램은 노동이 아닌 재미있는 활동이어야 하며, 각 개인은 좋은 체형과 체력을 만들어가면서 더욱 즐거워할 것이다.

개인이 어쩔 수 없이 하도록 강요받은 특정한 운동을 전적으로 즐기지 않을 지라도 운동 프로그램을 끈기 있게 한다는 것도 동기부여라고 할 수 있다. 이것은 개인의 능력에 중요한 역할을 할 수 있다. 예를 들어, 학교 대표선수들은 경쟁상대의 도전뿐만 아니라 동료들과의 훈련을 통하여 높은 수준의 체력을 달성하도록 자극 받는다. 역으로, 만약 개인이 레크리에이션적인 운동선수라면 아마도 이러한 형태의 경쟁적인 동기는 가지고 있지 않을 것이다. 이러한 경우라면, 단지 운동경기나 운동에 참여한다는 자체만을 가지고 기쁨과 즐거움을 찾는 것이 더욱더 중요한 것이다. 물론 해당경기에서 승리나 성취감을 느꼈다면, 이것은 커다란 동기유발과 심리적인 강화요인이 되어 더욱 열심히 규칙적인 운동을 하게 만들 것이다.

❑ 안전성의 원리

훈련 프로그램을 계획하는데 고려되어야 할 다른 요인은 **안전성의 원리**이다. 운동 프로그램의 목적은 운동을 통하여 체력의 구성요소들의 능력을 향상시키는 것이다. 불행히도 운동 상해는 종종 불충분하게 계획되어진 운동 프로그램의 결과로써 발생된다. 오랜 시간 동안 사무실에서 일하는 사람들은 자신의 체력 수준을 파악하지 못한 상태에서 운동을 시작한다. 이런 부주의한 행위는 결과적으로 근골격계의 손상이나 다른 건강상의 문제점들을 야기할 수 있다. 운동 상해나 비극적인 사고를 예방하기 위한 준수사항들은 다음과 같다. 저녁이나 야간에 조깅이나 걷기 시 안전한 코스를 선택하는 것, 연령수준에 맞는 적당한 신체 활동을 하는 것, 신체의 변화에 관심을 갖는 것, 그리고 춥거나 매우 더운 날에 필요한 예방책을 강구하는 것 등이 있다.

실용적인 방법으로 운동을 서서히 시작하여 자신의 능력에 맞추어 진행시키는 것 역시 중요하다. 반면, 자신이 개인 운동 프로그램에 열중해 있긴 하지만 어떻게 시작해야 할 지, 혹은 얼마나 빠르게 진행시켜야 할지에 대한 확신이 없다면, 훈련과 검사에 전문적인 배경 지식을 가지고 있는 운동처방 전문가 및 의사로부터 전문적인 자문을 받는 것이 좋다.

❑ SAID 원리

SAID 원리란 specific adaptations to imposed demands 즉, '부과된 부하에 특별한 적응이라는 의미로써 트레이닝 프로그램으로부터 효과를 도출하기 위해서는 부하가 적응을 일으키기에 충분해야 한다는 것'이다. 이러한 적응은 대부분 신경적인 것으로써 근신경의 **신경소통성**을 형성하는 일이다. 이를테면, 힘을 발휘하는 근의 증대 능력은 신경소통성을 일으킬 만한 부하를 부과했느냐의 여부에 의하여 얻어 진다고 불 수 있다. 또한, 국소 지구력의 증가도 계속적인 신경소통 현상에 연유한다. 뿐만 아니라, 관절의 운동범위 증대도 신경기능에 기초를 두고 있는 것이다.

이와 같이 트레이닝 자극은 신경지배에 따라 신경소통성을 형성하게 됨으로써, 인체에 부과된 운동부하는 적응을 일으키기에 충분한 정도의 강도가 요청된다. 또한 신체에 가해지는 여러 가지 운동 강도나 지속 시간 등의 스트레스를 극복하려고 노력하는 것에 의하여 신체는 이들 부하에 특수한 적응을 과시하며, 더욱 높은 강도를 갖는 운동에 대처할 수 있도록 내성이 높아져 가는 것이다.

❑ 가역성의 원리

가역성의 원리는 훈련으로 얻은 신체적인 효과가 한번 향상되면 계속적으로 유지되는 불변적인 것이 아니라 운동부하를 강하게 한다든지, 약하게 한다든지, 또는 중단한다든지 하면 가역적으로 변화한다는 것이다. 운동부하를 점증적으로 증가시키면 훈련 효과도 증가하는 반면, 운동부하를 감소시키거나 훈련을 중지하면 그 효과도 서서히 감소된다. 특히, 훈련이 중단되어 효과가 감소되는 현상을 '**탈트레이닝**'이라 하는데, 장기간에 걸친 근력 훈련 후 이를 중지하면 근력의 소실이 완만하게 나타나지만 단기간의 훈련 후 중지하면 매우 빠르게 나타난다. 이러한 현상은 전신지구성 훈련이나 유연성 훈련에서도 유사하게 나타난다.

❑ 의식성의 원리

의식성의 원리는 운동처방에 의해 개개인에게 적합한 훈련방법이 결정되었다 하더라도 실시자가 목적의식을 가지고 있지 않으면 제대로 된 운동 효과를 얻기가 힘들다는 것이다. 따라서 훈련을 할 때에는 항상 목적의식과 자각을 가지고, 훈련의 목적과 훈련 방법을 충분히 이해해야 효과적인 성과를 얻을 수 있다.

4 운동처방 과정

운동처방은 개인의 건강상태와 신체적 조건, 체력 수준 등을 진단 평가한 자료를 토대로 건강과 체력을 증진시키기 위해 가장 안전하고, 효과적인 운동 유형, 강도, 시간, 빈도 등의 구체적인 요소들을 포함시켜 개별화된 운동프로그램을 작성해내는 과정이다. 운동처방의 일반적 과정은 그림 6.1에 나타내었다.

☐ 의학적 검진

먼저 개인의 운동처방이나 체력 평가를 하기 전에 의학적 검사를 통해 신체의 이상이나 병의 유·무 등을 검사한다. 이 검사의 목적은 다음에 설명할 운동부하 검사를 받아도 좋은지 여부, 또한 운동을 통한 내적 위험성 여부 등을 판단하는 일이다.

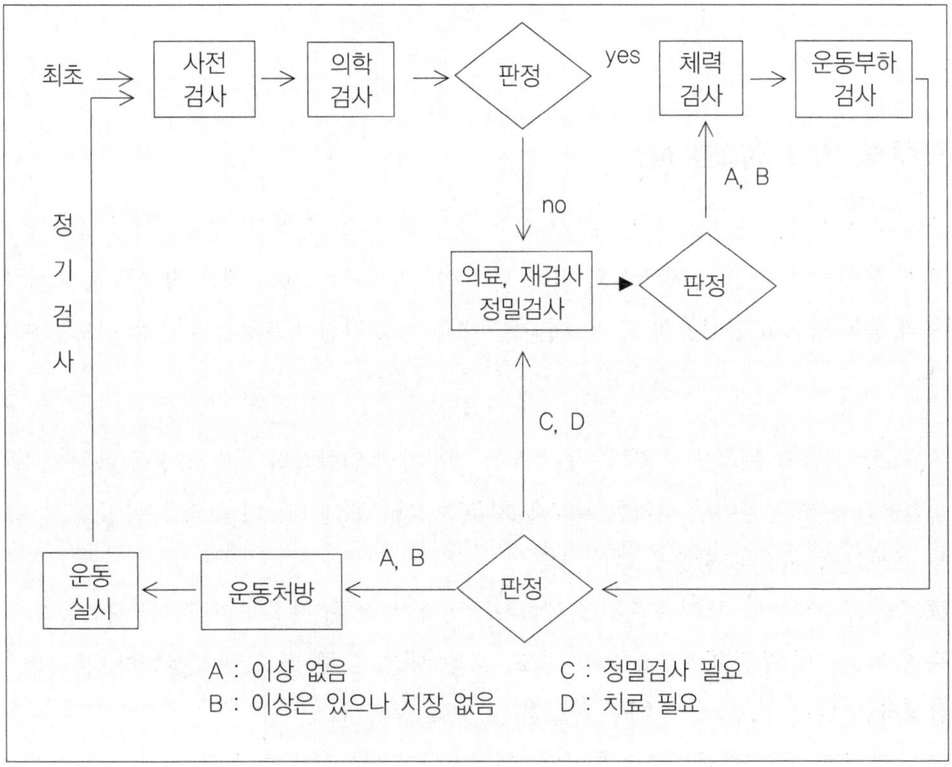

그림 6.1 운동처방 과정

검사는 문진과 신체검사 및 임상 검사로 구성된다. 문진은 운동습관, 생활양식, 병력, 현재의 건강 상태 등을 조사한다. 신체검사는 신장과 체중, 신체조성 등을 검사한다. 임상검사의 항목은 대상이나 목적에 따라 여러 가지로 구성되는데, 가장 중요 시 되는 것은 순환기계의 검사로서 심전도 및 혈압이다. 그리고 필요에 따라서 폐기능, 혈액 및 소변 등의 검사를 실시한다. 이상이 있을 경우에는 정밀 검사를 추가로 실시한다.

❑ 체력 및 운동부하 검사

체력검사는 앞장에서 다룬 요소들을 평가하여 개인의 체력 수준을 판단한다. 여기에서 얻은 자료는 운동처방 시 운동 종류, 강도, 빈도, 시간을 결정하는 기초적인 자료로 활용된다.

한편 **운동부하 검사**는 심폐기능의 정밀검사를 위한 수단으로써 실제 운동으로 순환기계나 근육·관절계에 운동부하를 가하여서 개인의 유산소능력 한계 및 호흡순환기계의 이상 정도를 판정하는데 이용된다. 운동부하 검사에서는 산소섭취량, 심박수, 심전도, 혈압 등이 검사되어 진다. 이 검사 결과는 처방해야 할 운동 강도의 상한(안전한계)을 결정하는데 가장 신뢰할 수 있는 정보를 제공해준다.

❑ 운동처방 및 프로그램 작성

이상의 검사 결과를 토대로 처방 대상자의 건강 상태, 체력 수준 및 운동능력의 한계 등의 정도에 따라서 심폐능력, 근력, 신체조성의 변화 및 유연성을 위한 프로그램을 작성한다. 또한 운동 실시 여부와 운동 강도의 안전한계 및 유효한계를 결정하고, 적절한 운동량과 운동 빈도를 예상할 수 있다.

- *운동 프로그램의 목적을 분명히 한다* : 운동 대상자의 일반적인 체력 증진을 목적으로 하는지, 성인병과 같은 질환이나 취약한 부분을 치유 보강할 것인지 등의 목적을 분명히 함으로써 운동 프로그램 처방의 방향을 결정한다.
- *개인의 건강상태나 체력수준을 고려한다* : 의학적 검사, 운동부하 검사, 체력검사 등의 자료를 이용하여 운동의 형태, 운동 강도, 운동 시간, 운동 빈도를 결정한다. 운동의 형태를 결정하는 데는 개인의 기호를 참고하는 것도 필요하다.
- *단기 및 장기 목표를 세우고 기록한다* : 현실적이고 실현 가능한 목표를 세우고, 주간계획, 월간 계획 등으로 구분하여 소규모의 목표 달성을 통해 궁극적인 목표를 달성할 수 있도록 한다.

❑ 운동처방의 결정

원칙적으로 대상자와 직접 만나서 이루어져야 하며, 우선 검사 결과에 대하여 설명하고, 특히 주의 사항에 대한 명확한 설명이 있어야 한다. 그리고 지금까지 해온 운동 경험이나 일상생활 중에 운동 상황을 다시 확인하고, 체력수준과 관련지어 운동 강도를 결정한다. 운동 강도를 결정한 후, 이에 상응하는 운동 종목을 몇 가지 제시하여 그 중에서 본인이 원하는 종목을 선정하도록 한다. 실시할 운동 종목에 관해서 필요한 운동 강도를 구체적으로 설명하고, 1회의 운동시간 및 빈도에 대해서도 구체적으로 제시한다. 그리고 처방된 운동 강도를 실제로 체험시켜 몸으로 익히게 하는 단계를 추가한다.

❑ 사후관리

정기적으로 대상자와 연락을 취해 운동의 실시 상황을 파악하고, 부작용이나 피로의 유무를 판단하여 필요하면 처방의 내용을 변경한다. 중요한 것은 이와 같은 과정을 통해서 본인이 실시하는 운동에 대해 매번 조절을 할 수 있도록 교육하는 것이다.

❑ 재검사

재검사는 적어도 1년에 한번은 반복하여 받도록 하며, 처음 1년간은 2회 정도 검사를 받는 것이 좋다. 이렇게 하면 과거 1년 간 혹은 반년간의 운동 실시 상황을 파악할 수 있고, 운동 효과도 알 수 있게 된다. 체력이나 건강상태가 변화한다는 것은 운동 처방에 필요한 내용을 수정해야하는 중요한 시점이기도 하다.

5 운동처방의 요소

개인의 체력과 건강을 증진시키기 위한 운동처방의 요소는 운동 빈도(frequency), 운동 강도(intensity), 운동 시간(time), 운동 형태(type)가 있고, 이들의 영문 첫 글자를 조합하여 'FITT'라고 표현하기도 한다.

❑ 운동 빈도

운동은 규칙적이고 지속적으로 실시해야 하지만, 얼마나 자주 하느냐에 따라서 그 효과가 달라질 수 있다. 운동에 참가하는 횟수를 **운동 빈도**라고 하는데 일반적으로 주당 운동참여 횟수(예: 3일/주)로 표시한다. 비활동적인 사람이 유산소 운동을 하고자 할 때 적응을 위한 적절한 시간을 갖기 위해서 처음 몇 주 동안은 주 1~3일의 빈도로 운동을 수행해야만 한다. 처음 몇 주 동안 과도한 부하가 주어지면 통증, 피로 및 상해 등의 발생 가능성이 높기 때문에 매일 연속적으로 운동을 실시하는 것은 바람직하지 않다. 처음 몇 주 동안 부작용이나 문제가 없다면, 빈도를 점차적으로 증가시켜야 한다. 이러한 빈도는 체력을 향상시키거나 체지방을 감소시키는 것과 높은 관련성을 가지기 때문에 최종적인 목표는 최소 주 3~5회 실시하는 것이 좋다. 운동 빈도는 운동 강도와 관련이 있으며 중등도 유산소성 운동을 할 경우 최소 주 5회, 격렬한 강도의 운동을 할 경우 주 3회 정도가 적당하다. 그러나 일반적으로 주 3회는 현재의 건강상태를 유지하는데 필요한 최소한의 빈도이며, 자신의 체력 상태를 향상시키기 위해서는 주 5회의 적극적인 운동참여가 요구된다.

또한 근비대, 근력, 근지구력을 발달시키기 위해 웨이트 트레이닝을 할 때 초보자의 경우 주 2~3회 매번 전신의 근육(8~10개 종목)이 포함된 저항훈련을 실시하고, 중급자의 경우 초보자들처럼 주 2~3회 매번 전신운동이 포함된 저항훈련을 하거나 주 4회 상/하지 분할 운동으로 각 부위별로 주 2회씩 훈련이 되도록 한다. 상급자의 경우 주 4~6회 근육군에 따라 분할 운동을 실시한다.

❑ 운동 강도

운동 강도는 운동 프로그램에서 가장 중요한 요인으로써 기준을 정하기가 매우 어렵다. 일반적으로 운동 빈도와 시간은 체력 수준이 다른 사람에게도 동일하게 적용될 수 있는 절대적인 수치인데 반해서, 강도는 사람마다 다른 상대적인 수치이기 때문에 기준을 정하여 적용하기가 어렵다. 그러나 운동 강도가 너무 약하거나 또는 너무 강할 경우 운동의 효과가 적어짐으로 안전한 범위 내에서 실시할 수 있도록 운동 강도가 설정되어야 하며, 적절한 운동 강도로 일정한 시간을 운동할 때 최상의 운동 효과를 얻을 수 있게 된다. 또한 운동의 강도는 그 목적과 신체적 조건에 따라서 달라야하기 때문에, 일괄적으로 종합해서 정하는 것은 옳지 않다. 일반적으로 운동 강도는 **최대 산소섭취량 백분율**(%VO_2max)과 **여유 산소섭취량**(VO_2 reserve : VO_2R), **심박수**(heart rate : HR), **대사 당량**(MET), **운동 자각도**(ratings of perceived exertion : RPE), **최대 근력**(1-repetition maximum : 1RM) 등에 의하여 결정된다.

● 최대 산소섭취량 백분율(%VO_2max) 및 여유 산소섭취량의 이용법

▮ 최대산소섭취량 백분율 이용방법

1998년 미국스포츠의학회(ACSM)에서 여유 산소섭취량의 개념이 소개되고, 여유 산소섭취량의 개념이 2000년 운동검사 및 처방지침에 수록되지 전까지만 해도 최대 산소섭취량의 백분율을 이용하여 심폐지구력을 위한 운동처방을 하였다. 운동의 강도는 유산소성으로 공급될 수 있는 에너지의 최대량에 대해서 상대적인 수준의 운동을 수행하기 위해서 요구되는 에너지이다. 따라서 이러한 양은 최대 산소섭취량에 대한 백분율(%VO_2max)로 표시한다. 그러므로 정확한 운동 처방은 운동 부하검사에서 제시되는 개인의 최대 산소섭취량 백분율을 결정 혹은 산출하는 과정으로 추정할 수 있다.

준비운동과 정리운동을 실시하는 5~15분 동안의 운동 강도는 최대 산소섭취량의 30~50% 수준에 해당된다. 이러한 운동 강도 수준은 매일 8시간 동안 수행될 수 있는 만큼의 강도이기 때문에 짧은 시간동안에도 쉽게 수행될 수 있다. 그러나 호흡·순환계에 과부하를 주기 위해서는 최소한의 강도는 이보다 높은 강도여야 한다. 낮은 수준의 체력을 나타내는 좌업 생활자는 50~60%의 운동 강도로써 체력의 향상 효과를 얻을 수 있다. 노령자를 위한 운동 강도는 최대 산소섭취량의 40%에 해당하지만, 대부분의 일반성인의 경우 증가된 운동을 수행하는 첫 주간의 가장 적절한 운동 강도는 최대 산소섭취량의 50%이다. 이러한 기준과 함께 문제가 없다면, 과부하단계의 일반적인 운동 강도는 점차적으로 60~70% 혹은 70~85%까지 증가시킬 수 있다. 90% 이상으로 증가되면서 요구되는 에너지의 대부분은 무산소성 과정에 의해서 공급된다. 이러한 강도에서의 운동시 피로가 발생하며 젖산이 축적되면서 운동지속시간은 15~20분 이하로 감소된다. 따라서 일반 성인들의 경우 적정 운동 강도는 60~80%를 나타낸다. 광범위한 스포츠 건강학 연구의 결과는 가벼우면서 적절한 운동을 규칙적으로 실시할 경우 관상동맥질환을 유발하는 위험요인을 감소시키는 것으로 보고하고 있다. 동시에 체력이 저하되어 있는 남자의 트레이닝 프로그램은 최대 산소섭취량의 향상을 위해서 최초 기능적인 능력의 55%수준의 운동 강도가 요구된다. 이상의 기준 이외에도 적응과정을 자극하고 건강을 향상시키기 위해서 적절한 역치수준을 결정하려는 많은 연구가 계속되고 있다.

▮ 여유 산소섭취량(VO_2 reserve, VO_2R) 이용방법

최근까지도 최대 산소섭취량의 백분율을 이용하여 심폐지구력을 위한 운동처방을 하였다. 또한 최대산소섭취량의 백분율은 여유 심박수의 백분율과 일치한다고 가정하여왔다. 이것은 최대 산소섭취량의 60%로 운동을 하려면 여유 심박수의 60%, 즉 {0.6 × (최대 심박수 − 안정 시 심박수) + 안정 시 심박수}를 계산하여 운동을 하여도 된다는 말이다. 여기서 **여유 심박수**란 '최대 심박수와 안정시 심박수의 차이'를 말한다.

그러나 최근의 연구에 따르면 여유 심박수의 백분율(%HRR)과 최대 산소섭취량의 백분율(%VO_2max)의 관계는 일치하지 않으며 오차가 있음이 알려졌다. 이 오차는 안정시의 경우를 보면 확실히 알 수 있다. 안정 상태의 심박수는 여유심박수의 0%가 되지만 최대 산소섭취량의 0%는 아니다. 최대 산소섭취량의 0%란 산소를 전혀 소비하지 않은 상태, 즉 산소소비가 0인 것을 의미한다. 이것은 안정 상태를 의미하기보다 살아 있지 않은 상태를 뜻한다. 표 6.1을 살펴보면 실제로 체력 수준(5METs = 최대 산소섭취량이 17.5ml/kg/min인 매우 체력이 낮은 수준, 10METs = 최대 산소섭취량이 30ml/kg/min인 좌업 생활자의 평균 체력 수준, 20METs = 최대 산소섭취량이 70ml/kg/min인 지구성 운동선수 수준)에 따라 차이가 있지만 여유 심박수의 백분율과 최대 산소섭취량의 백분율의 관계는 특히 안정시에 일치하지 않는다.

표 6.1 %여유 심박수, %여유 산소섭취량, %최대 산소섭취량간 운동 강도 비교

%HRR	%VO_2R	%VO_2max		
		최대능력 5MET	최대능력 10MET	최대능력 20MET
0%	0%	20%	10%	5%
40%	40%	52%	46%	43%
50%	50%	60%	55%	53%
85%	85%	88%	87%	86%
100%	100%	100%	100%	100%

그리하여 여유 산소섭취량의 개념이 이용되기 시작하였다. **여유 산소섭취량**은 '최대 산소소비량과 안정 시 산소소비량의 차이'를 말한다. 안정 상태에서 여유 심박수의 백분율이 0%라면 여유 산소섭취량의 백분율도 당연히 0%가 된다. 이 둘의 관계는 전체 운동 강도의 영역을 통해 오차가 없다. 즉, 여유 심박수의 백분율을 가지고 원하는 여유 산소섭취량의 강도로 대체하여 사용할 수 있음을 의미한다. 여유 산소섭취량으로 강도를 계산하려면 다음의 식을 이용하면 된다.

목표 산소섭취량 = (최대 강도의 백분율) × (최대 산소섭취량 - 안정시 섭취량) +
안정시 산소섭취량

여기에서 안정시 평균 산소섭취량이 3.5ml/kg^{-1}/min^{-1} 이므로, 목표 산소섭취량 = (최대 강도의 백분율) × (최대 산소섭취량 - 3.5) + 3.5로 전환할 수 있다. 만약 운동부하 검사에서 최대 산소섭취량

이 17.5ml/kg/min로 측정된 사람이 40%VO_2R로 운동하도록 권장되어 진다면 이 사람의 목표 운동 강도는 9.1ml/kg/min(= 0.4 × (17.5 - 3.5) + 3.5)이 된다.

이러한 연구가 발표된 후 ACSM은 향후 운동처방의 강도를 계산하는데 여유 산소소비량을 이용할 것을 공표했다.

● 심박수(HR)의 이용방법

심박수에 의한 운동 강도 설정은 운동의 강도가 증가됨에 따라서 나타나는 심박수의 변화는 산소섭취량의 변화가 직선적인 정적관계를 갖는다는 점에 근거하고 있다. 이 직선적인 관계 때문에 심박수를 운동의 척도로 유용하게 사용할 수 있는 것이다. 그러나 유념해야 할 것은 심박수를 올리기 보다는 산소섭취량을 올려야 한다는 것이다. 다시 말하면 무서운 영화를 보면서 심박수가 증가되었다고 유산소성 운동의 효과가 있는 것이 아니며, 웨이트 운동과 같은 무산소성 운동 중에 심박수가 증가된다 하더라도 그것이 유산소적인 요구에 의한 것이 아니기 때문에 유산소성 기능이 향상되는 효과를 크게 기대하기 힘들다.

심박수를 가지고 운동 강도를 처방하는 데는 2가지 방법이 있다. 하나는 **최대 심박수의 백분율**(%HRmax)을 이용하는 것이고, 다른 하나는 **여유 심박수의 백분율**(%HRR)을 이용하는 것이다.

▮ 최대 심박수 이용법

이 방법으로 **목표 심박수**를 쉽게 구할 수 있으나 안정시 심박수를 고려하지 않음으로써 그 효용성이 제한을 받는다. 다음과 같이 간단한 공식을 이용할 수 있다.

목표 심박수 = 최대강도의 백분율 × 최대 심박수

우선 %VO_2R에 해당하는 %HRmax의 수준을 결정한다. 기억해야 할 것은 동일한 백분율에서 %HRmxa와 %VO_2R은 같은 수준의 강도가 아니라는 것이다. 만일 %VO_2R과 동일한 강도의 %HRmax를 구하려면 그 값은 더 높아야 한다. 과거의 연구들을 보면 %VO_2R에 해당하는 %HRmax의 값이 너무 낮게 나타났으나 최근의 연구에서 %VO_2R에 해당하는 %HRmax의 값은 표 6.2와 같이 상향 조정 되었다.

표 6.2 운동처방을 위한 $\%VO_2R$, %HRR, %HRmax, RPE의 운동 강도 비교

$\%VO_2R$	%HRR	%HRmax	RPE
40%	40%	64%	12
50%	50%	71%	13
60%	60%	77%	14
70%	70%	84%	15
80%	80%	91%	16
85%	85%	94%	17

실제의 최대 심박수를 구하는 것은 쉽지 않다. 가장 정확한 것은 최대 운동부하검사를 통해 측정이 가능하나 일반적으로 220에서 나이를 빼면 최대 심박수를 구할 수 있다. 그러나 이것은 단지 추정된 수치라는 것을 염두에 두어야 한다. 사람들 중 2/3의 실제 최대 심박수는 추정된 심박수에서 그 위로 약 10회까지의 범위에 든다. 한편, 최근 연구에서는 19~59세 성인의 최대 심박수 예측 공식을 207-(0.7 × 나이)로 보고하고 있다.

▮ 여유 심박수 이용방법

여유 심박수란 앞에서 언급했듯이 최대 심박수와 안정시 심박수의 차이를 말하는 것으로써, Karvonen 등이 운동 강도를 설정하는 데 이 방법을 최초로 사용하였기 때문에 Karvonen 방법이라고도 부른다. 여유 심박수의 백분율에 의한 운동강도는 여유 산소섭취량의 백분율에 의한 운동 강도와 일치한다. 연령, 체력수준, 안정시 심박수에 구애받지 않고 여유 산소섭취량의 백분율에 일치하는 목표 심박수를 구할 수 있다.

여유 심박수의 백분율에 의한 목표 심박수는 다음과 같이 구할 수 있다.

목표 심박수 = (운동강도율) × (최대 심박수 - 안정시 심박수) + 안정시 심박수

이때, 최대 심박수는 220 - 나이 혹은 207 - (0.7 × 나이)로 추정할 수 있으며, 운동검사를 통해 실제 최대 심박수를 알았다면 당연히 그것을 이용해야 한다. 예를 들어 설명하자면 안정시 심박수가 70회인 20세의 성인이 최대능력의 60% 강도로 운동을 했다면, 목표 심박수는 0.6 × {(220 - 20) - 70} + 70 = 148이 된다. 즉 이 사람의 목표 심박수는 148회인 것이다.

안정시 심박수는 최소 5분 이상 안정한 상태에서 측정한 심박수이다. 자전거와 노젓기와 같이 앉

아서 하는 운동의 강도를 설정할 때는 앉은 상태에서 안정시 심박수를 측정하는 것이 좋다. 반면에 걷기나 달리기와 같은 직립상태의 운동 강도를 설정할 때는 피검자를 일어서게 한 후 약 2~3분 후에 안정시 심박수를 측정한다.

한편 운동현장에서는 운동 강도의 기복이 심한 운동의 경우 부득이 목표 심박수의 10% 범위 내에서 변동이 허용되거나 전체 운동시간에 걸쳐 평균 심박수는 목표 심박수의 수준을 유지하여야 한다. 운동 중 심박수의 확인은 심박수 측정기를 이용하는 것이 정확하지만 운동현장에서는 운동 중 잠깐 멈춰 촉진을 통해 심박수를 검사할 수밖에 없다. 이 경우 운동을 중단하면 심박수가 신속히 회복된다는 점을 고려하여 가능한 빨리 측정하여야 한다.

● 대사 당량(METs)의 이용방법

대사 당량(METs)를 이용한 운동 강도 처방은 운동부하 검사를 통하여 개인의 최대운동능력을 파악하고, 그 자료를 이용하여 운동 강도를 결정하는 것이다. 예를 들어, 어떤 개인의 최대 산소섭취량이 35*ml* · kg^{-1} · $분^{-1}$이면 1MET가 3.5*ml* · kg^{-1} · $분^{-1}$ 이기 때문에 10METs가 된다. 일반적으로 최저 운동 강도 수준은 최대 운동능력의 40%인 4METs가 되고 평균 운동강도는 최대 운동능력의 60~70%인 6~7METs, 그리고 최대 운동 강도는 최대 운동능력의 85%인 8.5METs가 된다. 그러므로 건강한 성인의 경우 평균 운동 강도가 6~7METs 정도 되도록 운동하는 것이 좋다.

걷기, 달리기, 자전거 타기 운동의 강도는 각 운동의 속도와 밀접한 관계가 있다. 일정한 METs와 관련된 속도 계산은 각 식을 이용하여 산출이 가능하다. 즉, 운동 강도가 8METs로 처방되었다면 8METs에 맞는 달리기, 걷기 등의 운동속도를 알아야 처방된 운동 강도에 맞추어 운동을 할 수 있을 것이다. METs를 이용하여 운동 강도에 해당하는 속도 계산을 예를 들어 설명하면 다음과 같다.

예) 8METs의 운동 강도에 해당하는 속도 계산법

① METs를 산소섭취량으로 바꾼다.

VO_2 = 8METs × 3.5*ml* · kg^{-1} · min^{-1}

VO_2 = 28*ml* · kg^{-1} · min^{-1}

② 미국대학스포츠의학회(ACSM) 달리기 공식을 이용하여 속도를 산출한다.

VO_2 = 3.5 + (0.2 × 속도) + 0.9 × (속도 × 경사도)

여기서 평지 달리기의 경우 경사도가 0이므로, 28 = 3.5 + (0.2 × 속도)가 된다.

따라서 속도는 122.5 m · min^{-1}이 된다.

③ 속도를 마일로 환산한다.

1mph(miles per hour) = 26.8m · min^{-1}

122.5m · min^{-1}/26.8m · min^{-1} = 4.57mph

④ 속도를 1마일 주파시간으로 환산한다.

주파시간 = 60분/4.57 mph = 13.13 min · $mile^{-1}$

즉, 1마일을 13분 정도에 달릴 수 있는 속도가 되어야만 운동 강도 8METs에 해당하는 속도가 되는 것이다. 이를 ㎞로 환산하면 13.1분 × 0.621 = 8.14분으로 1㎞를 8분 약간 넘게 달릴 수 있는 속도가 된다. 그러므로 1㎞를 약 8분 이내에 달릴 수 있는 속도로 달리기 운동을 해야만 8METs에 해당하는 운동 강도의 운동을 할 수 있게 되는 것이다.

또한 총 METs를 알면 소모 칼로리를 산정할 수 있다. ACSM은 심혈관질환의 발병률을 낮추기 위해 주당 500~1000 METs의 운동을 권장하는데, 이를 일반인이 쉽게 이해할 수 있는 칼로리로 전환할 수 있다. MET를 kcal로 전환하는 공식은 [(MET × 3.5ml × 체중) ÷ 1000] × 5이다. 만약 70kg 남성이 주 3회, 1회당 7METs에 해당하는 조깅을 30분 했다면 총 METs는 630(= 3회 × 30분 × 7 METs)이다. 이를 칼로리로 계산하면 771.75kcal(= 630 METs × 3.5ml × 70kg/200)가 된다. 즉, ACSM에서 권장하는 1000 METs을 동일한 남성이 할 경우 주당 운동으로 1,225kcal(= 1000 METS × 3.5ml × 70kg/200)를 소모해야 한다.

● 운동 자각도 이용방법

운동 자각도(ratings of perceived exertion : RPE)란 '운동시 변화되는 느낌을 생리학적 반응에 맞추어 등급을 매기는 척도'로써 심리학자인 보그(Gunnar Borg)에 의해 개발되었다(표 6.3). 보그 척도 또는 RPE 척도라고 알려져 있는 이 척도는 운동이 얼마나 힘든지 숫자로 표시함으로써 운동 강도를 파악하는 방법이다. 이 척도에서 6이라는 숫자는 운동이 행해지고 있다는 느낌을 받을 때, 즉 전혀 힘이 들지 않을 때에 해당하는 최소값이다. 최대값 20은 최대의 힘을 발휘하고 있을 때를 의미한다. RPE는 심박수 변화 수치에서 끝자리 0을 뺀 수치를 이용하여 작성된 것이다. 즉, 6은 안정시 심박수 60에서 0을 빼고 20은 200에서 0을 뺀 수치를 척도화 한 것이다. 단계별 운동에 대한 RPE 반응은 최대산소섭취량, 심박수, 환기량, 혈중젖산농도, 심폐 및 대사 기능과 높은 상관관계를 갖고 있다. RPE 척도는 특히 일정한 운동 강도를 파악하는데 신뢰성이 높고 실용적인 지표이다.

운동프로그램을 시작할 때, 참가자는 측정 심박수에서 그 운동 강도에 해당하는 RPE를 파악하도록 지도 받는다. 운동프로그램 참가자가 심박수와 RPE 관계에 익숙해지면 심박수를 측정하는 횟수를 줄이고 RPE를 이용해서 운동 강도를 조절하도록 한다. 또한, RPE의 변화는 운동처방을 수정하는 지침으로 즉, 운동 강도를 높이거나 운동관계를 조절하는 방법으로 사용될 수 있다.

표 6.3 운동 자각도(RPE)

RPE표	새로운 RPE표
6	0 전혀 없다(nothing at all)
7 매우 가볍다(very, very light)	0.5 매우 약하다(very, very weak)
8	1 상당히 약하다(very weak)
9 상당히 가볍다(very light)	2 약하다(weak)
10	3 보통이다(moderate)
11 가볍다(fairly light)	4 약간 강하다(somewhat strong)
12	5 강하다(strong)
14	6
15 힘들다(hard)	7 상당히 강하다(very strong)
16	8
17 상당히 힘들다(very hard)	9
18	10 매우 강하다(very, very strong)
19 더 이상 못할 정도이다(very, very hard)	
20	

● 최대 근력(1RM) 이용방법

웨이트 트레이닝에 있어서 **최대 근력**은 운동 강도 산정의 기준이 된다. 일반적으로 근력을 발달시키기 위해서는 최대 근력의 80% 이상의 운동이 요구되며, 지구력을 발달시키기 위해서는 최대 근력의 50% 정도의 운동이 요구된다. 또한 이러한 강도에 따라 반복 횟수와 휴식시간도 결정된다. 최대 근력의 80% 정도의 운동 시 대략 3~5회의 반복 횟수와 2~5분의 휴식시간이 요구되며, 최대 근력의 50% 정도 운동 시 대략 13~20회의 반복 횟수와 30초~1분 30초 정도의 휴식시간이 요구된다. 즉, 정확한 강도 산출(1RM)이 운동 프로그램의 작성과 그에 따른 신체 발달에 큰 영향을 미친다. 그러나 초보자의 경우 최대 근력을 무리하게 측정할 경우 근육 손상을 초래할 수 있어 최대 근력 측정 시에는 주의를 기울여야 하며, 반드시 일정한 절차에 의해 올바르게 측정하여야 한다(5장의 체력과 평가 내용 참조).

□ 운동 시간

운동 시간은 얼마만큼의 시간 또는 어느 정도의 거리에 걸쳐 운동할 것인가를 가늠하게 하는 요소로서 운동 중 에너지 소비량을 결정하는데 중요하다. 여기에는 운동을 하는 시간, 동작 혹은 반복 횟수, 달린 거리 등이 포함된다. 또한 운동 시간은 운동 강도와 함께 운동부하 수준을 결정하는데 중요한 요소가 된다. 가령, 좌업 생활자, 병적인 증상을 가진 사람들 혹은 병적인 증상은 없지만 체력이 약한 사람들의 경우 짧은 시간동안 고강도의 운동을 하는 것보다 저강도로 장시간 하는 것이 더욱 효과적이다.

일반적인 운동프로그램은 준비운동(5~10분), 본 운동(20~60분), 정리운동(5~10분)의 3가지 단계로 구분되며, 전체적인 운동시간은 30~80분으로 구성된다. 준비운동은 걷기, 느린 조깅, 스트레칭 등으로 구성되며, 본 운동에서 더욱 높은 강도의 운동수행을 위한 준비과정에 해당한다. 연령이 많거나 체력이 부족한 사람의 경우 준비운동 단계는 더욱 중요하며 이 단계의 운동시간이 보다 연장되어야 한다.

참고적으로 운동의 특성에 따른 적정의 운동 프로그램 기간이 세워져야 한다. 보통 운동의 목적에 도달하기 위하여 **초기단계, 발달단계**, 그리고 **유지단계**가 필요하기 때문에, 이러한 기준에서 발달단계는 운동의 프로그램에 따라 다르다. 예를 들면, 일반적인 근력 발달 프로그램은 10~12주, 유산소성 능력 발달 프로그램은 12~16주, 그리고 유연성을 향상시키기 위한 프로그램은 8~10주 이상의 기간이 필요하다.

운동이 시작되면 호흡과 순환기능이 높아져 산소 소비량이 증가하며, 일정시간이 경과되면서 점점 평형 상태에 도달하여 **항정상태**(steady state)가 된다. 이때를 항정 운동 상태라 하며, 일정 수준 이상의 강한 운동은 필요한 호흡, 순환계에 일정한 자극을 주어 호흡과 순환기능을 개선하는데 도움을 준다. 이와 같이 되려면 운동은 안전성과 함께 효과적인 측면에서 강도가 설정되어야 하는데, 과부하가 충분히 제공될 수 있도록 높은 강도로 설정한다. 그러나 과도하게 높은 강도를 설정하여 안전상의 문제가 있거나 15~20분간만 짧게 지속되어져서는 안 된다. 운동을 수행하게 되는 경우 최소한 20분 이상이 지속될 수 있도록 해야 하며, 특히 이러한 운동량은 체중조절이나 최대 유산소 능력을 향상시키고자 할 경우 중요한 지침에 해당된다.

정리운동 단계에서는 준비운동 단계와 동일한 수준의 낮은 강도의 운동을 포함한다. 체력이 저하되어 있거나 연령이 많은 사람들은 본 운동의 수행으로부터 정상을 회복하기 위하여 많은 시간을 필요로 한다. 본 운동이 매우 힘든 내용으로 구성되었다면 정리운동시간을 더욱 길게 하거나 고온 환경에서 수행되어야 한다.

❑ 운동 형태

운동 형태는 "어떠한 운동이 좋은가?"라는 질문에 대한 답을 찾는 것으로써 운동처방의 목적에 따라 선택되어져야 한다. 심폐지구력을 개선하기 위해서는 달리기, 자전거타기, 수영 등 유산소 운동을 해야 할 것이며, 근력이나 근지구력을 개선하려면 **웨이트 트레이닝**이나 **써키트 트레이닝** 등의 운동을 선택하여야 할 것이다. 대부분 운동처방의 주요한 목적은 기능적 능력을 향상시키거나 유지하기 위한 것으로 이러한 목적을 달성하기 위해서는 실행하는 운동의 상당 부분을 유산소성 지구력 운동에 할애하여야 한다. 가령, 성인을 대상으로 한 운동프로그램이라면 기본 목표는 심폐순환 기능의 유지 및 향상에 있으므로 운동 형태는 대근군(large muscle groups)을 사용하는 유산소성 운동의 지구성 운동 형태를 처방해야 하는 것이다. 특히 운동 초기단계에서는 운동 강도를 주의 깊게 관찰해야 하므로 가급적 운동 강도가 심하게 변하지 않는 운동형태가 적합하다.

지구력 운동은 운동 종목 내의 산소 소비량이나 효율성과 에너지 소비의 변화와 에너지 소비를 일정하게 유지하는 잠재성에 따라 3가지 운동 형태로 분류할 수 있다(표 6.4).

운동형태 I, 운동형태 II는 운동 강도를 유지하는데 편리한 운동이다. 운동형태 III은 운동 상황이나 기술 수준에 따라 에너지 소비량의 변화가 심하고 본인의 의지대로 운동 강도를 일정하게 유지하기 곤란한 운동이다. 따라서 일반적인 초보자는 첫 번째와 두 번째 형태의 운동으로 시작하는 것이 좋다. 특히 환자를 대상으로 한 재활운동 프로그램의 초기단계 및 체력이 아주 약한 사람들의 경우에는 운동 강도가 더욱 정확히 조절되어야 한다. 이에 운동량을 좀 더 구체적으로 설명하면, 다음과 같다. **운동량**은 '힘×거리'의 수식으로 정의된다. 예를 들어, 70㎏의 물건을 10m 이동시킨다면 70 × 10 = 700㎏ · m의 운동량을 수행한 것이 된다. **파워**는 '시간당 운동량'으로서 700㎏ · m의 운동량을 30초 혹은 1분의 소요시간에 수행하였다면 파워는 1400㎏ · m/min, 혹은 700㎏ · m/min이 된다. 그 에너지원은 차이가 있으나, 제시된 파워를 발휘하기 위해서는 일정한 양의 에너지가 요구된다. 그런데 700㎏ · m/min의 운동량은 일반 성인 남자에게 있어서 최대 산소섭취량의 40~50% 강도에 해당하며, 주로 유산소성 과정에 해당한다. 반면에 1400㎏ · m/min은 동일한 사람의 경우 최대 산소섭취량의 90~100%의 수준에 해당하며, 무산소성 과정에 의해서 많은 부분의 에너지가 동원된다.

표 6.4 운동중 강도 유지의 입장에서 분류한 운동의 형태

운 동 형 태 Ⅰ	걷기, 조깅, 사이클링과 같이 운동강도를 일정하게 유지하기 쉽고 운동 중 에너지 소비량의 변화가 상대적으로 적은 운동
운 동 형 태 Ⅱ	수영이나 크로스 컨츄리, 스키 등과 같이 기술수준에 따라 에너지 소비율의 변화가 크지만 비교적 일정한 강도를 유지하는데 편리한 운동
운 동 형 태 Ⅲ	무용, 농구, 테니스 그리고 각종 스포츠와 같이 운동 상황이나 기술수준에 따라 에너지 소비량의 변화가 심한 운동

이러한 운동 형태의 분류 내용은 운동처방을 위하여 중요하다. 하루에 1.6㎞를 달리거나 10일 동안 하루에 1.6㎞를 달리는 것과는 상관없이 1.6㎞를 달릴 때 요구되는 것은 동일한 kcal이다. 달리는 속도는 1.6㎞를 달릴 때 필요한 전체 에너지소비량에는 크게 영향을 미치지 않는다. 즉, 스피드와 함께 강도 혹은 파워를 변화하더라도 1.6㎞당 요구되는 에너지는 동일하다. 파워는 운동시간과 강도에 영향을 미치면서 아울러 유·무산소성 에너지에 대한 상대적 자극정도에 영향을 미치기 때문에 트레이닝에서 매우 중요하며, 또한 체중감소를 위해서 전체적인 운동량도 매우 중요하다.

유산소성 과정에 특수하게 과부하를 주기 위해서는 대근육의 리드미컬한 수축을 유도하면서 적당한 수준의 운동 강도로 장시간 동안 계속해서 운동하는 것이 최선의 방법이다. 근력과 스피드는 무산소성 과정에 해당하며, 단시간에 고강도로 간헐적인 방법의 운동수행이 최적의 방법으로 제시되고 있다.

이상 운동 빈도, 운동 강도, 운동 시간, 그리고 운동 형태에 대해 살펴보았다. 이러한 운동처방 요소를 이용하여 ACSM 운동처방 내용을 살펴보면 표 6.5와 같다.

표 6.5 ACSM 운동처방 원리

분류	빈도	강도	시간	형태
심폐 지구력	3~5일/주	40,50~80%HRR 또는 VO_2R	20~60분	대근을 이용한 지속적이고 리듬있는 운동
근력	2~3일/주 혹은 4–5일/주	70~85%1RM (초, 중급자) 70~100%1RM (고급자)	8~10가지 운동, 혹은 분할운동 1–6세트(1시간 이하)	주동근군, 관절의 전 가동영역 이용, 속도 조절
유연성	2~3일 이상/주	가볍게 당기는 느낌이 들도록	15~60초간, 각 2~4회	정적 혹은 PNF 스트레칭

실습 6.1 운동자각도(RPE)*

성명____________________ 일시____________________

운동자각도는 본래 심박수와 구조적으로 일치하는 개념이다. 숫자로 나타낸 운동자각도에 0을 덧붙이면 이것이 바로 심박수의 범위인 것이다. 그러나 인간의 자각정도는 각기 다르기 때문에 심박수와 항상 일치하지는 않는다. 훈련 시 심박수의 역치에 해당되는 운동자각도와 자신의 목표 심박수 영역에서 심박수의 상한선을 나타내는 운동자각도를 학습하는 것이 중요하다. 일반적으로 목표 심박수 영역의 운동시 운동자각도 범위는 12-16사이에 있을 것이다. 연습하여 정확하게 운동자각도를 측정하는 방법을 학습한다.

단계

6
7 매우 가볍다(very, very light)
8
9 상당히 가볍다(very light)
10
11 가볍다(fairly light)
12
14
15 힘들다(hard)
16
17 상당히 힘들다(very hard)
18
19 더 이상 못할 정도이다(extremely hard)
20 최대

다음의 운동을 수행한다:
a. 활기찬 속도로 3분간 걷기
b. 느린 속도로 3분간 조깅
c. 자신의 심박수가 역치 수준까지 올라가는 속도로 3분간 조깅

위의 운동을 수행한 후 심박수를 측정한다. 또한 위의 운동자각도 척도를 이용하여 3분의 운동 후에 자신의 강도를 측정한다. 이것을 다음의 표에 기록한다.

그리고 자신의 목표 심박수 영역의 상위 1/3 수준 정도까지 심박수를 높일 수 있는 격렬한 런닝을 3분간 실시한다. 런닝을 마치고 심박수를 측정하고, 운동자각도를 평가한다.

운동	심박수(회)	운동자각도
걷기	________	________
느린 조깅	________	________
역치수준의 조깅	________	________
격렬한 런닝	________	________

	예	아니오
1. 역치수준까지 자신의 심박수를 높이는 걷기 혹은 느린 조깅을 했는가?	______	______
2. 걷거나 혹은 느린 조깅을 하는 동안 운동자각도가 12이하였는가?	______	______
3. 역치수준의 조깅 동안 운동자각도 범위가 12-16 정도였는가?	______	______
4. 마지막의 격렬한 런닝시 심박수가 자신의 목표 심박수 범위에 있었는가?	______	______
5. 격렬한 런닝시 운동자각도 범위가 12-16 정도였는가?	______	______

연습을 하면, 심폐 지구력을 향상시키기에 충분한 강도를 설정하는데 운동자각도 척도를 이용할 수 있다고 생각되는가? 주의: 만약 역치수준의 조깅과 격렬한 런닝 시 목표 심박수의 영역까지 심박수를 증가시키기 못한다면 정확한 운동자각도를 학습하는데 방해가 될 것이다.

실습 6.2 목표 심박수 측정*

성명____________________ 일시____________________

▶ 방법

경동맥과 요골동맥에서 맥박 수를 측정하는 연습을 한다. 경동맥에서의 맥박은 턱아래 부분의 후두 측면에서 측정한다. 요골동맥은 손목 안쪽에 위치한다. 초시계를 이용하여 15초, 30초, 60초간 맥박수를 측정한다. 분당 심박수를 알아보기 위해서는 15초간 맥박수를 측정한 경우 맥박수 × 4를 해주고, 30초간 맥박수를 측정한 경우 맥박수 × 2를 해준다. 자신뿐만 아니라 경동맥과 요골동맥에서 다른 사람의 맥박수를 측정해보자. 아래에 빈칸에 측정된 안정시 맥박수를 기록한다.

▶ 심박수 기록

경동맥의 맥박수(본인)	심박수(회/분)	요골동맥의 맥박수(본인)	심박수(회/분)
________ 15초 × 4	________	________ × 4	________
________ 30초 × 2	________	________ × 2	________
________ 60초 × 1	________	________ × 1	________

경동맥의 맥박수(본인)	심박수(회/분)	요골동맥의 맥박수(본인)	심박수(회/분)
________ 15초 × 4	________	________ × 4	________
________ 30초 × 2	________	________ × 2	________
________ 60초 × 1	________	________ × 1	________

▶ 목표심박수 기록

목표 심박수(THR) 영역은 220에서 자신의 나이를 빼어 간접적으로 계산되어지고, 이 수치에 70%와 90%를 곱한다. 실제로 자신의 목표 심박수를 구해보자:

220 – ______________ (나이) = ______________ (최대 심박수; 회/분)
______________ (최대 심박수) × 0.7 = ______________ (목표 심박수의 하한)
______________ (최대 심박수) × 0.9 = ______________ (목표 심박수의 상한)

1. 자신의 안정시 맥박수 측정 시 더 쉬운 위치가 있었는가? 경동맥 혹은 요골동맥
2. 파트너의 안정시 맥박수 측정 시 더 쉬운 위치가 있었는가? 경동맥 혹은 요골동맥
3. 운동시 심박수를 측정할 때 두 부위 중 어디가 더 좋은가? 왜?

* Powers, Dodd, and Noland(2006). Total Fitness and Wellness.

제 7 장. 운동처방의 실제

학습과제

1. 심폐지구력 향상을 위한 운동처방은 무엇인가?
2. 근비대, 근력 및 근지구력 향상을 위한 운동처방은 무엇인가?
3. 유연성 향상을 위한 운동 처방은 무엇인가?
4. 준비운동과 정리운동의 중요성은 무엇인가?
5. 운동 시 주의 사항은 무엇인가?

운동처방은 개인의 목적 및 신체적성 수준을 고려하여 개개인에게 필요한 운동의 형태는 무엇이고, 어느 정도의 운동강도가 안전하고, 그리고 어느 정도의 운동 빈도와 시간이 적절한지에 대하여 구체적으로 운동 프로그램을 제공하는 것이다. 즉, 운동처방의 요소를 포함하여 개인의 목적에 부합하는 운동 프로그램을 제공하는 것이다. 이러한 운동 프로그램을 작성하는 데는 운동처방의 요소뿐만 아니라 운동처방의 다양한 원리도 고려되어야 한다. 제 6장에서 제시된 운동처방의 원리 중 특이성의 원리에 의하면 운동에서 얻을 수 있는 훈련 효과들은 운동의 유형과 여기에 관계되는 근육들에서만 특별히 나타난다. 예를 들어 장기간의 유산소성 운동은 혈관계의 발달을 가져오고, 폐환기량을 증가시키며, 1회 박출량을 증가시키는 등의 호흡·순환기능을 개선시켜 심폐지구력의 향상시키는 반면 근육량 증가 및 근력 향상을 가져오지 않는다. 이것은 심폐기능의 향상을 원하는지, 근비대, 근력 및 근지구력의 향상을 원하는지, 또는 유연성의 향상을 원하는지 개인의 목적에 따라 **운동 빈도, 운동 강도, 운동 시간, 운동 형태**와 같은 운동처방의 요소(FITT)가 고려되어야 한다는 것을 말해준다.

그리하여 본 장에서는 이미 6장에서 서술된 운동처방의 기초를 토대로 하여 실제적으로 심폐지구력과 근비대, 근력 및 근지구력, 그리고 유연성을 향상시킬 수 있는 올바른 운동처방에 대해 살펴보았다. 또한 체력 수준이나 건강상태, 발육단계 등과 같은 개인적 특성이 일반 성인과 다른 청소년과 노인을 위한 운동처방과 실제적인 운동 시에 중요한 준비운동과 정리운동에 관한 정보도 다루었다.

1 심폐지구력 향상을 위한 운동 처방

□ 운동 빈도

심폐지구력 트레이닝 프로그램 작성을 위한 운동 빈도는 개인의 건강과 체력수준에 따라 결정되어야 한다. 유산소운동은 대부분의 성인의 경우 주당 3~5회 정도가 권장되고 있으며, 운동량에 따라 빈도가 조정된다. 중등도 강도의 유산소성 운동은 주당 최소 5회, 격렬한 강도의 운동은 주당 최소 3회, 또는 매주 중등도와 격렬한 강도의 운동을 주당 3~5회 혼합하여 수행하는 것이 권장되어진다.

주당 3일의 운동은 현재의 심폐지구력 상태를 유지시키는데 적절할지 모르나 심폐지구력을 향상시키는 데는 충분하지 않을 수 있다. 또한 주당 5일 이상의 운동은 회복시간을 충분히 갖기 어렵고 과도한 훈련으로 근골격계의 이상을 초래할 수 있으므로 점진적으로 빈도를 증가시켜 나간다.

일부 연구에서는 주당 1회나 2회 중등도에서 격렬한 강도로 많은 양의 운동을 수행하는 사람들에도 건강증진 및 체력 향상이 나타난다고 보고하고 있으나 활동적이지 않은 사람들과 이런 운동에 익숙하지 않은 사람들의 경우 근골격계 손상 위험과 심혈관계의 위험을 초래할 가능성이 높아 권고되지 않는다.

□ 운동 강도

운동 강도를 점검하고 조절하는 것은 올바른 심폐지구력 훈련 프로그램을 규정하고 낮은 훈련이나 과다 훈련을 예방하는데 중요하다. 산소섭취량의 역치나 개인의 최대 심박수와 안정시 심박수의 차이를 의미하는 여유 심박수(HRR)가 최근 운동 강도를 결정하는데 주로 이용된다. 최대 산소섭취량이나 여유 산소섭취량의 측정은 실험실에서만 가능하기 때문에 여유 산소섭취량과 강도가 동일한 여유 심박수가 유용하게 쓰이는 것이다. 또한 이를 최대 심박수의 비율과 운동자각도로 환산하여 강도를 설정할 수도 있다(6장의 표 6.2 참조). 결국, 어떠한 방법을 쓰던지 운동 강도는 여유 산소섭취량(VO_2R)의 40, 50~80%에 해당하는 범위에 있어야 한다. 체력 수준이 매우 낮은 경우에는 40% VO_2R에서 시작하는 것이 적당하며, 정상적인 성인은 50~60% VO_2R의 범위가 좋으며, 체력 수준이 높던지 운동프로그램에 계속 참가해온 사람들은 70~80% VO_2R의 범위에서 처방이 이루어지도록 권장한다. 참고적으로, 40% VO_2R과 동일한 운동자각도는 12단계, 50% VO_2R은 13단계, 60% VO_2R은 14단계, 70% VO_2R는 15단계, 80% VO_2R은 16단계이다. 그러나 85~100% VO_2R과 같은 매우 높은 강도 범위는 운동선수의 최대 산소섭취량을 증가시키는데 매우 효과적이나 체력을 증진하고 성인병의 위험을 줄이고자 하는 일반인의 경우 쉽게 탈진하거나 운동손상이나 심혈관계 이상의 위험이 높아져 권장되어지지 않는다.

❑ 운동 시간

운동프로그램은 준비운동, 본 운동, 정리운동으로 구성되며, 이 중 준비운동과 정리운동을 제외한 본 운동 시간은 20~60분 정도가 적당하다. 준비운동과 정리운동은 각각 5~10분 정도가 권장된다. 운동 시간은 운동 강도에 반비례하여 결정되어야 한다. 운동량은 운동 강도와 운동 시간의 곱에 의하기 때문에 운동 강도가 높으면 운동 시간은 짧아야 한다. 또한 운동 강도가 낮을 경우는 운동 시간을 늘려 운동량을 증가시켜야 운동효과를 기대할 수 있다.

대부분의 성인들은 중등도 강도(40~60% VO_2R)로 운동할 경우 30~60분(주당 150분), 격렬한 강도(60~90% VO_2R)로 운동할 경우 20~60분(주당 75분)이 요구되며, 활동량이 적은 사람과 질병이 있는 사람들은 위험성이 적은 저강도 장시간의 운동 계획을 권장하며, 점진적으로 운동 시간을 늘려나간다.

많은 연구에서 심혈관계 질환을 예방하고자 할 때 중간정도의 신체활동 강도(40~60% VO_2R, 3~5.9 MET)로 주당 대략 1,000kcal를 소모하는 운동 혹은 중간정도의 강도로 주당 약 150분의 운동을 권장하고 있다. 주당 150분 운동을 하기 위해서는 1회 30분, 주 5회의 운동이 필요하며, 1회 50분, 주 3회의 운동이 필요하다. 이는 6 MET 이상의 고강도(60~90% VO_2R, 6~8.9 MET)로 1회 20분 이상, 주 3회 이상의 운동 혹은 주당 총 75분 이상의 운동과 거의 동일하다.

참고로, 성인들을 위한 국제적인 기준은 주당 1,000kcal를 소모할 것을 권장하며, 체중 감소 혹은 더 건강하려면 주당 2,000kcal를 소모할 것을 제안하고 있다.

❑ 운동 형태

심폐지구력 향상을 위한 운동 형태는 대근육군을 이용하면서 율동적이고, 유산소성 형태의 운동이어야 한다. 일반적으로 심폐지구력은 유산소성 지구력이라는 용어와 동일하게 사용되며, 최대 산소섭취량이 높을수록 심폐지구력이 뛰어나다고 판정된다. 심폐 기관의 활동이 많을수록 산소섭취량이 더욱 증가하며, 큰 근육을 사용하는 것이 산소섭취량을 증가시키는 데 효과적이다. 즉, 같은 노 젓기 운동을 하더라도 오직 팔만 가지고 하는 것보다 팔과 다리를 모두 사용하는 것이 심폐지구력을 높이는 더 효과적이다. 유산소적인 요소를 갖는 걷기, 달리기(인터벌 운동, 크로스컨트리), 노 젓기, 등산, 자전거 타기, 수영, 에어로빅댄스, 테니스, 농구, 축구, 배드민턴 등이 심폐지구력을 향상 시킬 수 있는 운동 형태이다. **운동단계**를 초기, 발달, 유지단계로 구분할 때, 이러한 종목 중 운동 초기나 재활 과정에서 운동에 대한 적응을 원만하게 하고 위험성을 배제하기 위하여 운동 강도가 일정한 걷기, 조깅, 수영, 등산, 자전거 타기 등이 바람직하다. 에어로빅댄스, 테니스, 농구, 축구, 배드민턴 등과 같이 운동 강도의 조절이 어려워 다소 위험성을 내포하는 종목은 재미있고, 지루하지 않기 때문에 운동 프로그램의 유지단계에 포함시켜 지속적으로 운동습관을 유지하게 하는 것이 중요하다. 비활동적인 또는 다수의 위험인자(비만, 고혈압, 당뇨, 고지혈증)를 가진 사람들은 경쟁적인 운동에 참여하는 것이 바람직하지 않으며, 위험인자를 가지지 않은 사람이라고 할지라도 비활동적이었던 참가자는 6~8주의 적응기간을 갖는 것이 좋다.

한편, 심폐지구력을 향상시키기 위한 대부분의 운동처방은 단지 한 가지 신체활동만 사용하여 왔다. 그러나 최근의 경향은 **크로스 트레이닝**을 사용하는 형태로 나아가고 있다. **크로스 트레이닝**은 여러 다른 형태의 운동을 사용하는 것으로써, 예를 들면, 하루는 달리기, 다음날은 수영, 그 다음날은 자전거 타기를 하는 것이다. 장점은 매일 운동을 해도 지루하지 않아 운동 탈락자를 줄일 수 있으며, 동일한 신체 부위의 과다사용을 방지함으로써 부상 발생을 감소시킬 수도 있다. 그러나 단점은 특이성의 부족이다. 예를 들면 조깅은 수영의 지구력을 향상시키지 않으며, 수영은 조깅의 지구력을 향상시키지 않기 때문에 일반적으로 특정 신체활동의 지구력을 향상시키려면 트레이닝은 그러한 신체활동과 비슷한 운동으로 구성되어야만 한다.

위의 운동처방 요소를 고려하여 건강한 성인들의 심폐지구력 향상을 위한 운동 프로그램의 예를 들어보면 표 7.1과 같다.

표 7.1 건강한 성인을 위한 설계된 심폐지구력 향상 프로그램

운동단계(주)	운동시간(분)	운동강도		빈도
		%VO_2R	RPE	
초기단계(1–6주)	30	40~50	13	3~5
발달단계(7~9주) (10~20주)	40 30~60	50~60 60~80	13~14 14~16	4~5 3~4
유지단계(21주~)	30–60	60~80	14~16	3~4

2 근비대, 근력 및 근지구력 향상을 위한 운동 처방

□ 운동 빈도

근비대, 근력, 근지구력을 향상시키기 위해서는 각 대근육군(가슴, 어깨, 등, 허리, 복부, 엉덩이, 다리)을 최소 48시간의 간격을 두고 주당 2~3일 저항운동을 한다. 즉, 운동 후 피로가 회복되도록 하려면 동일한 근육군을 자극하는 훈련과 훈련 사이에 적어도 2일(3일 이하)이 경과하도록 훈련 일정을 잡아야 한다.

일반적으로 초보자의 경우 주 2~3회 매번 전신운동이 포함된 저항훈련을 실시하고, 중급자의 경우 초보자들처럼 주 2~3회 매번 전신운동이 포함된 저항훈련을 하거나 주 4회 상/하지 분할 운동으로 각 부위별로 주 2회씩 훈련이 되도록 한다. 상급자의 경우 주 4~6회 근육군에 따라 분할 운동을 실시하고, 각 부위별로 고강도 운동을 하기 위해서는 매 운동시 1~3군의 근육을 단련시킨다. 분할운동으로 주당 2~3회의 저항 훈련을 할 때는 월요일과 목요일, 혹은 월요일, 수요일, 금요일에 실시하도록 한다. 또한 중급자의 경우 4회의 저항 훈련을 할 때는 분할 훈련을 실시하여야 한다. 즉, 월요일과 목요일에는 상체, 화요일과 금요일에는 하체만 훈련하도록 계획하는 것이다. 상급자가 주당 6회 운동을 할 경우 3일 연속해서 운동하고, 4일째에는 휴식을 취한다. 일반적인 전략은 1일째 상체 밀기 운동(가슴, 어깨, 삼두근), 2일째 하체운동, 3일째 상체 당기기 운동(등 상부, 승모근, 이두근)으로 분리하는 것이다.

□ 운동 강도 (중량, 반복횟수와 세트 수)

개인이 들어야 할 적당한 무게를 결정하는 것은 가장 힘든 일이다. 그러나 웨이트 트레이닝에 있어 가장 중요한 부분이다. 개인의 목표에 따라 중량이 선정되면 그에 따른 반복횟수 및 세트 수가 선정될 수 있다. 적절한 중량을 선택하기 위해서는 정확한 1RM 검사가 선행되어야한다(5장의 체력검사 내용 참조).

ACSM 공식 가이드라인(2009)에 의하면 근비대를 향상시키기 위해서는 초보자, 중급자의 경우 중간~고중량(70~85% 1RM)으로 8~12회 반복, 1~3세트를 실시한다. 고급자의 경우는 70~100% 1RM으로 1~12회 반복, 3~6세트 실시 즉, 전통적인 근력 훈련 강도인 80~100% 1RM과 근비대 훈련(70~85% 1RM)을 혼합하는 것이 좋다. 이때 1~6회 반복하는 운동보다는 6~12회 반복하는 운동에 더 비중을 두어야 한다. 또한 운동부위당 25~35회 반복 가능한 낮은 중량의 1세트 운동을 추가할 경우 급격한 성장호르몬 상승효과를 가져와 근육의 단면적 증가에 좋다고 보고되었다.

근력을 향상시키기 위해서는 초보자와 중급자의 경우 60~70% 1RM의 운동부하(12회 정도 반복)부터 시작하여 점진적으로 부하를 증가시켜 나가고, 고급자의 경우 80~100% 1RM의 운동부하가 권장된다. 부하의 증가는 2%~10%(운동하는 근육의 크기에 따라 달라지는데 작은 근육 운동의 경우 최소 2% 부하를 올림)가 적합하고, 현재 실시하고 있는 운동의 2배 이상 실시할 수 있을 때 부하를 증가시킨다. 세트 수는 초보자의 경우 1~3세트가 적절하고, 중·고급자의 경우 강도를 체계적으로 변화시키는 3~6세트가 권장된다.

근지구력을 향상시키기 위해서는 초급자와 중급자의 경우 상대적으로 낮은 저항(65~75% 1RM)으로 10~15회 반복할 수 있는 3세트 정도의 운동이 적합하며, 고급자의 경우 가벼운 무게(40~75% 1RM)로 10~25회 혹은 그 이상, 3~6세트를 이용하는 전략이 필요하다. 참고로, 근지구력을 발달시키기 위한 운동의 속도는 10~15회 중간정도의 반복수를 가질 때는 비교적 느리게 실시하며, 15~20회 정도의 고 반복수를 가질 때는 중간에서 빠른 속도의 운동이 권장된다.

개인이 선택한 중량과 그 중량으로 반복할 수 있는 반복횟수 사이에는 역비례 관계가 성립한다. 즉, 중량이 무거울수록 반복횟수는 적어지며, 중량이 가벼울수록 반복횟수는 많아지게 된다(표 7.2). 그러나 실제 운동 시 2~4세트를 해야 하기 때문에 계획한 운동량보다 적게 잡아야 한다. 예를 들어, 1RM이 100kg인 사람이 75% 1RM, 10회 반복, 3세트의 운동을 할 경우 75kg의 중량을 드는 것이 아니라 조금 낮춰 70~65kg의 범위로 하는 것이 좋다.

표 7.2 1RM의 백분율과 반복횟수의 관계

1회 반복 최대중량(1RM)의 백분율	반복횟수
100	1
95	2
93	3
90	4
87	5
85	6
83	7
80	8
77	9
75	10
70	11
67	12
65	15

이러한 중량과 반복횟수와를 토대로 근비대, 근력, 근지구력을 향상시키기 위한 적정 부하량은 표 7.3에 제시되었다.

표 7.3 훈련 목표에 근거한 부하량

	훈련 목표	중량	반복횟수	세트 수
근비대	초보자, 중급자	70~85% 1RM	8~12	1~3
	고급자	70~100% 1RM	1~12회	3~6
근력	초보자, 중급자	60~70% 1RM 시작하여 점진적 부하	12	1~3
	고급자	80~100% 1RM	1~8회	3~6
근지구력	초보자, 중급자	65~75% 1RM	10~15회	3
	고급자	40~75% 1RM	10~25회 이상	3~6

□ 운동 형태 및 종목 선택

근력과 근지구력 향상을 위해서는 다양한 **저항 훈련 프로그램**들이 이용된다. 저항 훈련 프로그램에는 프리 웨이트나 머신을 이용한 웨이트 트레이닝, 저항밴드나 튜빙 등이 이용되고 있는데 이 중 웨이트 트레이닝이 근력 및 근지구력 향상에 대표적으로 이용되고 있다.

운동 종목은 개인의 목적, 특이성의 원리, 운동에 할애할 수 있는 개인의 시간, 장비의 이용 가능성에 따라 선택하게 된다. 웨이트 트레이닝이 운동 종목은 크게 인체의 대근육군, 혹은 다관절의 움직임이 동원되는 핵심운동(체스트 프레스, 쇼울더 프레스, 풀-다운 딥스, 로우 백 익스텐션, 업도미널 크런치/컬-업, 레그 프레스, 스쿼트 등)과 단일근육 또는 소근육을 동원하는 보조운동(바이셉스 컬, 트라이셉 익스텐션, 레그 익스텐션, 레그 컬, 카프 레이즈 등)으로 구분된다. 핵심운동은 4개나 8개의 보조운동만큼이나 많은 근육군에 영향을 미칠 수 있고, 보조 운동은 주로 관절을 중심으로 근육 형태의 유지, 손상 예방, 이전에 손상을 입은 부위의 재활 촉진 또는 특정 근육의 선별적인 발달을 위해 수행된다. 또한 근육의 불균형은 상해와 관련되어 있어 균형적인 근육의 발달을 위해 주동근과 길항근 모두를 단련하는 운동을 일상적으로 포함시켜야 한다.

일반적으로 훈련이 안된 초보자의 경우는 웨이트 트레이닝 시 훈련되는 각 근육군 별(가슴, 어깨, 등, 엉덩이/대퇴, 이두근, 삼두근, 복근, 종아리)로 1가지 운동이 포함되도록 선정하여 8~10개 정도의 종목을 선택하는 것이 좋다. 그러나 체력이 매우 낮거나 요통, 혹은 최근에 상해를 입은 경우, 훈련이 아주 잘 된 선수와 같은 특수한 상태의 대상자들을 위해서는 개인의 특별한 요구에만 집중할 수 있도록 웨이트 트레이닝 종목을 구성해야 한다.

□ 휴식 시간

동일한 운동을 여러 세트 실시할 때 세트 사이의 시간 간격이 **휴식 시간**이다. 휴식 시간의 길이는 훈련 강도, 목표, 체력 수준에 따라 다르다. 근육 조직의 활성은 저항과 수행한 작업량과 관련이 있기 때문에 휴식시간의 길이는 프로그램 목표와 일치해야 한다.

휴식량은 세트 간의 회복을 좌우하고 사용할 수 있는 저항의 양과 특정한 운동에서 감당할 수 있는 작업량에 영향을 준다. 짧은 휴식은 무산소원으로부터 에너지의 공급을 증가시킨다. 더 큰 저항이 사용되는 경우에는 휴식시간을 길게 해야 한다.

근비대 운동 시 중-고강도의 운동부하를 적용할 때 상대적으로 짧은 1~2분의 휴식시간이 요구된다. 이는 고부하 낮은 반복수를 가지는 운동 시(3분 정도의 휴식시간) 보다 테스토스테론과 성장호르몬의 급격한 상승을 초래한다.

근력을 발달시키기 위한 휴식시간은 핵심운동(다관절 운동)을 실시할 경우 적어도 2-3분 정도이며, 보조적인 운동을 실시할 경우 1-2분 정도가 필요하다.

근지구력을 발달시키기 위한 세트간 휴식시간은 고 반복(15~25회 혹은 그 이상) 시 1~2분, 중간 정도의 반복(10~15회) 시 1분 이내이다.

근비대, 근력, 근지구력을 발달시키기 위해 권장되고 있는 휴식시간은 표 7.4와 같다.

표 7.4 훈련 목표에 근거한 휴식시간

	훈련 목표	중량	세트간 휴식 시간
근비대	초보자, 중급자	70~85% 1RM	1-2분 휴식
	고급자	70~100% 1RM	• 고강도 운동 시 2~3분 • 중-고강도 운동 시 1~2분
근력	초보자, 중급자	60~70% 1RM ~ 점진적 부하	• 핵심운동 시 2-3분 • 보조운동 시 1-2분
	고급자	80~100% 1RM	
근지구력	초보자, 중급자	65~75% 1RM	1분 이내
	고급자	40~75% 1RM	1-2분

□ 운동 순서

운동 순서는 개인의 훈련 목표, 활동 혹은 스포츠와 관련시켜서 구성해야 한다. 즉, 개인의 운동수행 목표에 부합되는 운동은 초반에 수행하고, 목표와 관련이 적은 운동은 후반부에 수행하도록 한다.

일반적인 웨이트 트레이닝의 운동 순서는 대근육군(핵심운동)에서 소근육(보조운동)으로 진행하는데, 이것은 소근육이 대근육에 비해 쉽게 피로해지기 때문이다. 따라서 연속적으로 동일 근육군을 동원하는 운동 순서는 바람직하지 않다. 운동 순서에 대한 일반적인 예를 들어보면 대퇴와 허리, 가슴, 등과 햄스트링, 하지, 어깨와 삼두근, 복부, 이두근 등의 순으로 배열한다.

위의 운동처방 요소를 고려하여 초보적인 건강한 성인들의 근력 및 근지구력을 향상시키기 위한 운동 프로그램의 예를 들어보면 표 7.5와 같다.

표 7.5 건강한 성인을 위한 설계된 근력 및 근지구력 향상 프로그램

주	빈도	세트	반복횟수	저항
훈련 목표 : 근비대				
초기단계 1~3	2일/주	1~2	12	60% 1RM
발달단계 4~6	2일/주	2	12	70% 1RM
7~20	2-3일/주	2~3	8~10	75~85% 1RM
유지단계 20+	2-3일/주	3	8	85% 1RM
훈련 목표 : 근력				
초기단계 1~3	2일/주	2	12	65% 1RM
발달단계 4~12	2일/주	3	12	70% 1RM
13~20	2-3일/주	3	4~10	75~90% 1RM
유지단계 20+	2-3일/주	3	4	90% 1RM
훈련 목표 : 근지구력				
초기단계 1~3	2일/주	2	15	60% 1RM
발달단계 4~12	2일/주	3	15	65% 1RM
13~20	2-3일/주	3	12~15+	65%~75% 1RM
유지단계 20+	2-3일/주	3	10	75% 1RM

운동 초기 단계 1~3주에 무리한 운동을 피하고, 기구 사용법을 익히기, 기구와 친숙해지기, 운동 순서 정하기와 같이 적응을 위해 노력하며, 4주차부터 본격적으로 1RM을 측정하여 운동 목표에 맞게 부하를 적용하여 운동을 실시한다. 이때 반드시 점진적으로 부하(강도, 빈도, 세트)를 증가시켜 나가야 한다. 끝으로 발달된 근육, 근력 및 근지구력 수준을 계속적으로 유지하기 위해서는 평생 동안 웨이트 트레이닝을 해야 한다.

❑ 등장성 근력 트레이닝 운동

운동 7.1 스쿼트(Squat)

목적 : 둔근, 대퇴근 발달

동작 : 어깨와 승모근을 가로질러 바를 걸치고, 양발은 어깨너비보다 약간 넓게 벌린 후 발가락이 살짝 바깥을 향하게 한다. 무릎을 굽히고, 고관절을 뒤로 밀려 내려앉는다. 대퇴가 바닥과 평행을 이루면 발뒤꿈치에 체중을 실어 일어난다.

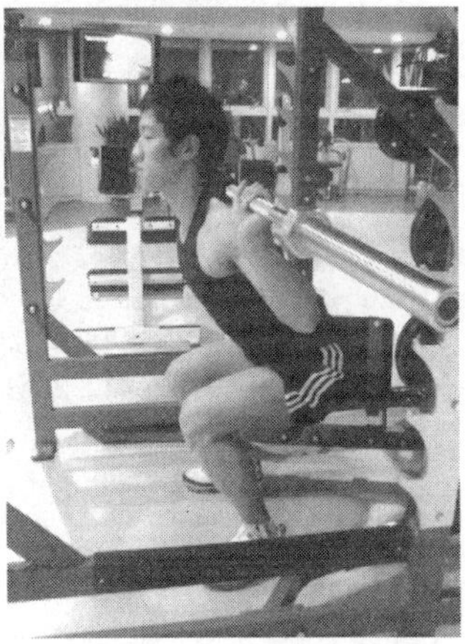

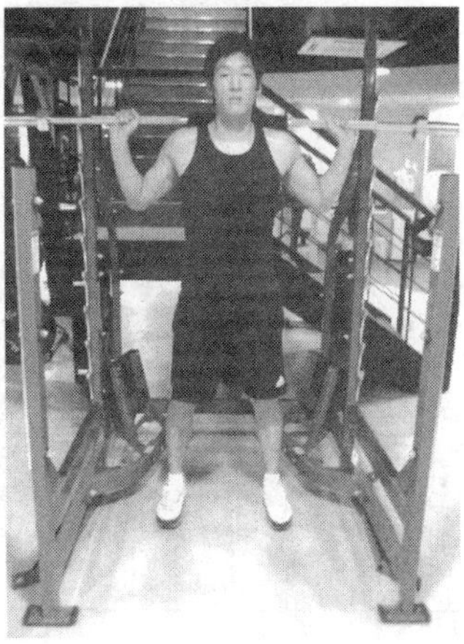

운동 7.2 벤치 프레스(Bench press)

목적 : 가슴근육, 상완 삼두근, 삼각근 발달

동작 : 벤치에 누워 어깨보다 약간 넓게 바벨을 잡은 후 들어올린다. 가슴을 향해 천천히 내려 상완이 바닥과 평행이 되는 지점에서 멈추어 서서히 바벨을 밀어 올린다.
다시 시작자세로 돌아간다.

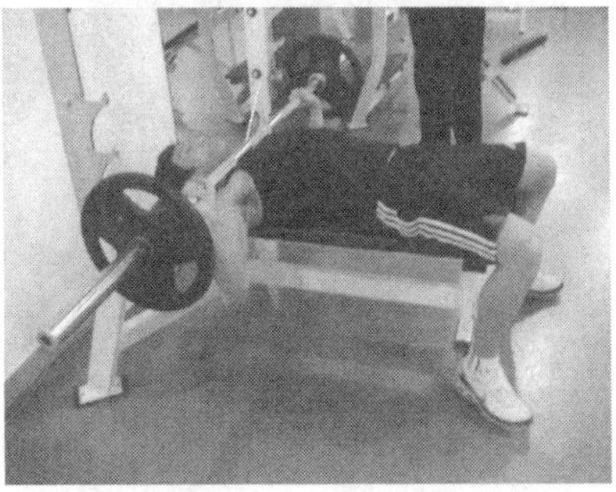

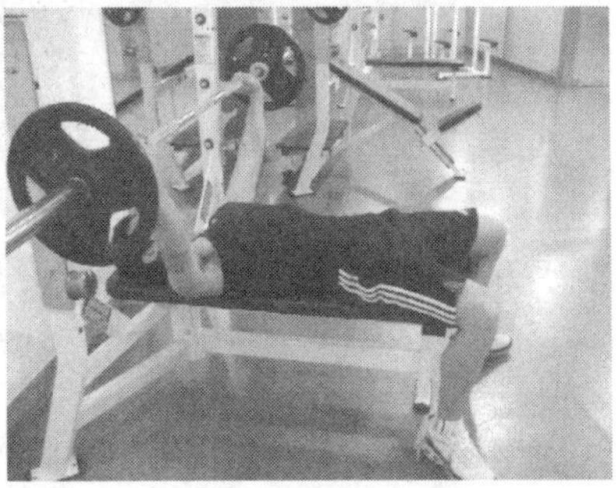

운동 7.3 비하인드 넥 랫 풀 다운(Behind neck lat pull down)

목적 : 광배근 바깥 부분 발달

동작 : 의자에 반듯하게 앉아 바를 와이드 그립으로 잡고 등을 곧게 편 상태에서 허리만 살짝 앞으로 기울인다. 팔꿈치를 바닥을 향해 내리면서 바를 머리 뒤로 내려 광배근을 강하게 수축한다. 서서히 시작자세로 돌아간다.

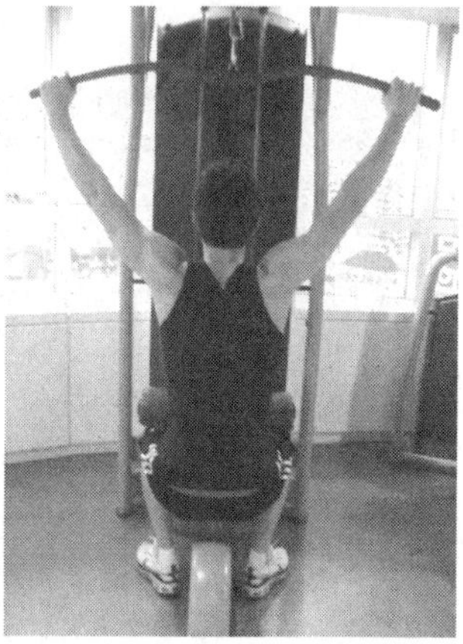

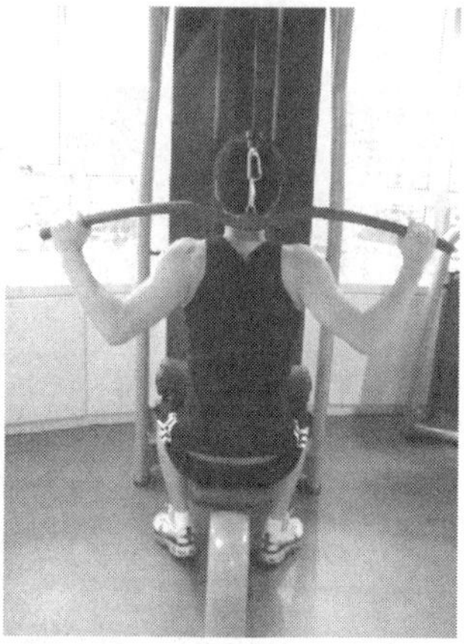

운동 7.4 백 익스텐션(Back extension)

목적 : 척추 기립근 강화

동작 : 벤치에 엎드려 발목을 고정한 후 바닥과 직각이 되도록 상체를 아래쪽으로 내린다.
양손은 머리 뒤나 허리 뒤에 위치시키고, 바닥과 수평을 이룰 때까지 천천히 상체를 일으킨다. 상체를 다시 아래쪽으로 내려 시작자세로 돌아온다.

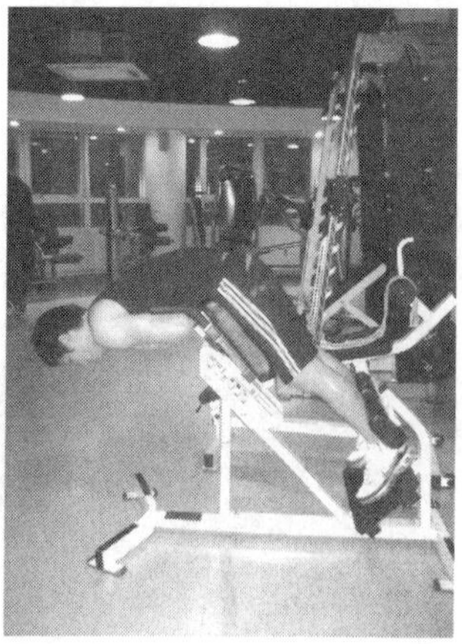

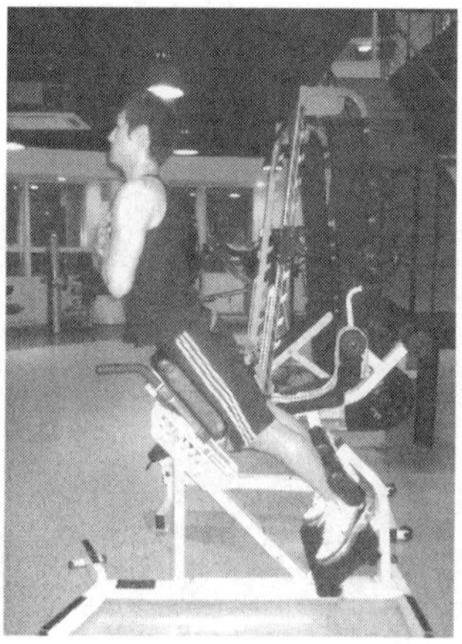

운동 7.5 체스트 프레스(Chest press)

목적 : 대흉근 발달

동작 : 바른 자세로 앉은 후 서서히 손잡이를 앞으로 밀어 팔을 완전히 편다.
다시 시작자세로 돌아간다.

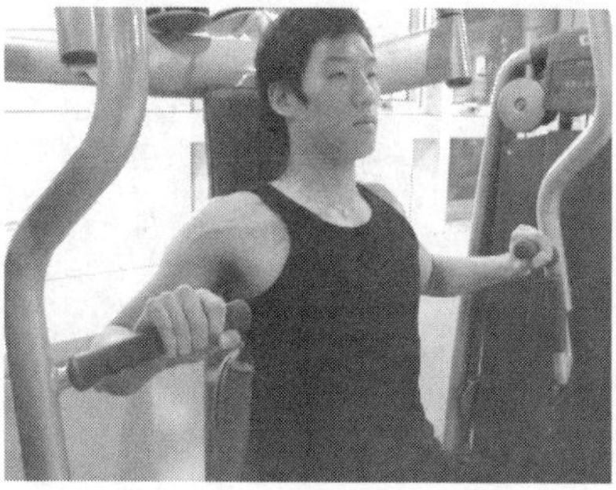

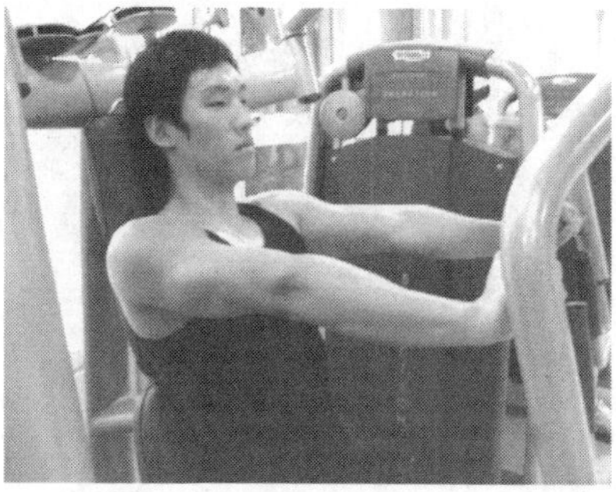

운동 7.6 레그 프레스(Leg press)

목적 : 대퇴사두근, 슬와근, 대둔근 발달

동작 : 양발을 어깨너비로 벌린 후 무릎을 펴면서 밀어낸다. 이때 무릎이 완전히 펴지지 않게 하고, 다시 서서히 무릎을 굽혀 몸에 가까워지면 정지한 후 반복한다.

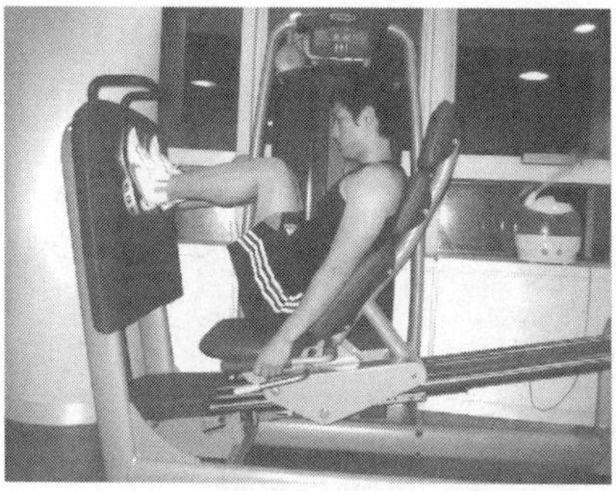

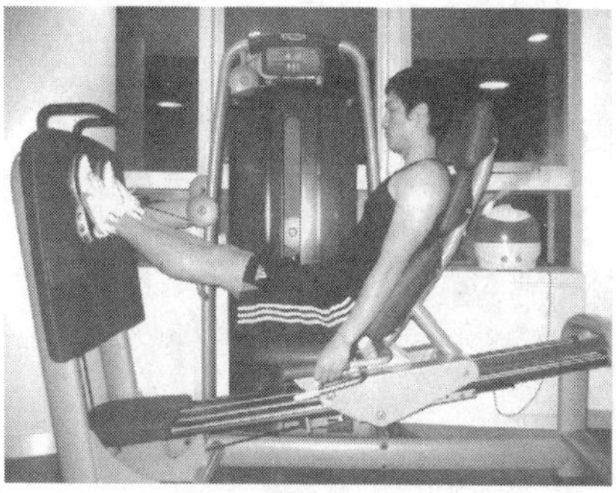

운동 7.7 쇼울더 프레스(Shoulder press)

목적 : 삼각근 부위 발달

동작 : 팔꿈치가 완전히 펴질 때까지 손잡이를 위로 올린 후 팔꿈치를 천천히 구부려 원위치까지 돌아온다.

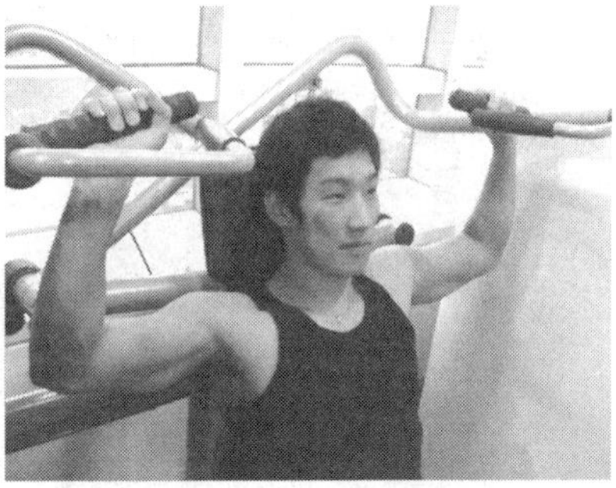 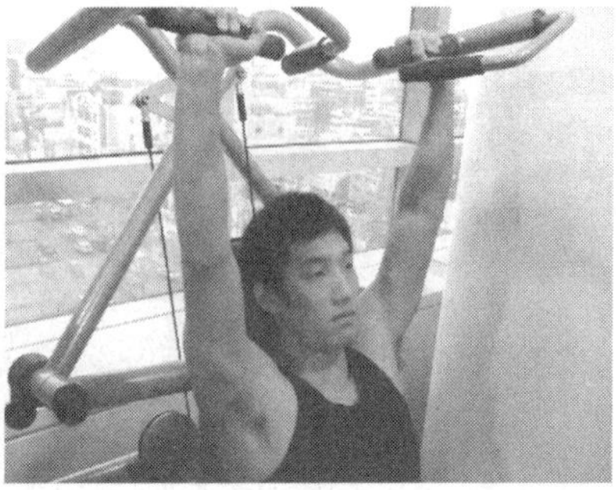

운동 7.8 워킹 런지(Working lunge)

목적 : 대퇴근, 둔근 발달

동작 : 몸을 곧게 펴고 서서 바벨을 어깨에 거쳐 중심을 잡는다. 앞으로 한 걸음 내밀며 자세를 낮춘다.
이때 무릎의 각도는 90도가 적당하며, 반대편 무릎은 바닥에 닿을 정도가 적당하다. 앞으로 내디딘 다리의 힘으로 천천히 원위치로 돌아온다.
양쪽 다리를 번갈아 가며 실시한다.

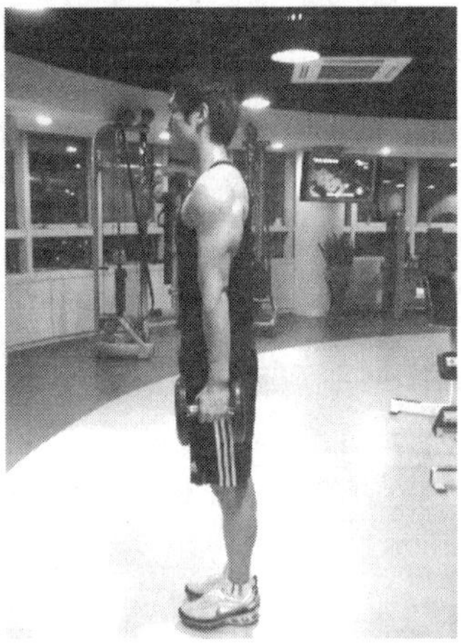 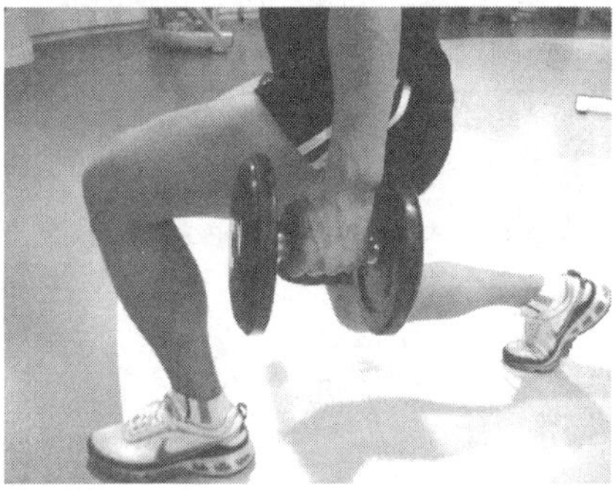

운동 7.9 팩덱 플라이(Pac-deck fly)

목적 : 가슴근육, 어깨 근육 발달

동작 : 의자에 앉아 두 손은 손잡이를 잡고, 팔꿈치와 전완 부분을 패드에 고정한다.
서서히 패드가 몸 앞에 오도록 두 팔을 가슴 앞으로 모아 잠시 멈춘다.
다시 처음 자세로 돌아온다.

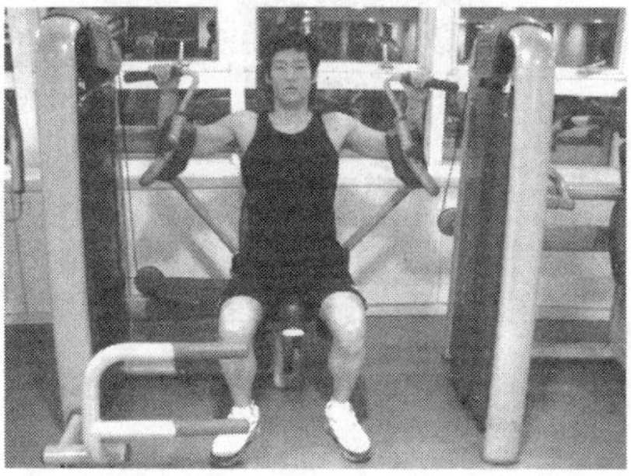
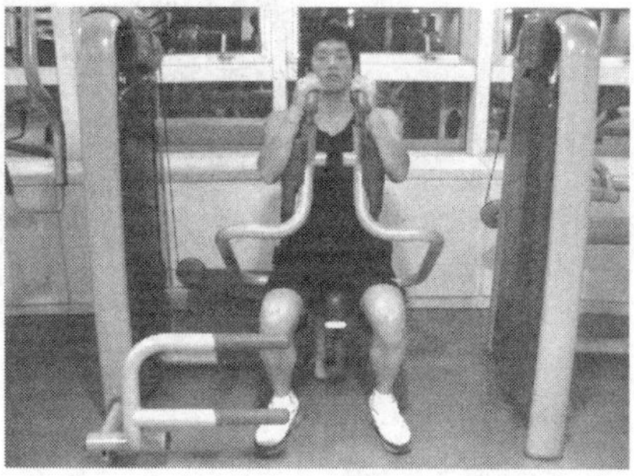

운동 7.10 업도미널 컬(Abdominal curl)

목적 : 복부 근육 강화

동작 : 상체를 앞으로 굽혀 가슴을 무릎 쪽으로 가져간 후 천천히 바로 앉은 자세로 되돌아온다.

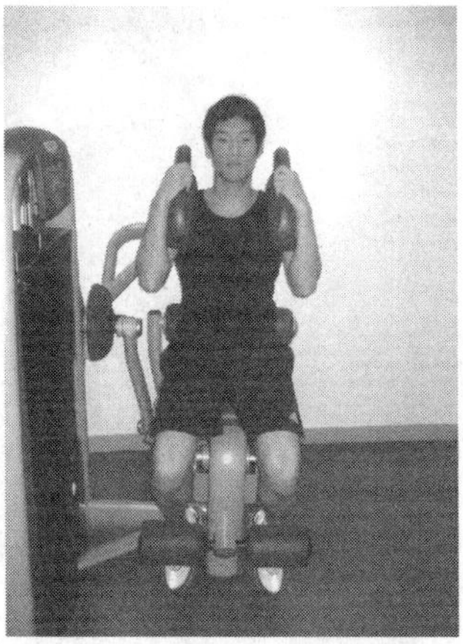
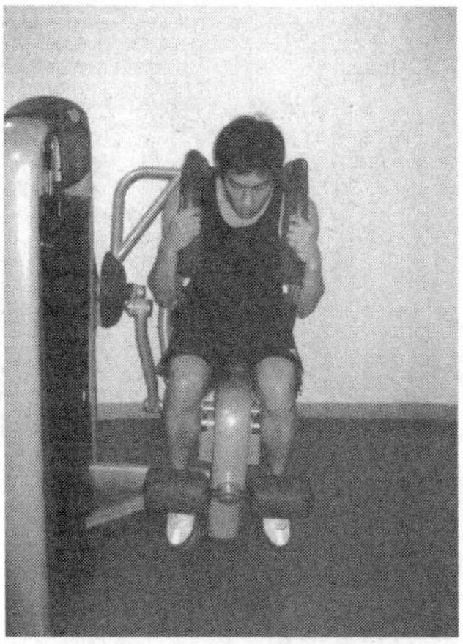

운동 7.11 바이셉스 컬(Biceps curl)

목적 : 상완 이두근, 전완근 발달

동작 : 팔꿈치를 축으로 하여 덤벨을 서서히 들어 올린 후 내린다.

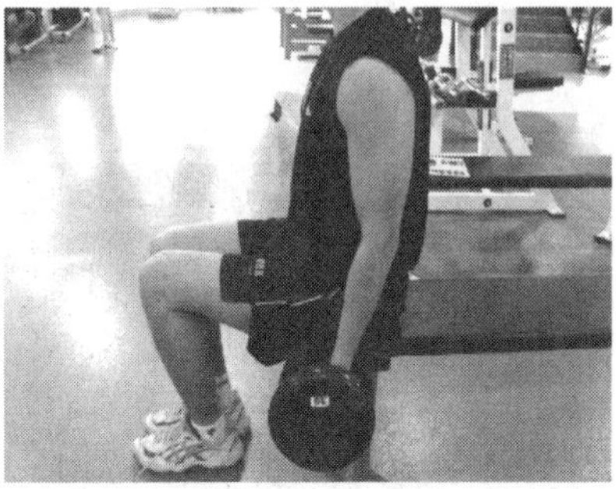

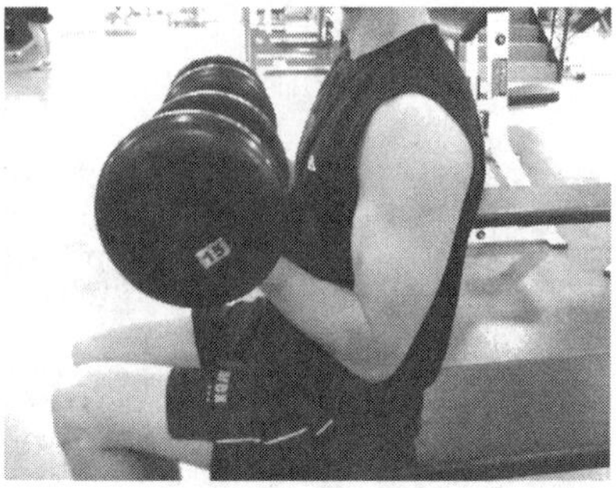

운동 7.12 트라이셉스 프레스다운(Triceps press down)

목적 : 상완 삼두근 발달

동작 : 발을 어깨너비로 벌리고, 무릎을 약간 구부려 직립자세로 선다.
바를 잡고 팔꿈치를 옆구리에 고정한 후 팔꿈치가 완전히 펴질 때까지 바를 내린다.
팔꿈치를 천천히 구부리면서 바를 시작 위치로 올린다.

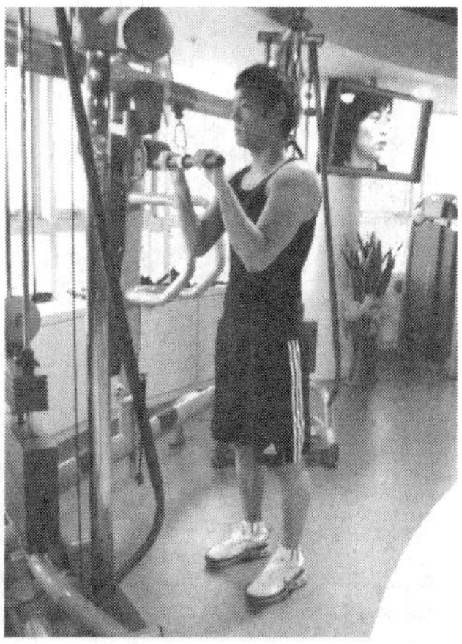

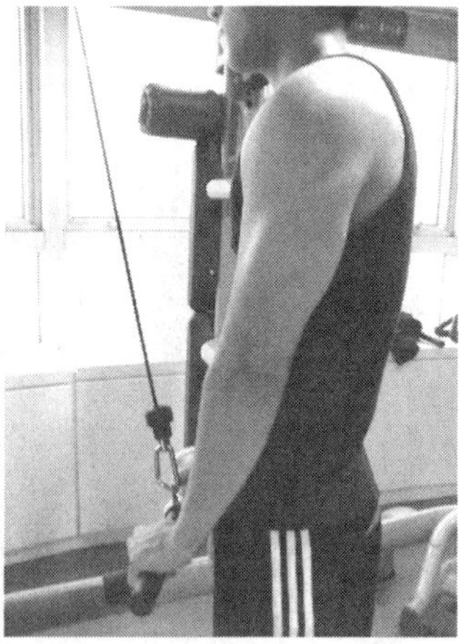

3 유연성 향상을 위한 운동 처방

❑ 운동 형태 및 운동 종목 수

유연성을 향상시키기 위해 사용되는 스트레칭 운동으로 **동적 스트레칭**(ballistic/dynamic stretching), **정적 스트레칭**(static stretching), 그리고 **고유감각수용기 근신경 촉진법**(PNF: proprioceptive neuromuscular facilitation)이 있으며, 관절주변의 가동범위 증가에는 동적인 스트레칭보다 정적 스트레칭이 더 우수하다.

동적 스트레칭은 탄성을 이용하는 것으로 근육과 결합조직을 스트레치 하기 위하여 반동을 주거나 상하 좌우로 흔드는 동작을 사용하는 전통적인 방법으로 적절히 수행되기만 하면 농구와 같이 탄력적인 움직임이 요구되는 운동에 참여하는 성인들에게는 권장할 수도 있다. 그러나 동적 스트레칭은 조직의 신장성(extensibility) 한계를 넘어설 위험이 있기 때문에 과거에 손상을 경험한 부위에 손상을 일으킬 수 있다. 또한 반동을 주게 되면 해당 근육군들이 과신장으로부터 근육들을 보호하기 위해 수축 반응을 하는 **신장 반사**(stretch reflex)를 일으켜 근 내부의 긴장이 고조되면서 해당 근육이 완전히 신장되지 않도록 보호한다.

스트레칭 시 손상으로부터 골격근을 보호하는 기전으로 작용하는 두 가지 감각기관은 근방추와 골지건 기관이다. 근방추는 근육의 길이에 대한 변화를 조절하는데 빠른 스트레칭(동적 스트레칭) 동안 근방추에서 감각신경은 척추의 운동신경을 자극한다. 이때 운동신경은 근방추 외부 근섬유를 긴장시켜 신장 반사를 일으키게 되는 것이다. 근방추가 자극되지 않으면 근 이완과 스트레칭을 크게 할 수 있다. 한편, 골지건 기관은 근건 접합부에 위치에 있으며 근육에 과도한 힘이 가해지면 골지건 기관은 근방추와 반대로 근 수축을 억제하고 근 이완을 일으킨다. 즉, 골지건 기관은 능동적 스트레칭을 하는 동안 근육에 과도한 힘이나 긴장이 생기지 않도록 하여 신체를 손상으로부터 보호하는 역할을 한다.

정적인 스트레칭은 유연성을 향상시키기 위해 가장 많이 쓰인다. 정적 스트레칭은 신장을 행하는 속도가 느리기 때문에 신장 근육의 근방추 활성이 일어나지 않으며, 동적 스트레칭에 비해 조직 상해의 가능성이나 근육통의 위험이 적다. 정적인 스트레칭의 마지막 자세는 천천히 시행되어야 하며, 긴장상태의 불쾌감이 적은 상태에서 이루어져야 한다. 신장 자세가 유지되면서 긴장감이 감소하여야 하며 만일 긴장감이 감소되지 않으면 신장된 자세를 약간 풀어준다. 이 자세를 적용하면 신장 반사의 활동을 억제시키는데 도움을 준다.

고유감각수용기 근신경 촉진법은 관절가동범위를 증가시키는 가장 효과적인 방법으로 폭넓게 받아들여지고 있다. 일반적으로 파트너와 함께 실시하며, 다양한 고유감각수용기 근신경 촉진 기술 중 가장 많이 쓰이는 것은 수축-이완 기법으로, 근육에 등척성 수축을 한 후에 정적인 스트레칭을 하도록 하는 기법이다. 간단하게 절차를 살펴보면 정적인 스트레칭 자세를 약 10초 유지한 후 6초간 파트너 혹은 고정된 외부 물체에 대해 강한 등척성 수축을 실시한다. 이때 파트너는 스트레칭 실시자의 관절이 움직이지 않도록 주의를 기울여야 한다. 그 후 1~2초간의 짧은 휴식 후에 30초간의 수동적 스트레칭을 실시하는데 이때 신장의 정도가 더 늘어날 수 있다. 등척성 수축은 골지건 기관을 자극하여 결합조직의 길이를 늘려 신장 시 근육의 긴장 상태를 낮게 유지하게 하여 관절가동범위를 증가시킨다. 그러나 고유감각수용기 근신경 촉진법은 파트너가 필요하며, 신장운동의 단계 동안에 외부적인 힘을 근육에 이용하게 되므로 근육의 과도한 신장이 이루어져 상해의 위험이 따르는 단점이 있다.

유연성을 향상시키기 위한 스트레칭 운동 시 선정되어야 할 운동종목의 수는 허리, 엉덩이, 허벅지 뒤쪽 등과 같은 문제 부위에 대하여 특별히 강조하면서 대근육근의 각각에 대하여 최소한 한 가지 이상의 운동을 포함시켜 총 10~20 가지가 되도록 하며, 가벼운 정도에서 중등도 강도의 유산소 운동을 통해 근육이 따뜻해졌을 때 수행하는 유연성 운동이 가장 효과적이다.

❑ 운동 강도

일상생활 중에 움직이는 관절의 가동범위를 약간 초과하는 수준으로, 스트레칭 시 근육 긴장을 통한 느낌이 당기는 듯한 느낌 또는 약간 불편감이 들 정도로 근육을 신장시키도록 한다. 고유감각수용기 근신경 촉진법의 경우 신장된 근육이 등척성 수축될 때 약간의 고통을 더 느낄 수 있다. 유연성의 계속적인 향상을 위해서는 근육군의 점진적인 과부하를 주는 것이 필요하다.

❑ 운동 빈도와 반복횟수

유연성을 향상시키려면 최소한 1주일에 2~3회 정도의 스트레칭이 요구되며, 되도록 매일하는 것이 가장 효과적이다. 또한 달성된 유연성의 상태를 유지하기 위해서는 최소한 1주일에 1회의 스트레칭 운동을 실시해야 한다.

또한 반복횟수의 경우 대부분의 연구자들은 2~4회의 반복 스트레칭이 유연성을 향상시킨다고 하였다. 일반적으로 총 60초가 되도록 해야 하는데, 30초 정도 실시하는 스트레칭은 2회, 15초 스트레칭은 4회를 반복해야 한다. 그러나 운동 초기에는 15초 정도로 1회 반복이 권장되며, 점진적으로 각각의 스트레칭을 2~4회까지 반복해서 실시한다.

❑ 운동시간 및 운동기간

정적인 신장상태로의 정지시간은 스트레칭 운동의 초기 단계에서는 15초 정도로 시작하여 단계적으로 점증부하의 원리를 이용하여 시간을 늘려나간다. 각 동작별로 총 60초가 권장되며, 15초 정도 실시했다면 4회 반복하여 60초가 되도록 해야 하며, 30초 정도 실시했다면 2회 반복하도록 한다.

고유감각수용기 근신경 촉진법은 정적인 스트레칭 자세를 약 10초 유지한 후 6초간 강한 등척성 수축, 그리고 1~2초간의 짧은 휴식 후에 30초간의 수동적 스트레칭이 권장된다. 그러나 연구자들마다 운동시간에서 차이를 보인다. 일부 연구자들은 7~8초간의 등척성 수축, 7~8초간의 수동적인 스트레칭이 적당하다고 하였다. 즉, 명확한 운동시간이 정해지지 않았다. 그러나 유연성의 계속적인 향상을 위해서는 운동시간을 점진적으로 늘려나가는 것이 필요하다.

위의 운동처방 요소를 고려하여 초보적인 건강한 성인들의 유연성을 향상시키기 위한 운동 프로그램의 예를 들어보면 표 7.6과 같다.

표 7.6 건강한 성인을 위한 설계된 유연성 향상 프로그램

훈련 목표 : 유연성			
주	빈도	반복횟수	자세 지속시간
초기단계			
1	1	1	15초
발달단계			
2	2	2	20초
3~6	3~6	2	30초
유지단계			
7+	3	2	30초

❑ 유연성 운동

운동 7.13 목 스트레칭(좌, 우, 전, 후)

동작 : 목을 왼쪽, 오른쪽, 앞쪽, 뒤쪽으로 스트레칭 한다.

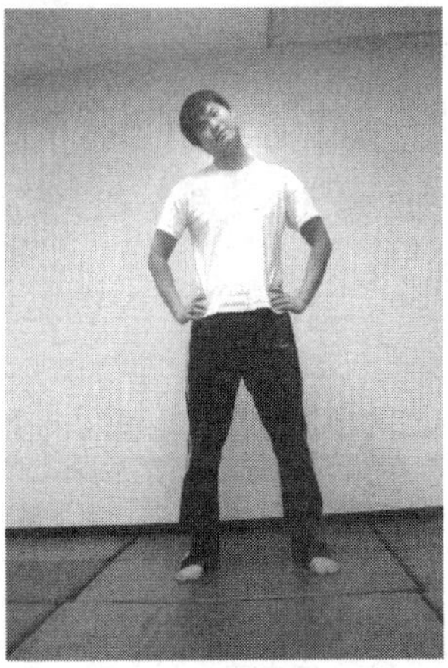

운동 7.14 어깨 스트레칭 1

동작 : 두 팔을 머리 위로 올려 등 뒤로 늘어뜨린 후 한손으로 다른 팔꿈치를 잡아당긴다.

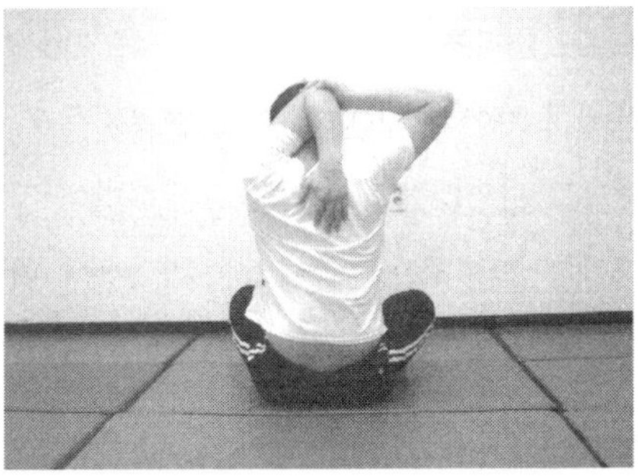

운동 7.15 어깨 스트레칭 2

동작 : 스트레칭감이 느껴질 때까지 팔꿈치를 가슴을 가로질러 좀 더 뒤로 잡아당겨 준다.

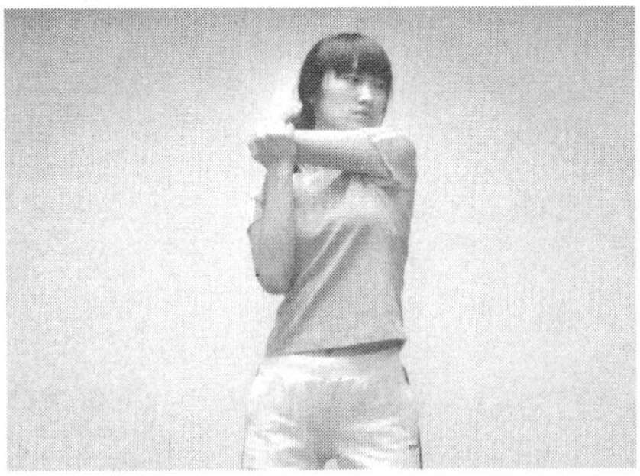

운동 7.16 어깨, 목 스트레칭

동작 : 왼손으로 오른팔을 등 뒤에서 대각선 아래로 잡아당기면서 머리를 왼쪽 어깨 쪽으로 기울인다.

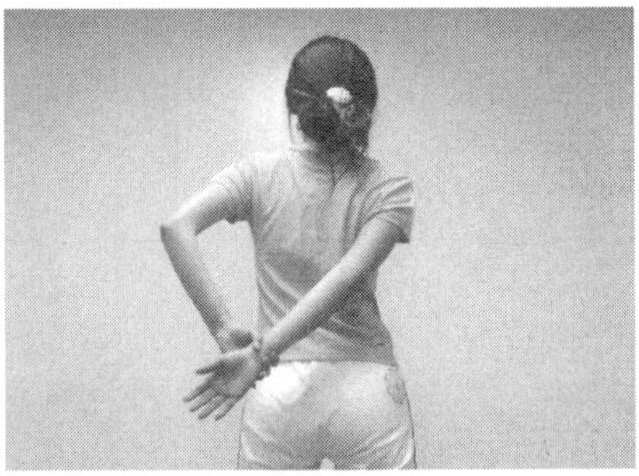

운동 7.17 어깨, 팔, 가슴 스트레칭

동작 : 손을 뒤로하여 깍지를 낀 후 등 뒤로 밀어 올리며 스트레칭 한다.

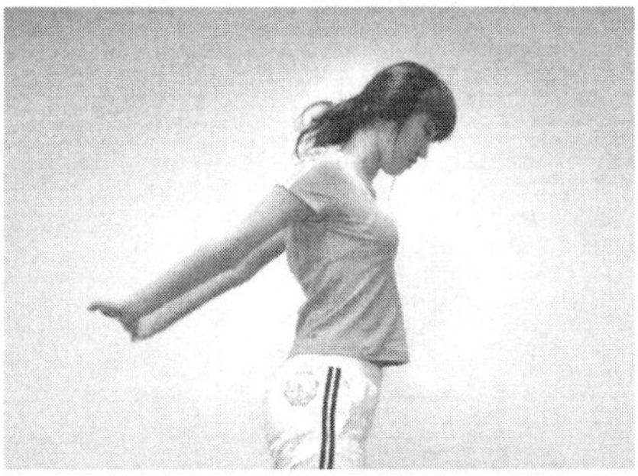

운동 7.18 허벅지 앞쪽, 무릎 스트레칭

동작 : 왼손으로 오른쪽 발끝을 잡고 발뒤꿈치를 부드럽게 엉덩이 쪽으로 잡아당긴다.

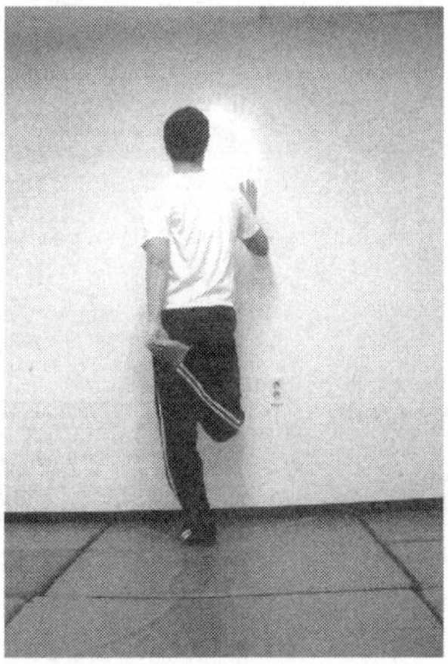

운동 7.19 골반, 허벅지 스트레칭

동작 : 앞무릎을 발목 위에 똑바로 세운 채 골반을 아래로 내리며 쭉 펴진 뒷다리에 스트레칭을 해준다.

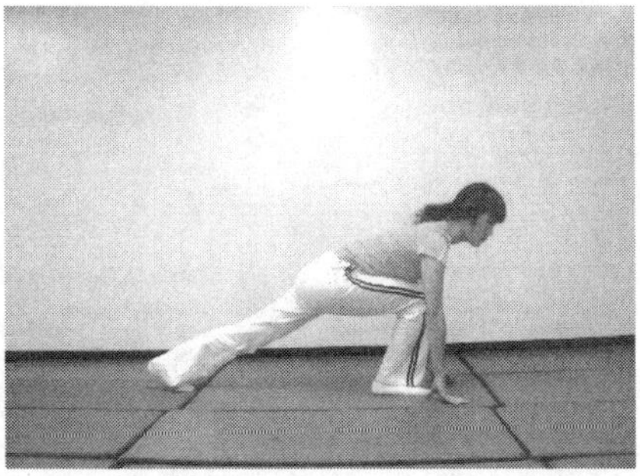

운동 7.20 발목 스트레칭

동작 : 발가락을 쭉 펴고 무릎 꿇은 자세를 취한다.

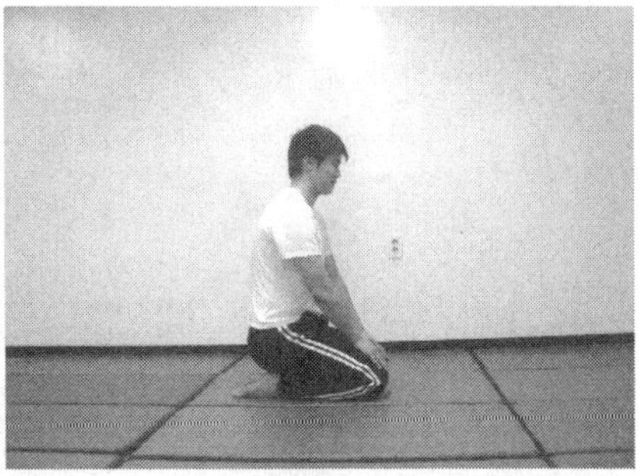

운동 7.21 아킬레스건 스트레칭

동작 : 가슴과 어깨를 허벅지 쪽으로 구부릴 때 가해지는 압력을 이용하여 아킬레스건을 스트레칭 한다.

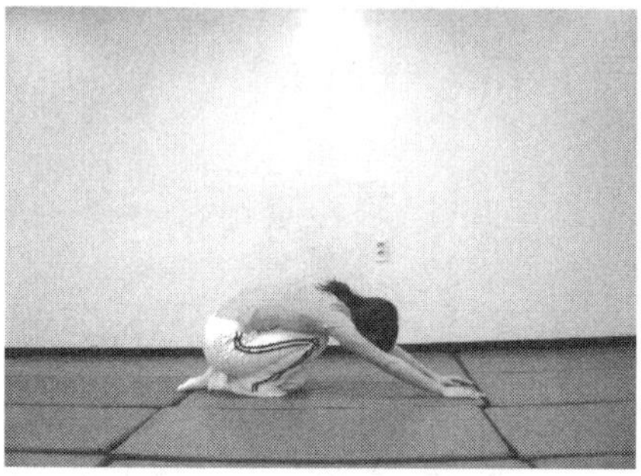

운동 7.22 허벅지 앞쪽 스트레칭

동작 : 왼발 뒤꿈치를 왼쪽 엉덩이 바로 바깥쪽에 오게 해서 다리를 구부린 채 앉는다.
오른 다리는 구부려 왼쪽 허벅지 안쪽으로 오게 한다.
천천히 몸을 뒤로 기댄다.

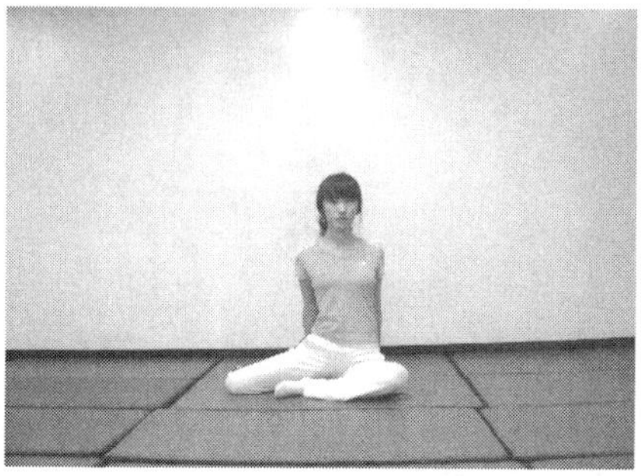

운동 7.23 허벅지 안쪽 스트레칭 1

동작 : 양발의 발바닥을 서로 붙여 앉은 다음 무릎을 바닥 쪽으로 밀면서 엉덩이에서부터 앞으로 구부린다.

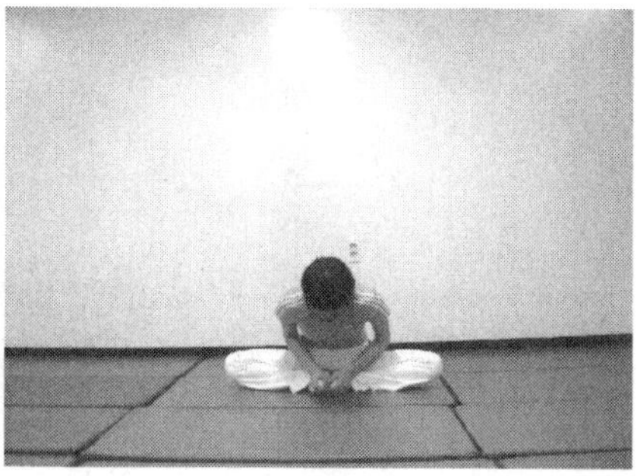

운동 7.24 허벅지 안쪽 스트레칭 2

동작 : 한쪽다리는 안쪽으로 구부리고, 나머지 다리는 편다. 무릎이 구부러지지 않도록 주의하며 굽힌다.

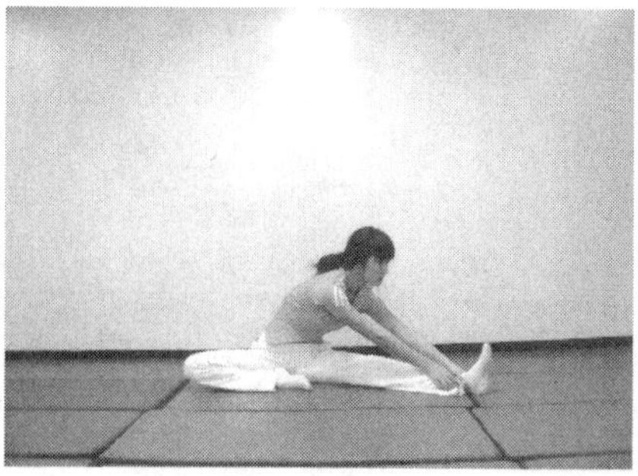

운동 7.25 척추 스트레칭

동작 : 왼쪽 팔을 오른쪽 허벅지 바깥쪽에 대고, 왼쪽 팔로 오른쪽 다리를 밀면서 몸통은 오른쪽으로 비튼다.

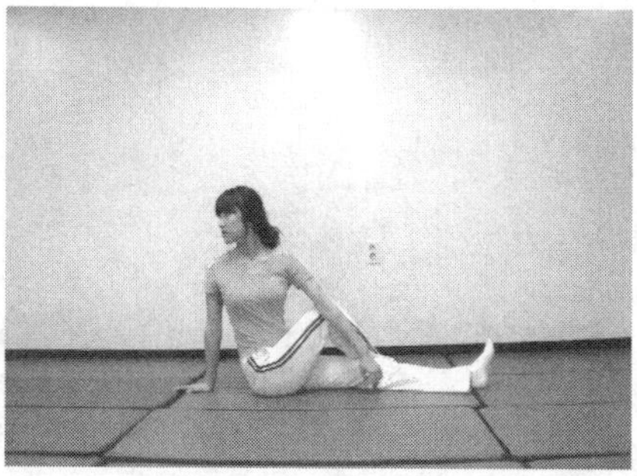

운동 7.26 엉덩이, 허벅지 스트레칭

동작 : 다리를 가슴 쪽으로 끌어당긴다. 유연한 사람은 누운 자세에서 실시한다.

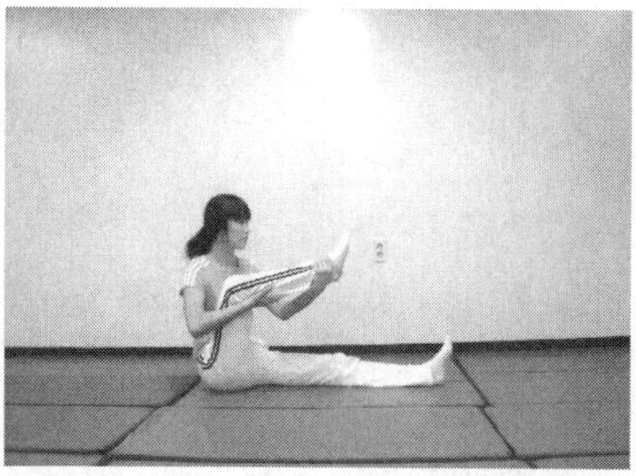

운동 7.27 허벅지, 종아리 스트레칭

동작 : 다리를 쭉 뻗고 발은 세운 채 엉덩이에서부터 몸을 굽힌다.

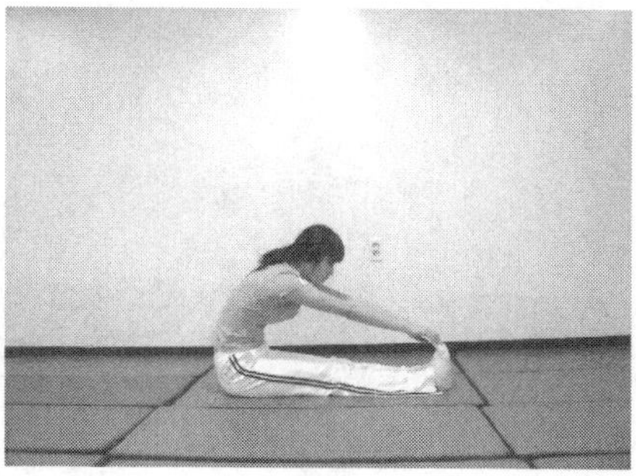

운동 7.28 허벅지, 옆구리 스트레칭

동작 : 왼발을 향해 엉덩이에서부터 앞쪽으로 천천히 구부린다.

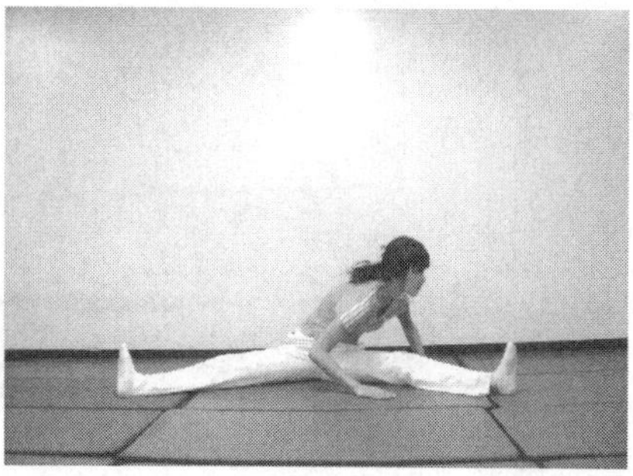

운동 7.29 허벅지 앞쪽, 발목 스트레칭

동작 : 옆으로 누워 한손은 머리에 대고,
나머지 손은 발등을 잡는다.
발등을 잡은 손으로 발뒤꿈치를 잡아당긴다.

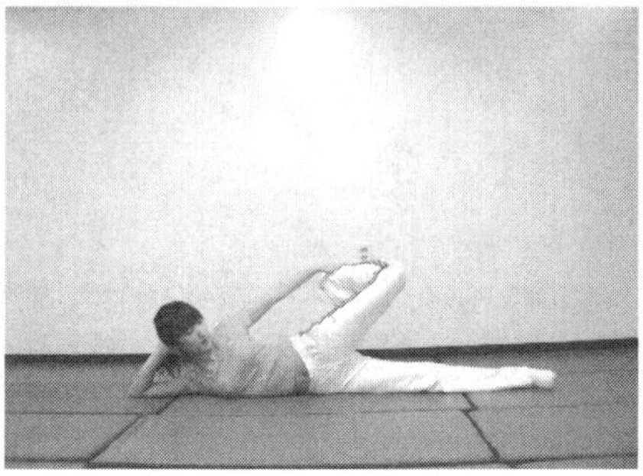

운동 7.30 등 스트레칭(구르기)

동작 : 앉은 자세에서 양손으로 무릎을 잡은 후
가슴 쪽으로 잡아당기며 굴려준다.

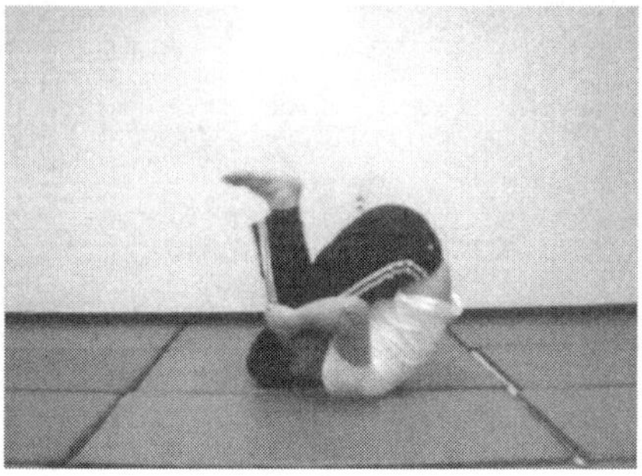

운동 7.31 전신 스트레칭

동작 : 길게 누운 채로 두 다리와 두 팔을 쭉
펴준다.

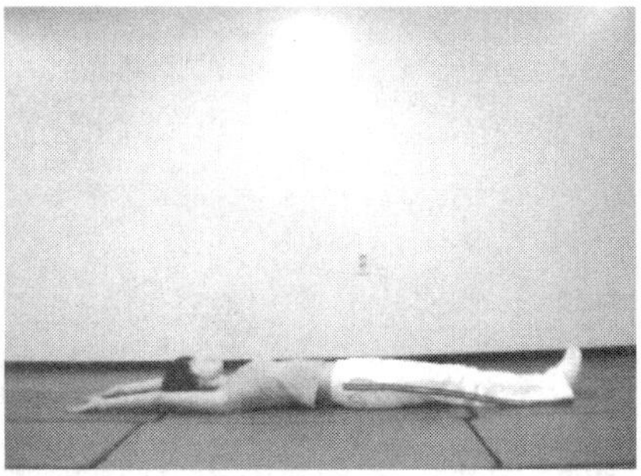

운동 7.32 어깨 스트레칭(혹은 한팔)

동작 : 무릎을 꿇고 앉아 두 팔을 앞으로
길게 뻗으며 어깨를 바닥으로 누른다.

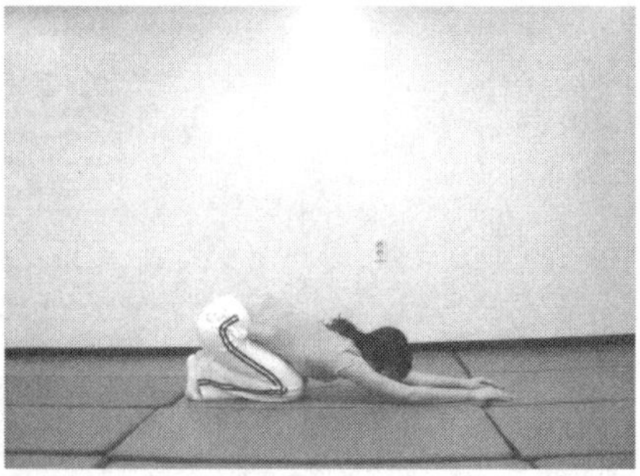

운동 7.33 팔 안쪽 스트레칭

동작 : 손바닥을 펴서 엄지손가락은 바깥쪽을, 다른 손가락은 뒤쪽을 향하게 한 채 팔이 스트레칭 되도록 팔을 천천히 뒤로 기울여준다.

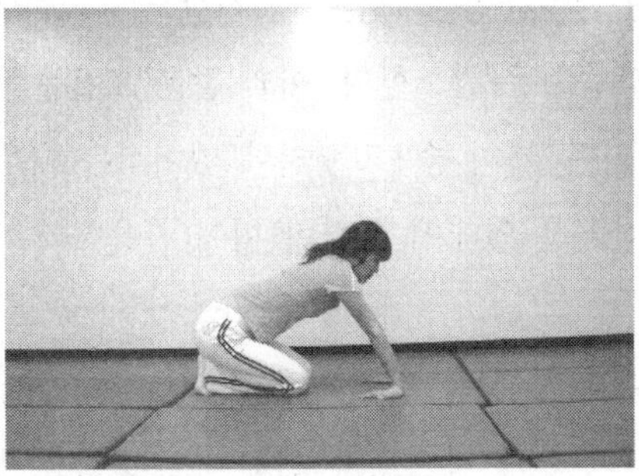

운동 7.34 종아리, 등 스트레칭

동작 : 두발을 어깨너비로 벌려 똑바로 앞을 향해 선 후 엉덩이에서부터 서서히 몸을 앞으로 구부린다.
무릎을 살짝 구부려도 된다.

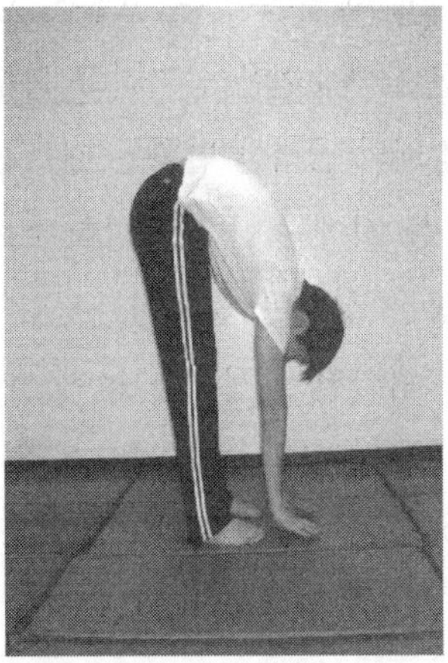

운동 7.35 옆구리 스트레칭

동작 : 발을 어깨너비로 벌린 후 두 팔을 함께 머리 위로 뻗어 천천히 몸을 옆으로 구부린다.

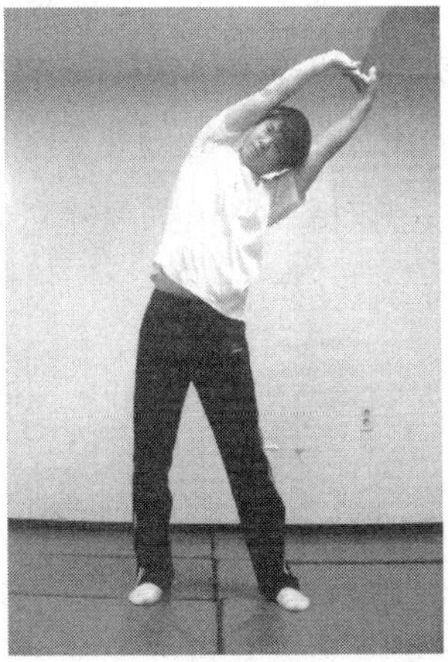

운동 7.36 팔, 어깨, 늑골 스트레칭

동작 : 두 손바닥을 붙이고, 두 팔을 머리 위로 쭉 뻗어 약간 뒤쪽으로 스트레칭 한다.

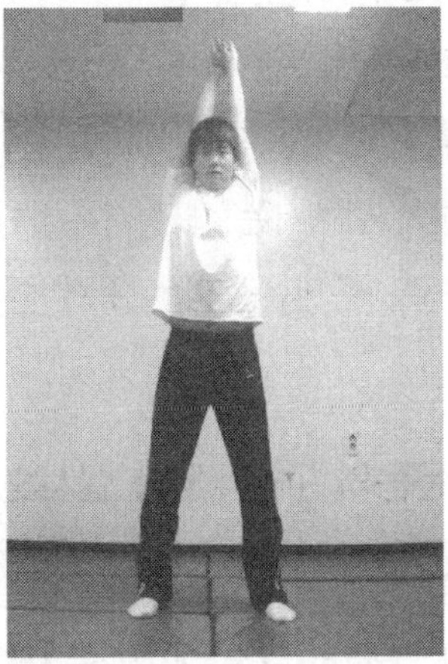

4 준비운동과 정리운동 요령

❑ 준비운동

정지한 상태로부터 급하게 강한 운동을 시작하면 인체는 급격한 변화를 일으킨다. 즉 심장의 박동은 빨라지고, 혈압은 상승, 호흡은 왕성해지고, 자율신경의 균형은 교감신경 긴장으로 기울어진다. 근육에 대한 혈액순환은 증가하고 복부내장에 대한 혈액순환은 감소한다. 이와 같은 호흡순환계 혹은 자율신경계의 급격한 변화는 때로는 사고의 원인이 되며, 특히 중·고령자에 있어서는 매우 중요하다. 또 운동 시에는 근육이 강하게 수축하여 골, 관절 혹은 인대에 강렬한 힘이 작용하기 때문에 급격한 운동은 상해를 일으킬 수 있다.

준비운동은 사전에 체온을 높여 호흡·순환계, 근육·관절 등을 안정시의 상태로부터 운동하기 적당한 상태로 서서히 유도해가기 위한 필수과정이다. 이렇게 함으로써 인체는 운동적응 상태로 되기 때문에 운동에 의한 사고의 발생을 미연에 방지할 수 있다. 또한, 준비운동은 부상 방지 뿐만 아니라 운동하는 근육에 산소운반 증가, 신경계 기능 향상에 따른 협응 및 반응시간 증가, 근육의 기계적 효율성 증가 등 주 운동에서 최상의 수행력을 발휘하도록 하는데 도움을 줄 수 있다.

그럼에도 불구하고 의외로 이 과정을 소홀히 하거나 무시하는 사람이 많으며, 또 실시순서나 방법에 있어서 잘못 행하는 경우가 매우 많다. 학교의 체육수업에서나 운동선수들의 운동 전에 준비운동은 어느 정도의 수준까지는 실시하고 있으나, 일반인들의 생활 체육 현장(특히, 실내운동 및 골프, 테니스 등의 실외운동)에서는 준비운동을 제대로 실시하지 않고 곧바로 주 운동을 실시하는 경우가 매우 많다. 또 준비운동을 실시하더라도 매우 형식적이고 경미한 수준밖에 실시하지 않기 때문에 주 운동에 대한 대비 수준이 매우 낮아 주 운동의 수행능력을 충분히 발휘하지 못할 뿐 아니라 스포츠 상해를 유발하고 있는 실정이므로 훈련이나 시합을 보다 효과적으로 행하고 상해를 예방하여 건강증진을 꾀하기 위해서는 가장 기본적이고 중요한 준비운동의 중요성을 재인식하여야 한다. 훈련이나 경기의 성적은 준비운동의 내용에 따라 크게 영향이 미치기 때문이다.

● 준비운동의 구성내용과 실시순서

① 전신의 근육과 건, 인대 및 관절을 부드럽게 풀어주는 운동을 행한다.

심장에서부터 먼 곳(손, 발)부터 시작해서 심장에 가까운 부위로 전신의 탄력 운동을 가볍게 행하여 전신의 긴장을 완화시킨다. 양손을 마주잡고 부드럽게 전후좌우로 흔들거나 휘돌리기, 발목을 부드럽게 흔들거나 휘돌리기, 팔과 다리를 흔들거나 휘돌리기. 견관절, 고관절, 주관절 등을 가볍게 흔들거나 휘돌리기

② 체온을 높여주는 운동을 행한다(걷기, 조깅).

워밍업의 목적은 맥박을 유산소성 운동 수준으로 서서히 상승시키는데 있으므로 느린 에어로빅 형태의 운동부터 시작하여 서서히 강도를 높여야 한다. 체온을 높이는 운동 중 대표적인 것이 조깅인데 순서는 다음과 같다: 느리게 걷기 - 보통속도로 걷기(100~200m) - 빠르게 걷기(100~200m) - 느리게 뛰기(100~200m) - 보통속도로 걷기(100~200m) - 보통속도로 달리기(200~300m) - 보통속도로 걷기(100~200m) - 빠르게 달리기(300~400m) - 보통속도로 걷기(100~200m) - 빠르게 달리기(400~600m) - 보통속도로 걷기(100~200m) - 몸 풀며 느리게 걷기(100~200m)

조깅의 전체거리는 약 800~1,200m 정도면 상당한 수준까지 체온이 상승된다. 걷기 중에나 끝부분에 유연체조와 소근육군(small muscle groups)의 스트레칭 운동을 병행하면 시간도 절약되고 효과도 상승한다. 시간이나 장소가 부족하면 좁은 장소나 제자리에서도 실시가 가능하다.

③ 근을 펴고 늘여서 관절의 가동성을 넓히는 운동을 행한다.

정적 스트레칭을 충분히 실시하고 다음에 동적 스트레칭을 실시하여야 한다. 정적 스트레칭은 주 운동의 주동근(prime mover)을 중심으로 실시하고, 동적 스트레칭은 특히 팔 어깨 및 복부의 근력발달에 효과가 있는 맨손체조를 실시하는 것이 운동수행 능력에 효과가 크다.

준비 운동 시 보편적으로 실시되고 있는 정적 스트레칭만으로 준비운동이 충분하다고 여겨지고 있으나 격렬하고 강한 근의 수축에 대처하기 위해서는 정적 스트레칭을 실시한 후에 동적 스트레칭을 신체의 각 부위에 골고루 실시해 주어야 한다. 이 동적 스트레칭은 구령에 의하여 동적으로 행하는 종래의 준비(맨손)체조 방법이다. 준비운동의 처음부터 동적 스트레칭을 행하는 것은 근, 건 및 인대와 모세혈관에 손상을 일으킬 위험성이 있지만 정적 스트레칭을 충분히 행한 후에 동적 스트레칭을 행하는 것은 아무런 위험성이 없다. 정적 스트레칭은 그 양과 강도를 적당히 가감해 가면서 구성해서 실시하면 매우 효과적인 준비운동이 될 것이다.

④ 주운동의 전과 사이사이에 실시하여 신체가 최대운동에 대하여 충분한 준비를 갖출 수 있는 전문적 기술과 간단하고 가벼운 보조, 보강운동을 행한다. 이 경우에는 조깅의 강도와 거리 및 스트레칭의 변화도 전문종목에 알맞은 내용을 선택하여 실시해야 한다. 모든 스포츠 활동의 최대운동 전에 가벼운 기술연습과 보강운동을 몇 분 동안 실시해야 하는 이유는 첫째 근파열과 같은 상해를 예방할 수 있고, 둘째 호흡순환계의 기능이 휴식 시 보다는 높아지기 때문에 생리적 준비를 더 잘 할 수 있고, 셋째 심리적으로도 최대운동에 대한 준비를 만족스럽게 실시했다는 자신감을 가질 수 있기 때문이다. 또, 시합 전에는 신경과 근육의 협응 능력을 발휘하여 전신의 운동단위가 총동원 될 수 있도록 반드시 1~2회 신체의 전 기능을 전력회전 시켜야 한다.

가벼운 신체활동이나 레크리에이션적인 스포츠 활동의 준비운동으로서는 이상의 ①,②,③의 준비운동으로도 어느 정도 충분하다. 그러나 경기에 참가하거나 격렬한 훈련을 하기 위한 준비운동을 할 때에는 ④의 과정을 반드시 실시하여야 한다.

● 준비운동 실시 상 유의사항

준비운동의 시간은 최소 15분 이상 실시해야만 체온이(38~39℃) 상승하므로 계절, 기온, 연습 또는 시합의 특성, 환경의 특성, 강도 등에 따라 차이가 있으나 일반적으로 15~30분 정도 실시하면 충분하다. 지나친 준비운동은 경기수행 능력을 저하시키게 된다.

준비운동은 훈련이나 시합의 특성에 따라 차이는 있으나 대개 주 운동의 시작 1시간 30분~2시간 전에 시작하고, 경기 개시 20~30분전에는 종료해야 한다. 준비운동은 하루에 2회 이상의 경기가 있을 시는 자기의 목표경기에 중점을 두고 양과 강도를 조절하여 실시해야 한다. 훈련시의 준비운동은 매일 똑같은 내용과 방법으로 행하면 싫증나기 쉬우므로 다양한 종목으로 바꾸어가면서 실시하는 것이 효과적이다.

경기시의 준비운동은 시간과 피로 때문에 평소 훈련 시에 자기의 전문종목에 가장 유효한 조깅, 스트레칭 및 전문적 기능과 보조, 보강운동의 내용을 몇 종목씩 선택해서 정착시켜 놓는 것이 좋다. 그러나 그 날의 훈련이나 경기의 특성에 따라 적당히 변경할 수 있는 준비도 필요하다. 경기 시에는 자기가 행한 준비운동에 자신감을 가지는 것이 심리적으로 매우 중요하다. 준비운동은 전문종목에 적합하고 주연습이나 경기에서 최대의 스피드 파워를 발휘할 수 있는 내용으로 구성해야 한다.

□ 정리운동

심한 운동을 갑자기 중지하고 안정 상태를 취하면 여러 가지 증상이 일어나거나 피로감을 느끼는 일이 있다. 이것은 운동에 의해 항진되어 있던 각종의 생리기능이 안정시의 수준으로 되돌아오는 과정에 있어서 기능 상호간의 조화를 잃어버리기 때문에 일어나는 것이다. 이것을 막기 위해서는 격한 운동 후에 곧바로 안정 상태를 취하지 말고 얼마간 가벼운 운동을 실시한다. 이와 같은 운동을 **정리운동**이라 한다.

준비운동은 '예습'이고 정리운동은 '복습'의 관계에 있다고 할 수 있다. 스포츠 천국인 미국에서는 준비운동과 정리운동의 비중을 4:6으로 하여 정리운동의 중요성을 더 강조하고 있다. 그러나 우리나라나 일본 등지에서는 7:3정도로 정리운동을 경시하고 있는 실정이다. 실제 대부분의 경우에는 8:2, 또는 최악의 경우에는 10:0의 경우가 현실적으로 많이 있다.

이것은 연습이나 시합의 전과 후에는 그 기대도가 상당히 다르게 작용하기 때문이다. 준비운동은 그 후에 나타나는 연습이나 시합의 효과를 강하게 기대하고, 또 외상을 입지 않아야 된다는 생각도 강하게 작용하기 때문에 어느 정도는 실시한다. 그러나 정리운동은 주된 운동을 끝냈다는 심리적 영향 때문에 그 중요성을 더욱 느끼지 못하게 하는 것이다.

정리운동의 목적은 훈련이나 시합 등의 과격한 운동에서 상승된 체온을 서서히 낮추어서 안정시의 수준으로 되돌리는데 있다. 유산소성 운동 반응기간 동안에 상승되었던 맥박의 속도를 서서히 감소시키는 것이다. 또 피로의 회복, 상해의 예방, 긴장 완화 등의 효과를 꾀하기 위해서 행한다.

정리운동은 다음날의 연습효과를 올리는데도 중요한 과정이다. 정리운동을 실시하지 않으면 다리의 경련, 근육통, 피로골절 등 사전에 방지할 수 있는 상해를 유발할 가능성이 크며 실제로 그런 예가 많다고 전문가들이 발표하고 있다.

격렬한 운동 중에는 근의 미세구조와 결합조직, 모세혈관 등의 손상이 매우 심하게 야기된다. 이러한 손상을 빠른 시간 내에 회복시키지 않으면 계속해서 운동수행을 할 수 없게 된다. 정리운동은 운동 상해를 예방하는 지름길이다. 상해 후의 처치는 이미 스포츠 수행에 치명적인 결과를 초래하게 되며, 많은 우수한 선수들이 상해로 고생하고 경기수행능력을 발휘하지 못하며 결국 운동을 그만 두어야 하며, 소수이기는 하지만 평생 동안 건강을 잃거나 생명까지 잃는 경우도 있다.

● 정리운동의 실시방법

정리운동 때의 스트레칭은 준비운동 때의 스트레칭보다 더 많이 해 주어야 한다. 정리운동의 실시내용은 일반적으로는 조깅, 스트레칭, 유연체조 또는 목욕, 샤워, 마사지 등이나 경기 종목의 내용에 따라 창의적으로 여러 가지를 병행하는 것이 효과적이다. 또 동일한 내용이라도 개인의 상태(근지구력, 정신면 등)에 따라 적절히 실시하는 것이 중요하다.

준비운동과 정리운동은 집단적인 동작으로 실시하는 경향이 많지만 결코 개인차를 고려하지 않으면 안 된다. 운동중이나 후의 휴식방법은 회복시 동안에는 완전휴식보다 가벼운 운동이 수행될 때 젖산이 빨리 제거되기 때문에 조깅이나 가벼운 수영 등을 하는 것이 효과적이다. 만약 너무 지쳐서 낮은 수준의 운동조차 계속할 수 없으면 눕혀서 졸도를 방지해야 한다(엎드리면 위험). 피로회복을 신속히 하는 포도당이나 비타민 B, C 등을 다량 함유한 액체를 섭취하는 것도 효과가 크다. 긴장된 마음을 이완시켜 주는 것도 정리운동의 중요한 요점이다.

정리운동은 먼저 상승된 체온과 혈류를 서서히 저하시키기 위하여 아주 느리고 가벼운 조깅을 행한 후에 주로 많이 사용한 근육에 충분한 정적 스트레칭을 행하여 수축된 근육을 충분히 이완시켜서 해당 근육을 안정화시킨다. 그리고 가능하면 다음에 언급한 냉각요법을 병행하도록 하는 것이 더욱 효과적이므로 적극적으로 시행하는 것을 권장한다.

300~400m의 거리를 감속하며 조깅을 실시하고 몸 풀며 걷기는 200~300m정도 실시한다. 스트레칭은 주로 사용한 근육을 신장시키고 누워서 5분간 쉰다.

● 냉각요법의 효과

정리운동의 예비단계로 **냉각요법**(ice therapy)이 매우 효과적이다. 육상경기의 800m, 1,500m 등의 선수는 레이스 후에 20~30분 정도 하반신을 아이싱 한 후에 정리운동에 들어간다.

냉각요법의 효과는 신체의 표피조직의 혈관을 수축시켜 혈류량을 감소시키고 일반 신진대사를 지연시키며, 마취의 효과로 통증을 완화시켜주며 부기나 염증을 감소시키고 조직의 손상을 완화시킨다. 또 심부혈관의 혈액순환을 좋게 하여 혈액과 영양물의 공급을 증가시켜 손상부위를 치료하는 효과도 있다. 상해가 있을 때는 상해 후 처음 24~48시간 동안에 자주 실시하면 매우 효과적이고 염좌(sprain)의 치유에도 저온요법, 얼음 마사지가 염좌 부근의 혈류량을 감소시켜 연습 후의 팽창을 감소시키기 때문에 효과가 크다.

5 운동 시 주의 사항

운동의 안전성을 확보하기 위하여 가장 중요한 일은 의학검사와 적당한 운동의 선택에 있다. 사전에 운동부하 검사를 포함한 의학검사와 체력검사를 실시하여 그 사람의 건강상태와 체력수준을 파악하고 결과에 따라 적당한 운동처방을 한다면 안전성과 유효성의 확보가 가능하게 된다. 따라서 이와 같은 순서를 거쳐 주어진 운동처방에 준하여 운동을 하면 우선 안전성이 보장된다. 그러나 이것만으로 위험성이 전혀 배제되어지는 것은 아니다. 오히려 운동에는 항상 위험이 따르는 것으로 생각해야 한다. 이것은 운동을 하는 측에서도 운동을 시키는 측에서도 항상 염두에 두지 않으면 안 되는 중요한 점이다.

음주, 수면부족, 피로, 소화불량 등의 유무에 따라서도 신체의 컨디션은 크게 변화한다. 의학검사는 정해진 기간에 신체의 상태를 검사하는 것이기 때문에 그 결과가 정상이라고 하여도 매일의 신체상태 변화까지 보증하는 것은 아니다. 따라서 의학검사 결과에 이상이 없었던 사람도 매일 자신의 컨디션에 맞추어 운동 강도와 운동시간을 조절하는 것이 필요하다.

❑ 운동 전의 주의

● 당일의 신체적 조건

발열, 두통, 그 밖의 감기 증상, 설사, 피로, 전날의 숙취, 극도의 정신 긴장, 그 밖의 신체상의 이상이 있는 경우는 운동을 중지하든지 혹은 낮은 강도인 맨손체조 정도로 그친다.

● 추울 때

젊은 사람은 추위에 그렇게 신경을 쓸 필요는 없다. 워밍업을 평소보다 오래하는 정도로 좋다. 그러나 고령자와 혈압이 높은 사람은 추위에 주의해야 하며, 추운 날에는 아침 일찍 운동을 피하고, 기온이 상승하고 나서 운동을 시작하는 편이 좋다. 동절기에는 낮 10~14시 정도가 운동하는 데에 좋은 시간대이다. 따뜻한 방에서 추운 곳으로 나갈 경우에는 옷을 두껍게 입고 운동에 의해 체온이 상승함에 따라 하나씩 벗어나가는 것이 좋다.

● 더울 때

매우 더울 때 격한 운동을 하는 것은 피하는 편이 좋다. 여름 한낮에 오래달리기나 심한 실외 스포츠에 참가하여 치명적인 사고를 일으킨 예가 종종 보고되고 있다. 운동 중에는 다량의 열을 생산하기 때문에 체온이 상승하기 쉽다. 체온을 한도 내로 억제하기 위하여 체온조절기능이 동원되지만 체온조절기능의 한계에 달하면 체온이 40℃ 혹은 그 이상으로 되어 소위 열사병을 일으킨다. 직사광선 하에서는 인체가 태양의 복사열을 직접 흡수하기 때문에 체온상승은 보다 현저해 진다.뼘

일반적으로 불쾌지수가 80 이상인 경우에는 실외에서는 물론 실내에서의 격렬한 지구성 운동은 피하는 편이 좋다. 그리고 불쾌지수가 70 이하라면 일단 직사일광에서도 일사병의 위험은 없다고 생각해도 좋지만 불쾌지수가 71~79인 경우에는 운동을 하는 사람의 체력, 연령, 단련도, 바람의 유무, 일광의 강도 등을 고려하여 신중하게 판단하지 않으면 안 된다.

어린이나 중년 이상의 사람은 체온조절능력이 낮고 기온의 영향을 받기 쉽기 때문에 특히 주의가 필요하다.

● 식사 경과시간

가벼운 운동의 경우에는 식후 1시간, 강한 운동의 경우에는 식후 2시간 이상이 경과하고 나서

시작하는 것이 좋다.

● 복장

의복은 가볍고 흡수성이 있으며, 통기성이 좋은 것이 좋은데 일반적으로는 면제품이 좋다. 소매와 바지의 길이는 운동 중 심한 더위와 추위를 느끼지 않는 것이 좋으므로 일기와 운동 강도에 따라 긴소매, 반소매, 짧은 바지, 긴 바지 등을 적당히 선택하도록 한다. 신발은 일반적으로 가볍고 굽이 낮은 것이 좋으나 스포츠의 종목에 따라 다르다.

❑ 운동중의 주의

운동 중 가장 중요한 주의사항은 자신의 페이스를 지키는 것이다. 운동의 목적은 건강의 유지, 증진에 있기 때문에 기록에의 도전이나 경쟁은 필요 없다. 운동 중 무엇인가 이상이 일어났을 경우에는 그것에 대해 대처할 필요가 있다. 그러므로 예상되는 중요한 몇 가지 경우에 대하여 설명하기로 한다.

● 일시적 고통이 올 때

평소에 운동을 하지 않던 사람이 갑자기 운동을 시작하면 1~2분에서 일시적 으로 고통스러워져 계속할 수 없는 일이 종종 일어난다. 이와 같은 경우에는 일단 운동을 중지하고 휴식을 취한다. 그리고 보다 가벼운 운동을 시작하도록 한다. 운동을 가볍게 하면 무산소성 과정으로부터 자연적으로 유산소성 과정으로의 이행되어 10분 또는 20분이라도 운동을 계속할 수가 있다. 5분 이내에 고통이 따르는 운동은 그 사람에게 너무 강한 운동이라고 단정 할 수 있다. 최초의 5분간을 그다지 고통을 느끼지 않고 실시했을 경우에는 그 이후의 운동에서는 비교적 자신의 페이스를 유지하기가 쉬워진다.

● 복통

주행 중에 잘 일어나는 측복부의 통증은 장내가스의 축적에 의한 것으로 알려져 있다. 장내 가스는 음식물의 장내발효에 의해 발생하는 것이나 탄산성 음료 섭취, 혹은 음식과 함께 마신 공기 등으로 발생된다. 장내가스의 양에는 개인차가 있고 또 가스가 많다고 반드시 **복통**을 일으키는 것은 아니다.

복통이 일어났을 경우에는 달리는 것을 중지하고 보행으로 바꾸면 자연적으로 나아진다. 나아지면 다시 달려도 지장이 없다. 복통을 일으키기 쉬운 사람은 평소 소화가 잘 되는 음식물을 섭취하여 위장을 다스리고 매일 아침에 배변을 하도록 하고 또 탄산음료의 섭취를 삼가는 등의 주의가 필요하다.

● 전흉부의 통증

운동 중에 **전흉부의 통증**이나 중압감을 느끼는 일이 있다. 여기에는 2종류가 있는데 찬 공기가 기관지를 자극하여 일어나는 기관지통과 심근의 산소부족에 의한 협심증이다. 전자의 경우에는 달리기를 마친 뒤에 헛기침이 나오는 경우가 있으나 그다지 염려할 필요는 없다. 추운 날씨에는 마스크를 하고 운동하는 것도 이러한 증상을 예방하는 좋은 방법이 된다.

협심통의 대부분은 관상동맥 경화가 있을 경우에 일어난다. 협심통이 일어나는 사람의 경우 과거에는 운동이 오히려 유해하다고 하는 견해가 지배적이었으나, 현재는 특별한 경우를 제외하고 운동을 금지하지 않고 동통이 일어나지 않는 범위에서 운동을 하는 것이 오히려 치료적 효과가 있다는 견해가 지배적이다.

검사법으로는 트레드밀에 의한 점증적 운동부하법을 날짜를 달리하여 2~3회 실시하여 협심통이나 심전도의 허혈적 소견을 지표로 하여 안전한계를 결정하는 방법이 일반적이다.

● 하지의 통증

운동에 의해 일어나는 **하지의 통증**에는 여러 가지 경우가 있으며, 각각에 대하여 처치의 방법도 다르다.

첫째, 오랫동안 운동을 하지 않았던 사람이 강하게 운동을 했을 경우나, 운동을 하고 있던 사람이라도 운동 강도와 운동종목을 변경했을 경우에 다음날 종아리근육이나 허벅지근육 등에 동통이나 근육통이 일어난다. 이것은 급격한 근활동이나 과잉젖산에 의해 일어나는 근의 염증성 변화에 의한 것이라고 알려져 있으나 하루 이틀에 소실되기 때문에 그다지 걱정할 필요는 없다. 동통에 따라 운동량을 일시적으로 줄이던가, 혹은 1~2일 운동을 중단하면 된다. 가벼운 경우에는 운동을 중지하지 않고 계속하는 편이 오히려 결과가 좋을 수도 있다.

둘째, 조깅 등의 운동을 시작하여 1~2주쯤 지났을 때 서서히 일어나는 무릎이나 다리의 관절통은 뼈나 관절에 과대한 부하가 반복하여 가해짐에 의해 일어나는 것이다. 이 경우에는 운동을 수일간 중단하고, 통증이 완화되면 다시 계속한다. 이때 운동 강도를 전보다 가볍게 하는 편이 좋다. 그래도 재발하면 다시 운동을 중단하고 한층 더 가벼운 운동부터 또 다시 도전하여 상태를 보면서 매우 서서히 운동 강도를 높여 가는 등 여러 가지로 시도해 본다. 포장도로나 케미컬 테니스 코트가 하지의 관절통의 간접원인이 되는 경우도 있기 때문에 그와 같은 경우에는 탄력성이 좋은 신발을 착용하는 것이 좋다.

아무리 조심을 해도 무릎이나 다리의 관절통이 재발하는 사람은 운동의 종목을 변경하는 편이 좋다. 사이클과 수영은 하지의 관절에 대한 부하가 가장 낮은 운동으로 이와 같은 사람에게 적당하다.

● 기타

현기증, 눈이 침침함, 구토, 흉통, 심한 복통, 심한 호흡곤란, 두통, 비출혈, 얼굴 창백, 보행 장해, 하지나 허리에 강한 통증이 있을 때는 운동을 중단하고 사후에 운동에 관해 전문의와 상의 해 봐야 한다.

□ 운동 후의 주의

● 샤워와 목욕

운동 후의 샤워는 기분을 상쾌하게 하고 피로회복을 촉진하기 때문에 특히 땀을 많이 흘린 운동 후에는 필수적이다. 다만 격한 운동 직후에 냉수나 온수 샤워를 하는 것은 피하는 것이 좋다. 운동 후 얼마간은 피부혈관이 현저하게 확장되어 있어 피부 혈류량이 많고 혈압도 낮다. 이때 냉수욕을 하면 피부혈관이 급격히 수축하기 때문에 혈압이 높아져 심장의 부담이 커진다. 또한 뜨거운 샤워를 하면 피부혈관이 한층 더 확장하여 혈압이 내려가 빈혈을 일으키는 수가 있다.

따라서 운동 후에는 심박수가 안정시의 상태로 되돌아와 땀이 정지하는 것을 기다렸다가 샤워를 하는 것이 좋다. 특히 고령자나 혈압이 높은 사람은 이점에 유의해야 하며, 샤워의 온도는 체온정도의 미온이 좋다. 목욕도 샤워와 마찬가지로 피로회복에 유효하다. 단, 목욕은 샤워보다 심신의 이완작용이 강하기 때문에 하루 일과의 마지막에 넣는 것이 좋다.

● 운동 후 식사

운동 직후에는 운동 중과 같이 복부내장에의 혈류가 적기 때문에 위장의 활동은 충분히 발휘되지 않는다. 이러한 때에 대량의 음식을 섭취하면 위장에 과도한 부담을 주게 되어 때로는 토하거나 헛

구역질을 하게 된다. 따라서 식사는 충분히 휴식을 취하고 나서 해야 하며, 운동 후의 강도에 따라서도 다르게 해야 한다. 적어도 10~20분은 경과하고 나서 하는 편이 좋다.

● 수면

수면은 피로회복의 좋은 수단이다. 수면이 부족하면 피로회복이 늦어지고 신체조절을 문란하게 할 뿐만 아니라 다음날 운동 시에 사고를 일으키기도 한다. 따라서 운동한 날에는 충분한 수면을 취할 수 있어야 한다.

실습 7.1 개인별 운동처방*

성명____________________ 일시____________________

▶ 작성방법

표 7.1을 참고로 하여 자신의 현재 체력수준과 목표에 맞는 운동 처방을 실시한다. 아래의 빈칸에 적절한 정보를 기록한다. 자신의 체력수준을 정기적으로 측정하고, 그에 따른 적절한 처방을 하도록 한다.

주	단계	지속시간 (min/day)	강도 (%HRmax)	빈도 (days/wk)	운동형태	비고
1						
2						
3						
4						
5						
6						
7						
8						
9						
10						
11						
12						
13						
14						
15						
16						

실습 7.2 심폐지구력 훈련 일지*

성명______________________ 일시______________________

▶ 작성방법

아래의 빈칸에 자신의 운동 프로그램을 기록한다. 운동 시 심박수는 트레이닝 동안 여러 시점에서 측정된 심박수의 범위를 기록한다. 비고란은 기후, 운동 시간, 자신의 느낌 등과 같은 운동과 관련된 유용한 정보를 기록하도록 한다.

날짜	신체활동	준비 운동시간	운동시간	정리 운동시간	운동시 심박수	비고

실습 7.3 근력 훈련 일지*

성명____________________ 일시____________________

근력 향상을 기록하기 위하여 이 일지를 작성한다.

▶ 작성방법

운동을 실시한 날짜, 세트 수, 반복 횟수, 그리고 중량을 기록한다.
St/RP/Wt = Sets/Repetitions/Weights(세트/반복 횟수/중량)
예 : 2/6/50 = 50kg으로 6회 반복, 2세트 운동을 실시

	날짜					
운동	St/RP/Wt	St/RP/Wt	St/RP/Wt	St/RP/Wt	St/RP/Wt	St/RP/Wt
스쿼트						
벤치 프레스						
비하인드 넥 렛 풀 다운						
백 익스텐션						
체스트 프레스						
레그 프레스						
쇼율더 프레스						
워킹 런지						
팩덱 플라이						
업도미널 컬						
바이셉스 컬						
트라이셉스 프레스 다운						

실습 7.4 유연성 훈련 일지*

성명____________________ 일시____________________

유연성 향상을 기록하기 위하여 이 일지를 작성한다.

▶ 작성방법

운동을 실시한 날짜, 각 동작의 세트 수, 동작의 지속시간(초)을 기록한다.
St/Hold = 세트 수와 동작 지속시간

날짜						
운동	St/Hold	St/Hold	St/Hold	St/Hold	St/Hold	St/Hold
목 스트레칭						
어깨 스트레칭						
어깨, 목 스트레칭						
어깨, 팔, 가슴 스트레칭						
허벅지 앞쪽, 무릎 스트레칭						
골반, 허벅지 스트레칭						
발목 스트레칭						
허벅지 앞쪽 스트레칭						
허벅지 안쪽 스트레칭						
척추 스트레칭						
엉덩이, 허벅지 스트레칭						
허벅지, 종아리 스트레칭						
허벅지, 옆구리 스트레칭						
허벅지 앞쪽, 발목 스트레칭						
등 스트레칭						
전신 스트레칭						
어깨 스트레칭						
팔 안쪽 스트레칭						
종아리, 등 스트레칭						
옆구리 스트레칭						
팔, 어깨, 늑골 스트레칭						

* Powers, Dodd, and Noland(2006). Total Fitness and Wellness.

제8장. 운동 상해와 재활운동

학습과제

1. 운동 상해의 원인과 예방법은 무엇인가?
2. 일반적인 타박상 처치 방법은 무엇인가?
3. 염좌의 원인과 처치방법은 무엇인가?
4. 테니스 엘보의 원인과 처치방법은 무엇인가?
5. 더위와 추위에 관련된 상해는 무엇이 있는가?
6. 운동 상해의 재활방법은 무엇인가?

인간은 누구나 질적인 삶을 위해 여러 가지 취미활동이나 운동에 참여한다. 운동참여는 생활의 활력이 됨은 물론, 신체적·정신적·사회적 기능을 향상시키는데 대단히 중요한 역할을 한다. 그러나 이러한 운동에 참여할 때 종종 예상치 못한 상해가 발생하기도 한다. 대체로 스포츠와 관계된 상해는 비교적 지속적이지 않고, 생명을 위협하는 경우가 적어서 회복속도가 빠른 편이지만 이러한 상해로 인한 두려움으로 많은 사람들이 적극적으로 운동에 참여하지 못하게 되는 2차적인 피해가 초래하기도 한다.

보통 우리가 쓰는 말 중에 "고통이 없이는 체력이나 운동 기술을 향상시킬 수 없다(No pain, no gain)"라는 표현이 있지만, 스포츠 활동에 참여할 때 신체부위에 불편을 느끼거나 통증이 있다면 더욱 큰 신체적인 문제를 일으킬 수 있다. 그러므로 빨리 전문가의 진단을 요청하고, 치료를 받아 심각한 신체적인 장애를 미연에 방지해야 한다. 운동 중 어떤 고통이 있다면 신체상에 문제가 있다고 판단하여 당장 운동을 멈추고 그 원인을 찾아 해결해야 한다. 아픈 상태에서 운동을 계속하는 것과 훈련 중 '과부하'로 인한 통증은 분명히 다르므로, 이를 구분하여 신중하게 활동해야 한다.

운동이나 스포츠 경기 시 얼마나 많은 주의를 기울였는가와는 무관하게 단기간 혹은 장기간을 통해서 스포츠 상해는 꾸준히 발생되고 있다. 따라서 이 장에서는 일반적인 외상이나 지나친 사용에 의한 상해와 기후와 관련된 상해에 관하여 설명하고, 어떤 원인에 의해서 발생되는 지 알아보고자 한다. 비록 정확한 진단은 스포츠손상을 다루는 의사, 운동트레이너들, 그리고 물리치료사들에 의해서 이루어지지만, 우리에게 외상이나 상해에 관한 충분한 지식이 있다면 상해를 예방하거나 회복하는데 커다란 도움이 될 것이다.

1 상해의 원인 및 응급처치의 일반적인 원칙

□ 운동 상해의 발생원인

스포츠 활동은 그 자체가 본질적으로 흥미로운 것이기 때문에 하면 할수록 더욱 흥미가 더해져 흥분감을 수반하게 되며, 이러한 현상은 점차적으로 주의력을 감소시키고 판단력을 잃게 하며 자기 능력을 과신하게 하여 **운동 상해의 원인**으로 작용한다. 신체 활동이나 여가 활동 속에서 빈번히 일어나는 상해를 예방하기 위해서는 부상의 원인을 근본적으로 이해하는 것이 우선적인 단계라 할 수 있다.

● 과도한 운동

원칙적으로 체력을 유지·향상시키기 위해서는 과부하의 원리가 적용된다. 그러나 필요 이상의 지나친 과부하는 상해의 원인이 된다. **과도한 운동**은 근육의 균형을 상실하기 쉽고, 외상이나 근 파열을 초래함은 물론 피로에 의한 과로성 골막염과 골절 등을 일으키기 쉽다. 또한 같은 동작을 반복적으로 장기간 실시하는 것도 스포츠 상해를 일으킬 수 있다. 야구에 의한 주관절 상해, 수영선수의 견관절 상해, 농구나 배구에 의한 슬관절 상해나 슬관절 인대염, 육상, 농구, 럭비 등에 의한 하지 상해나 경골, 비골, 중족골 등의 피로골절 등이 대표적으로 장기간의 동일 동작의 반복 사용에 의한 상해들이다. 그러므로 개인이 운동을 시작할 때는 전문가와 상의하여 적절한 운동 빈도, 적절한 강도 및 운동량, 운동 시간, 운동종목을 결정하여 현실적인 목표를 세우는 것이 중요하다. 처음부터 과다한 목표를 설정한다면 그것은 과다사용의 잠재적 위험으로 가는 지름길이 될 것이다. 그리고 매주 연습 시간의 증가는 종전의 10% 이내로 조절함으로써 신체가 새로운 운동부하에 점차적으로 적응할 수 있는 기회를 줄 필요가 있다.

격렬한 운동 후에는 근육이나 관절이 쉴 수 있고 피로를 회복할 수 있도록 가벼운 운동이나 휴식을 취하는 것이 좋다. 이때의 휴식은 피로가 완전히 회복될 수 있도록 충분히 취한다. 또한 운동 중이나 운동 후에 신체의 변화에 대해 주의를 기울이는 것도 중요하다. 만일 약한 통증이나 이상 징후를 발견한다면 가벼운 운동을 통해서 서서히 회복하도록 하고, 통증이나 증상이 심하면 운동을 즉시 중단하고 원인을 파악하는 것이 필요하다. 운동으로 인한 상해의 통증이 계속된다면 운동을 삼가는 것이 좋다. 결국 이러한 작은 사항들에 주의를 기울임으로써 과다사용으로 인한 상해의 위험을 줄일 수 있을 것이다.

● 불편한 신발이나 장소의 결함

발, 발목, 무릎, 고관절 등 하지 및 허리의 상해는 무엇보다도 **불편한 신발**과 운동을 하는 장소가 원인이 된다. 조깅을 할 때 우리의 발이 땅에 접촉하는 순간 발에 가해지는 힘은 체중의 3배 가까이 되며 불편한 신발이나 고르지 않은 지면에서는 충격이 더욱 커진다. 이 거대한 충격으로 인하여 발과 허리 사이의 가장 약한 신체의 부위 상해가 발생하게 된다. 특히, 신발의 충격흡수와 지지력이 떨어질수록 상해의 위험성은 더욱 증가한다. 이러한 충격에 의한 상해를 방지할 수 있는 최상의 투자는 좋은 신발의 착용이다. 좋은 신발은 뛰어난 충격흡수와 적절한 지지력 및 밑창의 미끄러짐 방지 등이 우선 되어야 한다. 따라서 좋은 신발의 선택과 4~6개월의 주기적인 신발의 교체가 필요하다. 또한 운동하는 지면이 딱딱하거나 울퉁불퉁하거나 경사진 곳에서는 근육과 관절이 쉽게 피로하여 아킬레스 건염, 무릎 및 발 관절의 상해를 입기 쉬우므로 주의한다.

● 약한 근력과 유연성 저하

일반적으로 유산소성 운동은 심폐기능의 향상과 반복적으로 사용되는 근육을 강화시키는데 큰 효과가 있다. 그러나 유산소성 운동만을 너무 강조하다보면 근력의 향상 정도가 적어 효과적으로 관절을 관리할 수 없고, 부가적으로 유연성 운동을 병행하지 않을 경우 근육이 너무 수축되어 관절운동에 제한을 받아 근육과 건의 상해를 가져올 수 있다. 즉, 약화된 근육을 균형 있게 강화시키는 근육운동과 지나치게 수축한 부위를 가볍게 스트레칭 시켜 주는 유연성 운동은 상해를 예방하는 매우 효과적이다. 특히, 유연성 운동은 운동 중에 주로 사용되는 부위에 집중적으로 행하여 주고, 운동 시작은 물론 정리 운동 때에도 반드시 실시하도록 한다. 그러나 지나친 신전은 상해의 예방이 아닌 또 다른 상해를 유발할 수 있음을 유의할 필요가 있다.

한편 한 관절을 움직이기 위해서는 주동근과 길항근, 협력근이 있는데 이러한 근육간의 근력 불균형 즉, 근력 차이가 클수록 약한 근육군에 부상발생의 위험이 높아질 수 있다.

● 신체의 역학적 결함

나쁜 신체적 구조에 의한 상해는 주로 발에서 발생한다. 인간의 발은 운동 중에는 1분에 약 80~90번 땅을 디디게 되고 이것을 하루로 환산하면 그 횟수는 수천 번 가량이 된다. 이러한 가운데 평발이나 족궁이 너무 높은 사람의 경우, 부정정렬에 의해 발의 과도한 회내·회외 현상을 보일 경우 운동 상해의 위험성이 더욱 높아진다. 발의 아치에 문제가 있는 경우에는 족저 근막염, 아킬레스

건염 등과 밀접한 관련이 있어 걷는 데도 많은 고통과 어려움이 동반될 수 있으며, 쉽게 피로를 느끼게 된다. 또한 과도한 회내·회외 현상을 보일 경우 족저근막염, 아킬레스 건염, 무릎 질환의 원인이 될 수 있어 상해의 위험을증가시킬 수 있다.

발의 구조뿐만 아니라 내반슬과 외반슬과 같은 무릎의 부정 정렬도 반월상 손상과 관절염을 유발할 수 있고, Q각 증가 및 슬개골과 대퇴골의 부정정렬도 대퇴슬개통증 증후군(PFPS, Patellofemoral pain syndrome) 및 무릎관절의 부상 위험을 높일 수 있다. 또한 잘못된 자세로 인한 목 혹은 허리뼈의 구조도 어깨 높이의 좌우 불균형, 골반의 높이, 정강이 뼈와 넙다리뼈의 안쪽 돌림, 발목의 회외 현상을 초래하여 각종 통증 및 상해를 초래할 수있다. 즉, 우리의 뼈나 근육은 어느 한 곳에서 발생되어 각각 움직이는 것이 아닌 상호 긴밀하게 연결된 복합체이므로 인체의 자세 정렬은 매우 중요하다 할 수 있다. 이와 같이 나쁜 신체적 구조로 인하여 발생하는 상해의 최선 치료책은 휴식, 활동량의 감소, 운동 시 편측 사용이 아닌 균형적인 사용, 올바른 자세 유지 등이 있다.

또한 일반적인 운동 상해는 주로 심폐계통보다는 근골격 계통에서 많이 발생된다. 구체적으로 근육이 뼈에 부착되는 부위인 힘줄(건), 뼈와 뼈를 연결하는 인대 부위에서 자주 상해가 발생한다. 그 원인은 근육이나 연결조직의 비탄력성과 좋지 않은 혈액 순환에서 찾을 수 있다. 그리고 초보자들의 경우에 운동 전에 근골격 계통의 스트레칭이나 준비운동이 미비한 경우에 자주 발생한다. 이와 같은 근골격 계통의 상해는 치료가 비교적 느리기 때문에 더 많은 주의가 필요하다.

● 그 밖의 원인

위의 원인 이외에도 잘못된 훈련방법이나 근력의 불균형으로부터 일어나는 상해도 있다. 훈련의 내용 중 흔히 발생하는 것으로 지도자에게 책임이 있으며 좋지 않은 훈련방법은 다음과 같이 분류할 수 있다. 첫째, 운동량을 너무 빨리 증가시키는 경우, 둘째, 운동의 강도를 급격히 올리는 방식의 훈련(1주일에 10% 이상 운동량 또는 강도의 증가는 위험), 셋째, 새로운 훈련법을 갑자기 적용시키는 것으로 나뉜다. 특히 이러한 오류는 조급한 훈련 성과를 기대하는 지도자에게서 나타난다.

□ 응급처치의 일반적인 원칙(R.I.C.E)

많은 운동상해 전문가들은 **응급처치**로써 휴식, 얼음찜질, 상처 부위압박, 상처 부위를 위로 올리기 즉, **R.I.C.E.**를 권하고 있다. 여기서 R은 휴식(rest), I는 냉각(ice), C는 압박(compression), E는 환부 높임(elevation)을 말한다.

● 휴식

상해가 일어났을 때에는 적어도 24~48시간 동안 휴식을 취해야 하며, 상처 부위가 자극을 받지 않게 가급적이면 움직이지 않도록 하며, 경우에 따라서는 고정을 시킨다. 환부에 부담을 주어 통증이 심해지면 그 자극이 뇌로 전달되고, 뇌의 명령에 의해 **근육스파즘**(근육이 딱딱하게 굳어져버리는 현상)이 생기게 되며, 부종을 증가시키게 된다. 그러나 심한 염좌나 골절, 그리고 의사의 특별한 지시가 있을 때를 제외하고는 완전한 휴식은 불필요하다. 대부분의 경우 완전한 휴식이 상처와 회복을 더디게 한다. 상해 발생 3~4일 후 근조직은 회복단계에 들어서지만, 불필요한 상처의 불순물이 상처 부위에 모여든다. 따라서 이러한 불순물을 제거하기 위하여 적당한 회복운동이 필요하다. 상처에 경미한 고통이 있을지라도 운동은 근육을 빨리 회복하도록 도와준다.

● 얼음찜질

얼음찜질은 환자가 할 수 있는 1차적 치료의 방법으로 응급처치에서 매우 중요하다. 냉각은 심하게 다친 연조직 상해 시에는 사용되나, 개방성 상처나 출혈이 제어되지 않는 상해에는 사용되지 않는다.

대부분의 경우 얼음찜질은 혈관이나 임파선을 냉각시켜 혈액이 상처 부위에 모여드는 것을 억제함으로써 상처범위를 제한시키고, 통증과 경련을 감소시키며, 부종과 염증을 줄이는 데 사용될 수 있다. 따라서 회복기간을 단축시킬 수 있다.

냉각 시간은 상해의 형태와 정도에 따라서 달라지는데, 다치고 난 직후부터 24~48시간 동안 20~30분씩 폐쇄상처에 적용하는 것이 좋다. 그러나 항상 동상에 유의해야 하며, 동상을 방지하기 위해 매 5분마다 냉각 부위를 옮기는 것이 좋다. 냉각에는 얼음주머니, 얼음을 띄운 물통, 얼음물 등을 이용할 수 있으며, 얼음 마사지도 효과적이다. 상해 후 가능하면 빨리 냉각을 하도록 한다.

● 압박

일반적으로 **압박**은 냉각이 끝난 후 신축성이 있는 탄력 붕대를 사용하여 이루어진다. 상처 부위의 압박은 부종이 일어날 공간을 감소시켜 부종을 억제함으로써 회복기간을 단축시킨다. 또한 압박붕대의 사용은 얼음주머니의 위치를 단단하게 고정시키는 데 편리하여 냉각과 압박의 효과를 동시에 얻을 수 있다. 그러나 상처부위의 압박은 상처가 붓는 것을 방지하는데 효과는 있지만, 너무 강하거나 오랫동안 압박은 혈류를 제한시켜 세포를 괴사 시킬 위험이 있다. 즉, 혈액공급을 차단할 만큼 강하게 압박하지 않도록 해야 하며, 압박 후 상처 부위의 감각이 마비되지 않도록 한다. 따라서 혈액순환이 되도록 종종 풀어 주어야 하며, 24~48시간 정도 압박붕대의 감기와 풀기를 반복하도록 한다.

● 환부높임

얼음찜질을 하고, 탄력붕대로 감는 작업이 일단락되면 사지의 손상부위는 48시간 내에 가능한 한 자주 환부를 높여 준다. **환부높임**을 실시하면 중력의 작용으로 과잉 출혈과 회복 시 불순물의 생성을 억제하여 상처 부위가 붓는 것을 줄일 수 있다. 수면 시에도 상처부위를 계속 높인 상태로 유지하며, 특히 다리를 높일 때에는 환자가 누워 있을 때 45° 이상의 각도를 유지하도록 한다.

위의 내용을 요약하면 다음과 같다.

· 상처 난 부위를 검사한다.
· 상처의 정도에 따라 냉각을 한다.
· 압박붕대로 상처부위를 압박한다.
· 상처 부위를 높게 한다.
· 휴식한다.

2 재활 프로그램의 단계별 과정

가벼운 부상의 재활과정은 자연적으로 이루어진다. 즉, 상처가 낫고 부종이 가라앉으면 일반적으로 통증의 정도에 따라 손상된 부위를 움직일 수 있게 된다. 통증이 줄어들면서 더 많이 움직일 수 있게 되며, 결국 정상적인 동작 범위로까지 회복된다. 그러나 이러한 재활은 부상의 회복이 아주 느리다는 단점이 있다. 부상의 종류에 따라 **자연적 재활과정**은 **적극적 재활**프로그램보다 5~10배나 더 많은 시간이 걸린다. 그리고 많은 사람들이 부상 부위의 사용을 너무 빨리 시도하기 때문에 손상 부위가 다시 부상을 입을 수 있게 된다. 2차적 부상은 첫 번째 부상보다 더 큰 손상을 초래하며 부상된 조직을 더욱 약화시켜 부상이 일생동안 계속해서 재발되도록 만들 수 있다. 또한 많은 종류의 부상에 있어 부상 후에 생겨나는 상처조직(scar tissue)이 정상적인 동작 범위를 제한하여 적극적인 재활 프로그램을 실시하지 않을 경우 기능이 완전하게 회복되지 않을 수도 있게 된다. 다행히 이러한 문제들은 적극적인 재활과정으로 극복될 수 있다.

❑ 부종 및 통증의 조절

재활치료는 손상 직후부터 시작되어야 한다. 손상 직후 어떻게 손상이 발생했는지를 정확히 알아야 하고, 적절한 응급처치를 할 수 있어야 한다. 손상 초기의 적절한 처치는 재활과정과 회복 속도에 중요한 영향을 미칠 수 있으며, 대부분 손상 직후 나타나는 문제는 **부종**(swelling)이다.

부종은 손상부위의 출혈, 관절액의 과다 생성, 염증성 부산물의 축적, 삼출액 등에 의해 발생된다. 부종은 손상된 조직에 압력을 증가시키고, 통증을 유발하며, 신경-근 전달을 억제하고, 근력을 약화시킨다. 부종은 대개 손상직후부터 72시간 동안 일어나게 되며, 부종이 생기면 손상된 조직의 치유가 지연되며, 부종이 완전히 해소되기 전까지 손상 부위의 회복이 어렵게 된다. 따라서 효과적으로 부종을 관리하기 위해서는 위에 언급한 가장 일반적인 응급처치의 원칙(R.I.C.E)을 적극적으로 이용해야 한다.

또한 통증을 조절하는 데도 R.I.C.E, 요법이 효과적이며, 소염진통제를 함께 사용할 수 있다. 통증은 재활치료를 위한 관절가동범위 운동, 근력 강화운동 등을 방해하기 때문에 적극적으로 물리치료에서 적용하는 신경전기자극치료(TENS) 등을 병행하는 것이 좋다.

❑ 관절가동범위의 회복

관절손상 후 어느 정도 움직이는 범위의 감소가 나타난다. 이는 건-근육 단위(근육, 막, 건)의 신장에 대한 저항과 결체조직(인대, 관절낭)의 구축과 연관이 있다. 전자에 의한 제한을 생리적 움직임의 제한, 후자에 의한 제한을 부가적 움직임의 제한이라 한다. 생리적 움직임의 제한이 있는 경우 스트레칭이 효과적이며, 부가적 움직임에 제한이 있는 경우 관절가동화 운동(joint mobilization)과 견인(traction) 기법이 효과적이다. 관절가동화 운동과 견인기법은 가동성의 회복 및 통증 완화를 위해 손으로 관절을 움직이는 것을 말한다. 이를 위해서는 관절의 기전에 대한 지식과 가동범위 및 기법에 대한 이해가 필요하여 숙련된 재활운동 전문가 및 물리치료사가 실시해야 한다.

❑ 근력 및 근지구력의 회복

통증없이 근육의 힘을 회복시키기 위해 등척성, 등장성, 등속성, 플라이오메트릭 운동이 있다.

재활 초기 관절의 완전 운동범위에서의 저항운동이 손상 부위의 상태를 악화시킬 수 있기 때문에 등척성 운동을 실시한다. **등척성 운동**은 정적인 힘을 증가시키고, 근육의 위축을 막아주며, 근육의 수축 이완을 통해 삼출액을 제거하여 부종을 감소시킬 수 있다.

점진적으로 근육의 힘을 증가시키기 위해 근육의 길이가 짧아지거나 혹은 길어지면서 힘을 내는 즉, 일반적으로 실시하는 근력 운동의 형태인 **등장성 운동**을 실시한다.

등속성 수축은 일정한 속도의 힘을 내는 것으로 주로 재활 현장에서 근력의 회복 수준을 검사하여 스포츠 종목으로의 복귀를 판단하는 기준으로 이용된다. 즉, 손상부위의 근력이 손상되지 않은 부위의 근력의 80~90%까지 향상되면 스포츠 현장으로의 복귀를 고려한다.

플라이오메트릭 운동은 경쟁적인 스포츠 종목에서 요구되는 빠른 속도와 강한 힘을 증가시키는 목적의 운동이다. 주로 운동선수가 부상을 당하여 염증이 조절되고, 관절가동범위와 근력이 회복되었을 때 재활 거의 마지막에 스포츠 현장으로의 복귀전에 빠른 근파워의 발달을 위해 사용된다. 플라이오 메트릭 운동은 근육과 건에서 발휘되는 탄성 에너지는 신속한 신전과 함께 증가되어 저장되며, 이후 이어지는 근육의 단축성 수축과 동시에 방출되고, 이것은 동작시 전체 근력의 최대 증가로 나타나게 된다는 원리로써, 신장기, **아모티제이션**, 단축기로 구분한다. 이중 아모티제이션 단계의 최소화가 강조된다. 예를 들어, 어떤 사람이 점프를 하고 지면에 내려오면 충격을 흡수하는 단계가 신장기, 다시 뛰어오르기 직전에 신체의 움직임이 순간적으로 정지하는 단계가 아모티제이션, 그리고 다시 폭발적으로 뛰어오르는 단계가 단축기이다. 아모티제이션 단계가 너무 길어지게 되면 체내에 축적된 에너지는 열에너지로 방출되거나 효율적으로 쓸 수 없게 되어 이 단계를 최소화하는 것이 가장 중요하다. 주로 점프, 박스 뛰기 등의 운동을 실시한다.

❑ 신경-근 조절의 회복

관절의 공간 내 위치를 느끼는 능력은 근육과 관절의 기계적 수용체와 피부, 시각, 전정기관의 정보 입력에 의해 전달된다. **신경-근 조절**은 중추신경계와 연계되어 각 근육과 관절을 조절하여 조화된 움직임을 일어나게 한다. 즉, 신경과 근육사이의 조절은 여러 말초신경들이 동작을 할 때 관절 구조에 나타나는 여러 부하를 감지하고 통합하여 동작을 조절시키고, 지나친 동작을 통해 나타날 수 있는 상해로부터 관절과 근육을 보호해 준다.

스포츠 활동 중 관절의 손상은 관절 구조물의 생체 역학적 장애뿐만 아니라 말초 기계적 수용체에 연결되어 있는 구심성 신경의 손상을 가져와 관절의 안정화에 중요한 요소인 관절의 위치 감각능력의 소실을 초래하여 기능적 불안정성을 야기 시킨다. 따라서 재건 수술 후 근신경의 재활을 통해 신경과 근육간 특성을 재확립시키고, 안정성을 회복시켜야 한다.

하지의 경우, 신경-근 조절을 위한 운동은 신장성 수축(eccentric contraction)에 중요성을 두면서 반복 횟수를 늘리고, 쉬는 간격을 줄여 나간다. 처음에는 안정된 면에서 균형운동을 하다가 발런스 보드와 같은 불안정한 면에서 운동을 실시하고, 탄력 밴드 등을 이용하여 킥을 추가 하여 복잡한 과제를 수행하며, 이러한 동작을 반복적으로 실시한다. 이렇게 반복하게 되면 점차 동작이 자연스러워지고 집중력이 덜 필요하게 된다. 즉, 움직임을 자동적으로 나오게 하는 것이다. 편심성 부하를 주기 위해 뒤돌아서서 층계를 올라가거나 언덕을 내려오는 훈련을 시행할 수 도 있다.

□ 심폐기능의 유지

재활 기간 동안에 부상 전의 심폐 기능을 유지할 수 있도록 지속으로 심폐지구력 운동을 해야 한다. 상지 손상일 경우 손상부위를 보호하면서 일반적인 심폐지구력 운동(제 7장 심폐지구력 트레이닝 참조)을 실시하고, 하지 손상일 경우 중력부하가 가지 않는 수중운동이나 사이클링 등의 운동을 실시하여 심폐지구력 유지해야 한다. 심폐지구력 수준이 유지될 수 있다면 자신이 좋아하는 스포츠 종목으로의 복귀 시기도 앞당길 수 있다.

3 재활 운동

재활 및 컨디셔닝 전문가는 선수의 주관적 반응과 조직 치료의 생리적 매커니즘을 모두 고려해야 한다. 재활의 최대 목표는 빠른 회복이지만 회복 시기는 개인차가 있다는 것을 명심해야 하며, 재활 기간에 나타나는 조급함, 좌절, 비애감, 의욕상실, 불안, 스트레스 등 심리적 반응에도 관심을 두어 스포츠 종목에로의 복귀 자신감 및 동기부여를 가질 수 있도록 노력해야 한다.

또한 재활단계에는 염증단계, 치료단계, 재형성단계가 있는데 다음 단계로 진행하기 전에는 이전 단계의 목표 수준에 반드시 도달하여야 한다.

● 염증단계

염증단계에서는 고통, 부어오름, 빨개짐, 콜라겐 섬유합성 저하, 염증 증가가 나타나는데, 재활을 위한 염증단계의 목표는 새로운 조직의 파괴를 방지하는 것으로서 국부적인 염증 방지를 위한 좋은 환경이 필요하다. 이러한 목표 달성을 위하여 R.I.C.E. 과정이 필요하며, 초음파, 신경전기자극치료(TENS) 등을 병행하는 것이 효과적이다. 그리고 체력과 신체 조직의 건강상태가 좋으면 빠르게 기능이 회복된다는 것은 매우 중요한 이론이다. 그러므로 평소 근력, 순발력, 근지구력, 골격계, 심폐지구력 등 체력 상태를 꾸준히 관리해야 한다.

또한 특정한 부상에서 어떤 운동유형이 염증을 증가시키는 지 즉, 금기운동과 가능 운동을 명확히 알고 원칙을 따라야 한다.

● 치료단계

치료단계에서는 콜라겐 섬유 생산, 콜라겐 섬유의 조직화 저하, 염증세포 감소가 나타나는데, 재활운동의 목표는 부상부분에 과도한 근육의 쇠퇴와 관절의 손상 방지이다. 콜라겐 합성을 증가시키고 관절 움직임의 기능저하를 방지하는 운동은 낮은 부하부터 시작하여 점진적으로 증가시켜야 한다. 이때 얼음찜질, 초음파, 신경전기자극치료(TENS)의 병행은 조직 생성과 촉진에 도움이 된다.

치료 단계에서 운동은 재활 전문가와 상담 후 가동범위 증가 운동, 등척성 · 등장성 · 등속성 수축을 통한 근력 및 근지구력 운동, 고유감각수용기 및 신경-근 조절 회복운동, 심폐지구력 운동이 포함되어야 한다.

● 재형성단계

재형성단계에서는 적당한 콜라겐 섬유의 정렬과 조직 강도의 증가가 나타나는데, 마지막 재형성단계의 목표는 조직기능의 최적화에 있다. 이 단계의 기능적 운동의 예는 해당된 스포츠의 근력강화운동, 해당 스포츠의 특정속도 근육운동, 폐쇄 운동 사슬(closed kinetics chain: 신체말단과 관절이 지면에 고정 - 스쿼트 운동)과 개방 운동사슬(open kinetics chain: 신체말단과 관절이 지면에 떨어져 자유- 레그 익스텐션) 운동 병행이 있다. 일반적으로 폐쇄 운동사슬이 더 기능적이라는 의견도 있지만 대부분 운동은 폐쇄와 개방 운동의 움직임을 모두 포함(예, 달리기: 지면을 지지하는 다리는 폐쇄운동사슬, 공중에 있는 다른 다리는 개방 운동사슬)하기 때문에 이들을 모두 병행해야만 기능적일 수 있다. 그리고 치료단계에서 실시한 고유감각수용기 및 신경-근 조절 회복운동은 재형성 단계에서 더 발달할 수 있도록 다양한 환경 및 과제 부여, 난이도를 증가시켜 실시하는 것이 좋다.

재활운동 초기에는 손상된 근육의 근력강화와 해당관절의 유연성 회복에 집중하는 반면에, 후반기에서는 해당 운동선수의 종목에서 필요한 운동기능과 속도에 맞추어 수행되는 것이 바람직하다. 기억해야 할 것은 부상이 적절하게 재활되지 않으면 운동 하는 동안 통증이 재발될 것이며, 여러 해 동안 고통을 줄 수 있다는 것이다. 회복 과정에서 활동에 지장이 없을 정도로 통증이 없어졌다하더라도 이는 조직이 완전히 회복된 것이 아니며, 재손상의 위험이 있으므로 완전히 낫기 위해서는 더 많은 주의와 노력이 필요하다는 것을 명심해야 한다(그림 8.1).

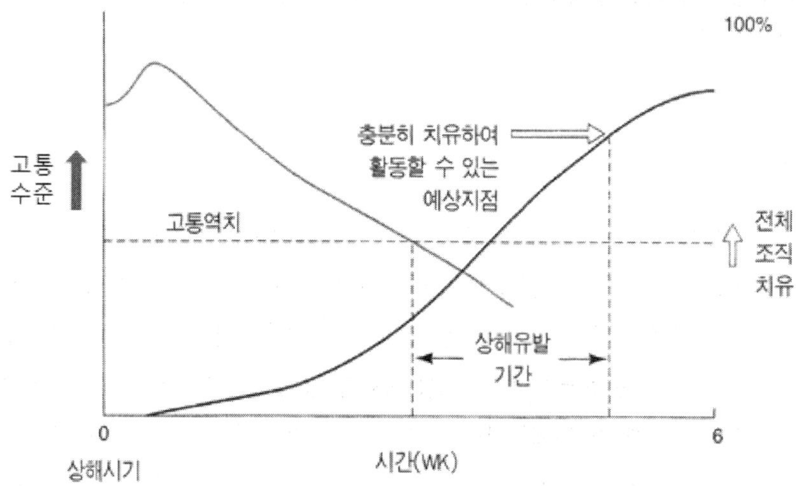

그림 8.1 조직치유 과정에서의 재손상 위험

4 일반적인 상해의 종류와 처치법

운동 상해는 운동외상과 운동장애로 분류할 수 있다. **운동외상**은 '운동을 실시할 때 발생하는 상해로 운동 중 한 번의 외력을 받아 외상이 생겼을 때'를 말하며 염좌, 타박, 탈구, 골절 등의 상해가 전형적인 예이다. 이와는 달리 **운동장애**는 '운동을 함으로써 특별히 외상을 받지 않아도 뼈와 관절의 통증으로 운동범위가 제한을 받거나 기능적인 장애가 일어날 때'를 의미한다. 운동장애는 한 번의 외력에 의해서 일어나는 것이 아니라 반복해서 운동을 지속적으로 실시할 때 발생하며 어떤 국소의 과로 상태에서 일어나는 상해라고 본다. 일반적으로 운동장애는 운동선수에게 많이 나타나며 흔히 운동선수의 직업병이라고 부르고 있다.

각 스포츠 종목에 참가하는 선수들에게 주로 발생되는 상해는 표 8.1과 같다.

표 8.1 경기종목에 따른 운동상해

경기 종목	주요 운동상해
농 구	발목관절 염좌, 손가락 겹침, 아킬레스건 파열, 무릎관절 염좌
배 구	손가락 겹침, 손목관절손상, 발목관절 염좌, 요통
야 구	손가락 겹침, 발목관절 염좌, 팔꿈치와 어깨의 점액낭염, 요통
축 구	하퇴 및 발목 좌상, 발목관절 염좌, 무릎관절 염좌
탁 구	요통, 손가락 겹침, 발목관절 염좌
테 니 스	발목관절 염좌, 무릎관절 손상, 아킬레스건 단열, 비골 골절, 요통
핸 드 볼	손가락 겹침, 발목관절 염좌, 아킬레스건 단열
육상경기	발목관절 염좌, 무릎관절 손상, 아킬레스건 단열, 비골 골절, 요통
체 조	상완골 골절, 전완골 골절, 요골골절, 발목관절 염좌
수 영	요통, 경추 골절 및 탈구, 머리부위 좌상
씨 름	쇄골 골절, 흉부 좌상, 상완골 골절, 경골 골절
유 도	어깨부위 좌상, 쇄골 골절, 요통, 흉골 골절, 무릎관절 손상
검 도	아킬레스건 단열, 팔꿈치 좌상, 쇄골 골절, 흉부 좌상
태 권 도	주관절 염좌, 슬관절 염좌, 견관절 탈구, 손가락 골절, 뇌진탕
스케이트	얼굴 좌상, 하퇴 좌상, 뇌진탕, 발목관절 염좌
스 키	발목관절 염좌, 무릎관절 손상, 전완부위 좌상
자 전 거	쇄골 골절, 무릎관절 손상, 전완부위 좌상
승 마	뇌진탕, 머리부위 좌상, 쇄골 골절, 요통

❑ 근육통

힘을 요하는 운동 시에 지나친 근육 사용은 **근육통**(근육의 통증)을 유발시킨다. 근육통은 누구나 일반적인 운동이나 혹은 익숙하지 않은 일을 하고 나서 보통 겪을 수 있는 일이다. 이것은 나이가 들어가면서 신체적인 운동을 통하여 더욱 자주 경험하는 경향이 있다. 근육통의 일반적인 발생 원인은 다음과 같다.

· 지속적인 운동으로 인하여 대사물질(노폐물)의 과도한 축적으로 근섬유 내부에 현저한 생리적 변화가 일어나는 경우

· 근섬유나 건의 결합조직이 파열과 관련된 경우
· 혈액과 근육 내에 과도한 대사산물 축적으로 인한 일시적 근피로
· 근육의 혈액순환 감소로 인한 통증
· 지나친 스트레칭에 의한 결합조직 손상

근육통의 증상은 크게 2종류로 분류된다. 첫째 증상은 '피로'를 동반한 근육통이다. 이것은 일시적인 것이고, 운동 중이나 운동 직후에 발생하며, 운동하고 있는 근육에 의해 생산된 다양한 대사산물들이 힘 생성에 영향을 주어 피로가 유발될 수 있다. 전통적으로 근피로는 무산소성 신진대사의 산물로 발생하는 젖산에 의해 발생한다고 여겨왔다. 그러나 엄격하게 말하면 젖산은 혈액을 타고 간으로 이동 후 포도당 신생합성 과정을 통하여 포도당으로 전환되어 에너지를 만드는데 이용되며, 실제 피로는 젖산이 아닌 수소 이온과 관련이 깊다. 젖산이 젖산염으로 바뀔 때 발생하는 수소 이온은 근형질세망으로부터 방출되는 칼슘이온의 양을 감소시키고, 칼슘과 트로포닌의 결합 능력을 방해함으로써 근수축을 방해하게 된다. 또한 피로는 ATP와 PC 저장량의 감소, ATP 생성 메커니즘이 유지될 수 없을 때 생성되는 무기인산의 증가, 근글리코겐 저장량의 감소 등 다양한 원인에 의해 발생한다. 게다가 증가된 운동 중에는 신체의 유동체가 근육에 점증적으로 모여서 붓는 상태를 유발시킨다. 이 때 근육은 점점 짧고 두꺼워지면서, 스트레칭에서 저항이 더욱 커진다. 그리하여 근육이 스트레칭될 때, 잠시 동안 지속되는 뻣뻣함(stiffness)을 느낀다. 이것이 바로 근육통의 첫째 증상이다. 적당한 정리운동은 근피로 물질을 제거하는데 도움이 될 수 있다.

두 번째 증상은 운동이 끝나고 몇 시간 동안 통증을 느끼지 못하다가 하룻밤 자고 그 다음 날 통증이 나타타는 '지연성 근육통(DOME, delayed-onset muscle soreness)'이다. 지연성 근육통은 24~48시간 후에 근육통이 가장 심하고, 그 이후에는 점차 가라앉으면서 보통 4~6일 후에는 없어진다. 지연성 근육통이 나타나는 생리학적 메카니즘은 아직 명확하지 밝혀지지 않았으나 현재까지의 연구결과를 종합할 때 격렬한 근수축 및 신장성 수축에 따른 근절(sarcomere)의 구조적 손상, 세포막 손상, 근소포체의 칼슘 누출로 인해 미토콘드리아에 축적됨으로써 ATP 생산 방해, 염증 유발, 근섬유 주변의 부종근육의 긴장을 일으키는 근육경련, 그리고 부종과 대표적인 통증물질인 히스타민의 증가로 인해 통증 수용기가 자극됨으로써 지연성 근육통이 발생된다고 보고되고 있다.

● 처치

근육통을 제거하기 위하여, 근육에 적당한 기간의 휴식을 주어서 악순환을 없애야 한다. 근육통의

치료는 보통 정적 스트레칭(static stretching)이나 혹은 고유감각수용기 근신경 촉진(proprioceptive neuromuscular facilitation : PNF) 스트레칭을 사용할 수 있다. 정적인 스트레칭은 불편한 근육 한계에서 비교적 긴 시간동안 고정된 상태로 스트레칭 하는 것이고, PNF 스트레칭은 근육의 수축과 스트레칭을 번갈아 가면서 하는 기술이다. 또한 근육통 치료에 얼음찜질이 매우 효과적이며, 통증이 사라질 때까지 2~3일 정도 매일 실시한다.

❑ 건염

건염은 근육의 과다사용으로 인해 나타나는 일반적인 상해로써, 건에 염증이 있는 상태를 말한다. 특정한 운동이 계속적으로 반복되면, 그 건은 자극을 받아서 화끈거리고, 붉어지며, 염증을 일으킨다. 이 염증은 움직이거나 운동을 할 때 통증을 유발하고, 열을 내며, 나아가서 염발음까지도 낸다. 염발음은 상처조직과 건의 마찰로 인해 거친 면이 서로 부딪힐 때 나는 소리로써, 주변구조에 붙어 있는 건이 앞뒤로 미끄러지는 것과 같은 과정에 의해서 일어난다.

건의 과다 사용과 반복적인 자극에 의해서 어느 관절이든 건염의 발생이 가능하지만, 건염은 대부분 보통 달리기를 할 때 아킬레스건에서, 혹은 수영이나 야구 등을 할 때 어깨 건에서 발생된다.

● 처치

건염의 치료책은 휴식이다. 만약 건을 화끈거리게 하는 반복적인 운동을 계속적으로 한다면 건의 치유를 지연시킬 뿐이다. 그러나 너무 오랫동안 운동을 중단하면 체력의 저하를 초래하므로 치료과정 중에 현재의 체력을 유지할 수 있는 스트레칭이나 수영 등을 실시하도록 한다.

❑ 골절

골절은 과다한 사용에 의해 발생하는 아주 미세한 뼈의 손상(부서짐)에서부터 커다란 뼈의 손상까지를 모두 말한다. 과도한 거리의 달리기, 무리한 에어로빅댄스, 아스팔트나 콘크리트 같은 딱딱한 바닥에서의 운동, 약한 발구조 등이 이것의 원인이 된다. 골절은 무릎이나 발 어디에나 발생할 수 있지만, 가장 일반적인 발생부위는 복숭아뼈 부근의 경골 끝 부위이다. 여자의 뼈는 남자보다 더 작고 가볍기 때문에 골절이 훨씬 더 발생하기 쉽다. 그런데 골절이 바르게 치료하지 않으면 뼈가 더욱 약해지게 된다. 종종 이 부위의 골절은 심한 정강이 관골절의 경우와 혼동하게 된다. 사실 골절은 임상적으로도 알아내기가 어렵다. 이것들은 처음 증세가 나타난 후 3~4주 동안은 X-ray에도 잘 나타나지 않는다. 골절의 통증은 평범한 치료(얼음찜질, 초음파)나 약으로는 제거되지 않는다. 오직 휴식만이 통증을 감소시켜 준다. 골절의 진행단계는 (1) 운동이 끝난 후 앉은 동작 중에 통증, (2) 낮은 강도의 활동 중에 통증, (3) 밤낮을 통해 통증이 계속된다.

● 처치

골절이 발생했을 때 즉시 응급처치의 일반적인 원칙(R.I.C.E.)에 따라 처치한다. 골절의 가장 좋은 치료법은 그것을 유발하는 활동을 중단하고 휴식을 취하는 것이다. 그러나 모든 운동을 중단하는 것을 의미하지는 않는다. 자전거를 타거나, 수영을 하는 것은 치료하는 동안 좋은 보완운동이 될 수 있다. 골절의 상태에 따라 진단 후 2~6주 이내에 활동을 다시 시작할 수 있다. 그러나 보완운동 중에 달리기를 계속하는 것은 추천할 만한 것이 못된다. 이것은 뼈가 다시 결합되는 것을 방해하기 때문이다. 그리고 깁스를 하고 6~8주 동안의 회복기간을 갖는 것이 좋다.

❑ 피로골절

피로골절이란 한 번의 외력에 의한 것이 아니라 같은 부위에 여러 번 외력이 작용했을 때 발생하는 골절을 말한다. 피로골절의 특징은 큰 외상은 없지만 점차적으로 통증이 나타난다는 것이다. 초기 증상은 X-ray 촬영으로 골절선을 확인하기 어려우며 단층촬영과 같은 특수 검사가 필요하다.

● 처치

피로골절의 제 1기는 국부의 통증과 특정 부위를 눌렀을 때 나타나는 통증인 압통 등을 볼 수 있으며(단층촬영으로 확인), 통증이 없어질 때까지 스포츠 활동을 금지해야하며, 극소의 순환개선을 위한 마시지 정도로 충분하다. 제 2기는 국부의 통증이 더욱 심하고 보통 X-ray 촬영으로도 골절선이 보이며, 보통 일반 골절과 같이 취급하여 깁스나 부목으로 고정시켜 치료한다. 마지막으로 제 3기는 치료기 단계이며, 국부 증상은 제 2기보다 상태가 가벼우며, 격렬한 스포츠 활동과 피로골절을 악화시킬 듯한 동작은 금해야만 치료가 될 수 있다.

❑ 염좌

염좌는 관절이 생리적인 운동범위를 초과하여 강제로 운동 되었을 때, 관절을 구성하고 있는 연부조직, 특히 인대 및 관절포가 과신전 되어 발생하는 손상을 말한다. 또한 염좌는 피로, 근육의 불균형이나 약화, 혹은 전해질이나 수분의 불균형에 의해서서도 유발된다. 염좌에는 경증(근육통보다는 고통스러움)에서부터 완전한 근 파열까지 있다. 영향을 받는 근은 비복근, 사두근, 엉덩이의 굴근, 허벅지의 서혜부, 그리고 어깨의 회전근이다. 일반적으로 증상은 극심한 고통을 포함하며, 기능상실에 의한 약화, 경련이나 극단적인 경직화, 그리고 접촉에 대한 민감 등이다.

● 처치

치료법으로는 R.I.C.E.가 사용된다. 부상이 치유될 때까지 활동을 줄이거나 중단하여야 한다. 부상의 고통이 있는 동안에 근육이 또 다치게 되면 회복기간이 상당히 길어진다. 이에 비해 사두근과 엉덩이 굴근은 비교적 빨리 회복되지만, 만약 염좌가 심할 경우 상당한 상처조직을 남기게 될 것이다. 상처조직은 근육처럼 탄력성이 있는 것이 아니므로 정상기능을 회복하기 위해서 스트레칭이나 강화운동이 중요하다.

❑ 타박상

타박상은 겉으로 보이는 상처가 없더라도 피부출혈을 수반할 수도 있으므로 주의를 요하게 된다. 특히 머리, 가슴, 배의 타박은 내출혈이나 내장 손상(뇌, 간, 췌장, 비장, 신장, 위장)을 수반할 수도 있으므로 무심히 넘어가서는 안 된다. 흔히 표현하는 멍은 피부조직 깊숙이 상처를 입게 되었을 때 발생하므로 이때 조직에 있는 작은 혈관이 파열되어 그곳으로 피가 흘러 들어가게 될 때 발생되므로 상처부위가 붓게 되며 점점 검은 색으로 변하게 되는 경우가 흔하다. 따라서 멍든 부분이 치료 후에도 검게 보일 때 이는 상해 부위의 조직 사이에 피가 들어가 있기 때문이라고 판단하면 된다.

● 처치

응급처리로 R.I.C.E.를 적용한다. 멍든 부위는 얼음찜질을 하거나 찬물에 담가 조직으로 들어가는 피를 멈추어지게 하거나 양을 적게 해주어야 부종을 예방할 수 있다. 또한 팔이나 다리에 멍이 들었다면 이 부위를 심장 위치보다 높여주고 다친 부위를 안정시키도록 한다. 이는 상해부위에 흐르는 혈액을 감소시켜 줄 뿐 아니라 부종이 되는 것을 어느 정도 억제시켜 줄 수 있기 때문이다.

❑ 물집

운동 중 발목이나 발바닥에 **물집**이 생기는 경우와 골프채, 테니스 및 배드민턴 라켓을 처음 사용하는 경우 손에 물집이 생기는 것을 경험하게 된다. 이는 발이나 손에 기계적 압박이나 마찰이 일어남으로써 피부에 물집이 생기게 되는 것이다. 만약 피부가 개방되지 않은 닫힌 물집이 발생되면 반창고로 덮어주며, 터진 물집은 피부를 깨끗이 하고 상처처럼 소독하여 균의 침투를 방지하여야 한다. 일반적으로 운동선수에게서는 이러한 상해가 나타나지 않는데 그 이유는 사용하는 신체부위가 오랜 마찰에 의해 단련되어 있기 때문이다. 따라서 이러한 상해는 일반인 중 특히 운동을 처음 실시하는 초보자에게서 자주 나타나는 운동상해라 할 수 있다. 그러나 이 상해는 적당히 주의하면 물집은 예방할 수 있으며 쉽게 치료가 가능하다.

● 처치

양말은 항상 깨끗해야 하고, 신발은 편안하게 꼭 맞아야 하고 끈을 매는 것이 좋으며, 발에 바셀린을 바르고 가벼운 양말과 두꺼운 양말을 신거나 중간 정도의 양말 두개를 신는다. 수포가 형성된 물집은 막을 터트리지 말고 그대로 두어 막에 물이 저절로 없어지기를 기다리며 수포막이 터져 있는 경우에는 수포막을 덮은 채 수포 위와 주변을 소독하고 작은 수포는 소독거즈를 대고 반창고를 붙여 둔다. 이때 터진 막은 며칠 후 자연히 떨어진다.

❑ 운동성 근육경련

근육경련은 스포츠 현장에서 흔히 볼 수 있는 것으로 근육이 강하게 수축한 상태로써 종아리, 허벅지 뒤쪽, 발에서 주로 나타난다. 근육경련은 운동을 수행하는데 근육이 피로하다는 일종의 신호로 신체가 피로 또는 위험한 상태임을 암시하는 것이다. 근육경련의 확실한 원인과 치료 및 예방법이 규명되지 않았는데, 과도한 열, 탈수, 전해질 소실, 근육의 피로, 준비운동의 부족 등 다양한 이론이 있다. 최근에는 중추신경시스템과 근육의 상호작용에 초점이 모이고 있다. 운동이 중추신경계의 변화를 일으켜 운동뉴런에 대한 증가된 감수성으로 인해 운동성 근육경련이 일어난다는 것이다. 특히, 골격근을 자극하는 운동뉴런이 매우 흥분되고, 반복된 탈분극을 겪으면 제어되지 않는 불수의적 근육수축을 일으킨다. 예를 들면, 수영선수가 수영을 할 때 발가락을 편 상태를 유지함으로써 국부적 근육 피로를 일으켜 선수의 발에서 근육경련이 일어난다. 이는 지속적인 알파 운동뉴런 활동과 관련되며, 증가된 근방추 활동과 감소된 골지건 활동과 관련이 있다.

● 처치

운동시 경련이 일어나면 안전한 장소로 옮긴 다음, 신발을 벗기고 허벅지의 경우 발끝을 잡고 발등 쪽으로 굽히거나 경련 부위를 계속해서 마사지하는 것이 좋다. 또한 환부를 따뜻하게 하는 온열요법을 실시하는 것도 좋은 방법이다. 운동시 경련이 일어나지 않도록 반드시 준비운동을 해야 하며, 영양 섭취(전해질 균형과 탄수화물 저장량 유지)에 신경을 써야 한다. 또한 자신의 운동량과 강도를 파악한 후 무리한 운동을 삼가야 한다.

□ 테니스 엘보

테니스 엘보는 테니스 선수에게 주로 발생하기에 붙여진 이름이다. 이는 전완의 신장근이 과도하게 사용되어 근육의 조직 일부가 과도하게 신전되거나 긴장되어 발생한다. 즉, 서브에서 팔로우 쓰로우(follow-through) 또는 부적절한 백핸드로 충격이 반복될 때 손목이 과도하게 굽혀져 팔꿈치에 스트레스를 받기 때문에 일어난다.

● 처치

운동을 중지하고 안정을 취하는 것이 가장 중요하며, 주동근의 물리치료가 반드시 이루어져야 한다. 상태가 악화되면 의사의 진단에 따라 약물투입 및 수술이 이루어지는 경우도 있다. 일반인의 경우 대부분이 가정치료를 요하는 통증이 많으므로 안정과 함께 물리치료에 의한 치료가 효과적이며, 치료가 완벽하게 이루어질 때 서서히 운동을 실시하여야 재발이 없다.

□ 비출혈

비출혈(코피)은 비중격의 앞쪽에서 약 1㎝안으로 들어간 부위에서 출혈이 발생하는 것을 말한다. 이곳은 가는 모세혈관이 많다. 이 혈관이 운동할 때 갑자기 타격을 당하면 혈관이 터져서 코피가 난다. 코피는 대부분 적당한 치료에 의해서 몇 분 안에 멈추지만, 만약 몇 시간씩 출혈이 계속되었다면 수혈을 해야 하며 외과적인 치료로 혈관을 묶어주어야 할 경우도 있다.

● 처치

환자를 안정시키고 눕히거나 의자에 앉혀 머리를 약간 뒤로 젖힌다. 그리고 밖으로 흐르는 혈액은 미지근한 물이나 거즈로 닦아 내며 구강내의 혈액은 입 쪽으로 밀어서 휴지로 닦아낸다. 편안하게 구강호흡을 할 수 있도록 하며 계속되는 출혈은 지압이나 솜으로 막는다. 피가 멈추더라도 20~30분간 솜뭉치를 빼지 않는다.

□ 열과 관계된 상해

● 더위와 운동

인간은 항온동물이기 때문에 신체온도를 일정한 상태로 유지해야 한다. 만약, 일정한 상태에서 약간이라도 벗어나면, 그 결과는 심각하며 심지어는 치명적이다. 피부는 신체의 온도상태를 알리는 시상하부(온도감각기관)를 가지고 있으며, 시상하부는 내부온도에 적응하게 된다. 시상하부에는 온도변화를 받아들이는 열 감지 수용기 외에도 열손실 중추와 열 생산 중추가 있다. 열손실 중추는 시상하부 전방에 위치하고 있으며, 이 부위에 열을 가하거나 혹은 전기적으로 자극을 가하면 피부혈관확장, 땀 분비 및 호흡 증가와 같은 열을 내리게 하는 반응이 일어나 체온을 떨어뜨린다. 만약, 이 부위가 손상되면 더운 환경 속에서 체온을 조절하는 능력이 없어져 고체온증에 빠지게 된다. 반대로 열 생산 중추는 시상하부 후부에 위치하는데, 이 부위를 자극하면 피부혈관이 수축하고 떨림 및 에피네프린이 분비되어 열 생산을 증가시킬 뿐만 아니라 열손실을 억제하는 반응을 나타낸다. 이 부위가 손상되면 추운 환경에 처하더라도 체온 조절을 할 수 없게 되어 저체온증이 유발된다.

무더운 날 체온은 공기, 바람, 기온 등에 많은 영향을 받으며, 체온조절이 원활하게 이루어지지 않으면 위험 상태에 처하게 된다. 또한 운동 중에 더욱 더 체온이 증가되는데 이는 근육운동을 하는 데 많은 에너지가 공급되기 때문이다. 열이 신체의 온도를 높이게 되면, 신체는 열 생산을 억제하고 체열 손실을 증가시킨다. 체열 손실을 증가시키기 위해 피부혈관이 확장되고 땀을 흘리게 된다. 체온이 높은 경우 정상체온을 유지하기 위한 반응으로써 나타나는 열손실은 복사, 대류, 전도 등의 수동적인 열 손실과 땀을 흘리는 것과 같이 증발을 통한 능동적인 열손실을 들 수 있다. 즉, 운동으로 인해 상승된 체온을 억제하기 위한 자동조절 방법이 발한 작용이다. 피부는 많은 땀샘을 가지고 있으며, 근육이 수축할 때 땀샘은 열을 생산하고 이 열은 근육주위에 있는 작은 혈관을 통해 혈액으로 들어간다. 궁극적으로 더워진 혈액은 신체 각 부위로 옮겨져 일부는 폐를 통하여 손실되고, 대부분의 열은 피부를 통하여 손실된다. 기온이 높아도 공기가 건조하고 바람이 불 때는 땀의 기화열로 체온을 잃게 되어 오히려 체온이 일정하게 유지된다. 그러나 습기가 높고 무풍상태에서는 열 발산이 충분히 되지 않기 때문에 체온 상승이 크게 나타난다.

● 열 상해

인체는 땀의 복사, 대류 그리고 증발에 의한 열손실로 발생된 열의 균형을 유지하여 체온의 항상성을 유지한다. 운동시 상대습도가 증가할 때 땀의 증발은 열을 발산하는 근본적 수단이다. 그러나 지나친 열에 의해 열경련, 일사병, 열사병 등이 발생되는데, 그 원인과 응급조치 방법은 다음과 같이 각각 다르다.

첫째, **열경련**은 더운 날씨에 많은 양의 지속적 발한 그리고 물과 염분의 부적절한 대체로 인해 팔, 다리, 요부근육의 연축, 경련, 강직을 야기할 수도 있다. 즉각적인 응급처치는 환자를 시원하고 그늘진 곳에 쉬도록 하고, 물과 전해질을 공급하여 체온을 낮추도록 하는 것이다.

둘째, **일사병**은 머리와 뒷목덜미가 강한 햇볕에 노출됨으로써 뇌와 뇌막에 영향을 주어 발병하게 된다. 일사병은 더운 환경에서 오랫동안 있을 때 체열 발산을 위한 심한 발한으로 혈장량이 줄어들고 말초혈관의 확장으로 혈압이 말초에 모이게 되면 심장 박출량이 줄어들고 말초혈관 저항이 감소하여 결국 혈압이 떨어져 실신에 이르게 되는 것을 말한다. 체온이 올라가면서 일사병의 증상과 징후로 두통, 착란, 불안, 오한, 구토 그리고 근육경련이 동반된다. 또한 맥박이 약해지고 빨라진다. 응급처치로는 운동을 중단하고 그늘로 옮겨 발을 신체보다 높게 유지하도록 한다. 또한 찬 음료수를 마시게 하거나 얼음, 찬 수건으로 신체의 온도를 낮춘다.

셋째, **열사병**은 몸의 열을 제대로 방출시키지 못함으로써 발병되는 것이며, 특히 무더운 날 심한 운동을 무리하게 실시했을 경우 많이 발생한다. 열사병은 다른 종류의 열상해 보다 심각하며, 응급을 요하는 위험한 상태이다. 열사병은 발한이 멈춘 뒤 피부가 뜨겁고 건조해지며, 체온은 40°를 넘고, 오한을 느끼고, 분별없는 행동, 불수의적 사지운동과 급발작, 청색증 그리고 구토 등을 일으킨다. 환자는 즉시 병원으로 후송해야 한다. 구급차를 기다리는 동안 의료원은 환자를 그늘로 옮기고 환자의 옷을 모두 벗긴다. 또한 젖은 수건 혹은 얼음주머니로 환자의 열을 낮추도록 한다.

● 주의사항

더운 날에 운동을 할 때에는 특히 다음과 같은 여러 요인을 고려하여야 한다.

· 하루 중 가장 더울 때는 옥외에서의 운동을 피하며, 가능한 한 기온이 떨어지는 이른 아침이나 혹은 저녁에 하도록 한다.

- 특히 바람이 없고 습도가 높은 상황에서 운동을 계속할 때에는 운동 강도와 시간을 조절하여야 한다.
- 통풍이 잘되는 하얀색 계통의 옷을 입도록 한다.
- 모자를 착용한다.
- 운동의 강도와 시간을 고려하여 충분한 수분을 섭취한다.
- 식사 직후에는 운동을 피하는 것이 좋다. 소화되는 동안 내장에 혈류량이 집중되어 열의 발산을 원활히 하지 못하기 때문이다.
- 더운 날 운동을 할 경우 열이 미치는 효과에 대해 반드시 고려해야 한다.
- 열적응을 점차적으로 하여야 한다.

❑ 추위와 관계된 상해

● 추위와 운동

추울 때에는 열 생산을 증가시키고, 체열 손실을 억제하여야 한다. 추위를 감지하는 수용기는 피부에 분포되어 있는데, 열수용기에 비해 수가 훨씬 적다. 피부온도가 하강하면 수용기는 이것을 감지하여 시상하부에 전달한다. 시상하부는 자극을 통합하여 피하혈관을 수축시켜 체열을 보존하거나, 대사율을 증가시켜 열을 생성하는 카테콜라민, 갑상선호르몬 등의 호르몬을 생성하여 체열을 발산시킨다. 즉, 저온 환경에서의 귀, 발, 손가락 등의 온도는 혈액공급에 크게 의존하며, 열 보존을 위해 혈관이 수축하게 된다. 아주 추울 때에는 심한 혈관축소로 사지말단의 온도가 거의 주변 온도까지 내려간다.

기온이 낮은 환경에서 장시간 운동을 할 때에는 많은 땀을 분비하여 발한이 일어나게 되고, 그로 인하여 피부온도의 저하를 초래하여 오한이 발생할 수 있다. 추운 환경에 몸이 과다 노출되면 말초혈관이 수축하여 혈액에 의한 열의 운반기능이 저하되어 피부 및 근육온도가 현저하게 저하된다. 그리하여 중추신경의 흥분수준도 낮아지고 권태감, 피로감 등을 느낄 뿐만 아니라, 근경련 및 복통을 일으키기도 한다. 따라서 환경에 알맞은 운동복의 선택 및 여러 가지 대비책을 새워야 한다.

● 추위와 상해

추위로 인한 상해는 크게 저체온과 동상으로 분류할 수 있다. 열손실량이 체온생산량을 초과하는 시간이 길어져 체온이 35℃ 이하로 내려가면 혈압의 저하 등 신체기능이 저하되면서 정신기능도 영향을 받는다. 33℃ 이하로 떨어지면 말이 느려지고 손의 움직임이 부정확해지며, 사지 근육이 굳어질 뿐만 아니라 정신기능의 혼란이 발생된다. 체온이 더욱 떨어지면 무의식 상태가 되고 특별한 조치가 없다면 사망하게 된다. 저체온 상태가 심하지 않으면 따뜻한 곳으로 옮기고 따뜻한 음료를 마시도록 조치해야 한다. 그러나 저체온 상태가 심하면 병원으로 즉시 옮겨 의료적 치료를 받아야 한다.

동상은 조직 내 체액이 얼어 생기는 것으로 세포의 탈수와 파괴를 초래한다. 운동 중 동상은 피부 보온이 되지 않은 부위에서 발생된다. 동상의 초기신호는 손가락과 발가락이 따끔거리고 마비되는 현상, 또는 코와 귀가 타는 듯한 느낌 등이다. 이러한 신호를 무시하고 계속적으로 추위에 노출된다면 동상이 발생되고, 심한 경우에는 돌이킬 수 없는 조직손상이 초래된다.

이 외에 천식이 있는 환자는 운동 중 찬 공기가 기관지를 수축시킬 수 있으며, 관상동맥질환자에게는 협심증을 일으킬 수 있다. 또한 근육온도의 저하로 대사활동이 약해지고 근수축이 정상적으로 이루어지지 않아 근경련이 발생될 수 있어 충분한 준비 운동이 요구된다.

● 주의사항

영하의 온도에서 운동을 할 때, 또 다른 위험은 호흡기관의 손상과 동상 등인데, 피부에 대한 동상은 영하의 날씨에서 주로 발생되지만 호흡기관의 손상은 영하 12℃ 이하에서는 거의 발생하지 않는다. 일반적으로 전문가들은 영하 11~12℃ 이하에서는 운동을 하지 말아야 한다고 주장한다. 저온에서 운동 시 다음 내용에 주위를 한다.

- 발한을 위해 적당한 통풍이 필요하다. 증발이 쉽게 되지 않으면 의복이 젖어서 체내열의 보충이 필요한 안정 시에도 체내 열이 계속 손실된다.
- 운동 시 체내 열을 방출할 수 있고, 휴식 시 체내 열을 보존할 수 있는 직물을 의복으로 선택한다.
- 옷을 되도록 두텁게 입고 나가서 운동에 의해 체온이 상승함에 따라 하나씩 옷을 벗어 나가는 것이 좋다.
- 준비운동을 평소보다 오래 한다.
- 고령자나 고혈압이 있는 사람은 체온을 상승시킨 후 운동을 하도록 한다.
- 추운 날의 적합한 운동시간은 오전 10시에서 오후 2시 사이이다.

실습 8.1 운동 중 상해 예방*

성명____________________ 일시____________________

아래의 항목은 자신의 운동 프로그램이 어떻게 상해를 일으킬 수 있는 지를 검토하고, 그러한 위험을 제거하는 데 도움을 주도록 작성되었다.

▶ 방법

상해예방과 관련된 아래의 조치들이 자신의 운동 프로그램(그리고 생활 전반)에 포함되어 있다면 체크를 한다. 체크를 하지 않은 항목들에 대해서는 그러한 조치와 관련된 위험을 감소 혹은 제거시키기 위해 어떠한 계획을 가지고 있는지 오른쪽 빈칸에 자세히 적는다.

	예방 조치	**실행계획**
______	적합한 신발 착용	____________________
______	적당한 준비운동 실시	____________________
______	운동에 관련된 모든 근육군의 스트레치	____________________
______	목과 등 부위의 과도한 스트레칭 피함	____________________
______	척주의 신전과 회전 피함	____________________
______	과도하게 무거한 물체 들지 않기	____________________
______	갑작스런 동작 피함	____________________
______	운동에 관련된 모든 근육군의 강화와 균형	____________________
______	적절하게 설계된 훈련프로그램	____________________
______	적절한 운동빈도 적용	____________________
______	적절한 운동강도 적용	____________________
______	적절한 운동 지속시간 적용	____________________
______	적절한 운동 기술 사용	____________________
______	(런닝 시) 편평한 지면 사용	____________________
______	적절한 정리운동 포함	____________________
______	근육 혹은 관절을 도와주는 장비의 사용 (만약, 훈련을 미룰 수 없다면)	____________________

* Powers, Dodd, and Noland(2006). Total Fitness and Wellness.

제9장. 영양과 운동

학습과제

1. 영양의 섭취와 인간의 건강 사이에는 어떤 관계가 있는가?
2. 주요 영양소의 역할과 기능을 무엇인가?
3. 운동시 주요 영양소의 역할과 기능은 무엇인가?
4. 인간의 질적인 삶을 위한 영양학적인 주의사항과 건강을 위한 식사법은 무엇인가?

인간의 질적인 생활의 기본은 건강한 생활을 영위하는데 있으며, 이 건강한 생활을 위해서 결코 무시할 수 없는 것 중 하나가 바로 식생활(영양)이다. 우리의 식생활은 하루에 세 번씩 어김없이 반복하는 생활의 일부분으로써, 자칫하면 그 중요성을 망각할 수도 있다.

균형적인 영양 섭취는 인간의 생명과 관련하여 중요한 요인 중의 하나로 과거엔 영양결핍이 인간의 성장발달에 큰 악영향을 끼쳤으나, 근래엔 오히려 지나친 영양섭취로 인해 이른바 '성인병'이라 불리는 간질환, 고혈압, 심장병, 뇌졸중, 비만증, 당뇨병, 동맥경화증 등이 인간의 성장발달에 악영향을 끼치고 있다. 이로 인하여 올바른 영양섭취에 관한 지식과 운동의 역할에 관한 많은 연구가 진행되고 있다.

이에 관해서 많은 연구결과들은 대부분의 성인병이 바르지 않은 식생활이나 운동 또는 활동의 부족 등에서 그 원인을 찾을 수 있다고 보고하고 있으며, 건전한 식생활(영양)과 운동의 중요성은 날로 새롭게 인식되고 있다.

따라서 현대 사회에서 중요하게 인식되고 있는 영양과 건강의 상호 관련성에 대해 분석하고, 인체의 활동에 없어서는 안 될 탄수화물, 지방, 단백질, 무기질, 비타민, 물의 6대 영양소의 구조와 기능, 함유식품, 그리고 운동과의 관계를 알아보고자 한다. 그리고 마지막으로 우리의 일상생활에서 실천해 볼 수 있는 실질적인 식이요법의 방법을 간단히 제시하고자 한다.

1 영양과 건강

❑ 영양의 섭취와 현대 생활

우리의 식생활은 과거에 비해 양과 질적인 면에서 큰 변화를 맞이했다. 과거 우리 사회는 비교적 영양분이 떨어지는 과일, 채소, 그리고 곡식 등이 주식이었으나, 오늘날에는 기름진 음식과 가공식품, 그리고 다양한 음식 선택 등에 의해 지나친 영양을 섭취하는 경향이 있다. 사실 영양이 적당하거나 혹은 그렇지 못한 상태, 즉 부적당하거나 부족한 영양 상태는 인간 생활에 서로 상반된 영향을 끼친다. 그렇다면 이렇게 증가한 영양이 우리의 질적인 생활에 주는 효과는 어떤 것들이 있을까?

우선, 적당하고 충분한 영양섭취는 다각적인 차원에서 인간의 질적인 생활을 위하여 중요한 조건이 된다. 첫째 신체적인 차원에서, 적당한 영양은 인체의 성장·발육, 발달에 가장 근본이 되는 에너지와 각종 영양소를 제공해 준다. 이 에너지를 이용하여 신체의 활동이 이루어지고, 이 영양소를 통하여 인체 내의 신진대사가 이루어진다. 둘째 정신적인 차원에서, 적당한 영양은 인간의 두뇌 활동에 에너지를 공급한다. 이것은 인간의 인지 능력 및 정신건강에 커다란 영향을 주고 있다. 연쇄적으로, 건전한 정신은 인간을 미래 지향적으로 이끌기도 한다. 셋째 사회적인 차원에서, 충분한 영양은 인간을 여유 있게 만들뿐만 아니라 사회 활동과 대인관계도 원활하게 만든다. 반면에, 부족한 영양 섭취는 체력이나 성장 발달에 악영향을 줄뿐만 아니라 심신이 쉽게 피로해지고 무기력해지게 만들어, 사업이나 공부에 의욕을 잃게 한다. 한편, 에너지 소모량에 비해 지나친 영양섭취는 피로감, 심장질환, 비만, 당뇨병 등의 성인병을 촉진시킨다.

❑ 영양의 불균형

자동차나 기계가 움직이기 위해서 연료가 필요한 것처럼 인체도 기능을 발휘하려면 충분한 영양공급이 이루어져야 한다. 인체의 영양공급은 음식물의 섭취를 통해 가능한데, 적절한 영양섭취는 인간의 생명과 기능의 유지를 위해서 매우 중요한 요소이다. 즉, 인체는 영양섭취의 부족 또는 과다로 인해 여러 가지 영양상의 장애를 일으키게 된다.

영양의 불균형 차원에서, 먼저 영양부족은 일반적으로 식생활 습관과 소화기 장애가 원인이 되는 경우가 많은데, 이것은 인체를 쉽게 피로하게 하고, 무기력하게 해서 공부나 일에 의욕을 잃게 한다. 영양부족이 계속되면, 신체의 성장과 발달에 심각한 장애를 초래한다. 특히, 성장기의 아동층이나 청소년층에서의 영양부족은 신체의 성장과 발육·발달에 치명적인 영향을 끼친다.

반면에 1일 에너지 소모량보다 과다한 영양을 섭취하고, 이를 모두 소화하지 못하면 공급과 소비의 불균형이 초래되어 비만, 간경화, 동맥경화 등과 같은 성인병의 주원인이 되기도 한다. 특히, 현대인은 산업의 발달로 인한 생활환경의 편리와 식생활의 개선에 의해 운동량이 감소되어 비만증 발병자가 더욱 증가하고 있다.

음식물을 섭취할 때 가장 중요한 것은 우리 몸에 필요한 6대 영양소(물 포함)를 골고루 섭취하고, 섭취 열량과 소비 열량이 균형을 이룰 수 있는 식생활 습관과 함께 적절한 운동을 생활화하는 것이라 할 수 있다.

참고적으로 표 9.1은 영양의 불균형 상태로 인해 초래되는 인체의 여러 가지 기능 장애를 나타낸 것이다.

표 9.1 영양의 불균형으로 인한 주요 장애

구분 / 영양	부 족 한 경 우	과 다 한 경 우
탄수화물	발육부진, 원기 쇠약	동맥경화, 비만
지 방	발육부진, 피부 건조, 위궤양	비만, 동맥경화, 고혈압, 간염
단 백 질	발육정지, 빈혈, 저항력 감소, 부종	심장질환, 고혈압, 비만
무 기 질	뼈의 연화, 빈혈, 갑상선 질환	조직마비 현상
비 타 민	야맹증, 각기병, 성장부진, 괴혈병, 구루병, 빈혈	

❑ 운동과 영양

● 영양과 체력

우리의 운동은 영양물의 섭취에 따라 크게 영향을 받는데, 적당한 영양섭취는 생리적 기능을 원활하게 유지시켜 줌으로써 체력을 향상시킨다. 즉, 영양섭취는 조직과 혈액에 단백질, 탄수화물, 비타민 등을 정상적으로 유지시켜 줌으로써 신체의 저항력, 지구력, 그리고 피로회복 등의 능력을 향상시킨다.

● 영양과 운동

인간은 끊임없이 활동하고 있고, 활동은 생명을 의미한다. 따라서 인간의 운동에는 에너지가 필요하며, 인간은 성장, 발육 및 생활을 영위하고 유지하기 위하여 계속적으로 영양소를 섭취하여야 한다. 이 영양소의 섭취는 우리 인간의 연령, 체격, 활동 상태에 따라 다르므로 모두에게 영양에 관한 지식은 매우 중요하다.

특히, 운동선수의 영양은 훈련효과와 운동수행 능력을 향상시키는데 중요한 역할을 한다. 이를 위해선 운동이 필요로 하는 에너지원의 적절한 구성과 공급, 에너지 반응의 원활화, 피로를 수반한 신체의 물리·화학적 변화에 대한 방위력의 유지, 근육 비대에 대응한 단백질의 충분한 공급, 체지방의 과잉에 대한 고려 등이 충분히 이루어져야 한다.

2 인체에 필요한 주요 영양소

❑ 탄수화물

● 탄수화물의 구조와 종류

화학적으로 처음 밝혀진 영양소인 **탄수화물**은 식물에서 만들어지는 기본적인 영양소 중 하나이다. 탄수화물은 에너지를 공급해주는 물질로써, 탄소(C), 수소(H), 산소(O)가 다양한 형태로 결합된 유기 화합물이다. 탄수화물에는 여러 종류가 있으나 사람이 소화, 흡수하여 영양소로 이용할 수 있는 것은 몇 가지 밖에 없다. 탄수화물은 분자의 크기나 복잡성에 의해 **단당류, 이당류, 다당류**로 분류된다.

▮ 단당류

단당류에는 포도당(glucose), 과당(fructose), 갈락토스(galactose) 등이 있으며, 탄수화물이 소화, 흡수될 수 있는 최소의 단위로 단맛이 나며 물에 잘 녹는 특성이 있다. 흡수된 단당류의 대부분은 **글리코겐**의 형태로 간, 골격근 등에 저장되고, 일부는 혈액 속에 **글루코스**의 형태로 저장되었다가 필요에 따라 에너지원으로 이용된다. 그러나 간이나 근육에서 저장할 수 있는 능력이상으로 섭취하게 되면 지방의 형태로 지방세포에 저장된다.

단당류는 $C_6H_{12}O_6$의 분자식을 가지고 있으나 6개의 탄소에 결합된 산소와 수소의 배열위치에 따라서 그 구조식이 달라지고 당의 종류도 달라진다(그림 9.1).

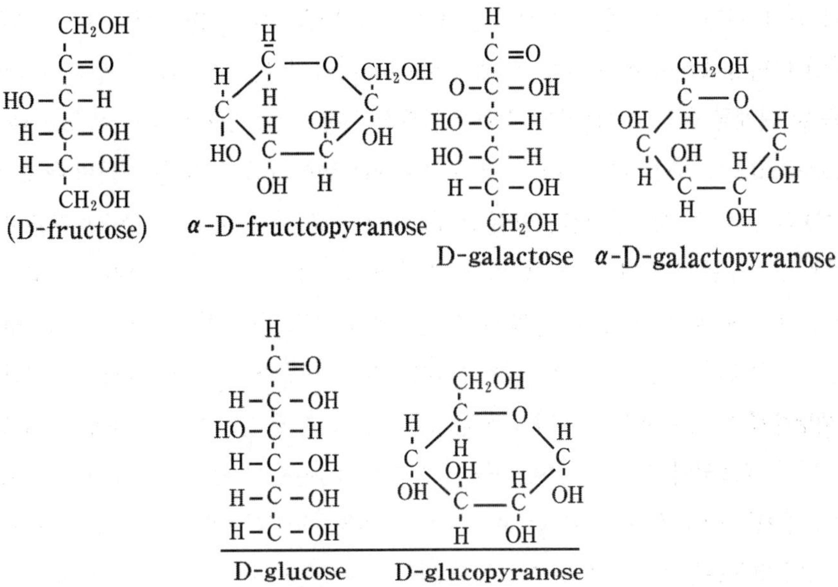

그림 9.1 단당류의 구조식

▮ 이당류

이당류는 두 분자의 단당류가 결합된 형태로써, 가수분해 되면 아래와 같이 두 분자의 단당류로 변한다. 이당류의 분자식은 $C_{12}H_{22}O_{11}$로 여기에 속하는 탄수화물은 자당(sucrose), 맥아당(maltose), 유당(lactose) 등이 있다. 자당(설탕)은 포도당과 과당으로 이루어져 있으며 식물계에 널리 분포되어 있고, 특히 사탕수수와 사탕무에 많이 포함되어 있다. 맥아당은 2분자의 포도당으로 구성되어 있으며, 그 자체로는 자연에 거의 존재하지 않고 고분자의 다당류가 소화를 통하여 분해되는 과정에서 생성된다. 또한, 유당은 유즙 내에 주로 존재하며, 소화되는 동안 포도당과 갈락토스로 분해 된다.

자 당 — 포 도 당 + 과 당
맥 아 당 — 포 도 당 + 포 도 당
유 당 — 포 도 당 + 갈 락 토 스

▮ 다당류

다당류는 자연계에 널리 분포되어 있으며, 영양 상 중요한 의미를 가지고 있다. 이것은 단당류가 10

개 이상, 보통 수천 개의 포도당이 결합되어 만들어진, 분자량이 매우 큰 물질로써, 다당류 또는 **복합 탄수화물**이라 한다. 다당류는 물을 흡수하지만 물에는 녹지 않으며, 단맛이 별로 없고, 식물에만 존재한다. 대표적인 다당류에는 전분(녹말), 덱스트린(dextrin), 글리코겐(glycogen), 섬유소 등이 있다. 우선, 전분은 곡류, 근채류의 구성성분이며 중요한 열량식품이다. 전분입자는 아밀로스(amylose)와 아밀로펙틴(amylopectin)으로 구성되어 있다. 전분은 냉수에는 변화가 없고 열을 가하면 구조가 엉성해지면서 풀과 같이 되는데, 이 현상을 **젤라틴화**(gelatinization)라고 한다. 둘째로, 덱스트린은 전분이 산이나 효소에 의해서 가수분해 되어 맥아당으로 될 때에 생기는 중간산물이다. 셋째로, 글리코겐은 동물의 간이나 신장 및 근육과 같은 곳에 저장되어 있는 탄수화물로 동물체내 에너지의 저장형태이다. 이는 전분과 같은 구성형태로 '동물성 전분'으로 불리며 체내의 혈당량이 초과되면 글리코겐의 형태로 저장되었다가 혈당수준이 낮아지거나 에너지가 필요할 때는 분해되어 쓰인다. 넷째로, 섬유소는 탄수화물 중에 가장 널리 분포되어 있는 것이며, 식물 세포막의 주성분이다. 섬유소는 물에 용해되지 않으며, 인간의 소화액 중에는 이것을 소화시키는 효소가 없어 영양 가치로는 별 쓸모가 없으나, 부피를 주는 역할을 하며 장의 **연동운동**을 촉진시켜 대장에서 일어나는 일들과 변비를 방지하는 데에 도움을 준다.

모든 탄수화물은 체내에서 흡수되기 전에 단당류인 포도당으로 분해되어 흡수된다. 전분과 글리코겐은 수많은 포도당을 가지고 있는 다당류이다. 식물은 전분형태로 당분을 저장하는 반면, 동물은 글리코겐의 형태로 간과 근육에 제한된 양의 당분을 저장하고 있다.

● 탄수화물의 저장량

신체 내에서 탄수화물은 혈당, 간 글리코겐, 근 글리코겐의 세 가지 형태로 저장되어 있다. 탄수화물 1g을 연소시키면 4kcal의 에너지가 발생된다. 이를 이용하여 체내에 저장된 세 가지 형태의 탄수화물 에너지량을 계산할 수 있다.

먼저, **혈중 저장량**은 약 5g으로 제한되어 있고, 이것은 20kcal에 해당된다. 그러나 혈당은 간 글리코겐이나 소장으로부터 흡수되는 단당류에 의해 계속적으로 보충된다. 이에 비해 **간의 저장량**은 비율적으로 볼 때, 체내에서 매우 많은 글리코겐을 축적하지만 간의 크기가 제한되어 있으므로, 약 75~100g 혹은 300~400kcal의 글리코겐을 저장하고 있다. 여기서 한 가지 눈에 띄는 사실은 글리코겐의 양이 단식으로 줄어들 수도 있으며, 탄수화물 식이로 인해 늘어날 수도 있다는 것이다. 사실 이것은 특정한 운동에 의해 큰 도움을 받으므로, 특별한 식이방법과 운동을 이용하여 간에 저장되는 글리코겐 양을 거의 두 배로 증가시킬 수 있다.

마지막으로 **근육의 저장량**은 글리코겐의 형태로 체내에 가장 많은 양이 저장되어 있다. 이는 간과 비교하여 근육이 신체의 더 많은 부분을 차지하고 있기 때문이라 할 수 있다. 저장되는 글리코겐의 양은 각 개인의 체격이나 체질이 모두 다르기 때문에 사람마다 차이가 있으나, 일반적으로 보통 사람의 근육 조직이 약 30kg이라고 가정하면 대개 250~300g의 글리코겐이 저장되어, 1,000~1,200kcal의 에너지를 낼 수 있다. 이것 역시 그 양을 간 글리코겐과 마찬가지로 특별한 식이와 운동으로 증가시킬 수도, 감소시킬 수도 있다.

결론적으로, 사람에 따라 다소간의 차이는 있을 수 있지만 일반적으로 우리의 신체에 저장할 수 있는 글리코겐의 양은 약 1,500~1,600kcal가 되는 것이다. 그러나 이 수치는 항상 같을 순 없고, 하루 동안 완전히 단식하면 급격히 감소되기도 한다.

● 탄수화물의 주요 기능

▮ 에너지 급원

탄수화물의 주요 기능은 운동에 필요한 에너지를 즉시 공급하는 것으로써, 탄수화물 1g이 연소되면 4kcal의 에너지가 발생한다. 이는 인체의 세포 내에서 일련의 생화학적 작용이 일어나 포도당을 **가수분해**하여 생기는 물, 이산화탄소, 에너지가 만들어지는 과정에서 발생한다. 운동을 위해 필요한 에너지의 주된 탄수화물 공급원은 근육 내에 글리코겐의 형태로 저장되어 있다. 운동을 하는 동안 근 글리코겐이 사용됨에 따라, 혈당이 근육으로 들어가 글리코겐의 저장을 재보충 시켜준다. 그런 후 혈당의 수준을 유지시키기 위해 간에서는 포도당을 내보낸다. 혈당의 항상성은 체내에서 일어나는 모든 반응들에 영향을 미치는 것이기 때문에 혈당은 항상 0.1mg% 전후로 유지할 수 있도록 조절된다.

탄수화물은 소화흡수율이 98%로써 섭취된 탄수화물은 거의 대부분이 체내에서 이용된다. 섭취에서 소비까지의 시간이 짧아, 계속적인 운동을 위해서는 정기적으로 탄수화물을 공급해 주어야 한다.

▮ 단백질 절약작용

지방이나 단백질로부터 포도당이 생성되는 과정을 **당원신생**(gluconeogenesis)이라 하는데, 이는 장시간의 지구성 운동을 할 경우에 체내에 저장된 탄수화물의 저장량이 고갈되었음에도 불구하고, 운동을 계속할 수 있도록 에너지를 제공해 주는 과정이다. 당원신생 과정은 순간적으로 단백질(특히, 근육 단백질)을 많이 감소시키는 작용을 하게 된다. 극단적인 경우, 이 과정에 의해 제지방 조직이 눈에 띄게 감소되고, 또한 단백질 분해의 부산물인 질소함유 물질을 많이 생성시킴으로써 신장에서의 배설 기능에 부담을 주기도 한다. 그러므로 충분한 탄수화물 섭취와 이용은 조직의 단백질을 유지하고 보호하는 데 도움을 준다.

▮ 지방대사의 조절

장시간 지구성 운동을 하거나 일을 하는 경우에는 체내에 저장되어 있는 탄수화물이 고갈되어 혈당의 항상성이 유지되지 못하는 경우가 발생한다. 이때엔 혈당의 항상성을 유지하기 위해 탄수화물은 에너지원으로 거의 사용되지 않는 대신 지방이 사용된다.

지방은 **β-산화 과정**을 통해서 아세틸 보조효소(acetyl-CoA)로 분해된 후 크렙스 사이클로 들어가 oxaloacetate와 결합하여 일련의 화학반응 단계를 거쳐 완전 산화가 되면서 에너지를 발생한다. 기아상태나 장시간 지구성 운동 시 및 저탄수화물 식이 등으로 인하여 글리코겐이 고갈될 경우 에너지원으로써 탄수화물보다 지방이 차지하는 비율이 매우 크게 된다. 이때 지방의 산화과정에서 생성된 아세틸 보조효소의 양이 그것과 결합할 수 있는 oxaloacetate의 양을 초과하게 되면서 지방이 불완전하게 산화된다. 불완전하게 산화된 여분의 아세틸 보조효소는 그들끼리 중합을 하므로 **케톤체**(ketone body)를 형성하게 된다. 즉, 지방산 대사의 부산물인 케톤체가 다량으로 발생하게 된다. 뇌는 포도당 이외에도 케톤체를 에너지원으로 사용할 수 있지만 인슐린 부족으로 인한 반복적인 케톤체의 생성은 pH를 떨어뜨려서 혈액을 산성화시키고 심하면 혼수상태를 초래할 수 있는 케토시스(ketosis)를 유발시킬 수 있다. 한편, 인슐린은 지방대사에도 관여하여 지방세포의 저장 중성지방으로부터 지방산의 방출을 억제하게 되는데 인슐린이 나오지 않을 정도의 저탄수화물 섭취와 함께 지방을 과다하게 섭취하게 되면 호르몬감수성 지질가수분해효소(HSL, hormone sensitive lipase)의 작용으로 혈중에 중성지방과 콜레스테롤 수치가 높아져 식후 고지혈증에 의한 동맥경화증이 가속화될 수 있다. 최근 젊은층을 중심으로 급속히 확산되는 저탄수화물 고지방식이의 식단은 지방섭취를 70% 이상 늘리고 탄수화물의 섭취를 10% 미만으로 줄이는 것이다. 정제된 탄수화물의 과다섭취는 분명 비만의 주원인이지만 적절한 복합탄수화물의 섭취마저 제한하는 것은 바람직하지 않다. 체중감량을 위해 중요한 것은 칼로리 적자 상태를 유지하는 것이며, 무엇보다 한쪽에 치우친 식단의 경우 장기간 지속되면 신체에 영양 불균형을 초래해 건강을 해칠 수 있다.

▮ 필수영양소로서의 탄수화물

탄수화물은 중추신경계의 원활한 활동을 위해 필수적인 물질이다. 중추신경계는 활동에 필요한 에너지를 위해 혈중 포도당만을 이용한다. 그러나 장시간의 운동이나 지나치게 제한된 탄수화물 식이를 하게 되면 체내에 탄수화물의 저장량이 고갈되어 혈당치마저 감소하게 된다. 이로 인하여 저혈당증이 발생하면 중추신경계는 필요한 양의 포도당을 흡수할 수 없게 되므로 원활한 신경 및 뇌 활동이 일어나지 못해 무기력, 현기증 및 허기와 같은 증후를 나타내게 되며, 결과적으로, 이러한 상태는 운동수행능력에 있어 큰 장애로 작용하게 된다.

기아나 저탄수화물 식이가 지속되면 중추신경계에서도 대사적 적응이 일어나 일정시간 동안 에너지원으로서 지방의 분해 산물인 케톤체를 이용하기도 한다. 그러나 장기적인 저혈당증은 회복 불가능한 뇌손상을 일으킬 수 있으므로, 즉시 탄수화물을 보충해야 한다. 그러므로 탄수화물은 1일 60~100g의 섭취가 필요한 필수영양소이다.

▮ 섬유소의 공급원

과거엔 영양상 그 가치를 거의 인정받지 못했던 복합탄수화물이 현재에 들어선 건강식의 가장 중요한 성분 중의 하나로 꼽히고 있다. 이것은 복합탄수화물이 많은 비타민과 무기질을 가지고 있을 뿐만 아니라 많은 섬유소를 함유하고 있는 중요한 공급원이기 때문이다. 이러한 복합탄수화물은 단순탄수화물보다 저칼로리를 가지고 있어 체중조절에 유리한 역할을 담당하고 있다. 즉, 적정량의 섬유소는 인체의 연동운동을 촉진시켜 변비를 비롯한 장에서 발생하는 여러 가지 문제들을 방지하는데 효과가 있고, 암, 비만, 고지혈증, 당뇨 등의 예방에 효과가 있다.

▮ 중추신경계의 연료

당질은 중추신경계가 적절한 기능을 이행할 수 있게 하는 역할을 담당한다. 정상적인 상태에서의 뇌는 전적으로 포도당을 연료로 사용하지만, 포도당의 저장고가 없기 때문에 혈중 포도당이 신경조직에 의해 사용되는 에너지원으로 중요한 역할을 한다. 그러므로 혈당은 항상 정상범위 내에서 조절되어야 한다.

● 탄수화물의 필요량

일반적으로 1일 에너지 소비량의 산출은 기초대사량, 수면시간, 각종 활동 중 에너지 소비량과 활동시간을 기준으로 하고, 성별, 연령별에 따라 차이를 두어 산출하게 된다. 탄수화물의 필요량은 성별, 연령별, 활동량, 식생활 습관 등에 따라서 약간의 차이를 보이지만 일반적으로 우리나라 성인의 경우에는 1일 총열량의 55~65% 내외를 탄수화물에서 섭취하도록 하는 것이 이상적이다. 참고로, 일본과 중국의 최소 탄수화물 범위는 50%이며, 미국의 경우 45%를 권장함으로써 탄수화물 섭취를 조금 줄일 필요도 있다. 그러나 탄수화물의 섭취가 부족하면 체내의 에너지 대사에 장애가 발생하여 여러 가지 부작용이 생길 수 있으므로, 이러한 장애를 막기 위해서는 최소 60~100g의 탄수화물 섭취가 매일 이루어져야 하는데, 가능한 단당류의 섭취보다는 다당류의 섭취가 바람직하다.

하루 정도의 금식은 신체의 정상적인 당질 저장량을 고갈케 하는 반기아 상태로 간주될 수 있다. 예를 들어 24시간의 금식을 한다면, 간과 근육의 글리코겐이 거의 다 고갈될 수 있다. 만약 반 기아 상태가 계속된다면 생물적인 일의 원동력이 되는 연료는 대부분 지방으로부터 얻어지거나, 근육조직을 분해하여 얻은 단백질로부터 얻어지게 될 것이다. 이러한 대사 장애를 방지하기 위해 탄수화물의 섭취는 반드시 필요하다고 할 수 있다.

● 주요 함유식품

탄수화물은 대부분 식물성 식품으로부터 공급된다. 곡류는 전분과 섬유소를 다량 포함하고 있는 대표적인 식품이며, 우리나라의 주된 곡류는 쌀이고, 과일이나 채소류는 섬유소의 좋은 급원으로써, 특히 과일에는 단당류가 많이 함유되어 있다. 탄수화물은 4가지 기초 식품군 중에서 곡류군과 과일・야채군에 주로 함유되어 있고, 상대적으로 어육류군과 우유군에는 소량의 탄수화물이 함유되어 있다. 아래의 표 9.2에는 곡류군과 과일・야채군에서 탄수화물이 많이 함유되어 있는 식품을 나열하였다.

표 9.2 주요 탄수화물 함유식품

곡 류 군	쌀, 보리, 국수, 라면, 빵, 스파게티, 시리얼, 크래커, 비스킷
과일・야채군	사과, 배 옥수수, 콩, 체리, 오렌지, 복숭아, 딸기, 자두, 파인애플, 바나나, 수박, 참외, 토마토, 감자, 고구마, 배추

● 운동과 탄수화물

체내에서 주요 에너지원으로 사용되는 탄수화물은 강도가 낮은 운동에선 비교적 이용률이 낮으나, 강도가 높은 운동에서 근육 내에 글리코겐 형태로 저장된 탄수화물의 이용률이 급속히 증가한다. 특히, 극도로 격렬한 운동을 할 때는 필요한 에너지의 대부분이 근육 속에 이미 저장되어 있는 글리코겐으로부터 공급되며, 혈중 글루코스는 운동 중인 근육이 사용하는 총에너지의 30~40%를 공급한다. 운동의 초기단계에 근육으로의 혈중 글루코스 유입은 급격히 증가하며, 그 후엔 운동이 지속됨에 따라 점진적인 증가를 보인다. 운동개시 후 4분까지 글루코스의 유입은 운동 강도에 따라 휴식시의 7배에서 20배까지 증가한다. 강한 운동 시 탄수화물의 연료 기여도가 증가하는 이유는 근으로써의 산소공급이 산소 요구량에 비해 불충분할 때 에너지를 공급할 수 있는 유일한 영양소가 탄수화물이기 때문이라고 할 수 있다.

휴식 시부터 최대하 운동 시까지 거의 모든 에너지는 활동근에 저장된 글리코겐으로부터 공급된다. 20여분 정도의 지속적인 운동시 에너지 요구량의 약 40~50%는 간 및 근글리코겐으로부터 공급되며, 나머지 에너지 요구량은 지방분해에 의해 충당된다. 그러나 운동이 지속됨에 따라 글리코겐 저장량이 감소하게 되면, 점차 더욱 큰 비율의 에너지가 지방 대사를 통해 공급된다. 결국, 간으로부터의 글루코스 방출이 근육의 글루코스 사용량을 충당하지 못하게 되고, 혈중 글루코스 농도는 서서히 떨어지기 시작한다. 실제로 순환 글루코스 수준은 90분간의 지속적인 운동 후엔 심한 저혈당 수준(45mg% 이하)으로 떨어진다.

최대산소 섭취량의 75% 이상의 강도로 1시간 이상 지속되는 경기를 할 때는 경기 전날 혹은 트레이닝 기간 중에 고탄수화물 식사가 바람직하다는 연구결과가 있다. 고탄수화물 식사는 음식물의 약 10%를 지방, 7~10%를 단백질, 나머지는 탄수화물로 섭취하는 것이 이상적이라는 것이다. 일반적으로, 균형적인 식이와 충분한 휴식을 취한 사람은 단시간의 격렬하고 강도 높은 운동을 위한 충분한 근 글리코겐을 이미 저장하고 있다. 그러므로 이러한 운동을 하는 사람들에게 있어서 고탄수화물 식사를 통한 근글리코겐의 저장은 필요치 않음을 알 수 있다.

❑ 지방

● 지방의 구조와 분류

지방은 물에 녹지 않는 유기화합물로써, 주로 탄소와 수소로 구성되어 있으며, 약간의 산소도 포함하고 있다. 구성요소는 탄수화물과 유사하나 이 원자들의 수와 배열에 있어서 차이가 있다. 즉, 탄수화물은 탄소와 수소의 수가 같고 지방은 탄소 보다 수소의 수가 더 많다. 대체로 지방은 고체와 액체 형태의 다양한 복합체들로 체내에 존재한다. 체내에서 발견되는 지방은 크게 **중성지방, 스테로이드, 인지질**의 세 가지로 구성되어 있다. 이 3가지 지방 중 가장 중요한 것은 우리가 식품에서 주로 섭취할 수 있는 중성지방이며 이 지방은 체내에 저장된다.

중성 지방은 **글리세롤** 1분자에 **지방산** 3분자가 결합되어 있는 형태로, 지방산의 화학구조 변화에 따라 물리적 성질이 달라진다. 이러한 중성지방이 체내에서 에너지원으로 사용되기 위해선 글리세롤과 지방산으로 분리되어야 하며, 글리세롤보다는 지방산이 분해되어 에너지를 발생시킨다(그림 9.2).

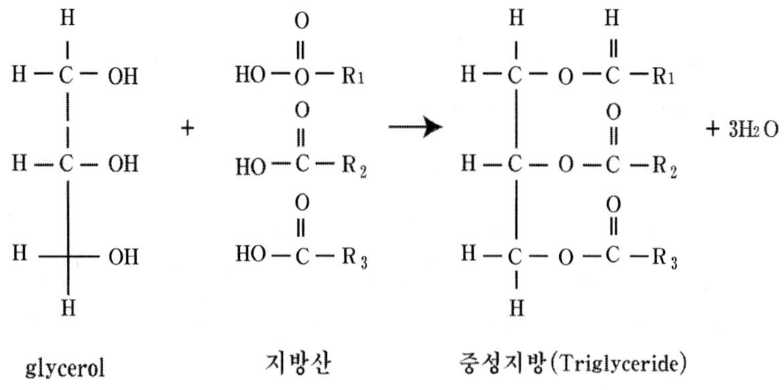

그림 9.2 중성지방의 구조식

지방을 구성하는 성분인 지방산은 **포화지방산**과 **불포화지방산**으로 분류되는데, 그것의 분류기준은 분자 내에 2중 결합의 유무(有無)로 판단하여, 지방산 분자 내에 2중 결합을 갖지 않는 것을 포화지방산, 2중 결합을 가지고 있는 것을 불포화지방산이라고 한다(그림 9.3).

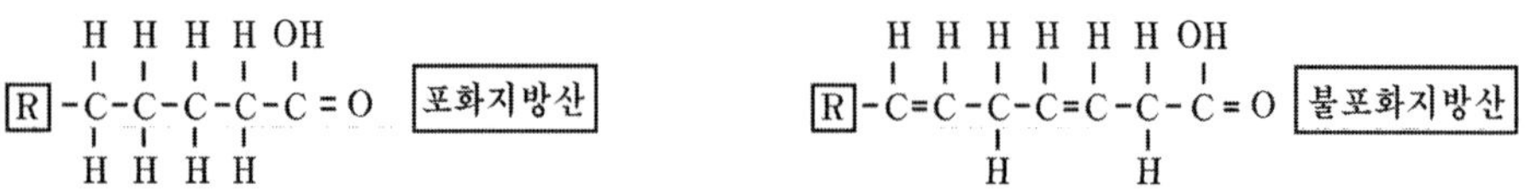

그림 9.3 포화지방산과 불포화지방산

실제로 포화지방을 다량으로 섭취하면 혈관 벽에 콜레스테롤이 붙어서 동맥경화나 관상 심장질환을 유발할 수 있으므로 주의해야 한다. 또한 불포화지방산은 1개의 2중 결합이 2개의 수소이온을 흡수할 수 있는 **단일 불포화지방산**과 2개 이상의 2중 결합이 4개 이상의 수소 이온을 흡수할 수 있는 **다중 불포화지방산**으로 구분할 수 있다. 일반적으로 불포화도가 높을수록 지방산의 융해점이 낮기 때문에, 음식물에서의 포화지방산은 고체로, 불포화지방산은 액체로 되어 있다.

이 모든 지방산에는 신체의 성장 유지 및 여러 생리적 과정의 정상적인 기능 수행에 반드시 필요한 **필수지방산**(essential fatty acid)이 존재한다. 인체가 필요로 하는 필수지방산은 linoleic acid, linolenic acid, arachidonic acid 등이 있다. 이들은 체내에서 충분한 양이 합성되지 못하므로 반드시 식사를 통해서 섭취해야 하는 지방산이다.

● 지방의 주요 기능

▮ 에너지 공급과 저장

식이지방은 고농축된 형태의 에너지 공급원으로써 매우 중요하다. 지방은 1g당 9kcal의 열량을 발생시키므로 적은 양으로도 탄수화물이나 단백질(1g당 4kcal)의 열량보다 2배 이상의 열량을 낼 수 있다. 또한 소비되고 남은 에너지는 거의 대부분 피하지방세포에 저장된다. 이러한 기제(mechanism)에 의해 비만이 발생한다. 인체의 지방량은 성별에 따라 다소의 차이가 있다. 남성은 체중의 약 15%이고, 여성은 약 25% 정도로 인체에 지방이 분포한다. 결국 체중이 70㎏인 남성의 경우는 탄수화물로 저장된 에너지가 약 2,000kcal이고, 지방으로 저장된 에너지가 약 100,000kcal이므로, 남성이 마라톤 경기를 할 때, 탄수화물은 1.6시간, 지방은 119시간을 달릴 수 있는 에너지를 가지고 있음을 알 수 있다. 따라서 이런 측면에서는 지방이 가장 이상적인 에너지원의 형태라고 할 수 있다.

▮ 신체기관의 보호 작용

지방은 인체의 생명유지에 필수적 기관들인 심장, 간, 신장, 췌장, 뇌 및 척추 등을 외부의 압력으로부터 보호하는 역할을 담당한다. 신체를 보호하는데 필요한 지방량은 체중의 약 4%정도로써, 이러한 지방층은 장기간의 반 기아상태에서도 거의 감소하지 않는다. 그러나 과도한 체지방은 건강상의 여러 가지 문제점을 야기하는 요인이 되기도 하므로 주의해야 한다.

▮ 지용성 비타민 흡수 및 운반

식이지방은 **지용성 비타민**(A, D, E, K)의 운반과 이동을 위해 필수적이며, 이를 위해 매일 약 20g 섭취하여야 한다. 따라서 잘못된 식이요법의 실천으로 음식을 섭취할 때, 지방을 완전히 제거하거나 충분한 양을 공급받지 못하면, 지용성 비타민의 흡수와 운반에 장애가 생기므로 지용성 비타민의 결핍증을 발생시킬 수 있다.

체지방은 위의 기능 이외에도 세포막, 호르몬, 소화분비액 등의 체지방 조직의 구성성분이 되기도 하고, 외부와의 절연체 역할을 하여 신체 온도를 유지시켜 주며, 적은 양의 식사를 한 후에도 포만감을 느끼게 하여 허기를 억제해 주는 효과가 있다. 또한 불포화지방은 콜레스테롤 대사를 조절하는 작용을 하여 혈액 내의 콜레스테롤 량을 저하시키는 역할도 한다.

● 지방의 필요량

개인의 건강을 위해서 적당한 지방섭취가 필수적인 것은 사실이다. 그렇지만 최근 우리나라 국민의 소득 증대와 함께 지나친 지방섭취로 인하여 성인병의 발병률이 높아지고 있다고 많은 연구에서 보고하고 있다.

성인의 식이에서 지방함량을 15~30% 정도로 조절하고 콜레스테롤 섭취를 하루에 300mg 이내로 제한하는 것이 건강에 유익하다. 또한 총 섭취칼로리 중 약 2% 정도를 필수 지방산(linoleic acid)으로 섭취할 것을 권장하고 있다. 뿐만 아니라 포화지방산과 불포화지방산의 비율도 고려되어야 하는데, 영양학자들은 대체로 포화지방산과 불포화지방산의 비율이 1:1~1:2가 되도록 권장하고 있다. 그 이유로는 지방 섭취량이 적은 경우엔 여러 가지 체내 대사에 이상을 초래할 위험이 있기 때문이다.

● 주요 함유식품

동물성 식품은 지방의 우수한 공급원이 된다. 이것은 특히, 소고기, 돼지고기와 같은 육류, 버터나 마가린 등과 같은 정제된 유지류에 많이 함유되어 있다. 일반적으로 동물성 지방은 포화지방을 포함하고 있으며, 다량의 섭취 시 동맥경화나 관상심장질환을 유발시킬 수 있으며 식물성 지방은 불포화지방산으로써 인체 내에서 매우 중요한 역할을 담당하고 있다(표 9.3)

● 운동과 지방

우리가 운동을 할 때 반드시 필요한 지방의 섭취량은 학자들 간에 다소 이견을 보인다. 그러나 일반적으로 훈련효과를 얻기 위해 고도의 연습을 계속할 경우, 지방의 양은 적어도 총열량의 25~30% 정도의 에너지를 공급할 수 있는 정도여야 한다. 지방조직에서 중성지방으로부터 유리되어 **유리지방산**(FFA)으로서 근조직에 전달되는 지방산과 근세포 자체에 저장된 중성지방은 운동 시 에너지 요구량의 대부분을 공급한다. 대체로 약 20~30분간의 중간강도 정도의 운동 시에는 탄수화물과 지방으로부터 거의 비슷한 정도의 에너지를 얻게 되지만, 운동이 한 시간이나 그 이상 지속되면서, 탄수화물 저장량이 고갈될 때 에너지원으로서의 지방이용량은 점차 증가하게 된다.

장시간 운동 중 지방(주로 유리지방산)은 총에너지 요구량의 거의 80%를 공급하게 된다. 이는 운동이 지속됨에 따라 혈당이 약간 감소하고, 또한 췌장으로부터의 **인슐린** 분비가 감소하는 반면 **글루카곤**의 분비가 증가하기 때문이다. 지방은 운동 초기 1시간 동안 약 50%의 에너지를 담당하며, 3시간까지 지속되면 총에너지 요구량의 70%정도를 담당하게 된다.

정기적인 운동은 혈중 중성지방, **총콜레스테롤**, 그리고 **저밀도지단백**(LDL) **콜레스테롤** 수준을 막아 낮추어 주고 **고밀도지단백**(HDL) **콜레스테롤** 수준은 높여줌으로써 동맥경화와 그로 인한 관상동맥성 심장질환(CHD)의 위험을 막아 준다. 또한 유산소성 지구력 훈련은 운동으로 인한 젖산 축적률의 감소와 미토콘드리아의 증대, 미토콘드리아 내 지질이용에 관여하는 효소활성도의 증대를 가져오며, 그것을 통해 지질 동원과 이용능력을 향상시킨다. 따라서 장시간의 지구성 운동 중 체내 양적으로 제한된 탄수화물 대신 지질을 에너지원으로 보다 많이 이용하는 탄수화물 절약효과를 기대할 수 있으며, 이는 지구력 향상의 주된 원인이 된다.

표 9.3 주요 지방 함유식품

어 육 류	소고기, 돼지고기, 닭고기, 양고기, 베이컨, 소시지, 생선, 계란, 햄버거
유 제 품 류	우유, 치즈, 크림, 아이스크림, 요구르트
콩류, 견과류	강낭콩, 땅콩
유 지 류	버터, 라드, 마가린, 옥수수 기름, 샐러드 드레싱

□ 단백질

● 단백질의 구조

단백질은 탄수화물과 지방의 구성요소인 탄소, 수소, 산소의 3가지 요소에 질소를 하나 더 포함하고 있는 화학구조물이다. 이러한 4개의 원소들이 수많은 다른 구조로 결합되어, 그것의 분자 구조는 매우 복잡하고 다양하다. 단백질은 황을 구조요소로 가질 수도 있으며, 어떤 경우는 철분, 인, 요오드 등의 무기질로 구성되기도 한다. 단백질은 탄수화물이나 지방과는 달리 약 16%의 질소를 가지고 있는 것이 큰 특징이다. 단백질의 분자는 매우 크고, 분자량은 약 35,000에서 수백만에 이르기까지 차이가 있다. 단백질 분자의 가장 기본적인 조성 물질을 **아미노산**이라고 하는데, 1개의 **카르복시기**(carboxyl group :- COOH)와 1개의 **아미노기**(amino group :- NH_2)로 이루어져 있다. 카르복시기와 아미노기는 **펩티드 결합**(peptid bond)에 의해 단백질을 만든다. **펩티드 결합**이란 '한 아미노산의 카르복시기와 다른 아미노산의 아미노기가 물 1분자를 내놓으면서 결합되는 현상'을 말한다(그림 9.4).

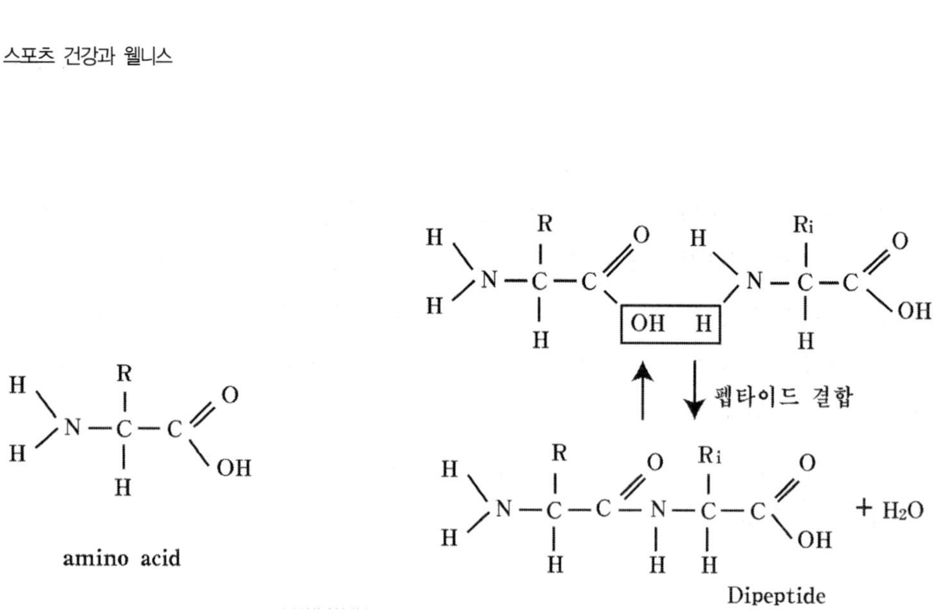

그림 9.4 아미노산과 펩티드 결합

사람의 몸에는 22개의 아미노산이 있으며, 이러한 아미노산들은 인체 내에서 다른 아미노산으로 합성되기도 하고, 단백질 분자의 크기나 복잡성에 따라 8~18종류의 아미노산들이 모여 신체의 기능과 구조에 필요한 다양한 단백질의 형태가 되기도 한다. 단백질은 식물성 식품과 동물성 식품 두 곳 모두에 함유되어 있다. 인간은 이러한 두 가지 급원을 통해 아미노산을 얻는다.

● 주요기능

▮ 체조직의 형성

단백질은 신체조직을 형성하는데 필수적인 물질로써 체내의 유기화합물 중 가장 많은 양을 차지하고 있으며, 특히 연조직에 다량으로 포함되어 있다. 이것은 신체 내 모든 세포에서 발견되며 세포 및 신체조직의 형성, 성장, 유지에 매우 중요한 역할을 수행하며, 세포 내의 핵에 존재하면서 유전적 특성을 전달하고, 단백질 합성을 유지하는데 필수적인 역할을 한다. 또한 우리 조직의 계속적인 교체와 밀접한 관련을 가진다.

성인에게 단백질은 세포의 수명이 다해 분해된 조직을 보수하는데 사용되므로 1일 단백질 필요량은 크게 많지 않다. 그러나 유아와 어린이 같이 급속한 성장기에 놓여진 사람은 신체조직의 성장이 매우 빠르고 세포조직이 증가되므로, 섭취한 단백질의 1/3 이상이 조직의 **동화작용**(anabolism)에 사용되며, 그 나머지는 수명이 다된 세포의 보수 및 교체에 사용된다. 특히 어린이의 성장 대사에서 류신(leucine), 리신(lysine), 발린(valine) 등의 단백질은 그 필요량과 중요성이 더욱 강조된다.

▮ 효소, 호르몬, 항체의 구성

단백질은 인체의 생리적 기능에 필요한 효소와 호르몬(갑상선 호르몬, 인슐린, 아드레날린 등)의 구성성분이다. 인체 내에는 약 2,000개 정도의 효소가 있어서 이것들이 소화와 대사를 돕는다. 특히, 탄수화물, 지방, 단백질 등의 대사 조절에 결정적인 영향을 주고 있다.

항체는 여러 가지 항원으로부터 인체를 방어하려는 목적으로 만들어지는 단백질이다. 항원에 대한 항체의 방어 작용을 면역이라고 하며, 식이 단백질이 부족할 경우에 체내에서 항체의 생성이 순조롭게 이루어지지 않아, 감염성 질병에 대한 저항력이 약화된다.

▮ 체액의 균형 유지

단백질은 세포 내외의 체액 조절에 영향을 끼친다. 또한 **삼투압**에 영향을 주어 세포막을 통한 액체의 이동에 관여한다. 따라서 단백질 섭취가 부족하면 혈중 단백질 농도가 낮아져, 혈액내의 물이 조직으로 이동하고 그 결과 부종이 나타난다.

▮ 산 · 염기의 균형 유지

단백질은 인체 내에서 산과 염기의 역할을 모두 수행 할 수 있는 능력이 있으므로, 인체 내의 **산 · 염기 균형**을 정상적으로 유지시켜 준다. 즉, 이러한 조절작용은 단백질을 이루고 있는 카르복시기와 아미노기에 의해 이루어지는데, 카르복시기는 염기가 많을 때 산기가 되면서 중화되고, 아미노기는 산이 많을 때 염기가 되면서 중화해 준다.

▮ 영양소의 운반

단백질은 여러 영양소와 결합하여, 영양소를 필요로 하는 세포로 운반해 준다. 즉, **수용성 지단백**(lipoprotein)으로서 혈액 내에서 지질의 운반을 도와주고, 헤모글로빈으로 산소를 운반한다.

▮ 에너지원

단백질은 인간의 주요 에너지원은 아니지만, 1g당 4kcal의 열량을 내기 때문에 에너지원으로 활용할 수 있다. 구체적인 예를 들면, 탄수화물이나 지방이 충분하게 섭취되지 않아, 운동에 필요한 에너지 공급을 할 수 없을 때, 에너지로 사용된다. 그러나 이런 상황에서 단백질을 에너지원으로 사용하는 경우에는 운동에 관여하는 근육으로부터 알라닌의 손실을 야기한다. 그러므로 근육을 유지하려면 식이로부터 충분한 탄수화물과 지방 칼로리를 섭취하고 단백질을 절약해야 한다. 단백질에서 얻은 에너지는 기아상태나 장시간 운동시 총에너지의 약 10%에 해당되는 양이다.

● 단백질의 필요량

정상 성인의 1일 단백질 권장량은 총칼로리 섭취량의 7~20%이며, 체중 1kg당 최소 0.8~1g을 권장하고 있으나 근비대나 근력 강화를 원하는 선수들의 경우 체중당 최대 2~2.5g까지 섭취하기도 한다. 즉, 신체활동 수준에 따라서 필요량이 달라진다. 연령에 따라서도 단백질 필요량은 매우 큰 차이가 있어 성장률이 가장 높은 아동들이나 임신 수유기의 사람에게는 많은 양의 단백질이 요구되지만, 노년기에 다량의 단백질은 오히려 건강상에 문제를 초래하게 된다.

● 주요 함유식품

대부분의 식품은 조금씩 단백질을 함유하고 있다(표 9.4). 단백질은 크게 동물성 단백질과 식물성 단백질로 나눌 수 있는데, 동물성 단백질은 육류, 사육조류, 생선류, 유제품 등으로 다량의 단백질을 함유한 질 좋은 완전 단백질 식품들이다. 반면에 식물성 단백질은 동물성 단백질에 비해 저렴한 가격으로 많은 양의 단백질을 공급한다. 특히, 콩류와 견과류는 양질의 단백질이 함유되어 있어 훌륭한 식물성 단백질 급원이며, 곡류의 단백질도 함량이 많진 않아도 식사에서 많은 양을 섭취하게 되므로 중요한 급원이 된다. 이외에도 과실이나 채소에 적은 양의 단백질이 들어 있다. 대부분의 식물성 단백질은 필수아미노산이 부족하여 완전단백질이 되지 못하지만, 다른 종류를 함께 섭취해 줌으로써 보완해 줄 수 있다.

표 9.4 주요 단백질 함유식품

식물성 단백질	검정콩, 완두콩, 강낭콩, 호두, 밤 등의 견과류, 두유, 두부, 인조고기
동물성 단백질	쇠고기, 돼지고기, 닭고기, 어패류, 달걀, 우유, 치즈, 요구르트

● 운동과 단백질

▮ 고단백식

어떤 실험연구에서 장시간의 격렬한 운동을 하루에 2~3시간 정도 행할 경우 일주일 후에는 혈색소가 급격히 감소하여 운동성 빈혈을 일으킨다는 보고가 있다. 이것은 운동으로 인하여 단백질의 이화작용이 현저히 증가한 현상으로 해석된다. 이 경우에는 양질의 고단백질을 섭취해 주고, 충분한 휴식을 취해주면 운동성 빈혈이 회복되고, 단백질의 체내축적이 촉진되어 근육 및 타조직의 비대, 증식이 나타나 결국 운동능력이 향상된다. 또한 고단백식은 중추신경계의 흥분성을 높이고 조건반사작용을 강하게 하는 특성이 있으므로, 빨리 반응할 수 있고, 단시간 최대의 힘을 집중하는 능력을 기르는데 유리한 식이요법으로 알려져 있다. 그러므로 운동선수가 강화훈련을 행하여 큰 단련효과를 얻기 위해서는 몸무게 1kg 당 1일 2~2.5g 정도 양질의 고단백질을 섭취해줄 필요가 있다.

이때, 동물성 단백질과 식물성 단백질의 비율은 전체 단백질의 60% 이상을 동물성 단백질로 섭취해 주고, 식물성 단백질은 되도록 많은 종류를 섭취할 수 있도록 장려해야 한다.

▮ 운동선수와 단백질

트레이닝에 의한 근육 비대, 그리고 운동성 빈혈을 예방하는 데에 단백질은 매우 중요한 역할을 한다. 특히, 운동선수의 경우에는 일반인보다 더 많은 단백질의 섭취가 필요하다. 그 이유는 첫째, 운동선수는 근육의 양이 일반인보다 많다. 둘째, 훈련 초기 단계에서는 골격근의 단백질 함량이 많아진다. 셋째, 운동 중 필요한 에너지를 충당하는데 단백질이 매우 필요하다.

선수가 필요로 하는 1일 단백질의 양은 체중 1kg 당 1~2g 정도로서 하루 총열량의 15~21%를 단백질로 섭취하는 것이 적당하다. 예를 들면, 체중이 70kg인 사람의 경우 1일 단백질 섭취량은 140g(560kcal), 총 섭취에너지는 3500kcal가 된다.

즉, 단백질 분해는 지구성운동이나 중량저항 운동시에 증가한다. 단백질 분해의 증가는 체내 탄수화물과 에너지 저장량이 낮을 때 더욱 촉진된다. 이러한 현상은 탄수화물이 근단백질을 유지하는데 도움을 주기 때문에 강한 훈련기의 선수들에게 있어 고탄수화물의 섭취와 적정 열량의 섭취가 매우 중요함을 깨우쳐 준다.

❑ 비타민

비타민은 탄수화물, 지방, 단백질과는 달리 세포 안에서 소량으로 다양한 대사기능을 수행하는 필수적인 유기화합물이다. 모든 비타민의 구성성분은 탄소이며, 그 필요량은 매우 적으나 정상적인 대사에 절대적으로 필요한 것이므로 어느 한 가지라도 부족하면 비타민 결핍증을 일으킨다.

● 비타민의 종류

현재까지 13종류의 비타민이 분석되었고 섭취하도록 권장되고 있는데, 그들은 크게 **지용성 비타민**과 **수용성 비타민**으로 나눌 수 있다(표 9.5).

표 9.5 지용성 비타민과 수용성 비타민

지용성 비타민	비타민 A, D, E, K
수용성 비타민	비타민 B_1 , B_2 , B_6 , 니아신, 판토텐산, 비오틴, 엽산(folacin), 코발아민(비타민B_{12})과 비타민C

● 비타민의 기능

▮ 비타민 A

비타민 A의 기능으로 가장 대표적인 것은 어두운 곳에서도 정상적인 시각을 유지할 수 있는 것, 즉 야맹증의 예방이다. 또한 전신의 피부와 기관(소화기관, 심장, 간, 방광, 생식기, 혈관, 눈, 입 등)을 덮고 있는 상피세포를 튼튼하게 하여 질병의 감염을 방지하는 역할을 수행하기도 한다. 게다가 골격과 치아의 정상적인 성장과 발달에 없어서는 안 되는 필수적인 요소이다. 만약 비타민 A가 결핍되면 성장이 지연·둔화되고, 질병에 쉽게 감염 되며, 여러 가지 피부질환과 야맹증을 발병시킨다. 이에 비해 비타민 A의 과다복용은 두통, 식욕감퇴, 골조직의 이상, 구토, 피부의 탈피 등의 부작용을 유발한다. 비타민 A는 성인 남성의 경우 하루 1mg, 여성의 경우에는 0.8mg을 권장한다. 어린아이는 이보다 조금 적은 양을 필요로 한다.

▮ 비타민 D

비타민 D는 뼈의 형성과 인체의 구성요소로써 작용한다. 이것은 칼슘과 인의 흡수율을 증진시키고 조절하는 필수적인 비타민이다. 인체 골격의 석회화를 이루기 위해서는 골격을 둘러싸고 있는 체액의 칼슘농도가 매우 높아야 되는데, 비타민 D는 여러 가지 방법으로 골격의 석회화가 일어나는 부위에 높은 칼슘 농도를 유지시켜 정상적인 골격의 석회화를 돕는다.

이 같은 작용은 어린이의 골격과 치아의 정상적인 성장발육과 성인 골격의 석회화를 정상적으로 유지시킨다. 또한 근수축과 신경안정을 위한 세포외액의 칼슘 농도를 정상적으로 유지시킨다.

성인 남성의 경우 하루 10㎍을 섭취하도록 권장하고, 여성의 경우엔 5~7.5㎍을 권장한다. 어린이들은 10㎍정도를 필요로 하나 성인에 비해 적은 양을 권장한다. 비타민 D가 부족할 경우에는 구루병(골격의 기형), 골연화증 등이 발생한다. 그러나 정상적인 식이를 하는 사람들에게 비타민 D의 보충은 필요치 않다.

■ 비타민 E

비타민 E는 사람을 포함한 모든 고등동물에게 필수적인 영양소로써, 이것은 **항산화제**(antioxidant) 역할을 하는 동시에 체내대사를 정상적으로 유지시키는데 큰 역할을 한다. 즉, 비타민 A와 비타민 C의 산화를 방지하여 이들 영양소를 절약할 뿐 아니라, 세포막을 정상적으로 유지시키는 데에도 도움을 준다. 이밖에도 노화방지, 적혈구 형성, 조효소 합성, 호흡작용 및 면역 기능에도 관여하고 있다. 성인 남성의 경우 하루에 10mg을 섭취하도록 권장하고, 여성의 경우엔 8mg을 권장한다.

▮ 비타민 K

비타민 K는 혈액응고에 필수적인 물질이다. 비타민 K가 결핍되면 프로트롬빈(prothrombin)이 소량만 형성되므로 혈중 prothrombin 농도가 낮아져 혈액응고가 지연된다. 성인의 경우 하루 70~140㎍을 섭취하도록 권장한다.

▮ 비타민 B_1

비타민 B_1는 탄수화물, 지방, 아미노산의 신진대사에 중요한 역할을 하며, 신경계의 정상적인 기능을 위해서도 필수적이다. 비타민 B1이 결핍되면 신경자극 전달물질의 합성이 감소되면서 정신장애, 심장장애, 순환장애 등이 나타날 수 있다. 또한 각기병을 유발시키고 식욕을 감퇴시키기도 한다. 비타민 B_1의 하루 권장량은 성인 남성의 경우 1.5mg이고 성인 여성의 경우 1.1mg이다.

비타민 B_2

비타민 B_2는 여러 종류의 효소와 조효소의 구성성분으로써 탄수화물, 지방, 단백질 대사에 관여하고, 호흡 반응에도 중요한 역할을 수행한다. 또한 골수에서의 적혈구 형성, 글리코겐 합성, 지방산의 이화작용 및 갑상선의 기능 유지에도 관여한다. 비타민 B_2의 결핍은 드물지만 만약 결핍되면 성장이 부진하고 허약함을 느끼며 입 언저리가 갈라진다. 하루 권장량은 성인 남성의 경우 약 1.7mg이고 성인 여성은 1.3mg이다.

비타민 B_6

비타민 B_6는 조직 내에서 인산기와 결합되어 있으며, 여러 가지 생화학적 작용에 보조 효소로서의 역할을 한다. 특히, 단백질 대사에서 탈카르복시기 반응과 아미노기 전이, 그리고 아미노기 제거 및 유황기 전이 등의 단백질 대사에 깊이 관여한다. 비타민 B_6의 권장량은 성인의 경우 하루에 2mg이며, 나이에 따라 약간씩 다르다.

니아신

니아신(niacin)의 주기능은 세포내의 에너지 대사 및 지방합성에 관여하는 탈수소효소에 조효소의 구성요소가 되어서 해당 과정에 관여하는 것이라 할 수 있다. 니아신의 결핍은 무산소 에너지의 생산을 방해하여 운동 수행을 저하시킨다. 또한 세포호흡과 지방질의 합성에도 관여하고 있다. 니아신의 결핍은 펠라그라(pellagra), 위장장애, 정신질환 등을 일으킬 수 있고, 탈수소 반응이나 수화반응이 일어나지 못하게 한다. 또한 이들 반응은 체내에서 일어나고 있는 거의 모든 생리적 기능 유지에 필수적이므로 심하게 부족하면 사망까지도 초래할 수 있다. 권장량은 성인 남성의 경우 16~19mg N.E.(Niacin Equivalent)이고 성인 여성의 경우는 13~14mg N.E.이다.

판토텐산

판토텐산(pantothenic acid)은 아세틸 코엔자임 A라 불리는 조효소와 아실기 운반단백질(ACP)의 구성성분이다. 보조효소인 아세틸 코엔자임 A는 신진대사에 가장 중요한 물질의 하나이다. 이것은 지방산과 pyruvate의 산화 또는 지방산의 합성에 관여하는 보조효소의 하나로써, 열량소의 합성, 분해, 에너지 방출에 관여한다. 또한 신경전달물질과 호르몬 등이 합성될 때 필요하다. 그러나 결핍되면 피로를 느끼고, 설사를 일으키기도 하며, 근육 경련이나 근육운동의 조절 작용이 손상되기도 한다. 권장량은 하루에 약 4~7mg이다.

비타민 C

비타민 C는 신체 내에서 매우 다양한 기능을 하며, 특히 운동을 하는 사람들에게 더욱 중요한 요소로 알려져 있다. 비타민 C는 연골, 힘줄, 뼈, 치아질, 혈관의 상피 등과 같은 신체의 연결조직을 유지시키고, 골절이나 타박상을 입었을 때 회복에 도움을 주며, 장에서 철분의 흡수를 촉진시킨다. 또한 운동과 같이 긴장된 상태에서 분비되는 에피네프린(epinephrine)과 같은 호르몬의 형성에도 작용한다. 비타민 C가 결핍되면, 주로 잇몸, 피부, 힘줄, 연골과 같은 연결조직이 파괴되는 괴혈병이 나타난다. 이와 더불어 불충분한 철분의 흡수로 인해 일어나는 허약과 빈혈 증상도 일으킨다.

성인의 경우 하루에 60mg의 비타민 C를 섭취하도록 권장되고, 어린이는 이보다 적은 양이 권장된다. 흡연, 스트레스, 아스피린, 경구피임약의 복용시에는 더 많은 양을 섭취해야 한다.

기타 비타민들

위에서 언급된 비타민 이외에도 **비타민 B_{12}**와 **비오틴**(biotin), **폴릭산**(folic acid) 등이 체내에서 항상성 유지에 중요한 역할을 담당하고 있다. 먼저 B_{12}는 분자 내부에 코발트를 함유하고 있는 매우 거대한 분자로서 적혈구의 생성에 중요한 작용을 하므로, 이 비타민의 결핍시에는 악성빈혈이 생긴다.

비오틴의 생리작용은 아직까지 분명하게 알려지지는 않았으나 지방과 글리코겐 합성에 필수적인 조효소로 작용하면서 지방대사, 카르복시기 고정 작용 및 아미노산의 탈아미노 작용 등에 영향을 주는 것으로 알려져 있다. 폴라신은 DNA 합성 및 적혈구 조성에 관여하는 것으로 알려지고 있다.

지금까지 살표본 비타민의 주요기능은 표 9.6과 같다.

표 9.6 비타민의 주요기능

종 류	주 요 기 능
비타민 A	건강한 시력, 야맹증의 예방, 피부의 유지 · 향상
비타민 D	정상적인 성장과 발육, 골격과 치아건강 유지
비타민 E	세포막의 보호, 조직 내의 비타민 A의 산화방지 및 흡수
비타민 K	혈액응고
비타민(B_1)	심장, 근육, 성장, 발육의 정상적 기능 유지
비타민(B_2)	좋은 시력과 건강한 피부, 세포와 조직의 유지
비타민(B_6)	아미노기 제거 및 유황기 전이
비타민(B_{12})	적혈구세포의 형성과 성장 및 발육
비타민 C	성장촉진, 질병에 대한 저항력 향상, 골격, 치아 형성

● 비타민의 과다복용

비타민은 다른 영양소와는 달리 극히 적은 양으로도 체내의 물질대사를 위한 촉매작용을 하며 분해나 합성의 화학반응을 원활하게 만들어 생리 기능을 조절하는 영양소이다. 따라서 적은 양이라고 해도 여러 신체 기능과 최상의 건강 상태를 유지하는데 없어서는 안 될 필수영양소이다. 그러므로 균형이 깨진 식생활과 부적절한 조리 방법 등으로 인해 이 적은 양의 필요량을 충족시키지 못하면 비타민 부족증을 유발하게 되어 여러 가지 건강상의 문제를 유발하게 된다.

그렇다고 해서 필요량 이상의 과다량을 섭취하게 되면 이것 또한 건강에 악영향을 끼치게 된다. 음식물을 통하여 체내에 들어간 비타민은 혈액을 통하여 세포로 운반되어 효소복합체의 한 부분을 형성한다. 그러나 세포는 제한된 용량의 효소만을 생산하므로 용량을 초과하여 과다하게 섭취된 비타민은 본래의 목적에 사용될 수 없게 된다. 이 여분의 비타민이 수용성 비타민이라면 인체에서 소변을 통하여 배출되고, 지용성 비타민이라면 인체조직에 저장되어 비타민의 고유 기능보다는 화학적 작용을 하기도 한다. 즉, 비타민의 다량 복용으로 비타민이 사용될 효소계가 포화상태에 이르게 되면 과다하게 섭취된 비타민은 화학물질이나 약물처럼 작용하여 오히려 건강에 심각한 해를 입힐 수도 있다. 그러므로 비타민의 섭취는 특수한 경우를 제외하고 약물을 통한 다량 복용보다는 균형 잡힌 식이를 통해 고른 섭취를 하는 것이 더 효과적이라고 할 수 있다.

● 운동과 비타민

우리 주변 사람들과 운동선수들은 비타민이 필수 영양소이므로 필요량보다 더 많이 섭취한다면 지금보다 더 혈기왕성해지고, 보다 나은 경기력 향상을 가져올 수 있으리라고 믿는다. 그러면, 운동선수가 비타민 A의 권장량인 0.8~1mg을 훨씬 더 초과하여 100mg을 섭취한다면 이 선수에게 지나친 비타민 A의 섭취가 경기력 향상에 도움이 될 수 있는지 여부를 분석해 보자.

운동에 의한 스트레스는 수용성 비타민의 사용을 증가시킨다. 그러나 운동 중 소비된 칼로리는 영양소가 많이 들어 있는 음식물을 섭취함으로써 보충되고, 이에 비타민 역시 재보충 된다. 그러므로 균형 잡힌 식이를 하는 사람들에게는 비타민의 보충이 필요치 않다. 또한 대부분의 연구에서 비타민의 과다복용이 운동수행을 증가시키지는 않는다고 보고 되고 있다. 다만, 식이요법으로 식품을 선택하여 섭취하는 사람에게는 일정량의 비타민 공급이 권장될 뿐이다.

❑ 무기질

모든 동식물성 식품은 무기질을 함유한다. 체내에서 발견되는 여러 종류의 무기질은 열량 영양소에 비해 매우 적은 양이지만, 신체의 체액과 조직에 널리 분포하는 중요한 성분이다. 또한 이것은 골격과 치아의 구성성분이며, 유리 이온(ion)이 단독의 형태로 혈액 속에 존재하기도 하고, 호르몬의 일부로서 중요한 기능을 하기도 한다.

● 무기질의 종류와 기능

무기질을 크게 두 가지로 분류하면, 체내에서 체중의 0.05% 이상의 다량이 발견되는 **대량 무기질**과 신체 내에서 1kg당 50mg 이하로 존재하며, 하루 식사 중에 100mg 이하의 매우 적은 양이 필요한 **미량 무기질**로 구분할 수 있다(표 9.7).

표 9.7 대량 무기질과 미량 무기질

대량 무기질	칼슘(Ca), 인(p), 나트륨(Na), 염소(Cl), 칼륨(K), 마그네슘(Mg), 황(S) 등
미량 무기질	철(Fe), 요오드(I), 망간(Mn), 구리(Cu), 아연(Zn), 코발트(Co), 불소(F), 크롬(Cr), 셀렌(Se), 몰리브덴(Mo).

일반적으로, 인체의 구성 성분 중 체중의 4%를 차지하는 무기질은 체내에서 각 체조직의 형성, 산과 염기의 평형 유지, 체내에서 일어나는 생리 및 생화학 반응과 체내의 각종 효소의 활성화와 촉

매 형성, 수분의 평형 유지, 신경의 자극 전달, 근수축의 조절, 혈액 응고, 정상적인 심장박동 등의 다양한 기능을 수행한다.

참고적으로 표 9.8과 표 9.9에 대량·미량 무기질의 함유식품과 주요기능을 각각 제시하였다.

표 9.8 대량무기질의 함유식품과 주요기능

대량무기질	함 유 식 품	주 요 기 능
칼슘(Ca)	계란 노른자, 콩, 우유, 치즈, 크림, 녹황색 야채	신진대사, 뼈와 치아 대사 골격근 수축·이완 작용, 신경자극 전달 작용, 혈액 응고 작용
인(P)	육류, 사육 조류, 곡물류, 생선, 계란, 우유, 치즈, 콩,	세포내 에너지 작용, 근수축
나트륨(Na)	어육류, 계란, 우유, 유제품	인체내 세포의 유동체 조절, 신경자극 전달 및 근수축 작용
칼륨(K)	쇠고기, 생선, 우유, 과일, 야채	인체 내 세포의 유동체 조절, 신경자극, 근조직 기능, 근육의 에너지 형성
마그네슘(Mg)	곡물류, 과일, 녹색 야채	뼈의 대사, 효소 촉매작용, 신경자극 전달 작용
염소(Cl)	식염	신체의 수분과 전해질 균형 조절
황(S)	콩류, 육류, 계란, 조개	신체조직 및 효소 형성

표 9.9 미량 무기질의 함유식품과 주요기능

무기질	함 유 식 품	주 요 기 능
철(Fe)	육류, 간, 곡물류, 녹색 야채	체조직의 구성성분, 혈액의 주요 성분
크롬(Cr)	육류, 간, 식용유, 지방	세포에서 포도당의 대사에 관여, 인슐린 작용과 관계
코발트(Co)	육류, 간, 우유	비타민 B12의 구성요소로 적혈구 발달 촉진
불소(F)	우유, 물, 생선, 계란 노른자	뼈와 치아 형성에 도움
요오드(I)	요오드가 첨가된 소금, 생선, 야채	갑상선 호르몬인 티록신의 형성을 도움. 성장, 생식
망간(Mn)	곡물류, 콩류, 야채류, 바나나	많은 효소 기능, 뼈의 형성, 지방 합성
몰리브덴(Mo)	내장기관, 육류, 곡물류	여러 효소에 필요, 비타민 B_{12}의 구성체
구리(Cu)	육류, 야채류, 굴, 간	헤모글로빈과 철 효소들을 형성하는데 철분과 같이 기능
니켈(Ni)	곡물류, 야채	연구에서 밝혀진 바 없음.
셀렌(Se)	어육류, 곡물류	항산화제, 세포막 유지, 글루타티온과 산화효소의 구성
규소(Si)	곡물류, 야채	연결조직 형성
황(S)	사육조류, 생선, 우유, 곡물류	신체 조직, 효소 형성
주석(Sn)	어육류, 곡물류, 과일류, 야채류	연구에서 밝혀진 바 없음.
아연(Zn)	쇠고기, 사육조류, 곡물류, 야채류	많은 효소의 구성 성분

● 운동과 무기질

무기질은 다른 여러 영양소와 마찬가지로 인체의 기능을 정상화하는데 절대적으로 필요한 요소로써 체내에서의 신체작용 조절, 신경충동의 전도와 근육수축을 용이하게 하는 작용을 하고 있다. 이는 모두 운동수행과 직접적인 관련을 맺고 있다. 최근 여러 연구에서 무기질의 기능에 대한 것이 구체적으로 규명됨에 따라 무기질이 지방, 탄수화물의 대사에 불가결한 역할을 하며 근수축과 에너지 전환 시에 생기는 일련의 화학반응에서 복잡한 역할을 수행하고 있음을 알게 되었다. 좀 더 구체적으로, 칼슘은 근육의 흥분성을 억제하고 신경의 자극에 대한 감수성을 높이고 효소의 활성작용에 관여하며, 인과 결합하여 신체의 골격을 형성한다. 그러나 과다한 수분과 전해질의 손실은 열 내성(heat tolerance)과 운동수행력을 손상시키며 열성경련, 열 피로(heat exhaustion), 그리고 심장마비와 같은 심각한 상황을 초래할 수 있다.

장시간 동안의 작업에 의해 4~5 *l* 의 땀을 손실하였을 때, 식염의 보충은 1 *l* 의 물에 0.3 티스푼의 식염을 용해시킨 0.1~0.2% 식염용액을 섭취함으로써 할 수 있다. 한 컵의 오렌지나 토마토 주스는 약 3 *l* 의 땀을 통해 배출된 칼슘, 칼륨, 마그네슘을 거의 모두 보충할 수 있다.

신경이 외부로부터 자극을 받으면 충격을 받아 뇌로 전달되는데, 이때 나트륨과 칼륨이 세포액의 내외로 이동함으로써 신경충격이 전도되는 것을 돕는다. 나트륨은 신경과 근육의 정상 생리를 보조하고, 인은 5~15% 가량이 인산염으로 합성되어 신진대사에 중요한 역할을 담당해서 에너지와 활력을 증진시키며, 철은 근육에너지를 생성, 피로를 방지하는 기능을 한다.

❑ 물(수분)

● 수분 균형

체내의 수분 함량은 항상 평형 상태를 유지하고 있다. 신체가 필요로 하는 물의 양은 각 개인의 체중과 상황에 따라 다르지만, 성인의 경우 하루에 약 2,000~2,500㎖의 수분 공급이 필요하다. 수분 섭취가 적을 때는 뇌하수체 후엽에서 분비되는 항이뇨 호르몬의 영향으로 신세뇨관에서 혈액으로까지의 수분의 재흡수가 증가한다. 이에 따라 소변의 양이 감소하고 총 체액이 증가되어 체액의 균형이 유지된다. 수분섭취는 음료수를 통한 수분섭취, 식품을 통한 수분섭취, 대사과정을 거치는 동안 발생하는 **대사적 수분**(metabolic water)에 의한 수분섭취가 있으며 수분배출은 대부분 소변을 통하여 이루어지며, 그 나머지는 피부를 통한 증발, 호흡 중의 수증기, 대변을 통해 이루어진다(표 9.10).

표 9.10 수분균형을 위한 수분의 섭취량과 배출량

수 분 배 출		수 분 섭 취	
소변에 의한 수분배출	1,000~1,500㎖	음료수를 통한 수분섭취	800~1,600㎖
대변에 의한 수분배출	100~200㎖	식품을 통한 수분섭취	600~700㎖
폐호흡을 통한 수분증발	250~300㎖	대사과정에 의한 산화수	300~400㎖
피부를 통한 수분증발	500~700㎖	계	1,700~2,700㎖
계	1,850~2,700㎖		

주요기능

인체 내에서 물(수분)은 다음과 같이 다양한 기능을 수행하고 있다.

영양소와 노폐물의 운반

인체는 혈액이나 임파액들을 이용하여 산소, 영양소, 호르몬, 그리고 다른 화합물들을 필요로 하는 세포에 운반하고, 세포로부터 신진대사의 노폐물을 신체 밖으로 배출하게 하기 위해서 폐와 신장과 같은 기관으로 운반하는 작용을 한다. 그런데 임파액은 거의 수분으로 구성되어 있기 때문에 수분의 양이 영양소와 노폐물 운반에 중요한 영향을 미친다.

체온 조절

인체는 신진대사로써 에너지를 생성, 사용하고 이 과정에서 열이 발생하게 된다. 이 열은 체온의 변화를 가져와 열 쇼크 등이 발생할 우려가 생기게 되므로 인체는 여러 가지 경로(폐로부터의 **기화작용**, 피부로부터의 증발, 방열 및 전도 등과 뇨 배출)를 통해 체온의 항상성을 유지하도록 하고 있다.

이중에서도 특히, 피부에서 기화작용에 의한 방출, 즉 피부에서 땀의 증발을 이용 과다한 신체의 열을 분산시키는 것이 가장 효과적이다.

체조직의 형성

인체의 2/3는 물이 차지하고 있다. 치아에는 10%, 지방조직은 20%, 골격조직은 26%, 근육에는 75%의 물이 들어있다. 이 물은 각 조직의 세포를 만들고, 미세구조를 형성하여 신진대사를 가능하게 해주며 여러 가지 화학 작용을 도와준다.

이밖에도 신체의 삼투압을 조절하거나, 전해질의 적절한 평형을 유지시킨다. 그리고 체액의 항상성을 통해서 인체 내의 산·염기의 평형을 유지하는데 도움을 주고, 외부로부터의 충격을 완화시켜 내장기관을 보호하는 역할을 수행한다. 관절수액은 관절이 움직일 때 마찰이 없도록 도와주며, 중추신경도 척수수액에 잠겨 보호되고 있다.

● 운동과 물

운동을 해본 사람은 운동 중에 심한 갈증이 일어나고 입속이 마르는 경험을 해 봤을 것이다. 특히, 무더운 환경에서는 땀을 통하여 더 많은 수분이 손실되기 때문에 더욱 갈증을 느꼈을 것이다. 이는 세포외액 중의 염분의 농도가 높아짐에 따라 삼투압 현상이 일어나 세포내의 수분이 빠져나와서 세포내액이 감소하기 때문에 나타나는 현상이다. 이러한 경우 장시간 동안 수분 보충을 하지 않으면 다량의 체액을 손실하여 운동수행과 건강에 악영향을 미친다. 맥박이 빨라지고, 체온이 상승하며 신체가 쇠약해지고 정신장애가 일어날 수 있다. 그러나 운동 전과 운동 중에 충분한 양의 수분을 보충해 주면 쉽게 회복된다(표 9.11).

표 9.11 운동 시 수분의 작용

운동 → 발한(땀) → 체액소실 → 체액의 농도 상승		
→ 근세포의 염분농도 상승 → 수분에 의해 희석		
장시간 수분보충을 하지 않으면	→	· 심박출량 저하 · 퇴맥 · 지구력의 저하

체중에 비례하여 수분의 필요량은 연령과 운동종목에 따라 큰 차이가 있으나 일반적으로 대사에너지 1kcal 당 1㎖라고 한다. 운동선수는 식사 이외에, 시합 전에 수분을 섭취할 때 체내에 여분의 수분을 배설할 정도의 시간을 고려해서 수분을 섭취하고 탄산음료는 가급적 피해야 한다. 운동종목과 연령에 따라 다소간의 차이가 있지만 일반적인 운동선수의 음료공급지침을 소개하면 아래와 같다.

· 음료의 특성 : 차가울 것(8~13℃), 당 함량이 적을 것(2.5% 이하), 맛이 있을 것.
· 경기 전 음료수의 양 : 시합하기 30분전에 400~600㎖를 마신다.
· 경기 중 : 경기 도중에는 10~15분 간격으로 100~200㎖를 마신다.

· 경기 후 식사 : 시합 후에는 적당히 짠 음식을 먹고 필수 무기질이 들어 있는 음료를 마셔 땀으로 배출한 무기질(나트륨과 칼륨)을 보충한다.
· 탈수현상의 확인 : 매일 아침(일어나서 소변보고 나서, 그리고 식사 전) 체중을 재서, 만성탈수 현상의 유무를 확인한다.
· 음료의 중요성 : 음료는 50~60분 이상 지속되는 경주에서 특히 중요하다.

3 올바른 영양섭취

❑ 적당히 조절된 규정식

4가지 음식군을 포함해야 한다. 예를 들어, 우유, 고기, 과일 및 채소, 곡식류와 빵 등이다. 6대 영양소가 골고루 함유된 식품을 균형 있고, 다양하게, 적당한 양을 섭취해야 한다. 저지방, 적은 설탕, 적은 소금, 그리고 여러 종류의 섬유질 등을 한 가지의 음식 군에서 다양한 종류의 음식을 섭취한다.

일반적인 1일 권장 섭취량은 성별, 연령, 신장 및 활동량에 따라 다르나 한국영양학회 기준으로 남자의 경우 청소년은 12~14세 2,400kca(여자 2,000kcal), 15~19세 2,700kcal(여자 2,000kcal), 20대 2,600kcal(여자 2,100kcal), 30~40대 2,400kcal(여자 1,900kcal), 50~64세 2,200kcal(여자 1,800kcal), 65세 이상은 2,000kcal(여자 1,600kcal)이다.

음식점에서 식사를 하거나 간단한 음식(라면 등)을 먹을 때 신중히 생각해야 한다. 또한 너무 짜거나 기름지지 않은 음식 등으로 고려해야 한다.

❑ 영양적인 고려

● 골다공증

하루에 800~1000mg의 칼슘을 섭취하는 것이 권장되고 있다. 칼슘의 부족시에는 골밀도의 감소나 작은 구멍으로 인해 뼈가 약해지고 부러지기 쉽다. 특히, 이러한 현상은 남자보다는 여자에게 더 큰 영향을 미친다. 눈에 띄게 칼슘의 흡수가 안 되는 시기는 30대라 할 수 있는데, 이를 막기 위해서는 규칙적으로 뼈의 질량을 증가시키고, 담배와 커피는 칼슘의 흡수를 방해·저지하므로 삼가 하는 것이 좋다.

● 소금의 과다섭취

지나친 소금의 섭취는 고혈압, 뇌졸중, 심장장애와 같은 여러 가지 질병을 초래하는 원인이 된다. 이와 같은 식습관은 미각이 길들여지기 시작하는 어릴 적부터 소금을 적게 먹는 습관을 들이는 것이 중요하다. 소금은 가공식품 등에 많이 내포되어 있다. 적절한 양의 소금섭취는 하루 1,100~3,300mg 가량이다.

● 암

많은 양의 섬유질과 적은 양의 지방은 특정한 암들을 예방하는데 효과가 있는 것으로 밝혀지고 있다. 음식찌꺼기가 장내에 오래 머물러 있게 되면 발암성 물질들이 생성될 수 있는데, 많은 양의 섬유질은 대장의 활동을 촉진시키고, 변을 부드럽게 만들어 장의 통과를 촉진시켜준다. 섬유질은 식물성 음식물 중에서 소화가 잘 안 되는 것들로써, 해초류, 과일, 야채, 콩 등에 많이 함유되어 있다.

● 콜레스테롤

혈청 콜레스테롤과 심장병의 관계가 밝혀지면서 콜레스테롤이 해로운 물질이라는 인식이 만연되어 있으나 정상적인 생리적 기능을 위해서는 필수적인 성분이다. 이것은 하루에 300mg이하의 양이 추천된다(1개의 계란 노른자는 274mg을 함유한다). 그러나 콜레스테롤은 체내에서 지방, 탄수화물, 혹은 단백질로부터 만들어 질 수 있으므로 식이에서 특별하게 섭취할 필요는 없다.

● 채식주의자 규정식

대부분의 채식주의자들은 동물성 식품의 섭취감소로 인하여 다량의 섭취자에 비해 상대적으로 인체의 지방질, 콜레스테롤, 혈압, 그리고 만성적인 질병의 발병율 등이 낮지만, 적절한 필수영양소의 섭취를 위해 신중한 음식의 선택이 필요하다. 특히, 단백질, 비타민 B류, 철분, 칼슘, 비타민 D, 그리고 아연(Zn) 등은 섭취에 있어서 세심한 주의가 요구된다.

● 임신

임신을 했을 때는 영양의 중요성이 이전보다 훨씬 더 강조된다. 이를 위해서 산모는 영양학적 지식을 습득할 필요가 있다. 임신 중에는 태아로 인하여 이전보다 더 많은 영양이 필요하다. 특히, 더 많은 칼슘을 섭취해야 하고, 영양학적으로 밀도가 높은 음식을 섭취해야 한다. 그런데 일부에서는 체중이 증가한다고 해서 규정식을 하는 경우가 있는데, 이는 태아와 산모에게 심각한 해를 줄 수 있으므로 특별한 경우가 아니고는 규정식을 피하는 것이 좋다. 또한 체중이 늘어나는 것은 지극히 정상적인 현상이다.

● 노화

노화에 미치는 많은 요인들은 좋은 영양과 관계있다. 즉, 이러한 요인들에는 경제력, 홀로 사는지의 여부, 의기소침, 불규칙한 운동, 가족 분위기, 약물복용 등이 있다. 특히 영양학적인 차원에서 볼 때, 노화를 저지 혹은 지연시킬 수 있는 방법은 적당한 섬유질 섭취와 충분한 칼슘 섭취, 균형 잡힌 식단 등이라고 할 수 있다. 일반적으로 노인들의 식생활에서 절대 영양 섭취량이 줄어 들으므로 필수영양소의 섭취는 반드시 이루어져야 한다. 때에 따라서, 약물복용은 영양분 흡수를 방해하므로 필요한 경우를 제외하고는 가급적 복용을 줄이는 것이 바람직하다.

❑ 운동수행과 음식섭취

우리 주변에는 대중매체의 과대 포장과 잘못된 영양학적 지식들, 그리고 민간요법들로 인하여 운동수행과 음식섭취(규정식)에 관한 잘못된 정보들이 많이 유포되어 있음을 유념할 필요가 있다. 이에 본 단락에서는 우리 주변에서 흔히 들을 수 있는 잘못된 영양학적 지식에 대해 올바로 살펴보고자 한다.

- *운동 경기 도중에 물을 마시면 경기력이 떨어진다.* 운동 경기나 강도 높은 운동 중에 우리는 흔히 갈증을 경험한다. 그런데 장시간 동안 갈증을 해소시켜 주지 않으면 다량의 체액 손실로 인하여 운동수행과 건강에 막대한 악영향을 미친다. 구체적으로 예를 들면, 맥박이 빨라지고, 체온이 상승하며 신체가 쇠약해지고 정신장애가 일어나기도 한다. 그러므로 운동 중 심하게 갈증을 느낄 경우에는 적절한 양의 수분을 보충해 줄 필요가 있다.
- *경기 전에 꿀이나 초코렛과 같은 식품의 섭취는 경기력을 증가시킨다.* 꿀이나 초코렛, 글루코스 등의 당분류를 경기 직전에 섭취한다 해도 경기력과는 무관하다. 이유는 섭취한 식품이 경기에

필요한 직접적인 에너지는 될 수 없고, 다만 에너지원으로 저장되었다가 경기 후 사용된 에너지를 보충하기 때문이다.

· *운동선수의 식사에서 우유는 제거해야 한다.* 과학적으로 볼 때 우유에 대한 거부감이 없다면 위통이나 경기력에 장애를 주지는 않는다. 또한 스피드 감소와도 특별한 연관성을 찾아 볼 수 없다.

· *고탄수화물 식이는 경기력을 향상시키고, 인체에는 무해하다.* 경기 일주일 전부터 고탄수화물 식이를 통한 탄수화물의 "저장" 절차는 일부의 경기 종목에서 경기력의 향상을 나타냈다. 그러나 경련, 신장출혈, 달리기 효율성의 감소 등 큰 부작용이 보고 되고 있다. 특히 고령자에게는 더 위험할 수도 있다고 한다. 따라서 고탄수화물 식이는 신중한 고려와 주의가 필요하다고 생각된다.

또한 위에서 열거한 내용 이외에도 다음과 같은 잘못된 인식이 있다.

· 다량의 단백질 섭취는 근육의 크기를 증가시킨다.
· 차가운 물은 손실된 인체의 유체를 충분히 보완한다.
· 다량의 비타민 혹은 무기질의 섭취는 에너지 공급에 도움이 된다.

❑ 좋은 영양섭취의 원칙

다양성, 적절성 그리고 균형성 등은 좋은 영양에 필수적인 요소들이다. 음식 준비에 있어서 이러한 요소에 관한 지식은 당신을 영양적으로 양호한 상태로 향상시킬 것이다. 이를 위하여 몇 가지 원칙을 구체적으로 제시하면 다음과 같다.

· 당신이 먹는 식품의 상표를 읽고, 무엇을 먹는지를 알아라.
· 신선하고, 가능하면 가공되지 않은 음식들을 먹어라.
· 매일 먹는 음료수 대신 과일 주스나 순수한 물로 바꾸어 마셔라.
· 후식은 단 것보다 신선한 과일로 하라.
· 복합 탄수화물의 섭취량을 늘려라.
· 기름 있는 부위의 고기는 떼어버리고 먹어라.
· 다불포화지방을 섭취한다.
· 간식을 할 때, 감자, 옥수수 chips, 크래커, 소금에 절인 견과류 대신 과일이나 채소, 그리고 담백한 음식이나 과자를 취하라.

□ 건강 장수를 위한 10가지 기초 조건

- 식사를 매일 규칙적으로 한다.
- 과식하지 않는다.
- 식품을 골고루 섭취한다.
- 짜게 먹지 않는다.
- 당근, 시금치 등 녹황색 야채를 가능하면 매일 먹는다.
- 야채나 과일을 매일 조금씩 먹는다.
- 육류, 어류, 계란, 콩 제품 중의 한 가지는 매일 먹는다.
- 우유를 매일 마신다.
- 미역, 다시마, 김 등의 해초류를 매일 먹는다.
- 식물성 기름을 사용한 요리를 즐겨 먹는다.

실습 9.1 식단 분석*

성명____________________ 일시____________________

이 조사의 목적은 3일 동안의 식습관을 분석하는 것입니다.

▶ 방법

3일간(주중 2일 및 주말 1일)에 걸쳐서, 당신의 평소 식단에 있는 음식들을 드십시오. 그 날 먹은 음식들과 각 음식에 포함된 영양분의 양을 다음의 차트에 기록하십시오. 대부분의 음식들은 포장지에 영양분에 대한 정보가 있습니다. 각 영양분의 총량을 차트 맨 아래에 기록하고, 다음 차트로 옮기십시오. 3일째의 마지막에는 이들 값을 더하고 3으로 나누어 각 영양분의 평균 섭취량을 구하고, 이를 당신의 성별 및 연령 그룹에게 추천되는 값(아래에 있는)과 비교하십시오. 이 분석은 당신이 3일 동안 먹는 음식에만 의존해서 평소의 식습관을 분석하는 것이라는 점을 기억하십시오.

▶ 기록

제시된 공간에 당신의 식생활의 장단점을 기록하고, 이를 향상시킬 수 있는 방법에 대해 생각해 보십시오.

일일 영양분 섭취

Food										Total
Amount										
kcals (total)										
kcals from fat										
protein (gm)										
CHO (gm)										
Fiber (gm)										
Fat (gm)										
Fat% (kcal)										
Sat. Fat (gm)										
Chol. (mg)										
Sodium (mg)										
Vit.A (I.U.)										
Vit.C (mg)										
Calcium (mg)										
Iron (mg)										
Vit. B_1 (mg)										
Vit. B_2 (mg)										
Niacin (mg)										

3일간 영양분 요약

Day	One	Two	Three	Totals	Average
kcals (total)					
kcals from fat					
protein (gm)					
CHO (gm)					
Fiber (gm)					
Fat (gm)					
Fat% (kcal)					
Sat. Fat (gm)					
Chol. (mg)					
Sodium (mg)					
Vit.A (I.U.)					
Vit.C (mg)					
Calcium (mg)					
Iron (mg)					
Vit. B_1 (mg)					
Vit. B_2 (mg)					
Niacin (mg)					

▶ 권장 식이요법

• 총 kcal(일일 총 대사량)은 체중에 24시간 동안 체중 0.45kg당 소모되는 칼로리를 곱한다(실습 10.2 참조)

______________ = ______________ × ______________

총 kcal(일일 총 대사량)　　체중(kg)　　kcal/0.45kg/day

• 지방에 의한 kcal은 일일 총 칼로리에서 30%이상을 차지하지 않아야 한다.

______________ = 30%(0.3) × ______________

지방에 의한 kcal 권장량　　일일 총 칼로리

• 단백질 섭취는 체중 1kg당 0.8g이 적절하다. (단, 임산부는 15g을 더 섭취해야 하며, 수유 중인 여성들은 20g을 더 섭취해야 한다).

______________ = 0.8g × ______________

단백질 섭취 권장량　　체중(kg)

• 탄수화물 섭취는 일일 총 대사량의 58%이상이 되어야 한다.

______________ = 58%(0.58) × ______________

탄수화물 섭취 권장량　　일일 총 칼로리

* Powers, Dodd, and Noland(2006). Total Fitness and Wellness.

제10장. 비만과 운동

학습과제

1. 비만이란 무엇이며, 그것의 원인은 어떠한 것이 있는가?
2. 비만으로 인한 성인병에는 어떠한 것들이 있는가?
3. 비만자 체중조절에는 어떠한 방법이 있으며, 적용 방법은 무엇인가?
4. 운동으로 인한 체중조절의 효과는 무엇이며, 비만자에게 기대할 수 있는 효과는 무엇이 있는가?
5. 비만자에게 적합한 운동은 무엇이며, 빈도와 시간, 강도는 어떤 기준으로 설정하는가?

과학 문명의 발달과 산업의 발달로 말미암아 현대인들의 생활은 과거에 비해 훨씬 윤택해졌다. 그러나 기계화·자동화의 추세로 인한 좌업생활, 편리한 시설 및 생활용품의 개발, 교통수단의 발달 등은 현대인들에게 필요한 최소한의 신체적 활동량을 앗아가는 결과를 초래했고, 경제적 수준의 향상으로 서구식 식생활 습관과 인스턴트 식품의 과다 섭취 등 영양의 과잉 섭취가 행해지고 있다. 이러한 에너지 섭취량과 에너지 소비량의 불균형으로 인해 과체중과 비만상태의 사람들이 증가하고 있다. 최근 보건복지부의 통계에 따르면 한국 성인의 3명 중 1명은 비만이라고 한다. 그러나 결코 생활이 윤택한 사람들이 뚱뚱한 것은 아니다. 실제 연구에 의하면, 교육수준이 상대적으로 낮거나 소득이 적을수록 뚱뚱해질 가능성이 높다고 한다. 이는 소득과 교육수준이 높을수록 영양에 관한 지식이 풍부하고, 살이 찌지 않는 동시에 몸에 좋은 음식을 구입할 수 있는 능력이 있으며, 운동을 꾸준히 한 결과라고 한다. 따라서 현대사회는 날씬한 몸매가 상류층임을 드러내는 상징이 되는 것이다. 즉, 이제는 몸이 계급이라 할 수 있다.

과거에 비만증이 중년층에서만 문제시 되었으나 최근에는 청소년은 물론 유치원 아동들에게까지 그 영향이 확대되어, 과체중과 비만이 날로 급증하고 있는 추세이다. 여기에서 중요한 것은 아동 비만의 약 80%가 성인 비만으로 이어지며, 비만 청소년의 85%이상이 성인이 되어서도 비만 체질을 갖게 된다는 점이다. 이러한 비만은 심장 질환, 고혈압, 간담낭질환, 당뇨병, 암, 담석증 등 성인병의 주요 원인이 될 뿐만 아니라 일상생활을 위축시킬 수 있는 요인이 되므로, 그 문제가 매우 심각하다. 또한 수명과의 관계에서 정상인에 비해 비만도가 25~40% 이상인 사람의 사망률은 1.2~2.2배 더 높고, 비만도가 높아질수록 사망률이 급격히 증가한다. 만약 비만과 관련된 사망요인이 모두 없어진다면, 인간의 평균수명을 7년 이상 연장할 수 있다고 한다.

비만은 현재 그 발생 원인과 기제(mechanism)가 아직 확실히 규명되지 못한 상태이기 때문에 비만에 대해 정확한 정의를 하는 것은 어려운 일일뿐만 아니라, 그 진단 기준도 불분명한 실정이다. 그러나 일반적으로 **비만**이란 '음식물로 섭취된 에너지양이 운동을 통해 소비한 에너지양을 초과하는 경우 그 여분의 에너지에 의해 지방조직의 세포 수가 필요 이상으로 증가하거나, 지방세포의 크기가 지나치게 커진 결과일 때, 또한 신체구성 성분 중 지방 성분(지방률)이 차지하는 비율이 비정상으로 증가한 상태일 때'를 말한다.

사람들은 비만을 흔히 살이 찐 사람이나 체중이 많이 나가는 과체중과 같은 의미로 알고 있지만 그것은 사실과 무관하다. 과체중이라는 것은 신장과 연령에 비해 평균보다 체중이 많이 나가는 것을 의미하고, 뼈가 굵거나 단단하고, 근육이 잘 발달했을 때 초래될 수 있는 증상이므로 비만과 과체중은 각각 구별되어야 한다. 비만은 일반적인 남자의 경우, **체지방량**이 체중의 25%이상, 여자의 경우 30%이상인 경우로 정의하고 있고, 또한 신체에 지방조직이 과잉 축적된 상태라고 정의할 수 있다.

1 비만의 분류

비만은 정의에 따라 다양하게 분류할 수 있지만, 일반적으로는 발생원인, 지방조직의 형태, 그리고 지방조직의 체내 분포에 의해 구분된다.

❑ 유전에 따른 분류

유전적이거나 내분비 또는 신경학적인 이상에서 오는 비만증을 **증후성 비만**(symptomatic obesity)이라 하고 이러한 비만증은 전체 비만의 5%이하로 전체 비만률에서 차지하는 범위가 매우 적다. 또한 그저 단순히 과식이나 운동 부족에서 오는 비만을 단순성 비만 또는 **본태성 비만**(essential obesity)이라 하며 비만자의 대부분은 여기에 속한다 할 수 있다.

❑ 지방조직의 형태에 의한 분류

첫 번째, 성인의 지방세포수는 400~600억 개 정도인데, 비만이 시작되면 지방 세포수가 3~5배 증가하는 **지방세포 증식형**(hypercellular obesity)과 지방의 세포크기가 커지는 **지방세포 비대형**

(hypertropic obesity)으로 구분할 수 있다. 지방세포 증식형은 지방세포의 크기에는 변함이 없고, 지방 세포수가 증가하는 비만으로, 정상인에게는 출생 후 12개월 전후, 사춘기, 그리고 여성의 임신 후반기에 주로 나타난다. 따라서 젊은 층의 비만은 대부분 비만 세포의 비대에 인한 것보다 지방세포 증식형에 의한 것이 더 많다. 반면, 지방세포 비대형은 지방세포의 수는 일정하나 각 지방세포 내의 고형 성분으로 인하여 세포가 커져 비만을 일으킨다. 즉, 주로 성인 비만의 대부분이 여기에 속한다.

두 번째, 비만 세포의 비대가 동시에 일어나는 혼합형이 있으며 이것은 고도의 비만자에게서 볼 수 있다.

❑ 지방조직의 체내 분포에 의한 분류

첫 번째, 상반신 비만과 하반신 비만으로 구분할 수 있는데 Vague는 상완과 대퇴 둘레의 피하지방을 측정하여 지방 비율을 계산하여 지방이 주로 상완의 피하에 축적되어 있는 경우를 **남성형 비만**(android obesity), 그리고 대퇴에 축적되어 있는 경우를 **여성형 비만**(gynoid obesity)으로 분류하였다. 그 후 Evans 등은 **허리-엉덩이 둘레의 비율**(W/H ratio)로 지방 분포를 간편히 표시하여 이 비가 높은 사람은 상반신 비만, 낮은 사람은 하반신 비만으로 구분하였다.

두 번째, 허리둘레 측정에 의해서 복부 지방을 피하지방과 내장 지방으로 구분할 수 있다. 최근에는 컴퓨터 단층 촬영기(CT)를 이용하여 배꼽 높이 부분의 횡단획 상에서 복강 내 지방 면적(V)과 피하지방 면적(S)의 비율 즉, V/S = 0.4 이상을 **내장형 지방 축적형**으로 그 이하를 **피하지방 축적형**으로 구분한다.

2 비만의 원인

❑ 유전적 원인

부모가 비만인 경우 그 자녀의 비만 발생 빈도가 높다는 보고가 있다. Young에 의하면, 양친이 다 비만일 때 자녀가 비만이 되는 경우가 73%, 한쪽 부모가 비만일 때 41.2%, 양친 다 비만자가 아닐 때는 9%미만으로 비만 부모의 자녀가 비만 발생 빈도가 훨씬 높다는 것을 보고하였다. 그러나 유전적 요인뿐만 아니라 환경적 요인(식습관과 생활환경 등)도 관여한다. 한 연구에 의하면, 비만의 유전적 요인이 약 30%, 환경적 요인이 약 70%로 추정된다고 하였으며, 유전과 환경적 요인의 상호작용이 비만을 결정하게 된다고 하였다.

❑ 운동 부족

비만 아동 160명을 대상으로 관찰한 결과, 비만소년의 76%, 비만소녀의 88%가 운동에 있어서 매우 소극적인 특징이 있음을 보여주었다. 여고생 집단에서 비만 집단과 정상 체중 집단을 비교해 볼 때, 칼로리 섭취량은 비슷하지만 비만 집단이 거의 운동을 하지 않거나 가벼운 활동만을 하고 있음이 나타났다. 또한 성인 비만자의 80~86%가 청소년기에 비만증상이 발생되었다. 이러한 사실로 보아 과식보다는 운동 부족이 더 중요한 비만원인으로 작용되었음을 알 수 있다. 또 다른 한 예로, 직업, 사회적, 경제적 배경이 같은 남녀 비만인과 정상인의 하루에 걷는 평균 보행 거리를 비교한 결과, 비만 여성이 정상의 여성보다 평균 41%를 적게 보행했으며, 비만 남성은 정상의 남성보다 39%를 적게 보행했음이 나타났다.

위와 같이 비만자들은 칼로리 섭취량이 정상인과 유사하지만, 칼로리를 소비하는 운동에는 소극적인 습관을 갖고 있음이 밝혀졌다. 그러므로 어릴 때부터 다양한 운동의 참여 습관을 길러야 하며, 성인이 되어서도 운동의 중요성을 인식하고 실천하여 항상 건강한 상태를 유지하도록 노력해야 한다.

❑ 과다한 열량 섭취

우리가 소비하는 열량보다 많은 열량을 섭취하게 되면, 소비하지 못하여 남은 열량은 체내에서 지방의 형태로 축적된다. 특히 많은 양의 탄수화물 섭취는 소화와 흡수가 용이하여 인슐린의 분비를 촉진하게 된다. 이는 곧 지방의 합성, 저장을 증진시키는 결과를 초래한다. 가장 섭취하기 쉬운 탄수화물의 형태는 설탕, 밀가루 등과 같은 정제된 식품으로써 이들은 비만을 가져오는 주요 식품이다. 또 다량의 지방과 단백질의 섭취는 포만감을 지연시키고, 성장 호르몬의 분비를 자극하기 때문에 성장기의 어린이들에게 있어 비만의 원인이 된다.

❑ 식생활 양식

사람마다 동일한 내용의 식사를 하여도 체지방의 증가가 높지 않은 경우가 있다. 그 원인으로서는 체질이나 유전적 요인, 운동에 의한 에너지 소비량 등 각종 인자가 관계하고 있다고 한다.

비만인의 식생활에 대한 조사 연구에서 하루 총에너지 섭취량이 같은 경우 하루에 한 번씩 총에너지를 섭취하는 경우와 5~6회 나누어 섭취한 경우를 비교하여 보고하였다. 그 연구의 결과는 한꺼번에 총에너지를 섭취한 경우에 체중의 증가가 높다고 밝혔다. 즉, 식사 횟수가 적고 한 번에 많은 양을 섭취하는 것이 비만과 직결된다는 것이다. 그 이유로는 1회의 과식에 따른 인슐린의 분비가 증가되어 그로 인한 지방합성이 증가되기 때문이다.

또한 비만자의 경우, 야간에 집중적으로 식사를 섭취하는 경향이 크다는 연구 보고가 있다. 이런 식생활을 야식 증후군이라 부르기도 하는데, 이는 남자보다 여자에게 많은 것으로 보고되고 있다. 이 연구에서 아침을 간단히 하고 저녁에 회식의 기회가 많은 현대인의 식생활 형태가 그 문제점으로 나타났다고 지적했다.

이러한 식생활의 형태를 개선하기 위해서는 하루 세 끼의 균형 있는 영양식을 하면서, 간식을 삼가야 한다. 그리고 저녁 식사는 되도록 가볍게 먹거나, 식사 후 최소 4시간 이후에 취침하도록 한다. 특히 늦은 저녁 시간의 간식은 삼가 하도록 한다. 또한 비만자는 한 입에 넣는 양이 많고, 씹는 시간과 전체 식사시간이 짧은 것이 특징이므로 식사시간을 충분히 하고 천천히 씹어 먹는 것이 필요하다.

❑ 사회적 · 정신적 인자

미국에서는 경제적 · 사회적으로 지위가 낮은 계층에서 비만이 더 많이 발생됨이 보고되었고, 인종적으로는 소득이 높은 백인 계층에 비해 소득이 낮은 흑인 계층에서 높은 비만 발생률을 보이고 있다. 이 밖에 심리적인 요인 또한 비만의 원인이 되는 것으로 알려져 있다. 심리적 불안 요인 즉, 불안, 근심, 우울, 외로움, 그리고 스트레스 등에 대한 대처 기제나 방어기제로 과식을 하게 되는데, 이러한 부적합한 식사는 비만을 야기하는 경향이 있다. **심인성(心因性) 비만**은 애정 결핍을 보상하기 위해 먹는 일에 집착하는 경우이거나, 혹은 지나친 애정 과잉이 그 원인이 될 수 있다. 즉, 오늘날 부모의 자녀에 대한 지나친 관심이 비만의 원인이 될 수 있음을 시사한다.

❑ 섬유질 부족

다량의 섬유질을 섭취하는 지역에서는 비만이 잘 나타나지 않았다고 보고되었다. 이는 가공되지 않은 섬유질 식품을 주로 섭취하게 되면 그 섬유질로 인해 위에서 포만감을 빨리 느끼게 만들면서, 에너지 섭취량과 영양소의 흡수를 적게 한다. 결국 혈중 포도당 농도가 낮게 유지되어 인슐린 분비도 적게 되기 때문에 비만율이 적게 나타나는 것 같다.

그런데 산업이 발달한 나라일수록 식사 내 섬유질 함량이 적은 것으로 나타났다. 이러한 것은 에너지 소비량이 적음에 따라 섭취하는 식품의 양이 적고, 또한 주로 먹는 식품 자체가 섬유소를 적게 함유하고 있으며, 가공 과정에서도 섬유소가 제거되기 때문이라 하겠다.

❑ 내분비계의 이상

섭식중추와 포만중추가 있는 시상하부에 종양이 발생하면 비만이 발생한다. 그밖에 **쿠싱증후군**(Cushing syndrom)에 의해 부신피질로부터 **코티졸**(cortisol)이 과잉 생성되면 몸의 중심부의 지방세포들이 주로 증식하게 된다. 그밖에 갑상선의 기능부전에 의한 기초 대사량의 저하가 비만을 초래하며, 폐경으로 인해 **에스트로겐**(estrogen) 분비가 감소하면 피하지방 합성이 촉진되어 비만을 초래하기도 한다. 이러한 내분비 이상은 비만 환자의 1% 정도에서 나타나기 때문에 비만의 원인으로서는 흔한 경우가 아니다.

3 비만과 성인병

❑ 당뇨병

살이 찐 사람은 정상체중을 가진 사람에 비해 **당뇨병** 발생율이 높은데 그 만큼 비만과 당뇨병은 밀접한 관계를 가지고 있다는 것이다. 체중증가와 운동부족은 비만으로 이어지고 음식의 과잉섭취는 혈액 중의 포도당 양을 증가시킨다. 혈액 중의 포도당 수치가 높으면 포도당을 에너지로 변화시키는데 필요한 인슐린 수치 또한 높아진다. 이렇게 인슐린 필요량이 증가하면 췌장의 세포도 인슐린의 분비량을 늘리도록 대응한다. 여기서 인슐린 필요량의 증가에 췌장의 세포가 완전히 대응할 수 없어져 인슐린 부족 상태가 되면 당뇨병으로 발전되는 것이다. 생활수준의 향상과 함께 폭발적으로 증가하고 있는 이 당뇨병은 적절히 치료를 하지 않으면, 시력장애, 심장병, 소화 및 배변장애, 배뇨장애, 신장병, 신경통, 신경마비 등 여러 가지 합병증을 유발시킨다.

❑ 동맥경화증

'유연하고 탄력성이 좋은 동맥벽이 두꺼워지고 탄력성을 잃게 되는 것'이 **동맥경화**이다. **동맥경화**가 일어난 혈관의 내강은 울퉁불퉁하여 혈액이 순조롭게 흐르지 못하고 때로 혈액의 덩어리인 혈전이 생기는 수도 있어 혈액의 흐름이 더 악화된다.

일반적으로 동맥경화의 원인은 비만과 고혈압, 당뇨병, 혈액지질 이상, 통풍 등 동맥경화를 촉진시키는 병과의 합병증에 의해 발생된다. 즉, 살이 찐 것 그 자체가 위험인자인데다가 비만증과의 합병증이 거기에 가담하여 비만인에게 동맥경화가 많이 발생한다.

한편 비만의 위험도는 몸 전체의 지방량보다도 그 분포가 문제가 된다. 즉, 팔다리 보다 상체에 지방이 붙은 상체형 비만이 동맥경화에 더 걸리기 쉽다. 상체형 비만은 배 둘레와 허리둘레로 나누어 남성인 경우 1.0, 여성인 경우 0.9를 넘으면 동맥경화가 급격히 올 수 있으므로 조심해야 한다. 또한 체지방률이 전체 체중의 30%가 넘게 살이 찐 사람의 경우, 동맥경화에 걸릴 위험도는 높아진다. 특히 여성의 경우 살이 찐 사람에게는 동맥경화를 비롯한 심장질환의 발병률이 훨씬 높은 것으로 보고되어 있다.

❑ 고혈압

'심장에서 대동맥으로 박출된 피가 동맥을 지나 온몸으로 퍼져 나갈 때 동맥 내에서 생기는 압력'이 **혈압**이다. 일반적으로 살이 찐 사람은 고혈압 증세가 잘 나타나며, 거꾸로 고혈압 환자에게 비만이 많은 것으로 나타나 있다. 살이 찌면 혈압이 높아지는 이유는 몸속에서 필요로 하는 산소의 요구량이 많아지면서 심장에서 더 많은 혈액을 대동맥으로 보내야 하기 때문이다. 몸에 필요 없는 지방을 유지하기 위해서는 인체조직에서 산소의 필요량이 증가하게 된다. 이 산소를 공급하기 위해 몸속을 순환하는 혈액의 양이 증가하게 되는데, 이렇게 되면 심장이 훨씬 자주 박동하게 되므로 혈압이 높아지게 된다. 인슐린의 증가도 혈압상승의 한 요인이 된다. 살이 찐 사람은 대부분 탄수화물을 지나치게 섭취하는 경우가 많아 그 대사에 인슐린이 필요해진다. 인슐린의 분비가 왕성해지면 거기에 따라 카테콜라민의 분비도 많아지고, 그 작용으로 교감신경이 긴장하여 혈관이 수축되고 결과적으로 혈압이 높아지게 된다. 또한 인슐린은 신장에서 나트륨의 재흡수를 촉진시키고 이에 따라서 수분도 재흡수시킨다. 이렇게 되면 혈액량이 증가해 결과적으로 동맥의 통로로 몰리는 혈류량이 증가되어 혈압을 상승시키는 것이다.

❑ 협심증, 심근경색증

근육으로 되어있는 심장은 심장을 둘러싼 혈관인 관상동맥에서 산소와 영양을 공급받는데, 이 관상동맥에 동맥경화가 생기면 피의 흐름이 나빠지게 된다. 연쇄적으로 이렇게 '나쁜 혈액 흐름과 함께 심근에 혈액량이 부족하게 되면서 심장부에 통증'이 일어나는데 이를 **협심증**이라 한다. **심근경색증**은 협심증이 더욱 악화된 상태이다. 동맥경화가 심해져서 관상동맥의 어느 부분이 좁아지면 거기에 혈액의 덩어리가 생겨 혈액의 흐름이 막힌다. 혈액의 공급이 이루어지지 않는 부분의 심근은 죽게 되는데 이러한 현상을 심근경색이라고 한다.

비만이 심근경색증이나 협심증을 일으키는 직접적인 원인이 되지는 않지만 정상적인 사람에 비하여 고혈압이나 당뇨병, 고지혈증이 되기 쉬워 간접적인 원인으로 작용한다.

❑ 고지혈증

고지혈증이 문제가 되는 것은 고지혈증이 동맥경화를 일으키는 위험인자의 하나이기 때문이다. **고지혈증**이란 '혈액 중에 콜레스테롤이나 중성지방이 많이 들어있는 경우'를 말한다. 보통 총 콜레스테롤 수치가 120~220mg/dl이거나 중성지방 수치가 80~150mg/dl정도가 정상적인데, 이를 초과하면 고지혈증이라고 보아야 한다. 살이 찐 사람의 콜레스테롤을 분석해보면, 몸에 이로운 HDL콜레스테롤은 낮은 수치를 보이는 반면, 몸에 해로운 LDL콜레스테롤은 높은 수치를 가지고 있다. 또한 대형 리포단백에 실려 운반되는 중성지방도 높은 농도를 보인다. 따라서 비만한 사람은 지질대사에 이상을 일으켜 고지혈증이 되기 쉽다. 한편, 비만인이 과음을 하면 중성지방의 축적을 촉진시킨다. 왜냐하면 체내에 섭취된 알코올이 연소하여 에너지를 내지만, 연소이후에도 여전히 남아도는 유리지방산은 계속 중성지방을 합성하므로 중성지방 수준을 더 높이는 원인이 되기 때문이다.

❑ 지방간

지방간이란 '간장의 세포 안에 지방, 특히 중성지방이 많이 쌓여 간장이 비대해 지는 것'을 말한다. 지방간 발생의 가장 큰 원인은 음주이고, 그 외의 원인으로는 당뇨병과 비만증이다.

보통 비만과 지방간과의 관계는 비만도가 높을수록 지방간이 될 확률이 훨씬 높아진다. 췌장에서 분비된 인슐린은 피를 통해 간장에 도달하고 다시 근육과 지방세포로 보내지는데, 체내의 지방이 증가하게 되면 인슐린 수용체가 근육이나 지방조직에서는 감소해 인슐린에 대한 감수성이 떨어진다. 이렇게 감수성이 저하된 근육이나 지방조직에서의 인슐린에 의한 지방합성은 줄어드는 대신 췌장에서의 인슐린 분비는 더욱 왕성해진다. 결국 많이 분비된 인슐린은 간장에서 과도한 영양을 재료로 중성지방을 만들어 간세포에 쌓이게 하는 것이다. 비만으로 인한 지방간의 경우에는 체지방 감량이 절대적이며 이를 줄이기 위해서는 칼로리를 제한한 식사요법과 규칙적인 운동을 꾸준히 해주어야 한다. 특히, 식사요법을 실시할 때는 탄수화물을 적게 먹는 것이 필수적인데, 이는 지방간에서는 인슐린의 기능이 중요하기 때문에 인슐린을 나오게 하는 탄수화물의 섭취를 줄이고 양질의 단백질을 충분히 섭취해야 한다.

□ 담석증

담석증이란 '담낭 또는 담도 내에 돌이 생겨, 그 돌이 움직일 때마다 심한 통증을 느끼는 질병'이다. 간장에서 합성되어 담도로 배설되는 콜레스테롤은 담즙산과 적당한 비율로 섞이고, 물에 용해되어 장으로 흐른다. 콜레스테롤이 대량으로 배설되면 장내의 콜레스테롤 농도가 높아져 용해되지 못하고 가라앉아 담석이 되는데, 이것이 콜레스테롤 담석이다. 담즙이 정상적으로 흘러내리지 못하고 담낭 또는 담관에 지체되어 있는 경우에도 담석이 생기는데 이때는 빌리루빈이 침전되기 쉽다. 우리는 이러한 담석을 빌리루빈 담석이라고 한다. 비만인의 간장에는 지방합성 활동이 왕성하지만, 담즙산이 녹아드는 콜레스테롤에는 한계가 있기 때문에 담낭 속에 침착되는 현상의 담석이 비만한 사람에게 많은 이유라 할 수 있다. 또한 비만한 복부에 축적된 지방분이 담낭이나 담도를 압박하여 수축기능을 방해함으로써 만성적인 기능장애를 일으키는 요인이 되기도 한다.

□ 암

비만인은 **암**, 특히 대장암에 걸릴 확률이 높다. 여성의 경우에는 유방암 및 자궁암의 발생률이 정상인보다 2~3배 높고, 또한 간암의 발생률이 높다. 남성의 경우 직장암이나 대장암, 전립선암의 발생률이 매우 높다. 비만자의 암 발생 요인을 살펴보면, 천연식품에 이미 존재하고 있거나 저장단계에서 발암 물질이 생성될 때, 발암물질, 또는 그 전구체를 섭취하는 경우 체내에 암이 발생하며, 특정 영양소의 과잉이 세포 내의 물리, 화학적 환경에 변화를 초래하여 체내 독성물질을 대사시키는 효소계의 활성과 호르몬의 균형에 영향을 주어 발암물질의 대사속도를 변화시켜 암이 발생한다. 또한, 알코올이나 훈제식품의 아질산염, 고식염 섭취, 식품 내의 오염물질 등의 섭취에 의해서도 암이 유발된다.

□ 비만관련 여성 질환

● 월경이상

살이 찐 여성의 경우 **월경**에 이상이 생기는 경우가 많다. 그 이유는 첫째, 난소에서 일정한 리듬을 가지고 분비되던 성호르몬이 살이 찌면서 늘어난 지방조직에 녹아 들어가 그 리듬을 잃은 상태에서 분비된다는 견해가 있다. 이것은 성호르몬 자체의 대사가 지방조직의 증가에 따라 변화하기 때문에 그 결과 월경이상을 가져온다는 **말초 장애설**이 있다. 두 번째는 식욕을 뇌의 시상하부에 있는 중추에서 조절하는데 여기에 이상이 생기면 시상하부에 같이 있는 성 중추에도 이상이 생겨 성호르몬 분비의 균형이 깨지면서 월경이 비정상적인 상태가 된다는 **중추 이상설**이 있다. 이들 장애는 체중을 줄여서 정상체중으로 돌아가면 비교적 쉽게 정상적으로 되돌아온다.

● 임신 중의 합병증과 불임

비만인 임산부는 질병 위험이 높다. 임신 중의 불필요한 체중증가는 이로 인한 여러 가지 합병증의 발생률을 증가시킨다. 가장 주의해야 할 **합병증**으로는 고혈압이나 단백뇨, 부종을 동반하여 발생하는 임신중독증이 있고, 당뇨병도 여기에 해당된다. 살이 찐 여성일수록 성 기능에 문제가 생길 가능성이 높고, 자궁이 약하기 때문에 난소기능에 장애가 생겨 아이를 갖을 때 어려움이 따른다.

● 갱년기의 빠른 폐경

살이 찌면 **폐경** 등의 갱년기 증세가 빨리 나타난다. 또한 난소에서 분비되는 성호르몬이 몸 안에 증가한 지방조직에 용해되어 성호르몬대사를 변화시킨다. 또한 식욕을 조절하는 시상하부에 문제가 생기면 시상하부와 같이 존재하는 성중추 역시 기능이 변화하기 때문에 성호르몬 분비의 균형이 깨지면 폐경이 빨리 찾아오게 된다. 비만으로 인하여 폐경이 빨리 찾아오는 것을 예방하기 위해서는 체중감량이 기본이므로 생활습관을 조절하여 살이 찌지 않는 환경을 만드는 것이 중요하다.

● 유방암

비만체형이 **유방암**의 위험인자라는 것은 많은 연구를 통해 증명되고 있으며 체중이 무거운 사람이나 지방 섭취량이 많은 사람의 경우 역시 유방암이 잘 발생된다. 살이 찐 사람에게 유방암 발생률이 높은 이유는 지방세포가 정상적인 호르몬 분비를 막기 때문이다. 비만한 여성의 경우 폐경을 맞게 되면 부신성 남성호르몬에서 합성되어지는 혈중 난포 호르몬이 정상인보다 많아지고, 이 난포 호르몬은 몸 안에 쌓인 지방조직에 지속적인 자극을 주면서 유방암 발생을 촉진시킨다.

● 자궁내막암

자궁내막암은 폐경 후의 여성에게 잘 걸리며 당뇨병이나 고혈압 증세가 함께 나타날 때 발병률이 더 높다. 자궁내막암이 폐경 후의 여성에게 나타나는 이유는 살이 쪄서 몸 안에 축적된 지방조직에 내포된 성호르몬이 폐경 후부터 서서히 분비되어 자궁내막을 지속적으로 자극하기 때문이다. 자궁내막은 계속 자극을 받게 되어 비정상적인 증식을 하게 되고 그 과정 중에 악성세포로 변하여 암이 되는 것이다. 이런 의미에서 자궁내막암은 호르몬의존성 악성종양이라고 할 수 있다. 자궁내막암의 발병률을 막으려면 몸 내부의 지방조직을 비대화시키지 않는 것이 중요한 조건이다.

□ 퇴행성 관절염

살이 찌면 체중이 늘어나므로 뼈나 관절에 무리를 준다. 체중이 늘어나면 뼈나 관절이 더 이상 무게를 감당할 수 없는 상태가 되는데 특히 무릎은 **퇴행성 관절염**을 일으키기 쉬운 부위라 할 수 있다. 체중의 증가뿐 아니라 무릎을 지나치게 많이 사용해도 퇴행성관절염에 걸리기 쉽다.

4 체지방과 올바른 체중조절

매년 수백만 명의 사람들이 여러 가지 이유로 다양한 체중감량 프로그램을 실시한다. 비만이 건강과 관련된 많은 문제들과 연관되어 있다는 것은 앞에서도 지적되었듯이 잘 알려진 사실이다. 즉, 심장 박동의 증가, 좌심실의 역기능, 고혈압, 당뇨병, 신장질환, 담낭질환, 호흡의 역기능, 관절질환과 통풍(팔, 다리 따위에 염증을 일으키며 아픈 증세), 자궁 내막의 암, 비정상적인 원형 지질과 지방 단백질 농축, 수술하는 동안의 마취제 투여 문제, 신체상 걷는 능력의 장애로 인하여 손상된 심장기능 등을 포함한다. 결과적으로 체중감량은 의학적인 여러 가지 이유로 의사들에 의해 권장된다. 덧붙여, 미적인 이유로 여러 가지 체중감량 프로그램을 행하는 다수의 사람들도 있다. 그러나 체중감량에 대한 잘못된 인식과 부적절한 방법의 동원으로 건강을 해치는 사례가 자주 발생하고 있다.

대다수의 사람들은 금식요법, 식이요법, 약물요법, 수술요법 등의 의학적 접근 방법에 의존하여 비만의 해소를 기대하지만 만족할 만한 효과를 얻진 못한다. 오히려 금식과 식이요법으로 인한 지방감소뿐 아니라 근육의 위축 현상도 발생하여 합병증 유발의 문제가 제기되고 있고, 약물 및 수술요법에 의한 부작용이 속출하고 있다. 수술요법 중 특히 흡입기로 지방세포를 빨아내는 지방 제거술은 제거된 부분의 부작용으로 인해 거칠어진 피부가 발생되어 심한 통증을 앓는 경우가 많다.

그래서 많은 의사들과 건강 및 운동에 관련된 학자들은 비만 문제를 해결하기 위해 새로운 시도를 하였다. Willmore와 Costill에 의하면 운동은 성인병을 예방하고, 근육을 발달시켜 체내에 축적된 체지방을 에너지로 사용하는 기전을 촉진시켜 비만을 해소한다고 한다. 또 Drash 등은 운동을 함으로써 혈중 인슐린, 혈액의 지방단위, 혈압, 관상동맥 등이 긍정적으로 변화된다고 보고하였다.

따라서 이장의 후반부에서는 비만이나 체중조절을 위해 시도되고 있는 여러 방법들을 소개하고 비만이나 체중조절에 매우 효과적인 운동요법을 비만환자와 운동프로그램에서 자세히 다루도록 하겠다.

❑ 식이요법

● 적정의 식이요법

앞장에서 살펴보았듯이 1일 칼로리 섭취량은 성별, 연령, 신장 및 활동량에 따라 다르나, 한국영향학회 권장량을 기준으로 하면 남자의 경우 12~14세 2,400kcal, 15~19세 2,700kcal, 20~29세 2,600kcal, 30~49세 2,400kcal, 50~64세 2,200kcal, 65세 이상 2,000kcal이다. 여자의 경우는 12~19세 2,000kcal, 20~29세 2,100kcal, 30~49세 1,900kcal, 50~64세 1,800kcal, 65세 이상 1,600kcal이다. 비만을 해결하기 위해서는 20~30% 감식하거나 500kcal 정도를 감식하는 것이 좋다. 평소보다 식사량을 줄여 칼로리 섭취량을 줄이면 지방 체중이 감소한다.

식이요법에 따라 하루 500kcal만 적게 섭취하면, 약 70g의 체지방이 감소될 수 있다. 순수 지방의 열량가는 1g당 9kcal이고, 체지방의 열량가는 1g당 7kcal 이다. 따라서 체지방 7kg을 줄이기 위해선 약 100일의 식이요법이 필요하다.

일반적으로, 식이요법에 의한 체지방의 감소가 2개월 이상은 지속되어야 체지방의 감소율이 크게 높아진다고 한다. 그러나 장기간의 식이요법은 지방이 감소됨과 동시에 우리 몸에서 감소해서는 안 될 칼륨, 칼슘, 마그네슘, 인 등의 비지방(무기질) 성분을 감소시키고 나아가 근육의 위축과 저혈당증, 간기능의 약화, 부종, 빈혈, 심장마비 등의 문제를 야기한다. 또한, 심리적 행동에서도 옳지 못한 변화를 일으킬 우려가 있다. 그러므로 이와 같은 증상을 예방하기 위해선 인체에 필요한 영양소를 골고루 섭취해야 하고, 생활에 필요한 기본적인 필요량 역시 섭취한다. 즉, 4가지 음식군을 반드시 포함시키고, 6대 영양소가 균형 있게 섭취되어야 한다는 것이다.

1일 영양소 섭취 비율은 보건복지부 기준(2015년) 19세 이상 성인의 경우 남녀 모두 탄수화물 55~65%, 단백질 7~20%, 지질 15~30%가 적당하다. 그러나 외국의 경우 탄수화물의 최소 비율을 45~50%까지 낮추는 추세를 보임으로써 한국인의 식단에서 탄수화물을 더 적게 낮출 필요가 있다.

● 단기간의 과도한 식이요법에 따른 생리 기능적 변화

대부분의 사람들은 단기간에 체중을 감량하려는 욕심으로 일시적인 체중감량을 하는 경우가 많다. 저탄수화물 다이어트, 고단백질 다이어트, 단식, 식사거르기 등은 사람들에게 많이 이용되고 있는 체중감량 식이요법이다. 그러나 이러한 체중감량법은 건강을 해칠 가능성이 매우 높고, 특히 단기간의 식이요법으로 인한 체중감량은 인체의 생리기능에 치명적인 변화를 가져와 기본적인 생활조차 어렵게 하는 경우가 많다. 단기간에 걸친 체중감량은 체수분과 글리코겐의 손실에 의한 것이지 지방의 감소에 의한 것이 아니므로 올바른 체중감량이라 할 수 없다. 따라서 체중감량에 필요한 것은 균형 잡힌 식사를 하는 동시에 섭취 칼로리를 줄여주어 체지방의 감소를 유도해야 하며, 식이요법과 함께 적정한 운동요법도 병행해 주어야 그 효과를 최대화 할 수 있다. 단기간의 과도한 식이요법에 따른 생리 기능적 변화를 보면 다음과 같다.

우선 단기간의 체중감량을 위해 탄수화물 섭취를 제한하는 경우가 있는데, 체중의 급속한 감량은 이루어질지는 모르겠으나, 지나친 피로감이나 **저혈당증**(hypoglycemia), 근육조직의 감소 등의 바람직하지 못한 변화를 초래한다. 그리고 원푸드 다이어트로 고단백 식사를 선택하는 경우가 있는데, 이 경우 과도하게 섭취한 단백질이 체내에 저장되지 않고, 과잉 아미노산은 지방으로 전환되며, 분해과정에서 생성된 과잉 질소는 뇨를 통하여 배설된다. 또한 과잉 요소의 생성으로 탈수방지를 위해 수분의 요구량이 증가할 수 있다. 금식의 경우는 음식을 제한한다는 면에서 급속한 체중의 감소를 가져올 수 있으나, 신장 기능부전, 과뇨산혈증, 현기증, 탈모, 근육경련 등 심각한 건강 문제를 야기한다.

● 식이요법의 올바른 규칙

식이요법에 기본적으로 지켜져야 할 사항들이 있다. 무계획적으로 식이요법을 도입하여 실시하는 것보다는 식이요법에 적용되는 일반적 규칙을 준수하며 체중감량을 실시한다면 더 큰 효과를 얻게 된다.

다음은 식이요법의 일반적인 규칙에 관한 설명이다.

· 섬유소가 풍부한 복합당질(채소, 통곡식)을 위주로 한 식사를 한다. 간식으로 생채소, 과일 등을 섭취하면 만복감이 쉽게 와 과식하지 않게 되며, 칼 로리의 과잉 섭취를 막아준다.
· 소량을 규칙적으로 먹도록 한다. 끼니를 거르는 것은 역효과를 일으킨다. 하루에 많은 양을 먹으면 인체가 칼로리를 저장하려는 경향을 나타낸다.
· 음식을 천천히 먹도록 한다. 대뇌의 만복 중추가 자극을 받아 식욕이 저하되려면 약 20분 정도 걸린다.
· 칼로리만 있고 균형이 없는 인스턴트식품(라면, 냉동식품 등)이나, 햄, 베이컨 같은 지방이 많은 음식과 사탕, 초콜릿, 음료수 등을 억제한다.
· 잠자기 전에 음식물을 섭취하는 것은 금물이다.
· 요리 방법을 개선하여 설탕과 기름을 적게 넣도록 한다.
· 운동 습관을 기른다.

● 식이요법과 기준점 이론

기준점 이론(set-point theory)의 제안자는 몸이 내부 조절기전, 즉 기준점을 갖고 있는데 아마도 뇌의 측면 시상하부에 깊이 자리 잡고 있을 것이며, 이것은 몸이 특정한 수준의 체지방을 유지할 수 있게 한다고 주장한다. 식이요법을 통해 체중감량을 한 사례를 보면, 장기간 많은 사람들에게 식이요법을 실시한 결과 효과가 없다는 것이다. 즉, 짧은 기간의 단순한 금식이나 음식의 조절로 인해 많은 양의 체중을 감소시킬 수는 있으나, 이것은 일시적인 것이며 식욕에 대한 자극을 주어 다시금 체중을 증가시킨다는 것이다. 이러한 식이요법의 실패의 원인이 바로 '기준점'에 있다고 할 수 있다.

기준점의 실질적인 의미는 인간이 열량을 전혀 의식하지 않을 때 얻을 수 있는 체중을 말한다. 인간은 서로 다른 기준점을 가지고 있고, 약품이나 펜플루라민(fenfluramine), 니코틴, 운동 등을 통해 각자의 기준점을 낮출 수 있지만 식이요법으로 기준점의 변화를 가져올 수는 없다. 체지방 수준을 인간이 가질 수 있는 최소한의 기준점으로 낮추려하는 상황에 처하면 인체는 내적인 자가 조절을 통해 이러한 변화에 대응하고, 보충하려 한다.

결론적으로 기준점 이론에 비추어 보면, 식이요법은 효과가 없고, 인간의 기준점을 낮출 수 있는 방법을 사용해야 체중을 감소시킬 수 있다는 것이다.

❑ 운동 · 식이 요법

비만이나 체중감량(조절)을 하기 위해서는 계획적인 운동과 합리적인 식생활 습관을 더불어 병행할 수 있어야 한다. 또한, 밤늦게 먹는 야식이나 주식(조식, 중식, 석식) 사이에 먹는 간식과 같은 불필요한 열량 섭취를 제한하고, 운동으로 소비열량을 늘려야 성공할 수 있다. 비만이나 체중조절을 위한 운동과 식이요법을 병행하기 위해서는 우선, 비만의 정도(과잉 지방량)를 파악해서, 줄여야 할 체지방의 에너지량(체지방 1lbs, 0.45kg = 3500 kcal)을 결정하고 하루의 에너지 소비량과 섭취량을 면밀히 분석 · 검토한다. 그런 후, 체중감량의 기간을 정하고 운동의 방법을 결정하여 영양을 고려한 합리적인 식생활과 함께 규칙적인 운동을 실시해야 한다. 꾸준한 운동으로 심폐기능이 점차 보강되면 초기보다 칼로리 소비량 목표를 늘리고, 식이요법에 의한 감량 목표를 점진적으로 줄여 간다. 즉, 운동과 식이요법을 병행하는 것은 2가지 중 한 가지만을 선택하여 실시하는 것보다 비만 처치 및 체중조절을 위해 효과적이라 할 수 있다.

❑ 행동수정 요법

과거 20~30년 동안, **행동수정요법**은 체중조절을 하는데 좋은 치료방법이었다. 사람들은 비만증이 과식과 과식을 유발하는 잘못된 행동으로부터 발발하는 것이라고 생각하였다. 그러므로 행동수정치료는 이와 관련된 요인들을 분석하고 이용하는 것이라 할 수 있다. 자극 조절, 식이행동(입안에 음식이 있을 때는 수저를 놓고, 접시에 음식을 남기고, 먹는 동안에 독서나 TV보는 것을 금한다), 보상, 자가측정, 영양교육, 운동, 인지 재구조 등의 요소를 분석하여 체중감량에 들어갈 때 다른 방법들보다 좋은 성적이 보고되기도 한다. 잘 계획된 프로그램에서는 탈락률이 약 15%로 비교적 낮다고 할 수 있다. 그러나 이렇게 잘 계획된 프로그램이라고 하더라도 1년 정도 체중감소가 유지되다가 그 후엔 체중이 점차 증가한다고 보고된다.

❑ 약물 요법

비만증의 보조 치료로 약물요법이 사용될 수 있다. 식욕억제제는 비만 환자의 내적 자극인 배고픔의 느낌을 줄여 주기 때문에, 열량을 제한하는 식이를 지속적으로 유지할 수 있게 한다. 신경전달물질인 세레토닌은 음식 섭취에 대한 반응으로 식욕을 억제시키고 포만감을 증진시킨다. 또한, 설사제를 사용하여 설사를 하면, 음식의 흡수가 제대로 이뤄지지 않아 체중증가를 막을 수 있을 것이라 잘못 생각하고 있는 경우가 있다. 설사제는 음식의 흡수에 영향을 미치는 것이 아니라 수분과 전해질의 흡수에 영향을 미치기 때문에 체중을 감소시킬 수 없으며, 때론 체중의 감소가 일어나기도 하나 이는 탈수나 수분부족 때문에 일어나는 현상일 뿐 체중 감소와는 무관한 것이므로 자칫 과용하게 되면 변비를 초래할 위험도 크다.

이처럼 각종 약물들은 그 자체로 불면증, 신경과민, 구토, 두통, 현기증, 복통, 중독증 등 심각한 부작용을 가지고 있으므로 아직까지는 인체에 완벽한 약이 없다고 할 수 있다. 약물복용 시엔 대개 처음에 약간의 효과를 볼 수 있으나, 약의 복용을 중단하면 다시 체중 증가를 보인다. 이처럼 약제에 대한 장기간의 효과 연구가 거의 없는 실정이므로 약물복용은 추천할 만한 방법이 되지 못한다.

❑ 수술 요법

비만자의 수술요법은 1912년에 최초로 고안된 것으로 펜실베이니아의 한 의사(Dronserete)가 신장 157.5cm, 체중 170.3kg인 남성 비만 환자를 이 방법으로 치료한 사례를 발표한 것이 시초라 할 수 있다. 이 요법은 표준체중의 100%를 넘는 비만 환자에게 비만에 의한 합병증이 생명을 위협 당하고, 여러 가지 다양한 방법이 모두 실패하였을 때 시행하는 마지막 보루이다. 수술방법으로 4가지 유형을 들 수 있는데 음식물 섭취를 방해하는 방법, 위장크기를 작게 하는 방법, 장흡수를 감소시키는 방법, 피하지방을 흡입하는 방법 등이 있다. 오늘날 의학기술의 발달로 지방의 감소를 위한 수술요법이 성행하고 있으나 여러 가지 부작용과 경제적인 부담, 심리적인 불안 등의 문제를 초래하여 결코 이상적인 방법이라 할 수 없으므로 권하기에는 부적절하다.

❑ 물리적 요법

물리적 요법이란 물리치료에 사용되는 마사지, 지압 등의 수기요법 및 동양의 침구요법 뿐 아니라 초음파나 전기 등의 기계를 이용하는 모든 것을 포괄적으로 의미한다. 침과 유사한 전기 자극으로 처치를 할 경우엔 체지방량과 체중의 감소가 있다고도 하지만 감소의 정도가 그다지 크지는 않다. 또한 마사지나 지압의 경우에서, 누르거나 때리는 것, 문지르는 방법 등을 이용하여 각 부위의 지방을 제거할 수 있다고 믿고 있지만, 이것은 시각적인 효과로 인한 일시적인 현상일 뿐이며 물리적인 방법이 중단되면, 바로 다시 원래의 상태로 돌아오는 "**요요현상**"일 뿐이다. 또한 다른 종류의 물리적 처치를 하였을 경우에도 체중 및 체지방량의 감소가 뚜렷하게 알려진 것이 아직은 없고, 더 많은 연구를 필요로 하는 요법이라 할 수 있다.

❑ 잘못된 체중조절 요법

● 단식 요법

단기간의 단식은 체지방에 큰 영향을 줄 수는 없고, 장기간의 단식은 몸에 해로울 수 있다. **완전 금식**은 케톤체 생성, 다뇨증, 저칼륨증, 저혈당, 인과 마그네슘의 배설 등을 증가시켜 전해질의 균형에 문제를 일으킬 수 있다. 만약 1~2주 금식하게 되면 체중이 줄어드는 것은 사실이나, 이때 감량된 물질은 지방이 아닌 수분이 대부분이다. 금식이 끝난 후 1주정도 지나면 수분의 회복에 의해 정상 체중으로 돌아온다. 금식을 하게 되면 탄수화물이나 지방 대신 근육 속에 있는 단백질을 에너지원으로 사용하기 때문에 신체기능이 무기력해지고 뇌기능도 저하된다. 또한 심근위축에 의해 심실부정맥의 의한 갑작스런 사망도 보고되고 있다. 결국 장기적으로 볼 때 체중조절은 한시적인 것이 아닌 급격한 체중감소를 통해 비만을 해결하고자 하는 것은 바람직하지 못하다고 할 수 있다.

● 사우나 요법

사우나에서 흘리는 땀은 몸속의 수분이 일시적으로 배출되는 것이다. 수분은 생명에 필수적인 역할을 한다. 그것은 노폐물을 배출시키는 역할도 하고, 체온조절 기능도 하며, 몸속에 화학작용이 일어날 때는 용해물로 작용하기도 한다. 즉, 사우나 요법은 체내의 지방 감량에 전혀 도움이 되지 않는다고 할 수 있다.

● 흡연

담배를 피우는 것은 체중감량과 무관하다. 담배를 피우면 몸속에 독성물질, 돌연변이 유발 물질이 남게 되고, 각종 암을 일으키는 원인이 되며, 4,000여종의 각종 유해 물질이 담배 속에 내포되어있다. 담배를 피우면 담배내의 각종 유해 물질(니코틴, 일산화탄소, 타르 등)의 영향으로 심장병, 만성퇴행성 질환, 폐암 등 심혈관 질환으로 발전된다. 즉, 흡연은 신체기능을 악화시켜 난치병을 발생시킨다.

위에서 살펴보았듯이 비만 및 체중조절 방법은 매우 다양하다. 그러나 의학적 접근 방법 즉, 금식, 무리한 식이요법, 약물 및 수술요법 등은 오히려 근육의 약화와 경제적 부담, 수술시 위험, 심리적 불안정 등의 바람직하지 못한 부작용을 발생시키며, 사우나나 흡연 등과 같은 잘못 인식된 방법을 비만이나 체중조절 시에 시도함으로써 자신의 몸을 해치는 결과를 초래하고 있다. 이에 반해 규칙적인 운동은 적당한 칼로리를 소비시키고, 기초대사를 증진시키며, **제지방** 조직(근육의 양)의 감소를 미리 방지해준다. 또한 운동으로 인한 자기 평가와 자아정체감 등의 긍정적인 자아관이 성립되어 체중조절에 큰 도움을 준다.

따라서 비만 및 체중조절의 해결은 의학적 접근방법이나 잘못 인식된 요법에 의한 소극적인 방법으로부터 벗어나 운동을 통한 적극적인 방법으로의 전환이 이루어져야 한다.

5 비만과 운동

비만은 음식물의 섭취와 에너지 소비량간의 불균형에 의해 발생되기 때문에 적절한 운동은 체중조절에 중요한 역할을 한다. 특히 당뇨나 고혈압, 고지혈증 등과 같은 질환으로 고생하는 비만증 환자에게는 운동이 필수적이라 할 수 있다. 비만자는 일반적으로 식사요법보다는 운동을 통한 칼로리 소비 효과를 장기간에 걸쳐 누적시킴으로써 체지방을 감소시키는 것이 바람직하다할 수 있다. 식이요법만으로 체중을 감소시키려한다면 근육의 손실이 많아 체력의 감소, 유연성 저하 등 여러 가지 좋지 않은 반응들을 발생시킨다.

일반적으로 운동은 식욕을 증가시키기 때문에 운동을 통한 추가적인 에너지 소비 및 체중감량의 효과는 추가적인 에너지 섭취로 인해 상실된다고 생각되었다. 실제로 장기적인 운동이나 작업은 체내 에너지 수요량의 증가를 초래하여 좌업생활보다 더 많은 에너지 섭취를 유발하는 것이 사실이지만, 이 경우 추가적인 에너지 섭취가 체중의 증가나 체지방의 증가를 초래하지는 않는다. 왜냐하면, 식욕의 증가 및 추가적인 에너지 섭취량은 운동으로 인한 에너지 소비량과 균형을 이루거나, 아니면 그 양이 적기 때문이다. 즉, 비교적 활발한 운동을 정기적으로 행할 때의 에너지 소비량은 그로 인한 에너지 섭취율의 증가분에 비해 크거나 균형을 이루게 된다.

식욕은 주로 혈당 당분의 농도(혈당치)에 의해 좌우되는데, 운동 초기에는 혈당치가 높은 수준이지만, 20~50분경과 후엔 현저히 낮아진다. 따라서 운동 직후에는 식사를 하고 싶은 생각이 없지만 잠시 후에는 심한 공복과 함께 식욕이 증진된다. 그러나 완만한 장시간의 운동을 하면 혈당치가 저하되고 식욕도 증가되지 않는다. 그러므로 비만의 해소와 예방을 위한 운동으로는 낮은 강도의 장시간 운동이 바람직함을 알 수 있다.

또한 대부분의 사람들은 인체 특정부위의 근육운동에 의해 그 부위만의 지방을 선택적으로 제거할 수 있다고 생각하는 경우가 많기 때문에 복부지방을 감소시키기 위해 윗몸 일으키기 운동을 하거나 대퇴부위의 지방을 제거하기 위해 다리운동을 행한다. 그러나 인체 특정부위의 지방 분포는 유전에 의해 이미 결정되어 있을 뿐 아니라, 특정부위의 근육운동에 필요한 에너지원은 그 특정부위의 지방조직에서 뿐만이 아닌 전신에 분포되어 있는 여러 지방조직으로부터 동원된다. 윗몸일으키기를 위한 연료는 팔이나 간의 저장지방으로부터 동원될 수도 있으며, 복부주변의 피하지방에만 전적으로 의존하는 것은 아니다. 즉, 특정부위의 체지방량의 감소는 운동부위와 관련되어 있는 것이 아니라, 운동을 통한 총에너지 소비량에 의해서 결정된다. 국부적인 지방의 감소를 위해서 해당 근육의 운동을 실시할 경우 약간의 효과는 있으나 이것은 해당 근육의 긴장이 증가한 결과에 의한 것일 뿐 지방의 감소로 인한 것은 아니다. 결국 피하지방을 감소시키기 위한 가장 좋은 방법은 달리기, 걷기, 수영, 자전거 타기 등 많은 대근육 운동이 효과적이라 할 수 있다.

❑ 비만과 운동의 역할

정기적인 운동이 장기적으로 칼로리 섭취를 제한하는 동안 감량한 체중을 유지하는데 중요한 지표가 될 것이라고 증명해 왔다. 또한 많은 연구들은 비만인들이 정상 체중인 사람들에 비해 운동을 적게 하는 경향이 있고, 활동적인 사람들이 더 날씬하다는 것을 보였다.

비록 운동이 비만 치료에 있어서 강력한 도구라고 하지만, 여러 조사 연구에서 이 믿음을 지지하는데 실패해왔다. 사실, 이 분야의 대부분의 연구자들은 체중감량의 노력 후 칼로리 섭취 통제에 있어서 운동이 상대적으로 약한 수단이라고 생각한다.

여기 비만 치료에 있어서 운동의 역할에 대한 몇 가지 오해들이 있다. 이것들을 차례로 살펴보면 다음과 같다.

오해 1: 유산소 운동은 식이요법이 수반될 때 체중감량을 상당히 가속화시킨다.

일부 비만인들은 하루에 2~3마일씩 힘차게 걸으면 상당한 양의 체중이 빨리 줄어들 것이라고 믿는다. 그러나 많은 연구들은 이러한 운동이 몇 달간 지속이 되더라도 체중의 급격한 감소가 이루어지지 않는다고 하였다. 실제 연구에서 여성 160명과 남성 197명을 대상으로 1년간 매주 3~5회, 30~40분간의 걷기 운동이 심폐지구력을 5~8% 개선시켰음도 불구하고 체중 감량은 차이가 없었다고 보고하였다. 다른 연구들도 식이요법의 조절 없이 걷기 운동을 했을 때 운동량이 체중을 감량시키기에 불충분하여 체지방을 감량하는데 실패했다고 하였다.

493명에 대한 메타분석에서 15주간의 프로그램 동안 식이요법과 운동의 혼합 적용은 10.9kg, 식이요법 단독 적용은 10.6kg의 체중감량을 보여 두 집단간에 유의한 차이를 보이지 않았다. 그리하여

연구자들은 유산소 운동이 체중감량에 있어서 주요한 효과를 갖기 위해서는 매일 1시간 이상의 긴 운동시간과 높은 강도가 필요하다고 하였다.

체중 감량에 있어서 보통 강도의 운동이 효과가 적은 이유는 보통 강도의 운동에 의한 순수 에너지의 소비가 적다는 것이다. 실제적인 운동의 에너지 소비량은 대부분의 사람들이 믿는 것보다 훨씬 적다. 운동의 순수 에너지 소비량은 운동 시 소비된 칼로리에서 안정 시 대사량(resting metabolic rate)과 일상적으로 소모되는 활동들에 의해 소비된 칼로리량을 뺀 양과 같다. 예를 들어, 70kg의 비만인 여성이 45분간 걸은 3마일에 대한 순수 에너지 소비는 단 130~140 칼로리 정도 밖에 되지 않는다(215의 전체 칼로리 량 - 50의 안정 시 대사량 - 25~25 정도의 일상적인 행동에 대한 칼로리 = 130~140 칼로리). 운동에 의한 순수 소비 에너지량은 많은 사람들이 알고 있는 것보다 훨씬 그 양이 적다. 사람의 지방에 대한 0.45kg은 대략 3500 칼로리 정도로 구성되는데, 이는 만약 모든 것들이 완벽하게 똑같은 상태로 있다면, 0.45kg의 지방을 없애기 위해 매일 아주 힘찬 걷기(매회 약 5㎞)를 거의 한 달간 해야 한다는 것을 의미한다. 많은 비만인들은 하루에 3~5㎞씩 그들이 힘들지 않게 할 수 있는 만큼 걷고 있다. 그러나 **많은 양의 체중감량을 얻으려면 훨씬 높은 강도 및 많은 시간이 소요되는 걷기가 필요하다.**

오해 2: 1회의 운동은 추가적인 칼로리 소비를 가져오면서 안정 시 대사량을 장시간 높여주게 하는 원인이 된다.

또 다른 일반적인 오해는 1회의 유산소 운동은 추가적인 칼로리 소비를 가져오면서 안정 시 대사량을 장시간 높여주게 하는 원인이 된다는 것이다. **일반적으로 대부분의 연구자들은 아주 높은 고강도 운동이 수행되지 않으면 운동 종료 후 추가로 소모되는 칼로리 소모량이 적다는 것을 발견해 왔다. 예를 들어, 30분 정도 적당한 강도의 조깅(12분/1.6km), 보통 강도의 걷기, 또는 사이클(유산소 능력 40~60%)은 여분의 10~12kcal를 태우면서 향상된 안정 시 대사량이 약 20~30분간 지속되게 한다. 운동 강도가 약 75%정도로 증가되었을 때 여분의 15~30kcal를 태우면서 향상된 안정 시 대사량이 약 35~45분간 지속되게 한다. 그러나 이러한 운동 이후의 이 칼로리 소비량은 체중감량에 상당한 영향을 주기에는 너무 적다. 시간이 80분 정도로 상당히 증가될 때조차도 향상된 안정 시 대사량을 통해 증가된 칼로리 소비량은 운동 강도가 아주 높지 않으면 여전히 낮다.**

제지방량(fat-free mass)의 증가를 기대하는 것을 이상으로 안정 시 대사량에 대한 장기적인 훈련 효과가 있는가? 잠재적으로, 모든 안정시대사량에 대한 운동효과는 중요할 수 있다. **왜냐 하면 그것이 전체 에너지 소비량의 아주 많은 비율을 보여주기 때문이다. 운동선수를 대상으로 한 연구에서**

심한 운동을 한 다음날 안정 시 대사량이 높아졌으나 2일 후 받은 검사에서는 안정 시 대사량이 다시 낮아 진 것으로 나타났다. 즉, 안정 시 대사량의 증가는 오랫동안 적응된 일상의 활동보다는 전날의 심한 운동 효과 때문이며, 이는 장기적인 훈련의 효과라 보기 어렵다. 이러한 발견들이 학자들에 의해 관심을 받고 있으나 비만인들에게 있어서 실제적인 중요성을 가지고 있지 않는다. 왜냐하면 그들이 할 수 있는 운동의 강도 및 양은 실제로 제지방량을 향상시켜 안정 시 대사량 증가에 효과를 끼친다고 보기에는 너무 적기 때문이다.

오해 3: 운동은 식이요법에 의한 안정시 대사량의 감소를 막는다.

칼로리 제한을 하는 **동안** 안정시 대사량은 상당히 감소하고 체중감소량과 관계가 되는데, **안정시 대사량은** 매우 적은 칼로리 소비를 하는 동안 10~20%, 장기간의 금식(fasting)을 하는 동안 20~30%까지 **감소한다.**

운동이 칼로리를 제한하는 동안 식이요법에 의한 안정 시 대사량의 감소를 막을 수 있는가? 대부분의 연구들은 이 생각을 지지하지 않는다. 그리고 안정 시 대사량의 방어적인 훈련효과가 발견되었다 하더라도, 그것은 매우 적다. 예를 들어, 한 연구에서 12명의 경도 비만 여성들은 28일 동안 하루에 530 칼로리를 섭취하는 식이요법과 운동 프로그램(일주일에 3번, 30~45분간 60% HRR)을 병행했다. 또 다른 연구에서는, 4주간의 매우 적은 칼로리 소비(하루에 720 칼로리 섭취) 과정에 있던 13명의 가벼운 비만 대상자들 중 절반이 총 27시간의 운동(50% HRR)을 했다. 안정 시 대사량은 비활동적인 집단보다 운동 집단에서 더 많이 떨어졌다(첫 주에는 두 집단 모두 10%가 하락했으나, 그 다음에는 운동집단에서 17% 정도 더 떨어졌다). 특히, 운동은 식이요법을 하고 있는 비만인들에게 안정 시 대사량을 떨어뜨리는 것을 통해 에너지를 보존하도록 한다.

또한 유산소 운동이나 저항 운동 모두 하루에 520 칼로리를 섭취하는 식이요법에 의한 안정시 대사량의 감소에 대해 그 어떤 효과도 주지 못했다. 이것은 제지방량이 모든 집단에서 똑같이 감소하였고, 안정시 대사량이 제지방량과 매우 가깝게 관련되어 있기 때문에 중요하다고 할 수 있다.

오해 4: 운동은 식이요법에 의한 제지방량(fat-free mass)의 감소를 막는다.

체중을 감량하는 동안 상실되는 제지방량의 비율은 칼로리 결핍양의 비율과 밀접한 관계를 가진다. 완전 금식이 진행되는 동안 체중의 상실량 중 지방이 50%, 제지방량이 50% 정도 차지하였고, 적절한 단백질 섭취가 이루어진 초저식이요법 프로그램이 진행되는 동안 지방이 75%, 제지방량이 25% 정도 차지하며 제지방량이 상실되는 비율이 조금 줄어들었다. 1200~1500 칼로리의 식이요법이 진행

되는 동안에는 지방이 90%, 제지방량이 10% 정도 차지하며 제지방량이 상실되는 비율이 많이 줄어들었다. 즉, 칼로리 부족의 양은 제지방량의 상실에 대한 양을 결정하는 주요 조절 요소가 된다.

운동이 식이요법에 의한 제지방량의 감소를 막을 수 있는가? **일반적으로** 적당량의 유산소 운동과 근력 운동 프로그램들은 별다른 효과가 없는 것으로 밝혀졌다. 또 다른 90일간의 **연구에서는** 근력운동을 일주일에 3**회** 실시하고 근력에 있어서 상당량의 개선된 모습을 보여주었음에도 불구하고 제지방량은 800 칼로리의 식이요법을 수행했던 다소 비만인 여성들에게서 감량한 체중의 1/4정도를 나타내었다.

체지방 감소를 시도하는 일부 사람들은 지방을 태우기 위한 최적의 운동 강도는 저강도 운동이라는 믿음에 이끌려 왔다. **실제, 같은 사람들이 보통 강도(50%HRR)와 강한 강도(80%HRR)로 운동 할 때 지방이 타는 비율은 보통 강도의 운동이 강한 강도의 운동보다 3배 정도 큰 것으로 나타났다 (49% 대 16%). 그러나 1회의 보통 강도 운동은 전체 칼로리 소모량 차원에서 비교하면 높은 강도의 운동보다 훨씬 적다. 체지방 0.9kg을 감소하려면 약 7000 칼로리의 에너지를 소모해야 하고, 음식에 있는 어떤 형태(탄수화물, 단백질, 또는 지방)의 칼로리라도 체지방으로 변환될 수 있기 때문에 진정으로 신경 써야 하는 것은 더 많은 에너지 소비이다. 즉, 무엇이 소비되느냐 보다 더 많은 양의 에너지를 소비하는 것이 중요하다.**

몇몇 연구자들은 일상적인 보통 강도의 운동보다 매우 활동적이고 강도가 높은 운동이 체지방 감소에 특히, 복부에 있어서 좀 더 효과적이라고 보고하였다. 예를 들면, 네덜란드에 살고 있는 2000명 이상의 중장년 남녀를 대상으로 한 연구에서 **운동경기를 하는 것과 같은 높은 강도의 운동이 복부비만을** 감소시키는데 큰 효과 있다고 보고했다. **또한** 캐나다에 살고 있는 2500명의 남녀를 대상으로 한 또 다른 **연구에서도 고강도의 운동이 복부 지방의 감소에 우선적으로 연관성을 지닌다는 것을 보였다. 둔부과 비교하여 복부의 경우** 일상적인 보통 강도의 운동이 아닌 아주 활동적인 운동을 하는 동안 지방 분해나 에피네프린에 의한 지방의 감소에 좀 더 반응을 보인다는 여러 증거들이 있다. **따라서 고강도 운동이 복부비만의 치료와 신진대사장애와 관련된 치료에 있어서 중요한 역할을 한다고 할 수 있다. 그러나 일반적인 비만인과 중증의 비만인들에게 고강도의 운동은 잠재적 부상의 원인이 될 수 있기 때문에 강도 높은** 운동에 대해 고려해 보기 전에 우선 그들의 체질량지수(BMI)를 30kg/㎡ 아래로 만들어야 한다.

❑ 체중감량을 위한 운동의 이점

체중감소 프로그램을 통한 빠른 체중감소나 식사로 이루어지는 예방에 있어서 운동은 안정시 대사량과 제지방량을 감소시키는 것에 비해 상대적으로 미세한 효과를 가져왔다. 그러면 왜 비만환자들이 운동이 필요한가? 주된 이유는 그들의 건강을 증진시키는 것이다. 적절한 운동은 아마도 상당량의 체중감소를 신속하게 하는 수단이 될 것이다. 그리고 그것은 건강을 증진시키는 큰 힘을 가지게 될 것이다. 구체적으로 비만 환자들을 위한 최소 5가지의 건강과 관련된 운동의 이점이 있다. 비만환자 개개인이 규칙적인 운동을 하게 되면,

· 심폐지구력(VO_2max)을 증진시킨다.
· 혈액지질 상태가 개선된다. 그중에서도 중성지방을 감소시키고 HDL-콜레스테롤을 증가시킨다. 체중감소와 동시에 LDL-콜레스테롤과 총 콜레스테롤을 감소시킨다.
· 심리적인 상태를 증진시켜 특히 대체적인 행복과 활기를 가져오며 근심과 우울증을 감소시킨다.
· 사회적 지원이 높은 집단은 아마 체중감소의 기간이 오래 지속 될 것이다.
· 비만과 관련된 질병의 위험을 감소시킨다.(예를 들어 당뇨병, 심장병, 암, 고혈압)

체중감소는 혈액지질검사에서 극적인 증가와 관련되어 있는 것을 알 수 있다. 한 가지의 발견된 모순이 있는데 그것은 체중감소와 관련하여 총 콜레스테롤에 있다. 규칙적 운동이 LDL-C와 중성 지방을 감소시키는 반면 HDL-C는 증가시킨다. 그렇지만 유산소 운동의 독립적인 효과는 중성 지방과 HDL-C의 변화를 증진하는데 국한된다. 하지만 총 콜레스테롤과 LDL-C은 그렇지 않다. 생리학적 이점 외에도 운동은 행복감, 근심과 우울증의 감소 그리고 긍정적인 자아개념과 향상된 정서 상태와 관련이 있다.

운동은 체중감소를 유지하는 것에 대한 최고의 예측요인중 하나로 드러났다. 운동은 또한 증가된 단체생활의 응집력, 소통, 그리고 그 프로그램이 끝난 후의 수개월동안 지속할 수 있는 정보를 위한 기회를 얻을 수 있는 보조적인 이점을 제공한다. 참고적으로 체중관리에 있어서 신체활동의 역할을 간단히 살펴보면 다음과 같다.

우선적으로 체중이 불어나는 것에 대해 예방하라.

매일 이어지는 신체적 활동은 나이에 의한 체중 증가의 위험을 감소시킨다. 대부분의 성인들이 천천히 체중이 늘고 있으며 대략적인 추정으로 1년에 0.5kg씩 늘고 있다. 이와 동시에 근육량이 점차적으로 줄

고 몸의 지방이 증가하게 된다. 몸무게의 질과 양에 대한 이러한 점차적인 변화는 식이요법과 함께 규칙적인 신체적 활동에 의하여 좋은 방향으로 전환될 수 있다. 다시 말해서 매일 이어지는 신체적 활동의 최고 이점중의 하나는 대부분의 성인이 25세부터 65세까지 경험하는 '서서히 증가되는 지방'과 대항할 수 있는 능력이라 할 수 있다.

만약 과체중이거나 비만이라면 체중을 감량하는데 이것이 도움 될 것이다.

유산소 운동이 체중감소 식단조절과 병행했을때 더 빠르게 체중감소를 만드는가? 대답은 '그렇다' 이다. 하지만 대부분의 과체중과 비만인들은 필요이상의 체중이 식이요법과 비교했을 때 작다고 느낀다. 왜냐하면 대부분의 과체중의 사람들은 보통 강도의 운동만 하고, 소비된 에너지의 실제 양이 자신이 기대한 것 보다 적다고 느끼는 경향이 있고, 그들이 2~4 개월 동안 점차 감소된 식사요법을 통하여 오히려 체중감소에 작은 영향을 주었다고 생각한다. 실제적 충고는 운동만 해서는 절대로 지방을 줄이는데 주요 수단이 될 수 없다는 것이다. 대신 식이요법의 양과 질의 개선은 운동이 체중조절이나 체지방 감소에 있어서 중요한 역할을 한다. 규칙적인 운동은 건강유지에 중요한 관련이 있다.

지나친 체중 감량하고 난 후에는 적당한 몸무게를 유지해야 한다.

힘찬 운동이 감량된 체중을 잘 유지시켜 줄 것이다. 감량된 체중과 그것을 지키는 것은 꽤 힘든 일이다. 일부의 체중 감량자는 다시 더 나쁜 상태로 돌아가거나 100중 95명은 건강한 몸무게를 유지하게 위하여 힘들게 노력한다. 일반적으로 한 가지 방법은 생활방식의 개선에 더욱 노력하는 것이며, 5kg 또는 그 이상의 체중증가가 다시 발생한다면 전문자의 도움을 받아야 한다. 규칙적인 신체적 운동은 오랜기간 체중 감량을 유지하려는 사람들에게 가장 좋은 수단중 하나이다.

6 비만자와 운동프로그램

비만 및 체중조절을 위한 가장 좋은 운동방법은 유산소성 운동이다. 유산소성 운동은 심폐기능의 향상 효과이외에도 성인병 예방 및 치료효과, 그리고 정신적 건강증진 효과가 있다. 따라서 이 부분은 효과적인 운동 프로그램의 설정과 활용 수칙 등을 살펴보고 실생활에서 직접 이용할 수 있는 운동 프로그램 모형을 나타낸 것이다.

❑ 실질적인 내용

체중감량을 위한 운동 프로그램을 설정할 때에는 다음과 같은 원칙을 적용해야 한다.

● 운동 형태

운동은 활기차고, 율동적이어야 하며 지속적인 것이 좋다. 즉, 호흡을 빠르게 하고 심박수를 목표 수준에 유지시키는 유산소성 운동이 적합하다.

- 걷기 운동 : 걷기 운동으로 비만 및 체중조절 효과를 얻으려면 최소한 3㎞이상의 거리, 약 4 분 이내에 400m 운동장 트랙을 한 바퀴 걷는 속도로 걸어야 한다.
- 조깅과 달리기 : 조깅과 달리기의 속도는 일반적으로 분당 130~135m를 달리는 속도를 유지하여야 효과적이며, 이 운동은 하지장의 관절(발목, 무릎, 고관절 등)이나 허리 부위에 특별한 이상이 없는 사람이면 누구나 생활화할 수 있는 운동이다.
- 수영 : 수영은 큰 근육들을 이용하는 운동으로써 골격, 근육계뿐 아니라 심폐계 기능 발달에 좋은 운동이다. 특히 수영은 물의 부력 작용에 의한 운동으로 관절 손상을 최소화 할 수 있다는 이점을 가진 이상적인 운동이다. 수영에 요구되는 에너지 소비량은 달리기의 4배, 걷기 운동의 8배에 해당한다.
- 유산소 운동 : 유산소 운동은 산소를 이용한 활동적인 운동을 20분 이상 지속하여 심장박동(호흡)이 빨라지는 형태의 운동으로 심장, 혈관 및 폐기능이 활발해지고 강화된다. 또한 신체의 산소전달 능력을 향상시켜 주고, 체지방을 연소시키는 역할을 함으로써 체중조절에 효과적인 작용을 한다. 또한, 혈압을 낮추고 관상동맥 질환의 위험률을 감소시키며 스태미나, 지구력의 증가와 뼈의 관절 기능을 강화시켜 골다공증을 예방해준다.

이외에도 계단 오르내리기, 줄넘기, 자전거 타기, 체조 등이 효과적이라 할 수 있으며, 이러한 유산소성 운동과 무산소성 운동을 병행할 경우엔 더욱 큰 효과를 얻을 수 있다. 우리가 음식물을 통해 섭취하는 영양소는 대부분 운동을 위한 에너지나 근육형성을 위해서도 쓰이지만 필요 이상으로 섭취된 영양분은 모두 지방으로 전환되어 축적된다. 식사 후, 흡수된 영양소는 혈액을 통해 온몸을 순환하는데, 평소 웨이트 트레이닝을 통해 대사율이 높아져 있는 근육에서는 에너지원을 많이 사용하므로 지방이 덜 쌓이지만, 근육 운동이 되지 않는 부위에서는 지방이 축적된다. 그러므로 섭취된 영양소가 지방으로 저장되는 것을 피하려면 가벼운 웨이트트레이닝을 규칙적으로 실시하여 근육의 대사율을 높게 유지하는 것이 중요하다.

● 운동 강도

운동강도는 자기 최대운동능력의 50~60%정도로 시작하여 점진적으로 증가시켜 나가야 한다. 운동 강도는 목표심박수 〔또는 여유심박수(HRR)〕를 산출하여 설정할 수 있는데 우선, 본인의 안정시 분당 맥박수를 결정해야 하며 아래의 공식에 연령을 대입하여 산출한다.

목표심박수 = (최대 심박수 - 안정시 심박수) × 운동 강도 + 안정시 심박수

위의 공식에서 최대심박수 = 220 - 자기 나이 혹은 207 - (0.7 × 자기 나이)로 계산할 수 있다.

예를 들어, 안정시의 심박수가 70회인 20세의 성인이 자기 최대 능력의 60%의 운동 강도로 운동을 한다면 최대심박수를 220 - 자기 나이 공식으로 하여 계산할 경우 맥박이 148번 뛸 수 있는 상태에서 운동을 하면 적당하다 할 수 있다. 만일 개인의 수준에 맞는 운동 강도를 무시하고 운동을 한다면 심장마비를 일으키는 원인이 될 수도 있다.

이처럼 비만극복을 위한 운동을 할 때에는 단시간에 피로해지는 운동보다는 장시간 계속할 수 있는 비교적 가벼운 운동이 좋다. 이는 저강도의 유산소성 운동시 유리지방산이 저장된 지방으로부터 동원되어 근수축의 에너지로 이용되기 때문이다.

● 운동 빈도

유산소성 운동은 운동 사이의 간격이 48시간이 넘지 않게 1주일에 3~5회 실시한다. 처음에는 1주일에 세 번씩 실시하고, 차츰 몸이 적응해감에 따라 서서히 그 빈도를 늘려나가 최종적으로 주 5회를 목표로 한다. 또한 웨이트 운동의 경우 최소 격일제 혹은 48시간 정도의 휴식시간을 주는 것이 근육의 피로회복과 효율성 차원에서 그 효과가 크다.

● 운동 시간

운동시간은 운동 강도와 운동 빈도에 따라 달라진다. 보통 비만자의 경우 운동 강도가 50% 정도로 낮기 때문에 일반적으로 장시간 60분 이상 실시하는 것이 좋다. 또한 운동 빈도에 따른 운동시간을 구체적으로 살펴보면, 주당 3회 정도 운동을 하는 사람은 1회 운동 시 80~90분 정도 실시하는 것이 좋고, 주당 4일 운동할 경우엔 60~70분 정도, 5일 이상이나 매일 실시할 경우 30~60분 정도 지속하여야 효과를 볼 수 있다. 그러나 빠른 시간 내에 체중감량을 성공하려 무리를 하면 제대

로 효과를 볼 수 없을 것이다.

❑ 운동프로그램

유산소성 운동 프로그램에 대해서 아래의 도표에 제시하였는데, 이를 실행하기에 앞서 운동 전·후 반드시 5~10분 정도의 준비운동과 정리운동을 해야 하고, 주당 2~3회, 20~30분 동안 근력 트레이닝을 추가시킴으로써 근육 기능을 강화하는 것이 좋다.

● 하루에 1만 보 걷기 운동 프로그램

비만자는 고혈압과 당뇨병, 고지혈증 등의 합병증이 복합적으로 발생하는 경우가 많다. 때문에 운동을 실시할 때에는 반드시 기본적인 의학검사를 받아야 하며, 일단 진단이 내려지면 운동 처방을 받는 것이 상례이나 건강을 위한 운동 처방으로서 하루 1만 보를 걷기로 선택한 경우엔 거의 금기할 사항이 없다는 것이 걷기 운동의 장점이라 할 수 있다. 자동차를 주로 이용하는 비만자는 하루 동안 걷는 거리가 2천보도 안 되는 사람이 대다수이다. 비만자의 경우에 보행 운동도 처음에는 무리일 수 있다. 그러므로 갑자기 하루 1만 보를 실시하기보다는, 처음엔 스트레칭으로 시작하여 점차 가벼운 운동을 서서히 실시하고, 운동 강도를 높여 주며, 어느 정도의 체력이 육성된 시점에서는 걷기 운동 및 경우에 따라선 빠른 걷기나 가벼운 달리기 등으로 바꾸어 실시해야 할 것이다(하루에 1만보 에너지 소비량 200~300kcal).

● 걷기 운동 프로그램

걷기 운동은 신체에 무리한 부담을 주지 않으면서 지방을 산화시키는데 매우 효과적인 운동방법이다. 비만자의 경우 기본적인 의학검사와 체력검사를 거쳐 운동처방을 받은 후 자신에게 맞는 운동강도 수준을 결정한다. 걷기 운동은 운동의 강도가 약하므로 60분 이상을 실시하여야 비만 및 체중 조절에 효과를 나타낸다고 할 수 있다.

표 10.1은 자신에게 맞는 운동 강도의 수준을 선택한 후 걷는 거리와 속도를 단계적으로 증가 시켜 걷기 운동을 실시한 프로그램의 모형이다.

조깅 운동 프로그램

조깅 운동은 중성 지방을 소비시키며 또한, 신진대사를 높여 체중 감소에 효과적이다. 그러나 조깅 운동은 걷기 운동에 비해 심장이나 다리근육, 무릎관절 및 발목에 부담을 줄 수 있기 때문에 반드시 기본적인 의학검사와 체력검사를 거쳐 운동처방을 받은 후 자신에게 맞는 운동 강도 수준을 결정하여 실시되어야 한다. 일반적으로 자신의 목표심박수의 50~70%정도의 운동 강도로 30~45분 이상 지속적으로 실시하여야 비만 및 체중조절에 효과가 있다. 만일 50%미만의 강도로 운동을 실시하면 60분 이상 실시해야 효과를 볼 수 있다. 그러므로 처음부터 무리하지 말고 적당한 수준의 강도로 실시한 후 자신의 맥박수를 측정하여 목표심박수보다 낮으면 다음 단계로 넘어가고, 높으면 아래 단계의 운동을 실시한다. 참고적으로, 표 10.2에서 조깅 운동 프로그램을 제시하였다.

표 10.2는 자신에게 맞는 운동 강도의 수준을 선택한 후 점진적으로 운동 강도와 운동량을 증가시키는 달리기 운동 프로그램의 모형이다. 걷기 운동에서와 마찬가지로 운동을 마친 후 자신의 심박수를 목표심박수와 비교하여 다음 단계로 넘어갈 것인가를 결정한다.

표 10.1 걷기 운동 프로그램 모형

운 동 강 도		걷 는 거 리(마일)	주 파 시 간(분)
낮은수준	1	1610m(1.0마일)	20 : 00
	2	1610m(1.0마일)	18 : 00
	3	1610m(1.0마일)	16 : 00
	4	1610m(1.0마일)	15 : 00
	5	2415m(1.5마일)	27 : 00
	6	2415m(1.5마일)	26 : 00
중간수준	1	2415m(1.5마일)	25 : 00
	2	1610m(1.0마일)	14 : 25
	3	3220m(2.0마일)	33 : 00
	4	3220m(2.0마일)	32 : 00
	5	2415m(1.5마일)	21 : 40
	6	3220m(2.0마일)	28 : 50
높은수준	1	3220m(2.0마일)	28 : 30
	2	4025m(2.0마일)	37 : 00
	3	4025m(2.0마일)	35 : 00
	4	3220m(2.0마일)	27 : 00
	5	4025m(2.0마일)	34 : 00
	6	4830m(3.0마일)	45 : 00

표 10.2 조깅 운동 프로그램 모형

운동강도		활 동	조 깅 거 리(마일)	주 파 시 간(분)
낮은 수준	1	걷기 / 조깅	1610m(1마일)	12 : 00
	2	걷기 / 조깅	1610m(1마일)	11 : 00
	3	걷기 / 조깅	1610m(1마일)	10 : 00
	4	조 깅	1610m(1마일)	9 : 00
	5	조 깅	2415m(1.5마일)	16 : 00
	6	조 깅	2415m(1.5마일)	15 : 00
중간 수준	1	조 깅	2415m(1.5마일)	14 : 00
	2	조 깅	2415m(1.5마일)	13 : 00
	3	조 깅	3220m(2.0마일)	21 : 00
	4	조 깅	3220m(2.0마일)	20 : 00
	5	조 깅	3220m(2.0마일)	19 : 00
	6	조 깅	3220m(2.0마일)	18 : 00
높은 수준	1	조 깅	4025m(2.5마일)	27 : 00
	2	조 깅	4025m(2.5마일)	26 : 00
	3	조 깅	4025m(2.5마일)	25 : 00
	4	조 깅	4830m(3.0마일)	32 : 00
	5	조 깅	4830m(3.0마일)	31 : 00
	6	조 깅	4830m(3.0마일)	30 : 00

실습 10.1 체지방과 신체질량지수(BMI)를 이용한 이상적인 체중 결정*

성명____________________ 일시____________________

이상적인 체중을 계산하는 데에는 몇 가지의 방법이 있다. 실습 방법 A는 체지방 퍼센트 방법으로부터 당신의 이상적인 체중을 계산하고 기록할 수 있게 해 준다. 방법 B는 BMI과정으로부터 당신의 이상적인 체중을 계산 및 기록할 수 있게 해 준다. 이 중에서 하나의 방법을 선택하고, 다음을 채워 넣으시오.

▶ 방법 A : 체지방 %를 이용한 이상적인 체중 계산

단계 1 : 제지방 (Fat-free) 체중 계산

100% - skinfold 측정에서 계산된 체지방 퍼센트

=________% (제지방 체중)

따라서,

________% (제지방 체중) × 당신의 체중 (파운드)

=________% 제지방 체중

단계 2 : 표준 체중 계산하기

주의: 적정 지방 범위는 남자의 경우 10~20%, 여자의 경우 15~25%이다.

표준 체중 = 제지방 체중 / (1.00 - 적정 % 지방),

여기에서 적정 % 지방은 소수점으로 표시함.

이상적인 최소 체지방율 = ____________ kg

이상적인 최대 체지방율 = ____________ kg

▶ 방법 B: 신체질량지수(BMI)로부터 표준 체중 계산하기

BMI는 미터법을 사용한다. 따라서, 당신의 체중은 kg 단위로(1 킬로그램 = 2.2 파운드), 신장은 미터 단위로(1인치 = 0.0254 미터) 나타내야 한다.

단계 1: BMI 계산

BMI = 체중(kg)/신장^2(m)

BMI = ____________

단계 2: BMI에 기초하여 이상적인 체중을 계산하기

이상적인 BMI는 남자의 경우 21.9~22.4, 여자의 경우 21.3~22.1이다.

BMI를 사용해서 이상적인 체중을 계산하는 식은 다음과 같다.

이상적인 체중 = 필요한 BMI × 신장^2

다음은 이상 체중을 계산하는 방법의 예이다. 체중이 60kg, 신장이 1.5m인 남자의 경우 BMI가 26.7인데, 그의 이상 BMI는 21.9에서 22.4 사이이다 따라서, 그의 적정 체중 범위는

BMI = 21.9일 때 적정 체중 = 21.9 × 2.25 = 49.3 kg

BMI = 22.4일 때 적정 체중 = 22.4 × 2.25 = 50.4 kg

이와 같이 BMI를 사용해서 계산을 하고, 그 결과는 다음에 기록한다.

BMI 방법을 사용해서 계산한 나의 적정 체중은 ____에서____ kg 사이이다.

실습 10.2 일일 대사량 및 주당 0.45kg 빼기 위해 필요한 열량 계산*

성명____________________ 일시____________________

A. 일일 대사량 측정하기

아래 표를 사용해서, 일일 대사량을 계산하자.

활동수준	활동내용	24시간동안 체중 0.45kg당 소모되는 칼로리
1	매우 좌업식 생활(움직임이 매우 제한적임: 예를 들면 집안에 있는 환자)	13
2	좌업식생활(적은 노동 또는 회사원)	14
3	적당한 활동(약간의 일상적인 운동과 주말 레크리에이션 활동)	15
4	매우 활발한 운동(적어도 주당 3~4회의 활동)	16
5	경쟁적인 운동선수(높은 에너지 소모가 요구되는 일상의 운동)	17~18

추정되는 일일 대사량(일일 열량 소비량) = ________ 칼로리 / 일

B. 주당 0.45kg을 빼기 위해 필요한 열량 섭취 계산

0.45kg의 지방이 대략 3500칼로리에 해당한다. 따라서, 하루에 500칼로리 정도가 모자라면 1주일에 0.45kg이 빠지게 된다.

다음의 식을 사용해서 매일 500칼로리가 모자라도록 하는 일일 열량 섭취를 계산할 수 있다.

추정되는 일일 열량 소비량 − 500칼로리(부족)

= 500 칼로리 부족을 만들기 위한 일일 열량 섭취

아래의 해당하는 공란에, 1주일에 0.45kg을 빼는 데에 필요한 일일 열량 섭취를 계산하시오.

____________________ − ____________

(추정된 일일 열량 소비량) 500(칼로리 부족)

= ____________________

(일일목표섭취량)

실습 10.3 체중 감량 목표와 진행 리포트*

성명____________________ 일시____________________

▶ 아래의 해당하는 공란에 단기간 및 장기간 체중 감량 목표를 기록한다. 그리고, 진행 정도 역시 차트에 기록한다.

이상적인 체중(범위) : ____________________

단기간 감량 목표 : ____________________

장기간 감량 목표 : ____________________

주	체중	일시	체중 감량
1			
2			
3			
4			
5			
6			
7			
8			
9			
10			
11			
12			
13			
14			
15			
16			
17			
18			
19			
20			
21			
22			
23			
24			

실습 10.4 신체 상(body image)에 대한 평가*

성명______________________ 일시______________________

▶ 당신의 이미지를 평가하기 위한 아래의 질문들에 대답하시오.

'이상적인 몸'에 대한 아이디어들을 어디에서 얻게 되었습니까? 만약 하나 이상이라면, 그들의 순위는 어떻게 됩니까?

a. TV/영화

b. 친구들

c. 부모

d. 운동선수들

▶ '이상적인 몸'에 대한 당신의 이미지에 기여한 다른 원인들은 무엇입니까?

▶ 당신의 신체상에 대한 아래의 서술문들에서 빈 칸을 채우시오.
필요할 경우 여분의 종이를 사용하셔도 됩니다.

1. 나는 내 몸에서 ______________________ 이 마음에 든다.
2. 나는 내 몸에서 ______________________이 마음에 들지 않는다.
3. 과식을 하면, 나는 ______________________을 느낀다.
4. 거울을 보면, 내게는 ______________________이 보인다.
5. 나는 옷을 쇼핑하는 것을 좋아한다/좋아하지 않는다 (하나를 선택) :
   그 이유는 ______________________
6. 나는 ______________________때에 강한 자의식을 느낀다.
7. 다른 사람들과 비교했을 때, 내 몸은 ______________________
   ______________________라고 느낀다.

8. 내가 매력적이라고 생각하는 사람이 있을 때, 나는 ______________________
____라고 느낀다.

9. 나는 내 겉모습이 _____________________________________ 라고 느낀다.

10. 내 몸을 한마디로 표현하자면 ____
____

▶ 이전의 질문들에 대한 당신의 대답을 되돌아보고 그들이 긍정적인지 부정적인지 생각해 본다. 부정적인 신체상을 향상시키기 위해서는 다음의 전략들을 기억한다.

1. 좋은 건강에 집중하십시오. 체육 활동에 참가하십시오.
2. 당신의 자기 가치는 외적 모습에 의존하지 않는다는 것을 기억하십시오.
3. 만성적이고, 제한적인 다이어트를 피하십시오.
4. 이상적인 몸 이외에 당신을 칭찬할 수 있는 요소들을 찾아보십시오.

실습 10.5 당신의 식욕 유발 요인*

성명_____________________ 일시_____________________

▶ 무언가를 먹고 싶게 하는 여러 이유가 있다. 그 원인을 파악함으로써 그 습관을 막기 위한 전략을 세울 수 있다. 다음 질문들을 사용해서 무엇이 식욕을 자극하는지 알아보자. 각 질문에 "예" 또는 "아니오"로 대답하시오.

▶ 감정적

1. 나는 체중을 줄이고 그걸 유지할 수 없다. __________
2. 나는 먹는 것을 조절할 수 없다. __________
3. 나는 배고프지 않을 때에도 먹는다. __________
4. 나는 스트레스를 받거나 당황했을 때에 먹는다. __________
5. 음식은 내게 기쁨을 주고, 나는 그것을 보상으로 사용한다. __________
6. 내 머릿속은 주로 먹을 생각으로 차 있다. __________
7. 내 식사는 체중 관리에 문제를 초래한다. __________
8. 나는 대식을 하거나, 꾸준히 먹고 있는 내 자신을 발견한다. __________
9. 내 식사 습관은 나를 난처하게 한다. __________
10. 감정에 대항하기 위해 음식을 먹는다. __________

▶ 사회적

11. 주변의 다른 사람들이 먹고 있으면 나도 먹는다. __________
12. 누군가 음식을 제공하면, 나는 그것을 먹는다(받아들인다). __________
13. 스트레스가 많은 사회적 상황에서, 나는 먹고 싶어진다. __________
14. 느슨한 사회적 상황에서, 나는 먹고 싶어진다. __________
15. 나는 사회적인 자리에서는 집에서보다 더 많은 양을 먹는다. __________
16. 주변 사람들이 나를 보고 있으면 평소보다 적게 먹는다. __________
17. 사회적 자리에서 내가 먹는 음식의 양은 사람들의 그룹에 따라 다르다. __________
18. 나는 사회적 자리에서는 집에서 먹는 음식과 다른 종류의 음식을 먹는다. __________

▶ 환경적

19. 나는 집에서보다 음식점에서 더 많이 먹는다. ________
20. 나는 집에서보다 음식점에서 더 적게 먹는다. ________
21. 음식 냄새를 맡으면 식욕을 억제하기 힘들다. ________
22. 음식점이나 제과점 주변을 지나칠 때면 식욕을 억제하기 힘들다. ________
23. 책을 읽거나 TV를 보면서 먹는 것을 좋아한다. ________
24. 비가 오는 날이나 추운 날씨 등, 서로 다른 환경 조건에서 음식이 위로의 역할을 해 준다고 생각한다. ________
25. 친숙하지 않은 환경에 있을 때에 음식이 나를 위로해 준다고 생각한다. ________
26. 바깥에 있으면, 더 많이 먹을 수 있을 것 같은 기분이 든다. ________

▶ 해석

대수롭지 않은 영향 : 한 영역에서 한 개의 질문에 혹은 전체 질문 중에서 6개 이하에 "예" 라고 대답을 했다면, 체중 관리는 상대적으로 쉬울 것이다.

약간의 영향 : 한 영역에서 두 개의 질문에 혹은 전체 질문 중에서 6~9개에 "예"라고 대답을 했다면, 체중 관리를 어렵게 하는 몇 가지의 요인들이 있는 것이다. 체중 관리 계획을 세우면서, 건강관리 전문가의 상담을 받아보는 것이 도움이 될 것이다.

의미 있는 영향 : 한 영역에서 3개의 질문에 혹은 전체 질문 중에서 10~13개에 "예"라고 대답을 했다면, 당신의 체중 관리 계획을 어렵게 하는 문제들이 있는 것이다. 건강관리 전문가 또는 상담사와 상담을 해 보면 도움이 될 것이다.

심각한 영향 : 한 영역에서 4개의 질문에 혹은 전체 질문 중에서 14개 이상에 "예"라고 대답을 했다면, 당신의 체중 관리 계획을 어렵게 하는 문제들이 많이 있는 것이다. 건강관리 전문가 또는 상담사와 상담을 해 보면 도움이 될 것이다.

* Powers, Dodd, and Noland(2006). Total Fitness and Wellness.

제 11 장. 심혈관 질환과 운동

학습과제

1. 심혈관 질환의 정의와 발생 원인은 무엇인가?
2. 심혈관 질환에 영향을 주는 위험 요인은 무엇인가?
3. 심혈관 질환의 효과적인 예방법은 무엇인가?
4. 운동 수행 시 심혈관 질환자에게 나타나는 현상은 무엇인가?
5. 심혈관 질환자에게 적합한 운동은 무엇이며, 운동 시간과 빈도, 강도는 어떻게 해야 하는가?

현대사회는 편한 생활(좌업 생활), 알콜, 기름진 음식, 지나치게 단 음식, 흡연, 약물을 즐기려는 사람들이 늘어남으로써 암, 당뇨병, 폐기종, 간경변 등과 특히 심혈관계의 질환들이 증가하고 있다. 심혈관 질환에는 관상동맥 질환, 말초혈관 장애, 선천성 심장질환, 류마티스성 심장질환, 동맥경화증, 심장발작, 고혈압, 그리고 출혈성 심장 등이 있는데, 미국의 경우 심혈관 질환으로 인한 사망은 1990년에 전체 사망률의 42% 이상을 차지하였다. 우리나라의 경우도 점차 심혈관계에 의한 질병이 위장 질환 다음으로 제 2의 사망 원인이 되는 상황에 이르렀다.

또한, 세계적으로 신체활동과 식생활의 변화에 기인한 관상혈관계 질환을 포함하여 심혈관계 질환으로부터 고통받고 있는 비율이 점점 증가하고 있다고 한다. 이들 중 많은 사람들이 하나 이상의 심혈관 질환을 가지고 있으며, 이로 인한 치료비용도 천문학적인 숫자가 요구되고 있다고 한다. 결국 심장과 혈관질환이 현대인에게 가장 큰 건강문제임을 인식할 수 있다. 따라서 최근 건강교육과 치료기술의 발전과 함께 사람들은 위험요인들에 대해 잘 인식하고, 자신들이 가지고 있는 잠재적인 위험요인들을 제거하기 위해 적극적으로 생활양식을 변화시키는 노력이 요구되고 있다.

1 심혈관계 질환

☐ 관상동맥 질환

심혈관 질환의 가장 대표적인 질병은 **관상동맥 질환**인데, 이러한 질환은 산소와 영양분을 심근(myocardium)에 공급해주는 관상동맥의 안쪽 벽에 콜레스테롤과 중성지방과 같은 지질성분이 쌓여 점진적으로 혈관이 좁아지는 것을 말한다. 이렇게 좁아진 관상동맥은 심근으로 혈액을 공급하는 능력을 감소시키며, 이로 인해 심장의 기능을 마비시킬 수 있다.

관상동맥 질환은 단일적인 사망원인이 되어 선진국의 심혈관계 질환으로 인한 사망의 반 이상을 차지하고, 주요 사망원인이 된다. 관상동맥 질환의 모든 위험 요인들은 예방되어질 수 있고, 고쳐질 수 있으며, 자신의 생활양식을 수정함으로써 통제될 수 있다.

매년 매우 많은 사람들이 심장발작을 일으키고, 이들 중 1/3은 이러한 발작으로 인해 사망한다. 관상동맥 질환의 첫 번째 증상은 심장 발작이고, 처음 심장발작을 일으킨 사람들의 40%가 24시간 내에 사망한다. 또한 사망하는 사람들의 반 이상이 남성이며, 가장 사망이 빈번한 연령은 대략 40세에서 65세이다.

● 동맥경화

동맥경화란 동맥벽이 굳어져 탄력성과 신축성이 저하되고, 내벽에 지방질이 쌓여지고, 이상 조직이 증식하여 동맥의 내경이 좁아지는 현상을 말한다. 심장혈관인 관상동맥에 동맥경화증이 생기면 협심증과 심근경색을 초래하게 되고, 뇌동맥에 나타나면 뇌졸중을 일으키게 된다. 동맥벽내의 이상현상에 의하여 동맥의 내경이 좁아지게 되면 혈액의 흐름이 당연히 나빠지고 혈류량이 감소하게 된다. 그렇게 되면 심장은 무리를 해서라도 혈압을 올려 혈류량을 유지하려고 애쓰게 되고, 이 때문에 혈압은 더욱 높아지게 되어 동맥경화를 더욱 악화시키는 악순환이 반복된다. 최근 우리나라도 식생활이 점차 서구화됨에 따라 동맥경화증에 의한 심장마비로 사망하는 환자가 늘고 있다.

● 협심증

심장은 인체에서 가장 활발하게 활동하는 기관이므로 산소의 필요량이 다른 어떤 기관보다도 많다. 특히 박동을 할 때와 자극을 받아 흥분하였을 때 심장의 산소소비량이 급증하게 된다. 이때 심근은 산소소비량이 많고, 또한 저산소에 대해 매우 민감하다. 그래서 심근에 충분한 산소를 공급하지 못하여 산소부족 상태가 생기면 심근의 허혈 상태가 초래되어 **협심증**이 발생한다. 이는 주로 심장자체에 분포되어 있는 관상동맥이 좁아져서 혈액을 심장에 원활히 공급하지 못해 발생되어지며, 가슴에 통증을 유발하고, 가슴이 누르고 죄는 듯 하며, 숨이 막히는 증세를 보인다.

● 심근경색증

심근경색증은 심장에 영양분이나 산소 등을 공급하는 혈관인 관상동맥에 혈전이 생기거나, 관상동맥경화증 때문에 순환장애를 일으켜 심장근육이 괴사하게 되어 발작성의 쇼크 상태가 되는 심각한 심장질환을 말한다. 이것은 심부전증이나 협심증보다 치사율이 높다. 특히, 중년 이후의 남자에게 많으며, 관상동맥경화증 등에 수반되는 일이 많고, 또한 심신의 과로가 원인이 되기 싶다. 증세는 흉골부에 심한 통증을 느끼고 중압감이 있으며, 가벼워도 통증이 30분 이상 지속된다. 구토를 하거나 때로는 배변까지 하게 된다. 심음(心音)은 미약하고 맥박은 빨라지며, 심장박동의 부정맥을 이룬다. 중증일 때는 발병 24시간 이내에 사망한다. 발작은 2, 3일 이내에 진정되지만 자주 재발한다.

□ 뇌졸중

뇌졸중은 뇌의 각처에 혈액 공급이 중단되게 하는 치명적인 질병이다. 신경계통의 장애를 일으키는 뇌졸중은 어느 부위에서나 발생할 수 있고, 신체의 거의 모든 기능에 장애를 초래할 수도 있다. 이 질병이 과거에는 주로 중년이후의 사람들에게 발생하였으나 최근에는 젊은 사람들에게도 빈번하게 나타나고 있다. 비록 뇌졸중으로 쓰러진 사람이 죽음을 면했다고 하더라도 후유증이 대단히 커서 대부분의 환자는 거의 불구가 되어버린다. 뇌졸중은 크게 2가지의 종류로 분류하면 '**허혈성 뇌졸중**'과 '**출혈성 뇌졸중**'이 있다.

우선 허혈성 뇌졸중의 발생비율이 훨씬 더 높은 편(약 80% 이상)이며, 이는 동맥 경화증과 동반하여 발생하는 경우가 많다. 일반적으로 동맥 경화증이 진행되면 뇌의 혈관 벽에 콜레스테롤 등이 침착되면서 그 내경이 좁아지며, 이에 의해 뇌혈관이 막혀서 뇌혈류가 차단되어 뇌졸중이 발생한다. 또한 신체 다른 부위, 특히 심장 및 그 주변 기관에서 혈전(혈관내 혈액응고물)이 발생하여, 이 혈전이 떨어져 나와 뇌의 혈관을 막는 '**뇌색전증**'에 의해서도 발생할 수 있다. 혈전이외에도 혈관 내의 다른 이물질에 의해 뇌혈관이 막혀 뇌졸중이 발생하는 경우도 있다.

출혈성 뇌졸중은 대체로 고혈압에 대한 적절한 치료를 하지 않고 장기간 방치하는 경우 발생하며, 장기적인 고혈압에 의한 뇌혈관 일부의 약화와 높은 혈압에 의하여 뇌혈관이 파열되어 발생한다. 고혈압이외에 뇌출혈의 중요 원인으로 뇌동맥규와 뇌동정맥기형의 파열이 있다. 뇌동맥규는 선천적으로 뇌혈관의 일부가 약화되어 '꽈리'모양으로 불거져 나와 있는 것을 말하며, 뇌동정맥기형은 뇌동맥이 모세혈관을 거치지 않고 바로 뇌정맥과 연결되어 있는 전체 뇌동정맥기형 환자 중 극히 소수가 뇌출혈을 일으키는 것으로 알려져 있다. 이러한 출혈성 뇌졸중은 발생률이 적지만 그 사망률은 훨씬 높다. 이는 혈관에서 흘러나온 혈액이 뇌의 혈류를 막을 뿐만 아니라, 두개골과 뇌막사이에 고여서 뇌의 조직 및 세포에 압력과 부종을 야기 시키면서 사망률을 높게 한다.

❑ 울혈성 심부전증

울혈성 심부전증은 심근이 너무 약해져서 인체조직이나 기관에서 필요로 하는 산소 요구량에 대처할 수 있는 심박출량이 충분하게 유지되지 못하는 상태를 말한다. 즉, 필요한 혈액을 충분히 공급할 수 없는 상태를 의미한다. 이것은 심장이 손상을 입었거나 고혈압과 같이 심근에 저항을 주거나 또는 병적인 요인에 의하여 심근이 정상적으로 이완과 수축을 하지 못할 때 일어난다. 울혈성 심부전증은 심박출량의 저하와 이로 인한 정맥회귀의 감소가 대표적인 증상이라 할 수 있다.

2 심혈관계 질환의 위험 요인

심혈관계 질환에 영향을 미치는 위험요인들은 다음과 같은 항목들로 구성되어진다. 따라서 지금부터는 이들이 어떻게 심혈관계 질환에 직·간접적으로 영향을 끼치는지를 자세하게 살펴본다.

- 비신체활동
- 낮은 HDL-콜레스테롤
- LDL-콜레스테롤의 상승
- 흡연
- 고혈압
- 비정상적인 안정시 심전도
- 심장 질환의 가족력
- 심장 질환의 개인력
- 당뇨병

· 과다한 체지방
· 중성지방의 증가
· 긴장과 스트레스
· 연령

위의 요인들을 살펴보면, 유전이 심혈관 질환에 많은 영향을 미칠지라도 가장 중요한 것은 개인의 생활양식이라는 것을 쉽게 알 수 있다. 연령, 심장질환의 가족력, 불규칙한 심전도를 제외하고 나머지 모든 위험요인은 자신의 행동변화와 관리에 의하여 통제가 가능하다는 것에 주목할 필요가 있다.

실제 많은 연구에서 이들 위험요인들 간에는 밀접한 관계가 있다고 보고되고 있다. 예를 들면, 비신체활동은 체중(체지방), 콜레스테롤, 중성지방, 긴장과 스트레스, 혈압, 그리고 당뇨병의 위험인자들의 증가에 영향을 미친다. 이들 심장혈관계 질환의 위험 요소들간의 관계는 그림 11.1과 같다.

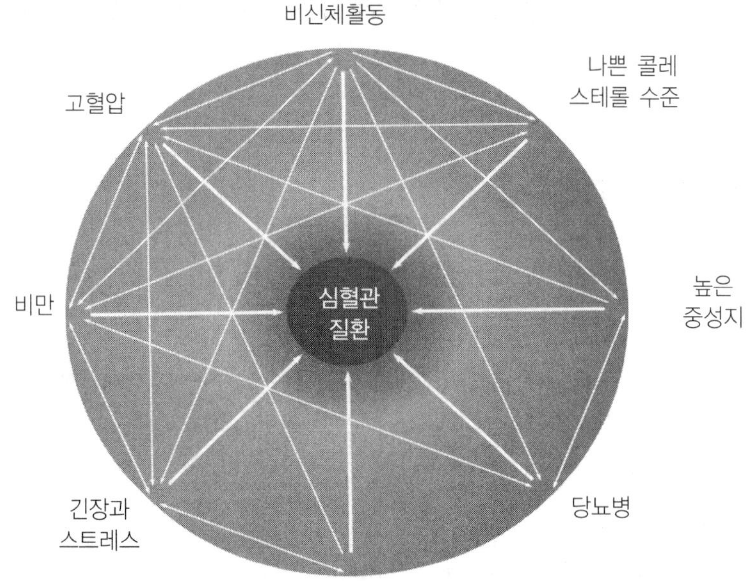

그림 11.1 심혈관계 질환의 위험 요소들간의 관계

❑ 비신체활동

비신체활동은 폐, 심장, 그리고 일상생활에 필요한 산소를 세포에 충분히 수송시켜주는 혈관의 능력 저하를 초래한다. 유산소성 운동을 통한 심혈관 능력의 향상은 심장 질환의 위험을 감소시키는데 가장 큰 영향을 미친다. 각 위험 요소들을 제거하는데 특별히 권장되는 사항들이 있겠지만, 특히 규칙적인 유산소성 운동은 심장 질환을 유도하는 주요한 위험 요인들을 가장 효과적으로 조절하는데 도움을 준다.

참고적으로 미국 심장협회는 1992년에 관상동맥 질환의 4대 위험요인 중 하나로 비신체활동을 추가시킬 때, 관상동맥 질환을 예방할 수 있다고 하여 신체활동의 중요성을 표명하였다. 나머지 3대 요인은 흡연, 고혈압, 그리고 비정상적인 콜레스테롤 수준이라고 밝혔다.

1993년 New England Journal of Medicine에서도 관상동맥 질환의 예방에 있어 운동의 중요성을 입증하는 실험적인 연구가 발표되었다. Paffenbargar 등은 활발한 신체활동프로그램이 금연, 혈압 관리, 혹은 콜레스테롤 조절만큼이나 중요하다고 지적하였으며, 신체활동을 증가시키는 것은 금연을 함으로써 관상동맥 질환으로 인한 사망의 위험을 저하시키는 것과 같은 효과를 보인다고 주장하였다.

❑ 비정상적인 콜레스테롤 수준

콜레스테롤은 진주색 지방모양의 알콜로써, 동물의 지방, 담즙, 혈액 등에 존재한다. 이러한 지방질은 인체의 특정한 대사기능에 필수적이지만, 비정상적인 콜레스테롤 수준은 동맥벽에 지방 조직을 형성시켜 동맥경화를 일으킨다. 이것은 산소와 영양분을 심근에 공급하는 혈관을 차단시킴으로써 연쇄적으로 심근경색이나 심장 발작을 일으킬 수 있다.

콜레스테롤은 **고밀도 지단백**(HDLs), **저밀도 지단백**(LDLs), 그리고 **초저밀도 지단백**(VLDLs)으로 알려진 단백질의 분자에 의해 혈액 속에서 운반되어진다.

높은 총 콜레스테롤, 높은 LDL-콜레스테롤, 낮은 HDL-콜레스테롤과 남성과 여성의 관상동맥 질환의 발병률이 직접적인 관계를 가짐에 따라 최근에 콜레스테롤은 매우 심각하게 받아들여지고 있다. 불행히도 심장은 자신의 문제를 상당히 잘 감춰 협심증이나 흉통과 같은 전형적인 증상이 동맥의 약 75%정도가 막힐 때까지 나타나지 않는다. 그리하여 대부분의 경우 초기 증상으로 갑작스런 죽음을 맞이하게 된다.

국제 콜레스테롤 교육 프로그램(NCEP)에서 권장하는 전체 콜레스테롤의 수치는 200 mg/dl 이하이다. 다른 건강 전문기관에서 권장하는 전체 콜레스테롤 수치는 30세 이하 사람들의 경우 180 mg/dl이하이고, 아이들의 경우 170 mg/dl 이하이다. 200~239 mg/dl는 위험 경계 수준이며, 240 mg/dl이상은 질병의 수준을 나타낸다.

콜레스테롤은 주로 LDL이나 HDL의 형태로 수송되어진다. 저밀도의 분자는 콜레스테롤을 떼어놓는 경향이 있어, 떨어진 콜레스테롤이 동맥이나 동맥의 안쪽 막에 침투하여 동맥경화를 촉진시키게 된다. 국제 콜레스테롤 교육 프로그램에서는 LDL-콜레스테롤 수치의 적정수준을 130 mg/dl이하, 130~159를 위험 경계, 그리고 160이상을 심장질환의 위험수준으로 보았다. 이러한 낮은 HDL-콜레스테롤 수준은 총 콜레스테롤 수준보다 더 훌륭한 관상동맥 질환의 예언자로 제안된다.

반면, HDL-콜레스테롤은 콜레스테롤을 끌어당기는 성향이 있고, 간으로 수송되어 대사되어지고, 배설된다. HDL-콜레스테롤은 "청소부" 역할을 하여 인체의 콜레스테롤을 제거하고 동맥의 지방조직 형성을 예방한다. 따라서 HDL-콜레스테롤은 높을수록 더 좋다. HDL-콜레스테롤은 좋은 콜레스테롤이어서 심장 질환으로부터 일부 보호해 주는 작용을 한다. 관상동맥 질환의 위험을 최소로 하는 HDL-콜레스테롤의 권장 수치는 45 mg/dl이나 그 이상이다. 콜레스테롤의 권장수치는 표 11.1에 제시하였다. 한편 일반적으로 HDL-콜레스테롤은 유전적으로 결정되어지는데, 여자가 남자보다, 흑인들이 백인들보다 그 수치가 높다. 또한 연령이 증가함에 따라 점차로 저하된다.

표 11.1 콜레스테롤 권장수치

	수 치	등 급
Total Cholesterol	〈200 mg/dl 200~239 mg/dl ≥240 mg/dl	정상 경계선 고위험
LDL-Cholesterol	〈130 mg/dl 130~159 mg/dl ≥160 mg/dl	정상 경계선 고위험
HDL-Cholesterol	≥ 45 mg/dl 36~44 mg/dl ≥ 35 mg/dl	정상 중간정도 위험 고위험

□ 높은 중성지방

중성지방은 또한 자유지방산으로 불려진다. 콜레스테롤과 중성지방이 결합할 때 플라그의 형성속도가 매우 빠르게 된다. 이러한 지방산은 주로 초저밀도 지단백(VLDLs)과 유미지립자에 의해 혈류 속에서 운반되어진다.

중성지방이 새(닭)고기 피부, 고기 통조림, 그리고 조개에서 발견되고, 정제된 당분, 녹말음식, 그리고 알콜에 많고 주로 간에서 만들어진다. 많은 알콜과 당분 섭취는 중성지방을 증가시키므로 이러한 음식의 절제와 함께 체중감량, 유산소성 운동을 병행해야 중성지방 수준을 낮출 수 있다. 정상 혈중 중성지방 수준은 100 mg/dl이하이다.

조금 높은 중성지방(140 mg/dl이상)과 35 mg/dl이하의 HDL-콜레스테롤 수준을 가지고 있는 사람들의 약 80%정도가 LDL 표현형 B라고 불리는 발생적인 상태를 지니고 있다. 혈액 속의 지질이 현저하게 높지 않더라도 이런 사람들은 동맥경화나 관상동맥 질환에 대한 위험이 더 크다.

따라서 모든 사람들에 있어서 혈액의 생화학적 검사는 반드시 필요하며, 35세 이전에는 3년마다 1번씩 혈액분석을 실시하면 충분하고, 35세 이후에는 정규의 의학적·신체적인 평가와 함께 매년 혈액 지질검사를 해야 한다.

□ 흡연

금연은 우리나라에서 질병과 조기사망을 가장 잘 예방할 수 있는 단일 항목이다. 담배는 연간 수많은 사람의 불필요한 사망 원인을 제공한다. 게다가 흡연을 하지 않는 주변의 많은 사람들도 간접흡연에 노출되어 있다. 흡연은 심혈관 질환, 암, 기관지염, 폐기종, 그리고 위궤양 등과 관련이 깊다. 관상동맥 질환과의 관계에서, 흡연은 동맥경화의 발병 속도를 빠르게 할뿐만 아니라 심근경색에 따른 돌연사의 위험을 3배 이상 높여준다.

흡연은 니코틴과 1200종의 독성성분 방출을 자극한다. 이러한 많은 물질은 동맥벽을 보호하는 내부 막을 파괴시킨다. 내층에서 이러한 손상이 발생되면, 콜레스테롤과 중성지방이 동맥 벽안에 즉시 쌓여지게 된다. 이러한 결과, 동맥벽에 플라그가 쌓이면서 동맥의 혈류를 방해하게 된다.

게다가 흡연은 혈액의 덩어리 형성을 촉진시켜, 이미 동맥경화에 의해 좁아진 동맥을 완전히 차단시킬 수 있다. 게다가 흡연의 부산물인 일산화탄소는 혈액의 산소 수송능력을 저하시킨다. 동맥의 차단, 니코틴, 심근에 적은 산소 공급 등이 합해지면 심각한 심장 질환을 초래할 위험이 매우 높게 된다. 또한 흡연은 심박수를 증가시키고, 혈압을 높이며, 심장을 흥분시켜 치명적인 부정맥(불규칙한 리듬)을 초래시킬 수 있다.

또 다른 악영향은 혈중지질의 조절을 도와주는 "좋은" 형태의 HDL-콜레스테롤을 저하시킨다. 흡연은 실제적으로 폐질환보다 심장 질환에 의해 사망할 위험을 높여준다.

파이프, 시가, 그리고 씹는 담배 모두는 심장질환의 위험을 증가시킨다. 심지어 담배연기를 흡입하지 않더라도, 이들의 독성물질이 입안의 내막을 통해 흡수되어 혈액에까지 이르게 된다.

☐ 가족력

과거에 심혈관계의 질환을 경험했던 사람은 경험해보지 않았던 사람들보다 더 위험하다. 심장질환의 유전적 질병소인은 분명하게 전문가들에 의해 주장되어 왔고, 매우 중요한 요인임이 확인되었다.

대개 우리는 심장의 문제를 유도하는 것이 개인의 유전적 질병소인인지 혹은 비신체활동, 과도한 체중, 흡연, 그리고 잘못된 식습관 등과 같은 잘못된 생활양식인지를 알 수 없다. 아마도 그 이유는 이러한 요인들 중 어느 것이 더 크게 심장질환에 영향을 주었다고 판단할 수 없기 때문이다.

☐ 고혈압

혈압(blood pressure)이란 인체의 동맥혈관에 흐르는 혈액의 압력을 말하는데, 통상 상박부의 동맥혈압을 말한다. 혈압은 혈액을 순환시키는 펌프인 심장에 의해생긴다. 심장은 주기적으로 수축과 확장을 되풀이하면서 혈액을 내보내므로 혈압은 한 번의 맥박마다 최고 값(**수축기 혈압**)과 최저 값(**확장기 혈압**)이 있다. 혈압은 이 둘을 함께 표기하여 **수축기 혈압**(mmHg)/**확장기 혈압**(mmHg)으로 나타낸다. 혈압의 구분은 **표 11.2와 같다.**

인체의 모든 조직에 혈액이 원활하게 순환되려면 혈압이 적절히 유지되어야 한다. 특히 인체의 맨 윗 부분에는 가장 중요한 장기인 뇌를 감싸고 있는 머리가 있으므로 혈압은 적어도 뇌의 혈액순환에 문제가 없을 정도는 되어야 한다.

혈압은 고혈압과 저혈압이 있다. 고혈압 환자들은 시간이 지날수록 심혈관 질환의 위험성이 높아져 사망하게 되는 경우가 종종 있다. 이를 자세히 연구한 결과 혈압과 심혈관 질환으로 인한 사망률은 비례한다는 것이 밝혀졌으며, 혈압이 약 140/90mmHg 이상일 때 심혈관계 사망률이 약 2배로 증가한다. 그러나 정상혈압과 고혈압 사이에 엄밀한 경계가 있는 것은 아니다. 고혈압의 기준은 통계적으로 볼 때, 심혈관계의 합병증에 의한 사망률이 증가하는 혈압으로 정의된 것이다. 혈압이 높을수록 고혈압의 위험성은 증가한다. 혈압은 여러 가지 이유에 의하여 변하므로 한 번 측정한 혈압의 결과가 높다고 해서 고혈압이라고 단정하기는 어려우며, 여러 번 측정하여 판단하는 것이 확실한 결과를 가져올 수 있는 것이다.

표 11.2 고혈압 판정 구분

대한고혈압학회	최고 혈압(mmHg)	최저 혈압(mmHg)	미국심장협회, 미국심장학회
정상 혈압	120 미만	80 미만	정상 혈압
주의 혈압	120~129	80 미만	상승 혈압
고혈압 전단계	130~139	80~89	1기 고혈압
고혈압 1기	140~159	90~99	2기 고혈압
고혈압 2기	160 이상	100 이상	

● 원인

뇌혈관질환과 심혈관질환은 질병에 의한 성인의 사망원인 중 가장 많은 비율을 차지하고 있다. 고혈압은 이 두 질환의 원인이자 악화인자로써 관련이 깊다. 그러므로 고혈압은 성인의 건강에 매우 중요한 문제가 된다. 고혈압 환자의 약 95%는 뚜렷한 원인이 밝혀지지 않은 1차성(또는 본태성, 원발성) 고혈압이며, 나머지 5%는 명백한 원인이 있는 2차성 고혈압으로 신장질환이 가장 많이 나타나고 있다. 2차성 고혈압의 주요원인을 보면 다음과 같다.

· 신장질환 신부전(renal failure)
· 신장염(nephritis)
· 신혈관성고혈압(renovascular hypertension)
· 내분비질환 부신(adrenal) - 쿠싱 병(Cushing's syndrome)
· 갑상선질환 - 갑상선기능저하증, 갑상선기능항진증
· 호르몬 섭취 - 피임제(에스트로겐), 스테로이드
· 혈관질환 대동맥축약(coarctation of aorta)
· 임신 자간증, 임신중독증
· 신경질환 뇌압 상승 등

● 진단

고혈압은 혈압을 측정하여 진단한다. 혈압은 항상 변동적이고 여러 원인으로 상승할 수 있으므로 한 번의 측정에 의해서 판단하기는 어려우며, 두 번 이상 측정한 혈압으로 판단하는 것이 좋다. 보통 의자에 편하게 앉은 상태에서 측정하며, 이렇게 진단된 고혈압은 대부분 특별한 원인을 알 수 없는 1차성 고혈압이다. 집에서 혈압을 재면 정상인데 병원에서 재면 고혈압으로 나오는 경우가 있다.

이는 혈압계의 차이도 있겠지만 병원이라는 특수한 상황이 인체를 긴장하게 하여 혈압이 높아지는 경우가 대부분이며, 위험성이 그다지 높지 않고 치료가 필요하지 않은 경우가 많다.

2차성 고혈압은 특정한 원인에 의해 발병된 것이므로 원인질환을 치료하면 교정될 수 있는 고혈압이므로 다음과 같은 경우에는 2차성 고혈압을 의심하고 추가적인 검사를 받아야 한다.

2차성 고혈압이 의심되는 경우

· 20세 이전 또는 50세 이후
· 매우 높은 혈압 (180/110mmHg 이상)
· 말초장기손상
· 안전검사 상 2도 이상의 병변
· 혈청 creatinine 1.5mg/dl 이상
· X-ray나 심전도상 심비대 소견
· 이차성 원인이 의심되는 검사소견
· 다른 원인이 없는 저칼륨증
· 복부에서 잡음이 청진됨

연령의 증가에 따라 고혈압의 발생 위험이 높아진다. 이는 각 연령층의 혈압 평균값을 보면 알 수 있다(표 11.3).

표 11.3 각 연령층의 혈압 평균값

연 령	남 자		여 자	
	최고혈압(mmHg)	최저혈압(mmHg)	최고혈압(mmHg)	최저혈압(mmHg)
10	102	64	98	62
15	114	70	110	68
20	120	75	114	71
25	121	76	115	72
30	123	77	116	73
35	125	79	118	75
40	127	82	122	77
45	131	84	126	80
50	135	86	131	82
55	143	88	138	86
60	145	89	145	90

● 증상

고혈압은 특별한 증상이 없다. 비록 현기증, 두통, 이명(귀떨림) 등을 고혈압의 증상으로 생각하기 쉬우나 고혈압 환자에게 특별히 많이 나타나는 것은 아니다. 따라서 고혈압에 의한 합병증이 생기기 전에는 혈압을 재지 않는 한 고혈압이라는 것을 판단하기 어려우므로, 의심이 가면 바로 혈압을 측정하는 것이 좋다. 혈압을 높이는 인자로는 유전적 요인(양친이 고혈압이면 그 자녀의 60~70%가 고혈압 증세를 보이며 편친이 고혈압인 경우에는 자녀의 40~50% 정도가 고혈압 증세를 보인다)과 과도한 염분을 섭취하는 경우, 지방질이 많은 육류의 섭취, 스트레스, 과로, 추위, 비만증, 흡연 등을 들 수 있다.

● 위험성

고혈압의 합병증은 혈관손상이라고 생각할 수 있다. 이는 다시 고혈압 자체에 의한 합병증과 고혈압에 의하여 이차적으로 동맥경화가 촉진되어 일어나는 합병증으로 나눌 수 있다. 전자에는 악성 고혈압, 심부전, 뇌출혈, 대동맥질환 등이 있으며 후자에는 관상동맥질환, 급사, 뇌경색, 말초혈관질환 등이 있다.

고혈압에 의한 혈관손상(합병증)의 정도는 장기가 손상된 정도에 따라 나타내기도 한다. 심장(heart), 신장(kidney), 눈(eye) 등을 검사하여 알 수 있으며 이를 표적장기손상(target organ damage)이라고 한다. 또한 고혈압은 사망의 원인이 되기도 한다. 물론, 고혈압 자체가 사망원인이 되는 것은 아니다. 그러나 고혈압 환자는 위에 든 고혈압으로 인한 합병증, 즉 심근경색증 등의 허혈성 심장질환, 뇌혈관질환, 심부전 등의 이차적인 질환에 의하여 사망할 가능성이 높은 것이다.

앞에서 언급했듯이 고혈압은 거의 증상이 없으나 오랜 기간 지속되면 인체에 여러 합병증을 일으키고 사망률을 높인다. 따라서 고혈압의 치료 목적은 합병증의 예방이라고 할 수 있다. 고혈압 환자는 증상이 없더라도 정기적으로 혈압 조절을 하여야 그로 인한 이환율과 사망률을 줄일 수 있다.

● 고혈압의 예방과 치료

가족 중에 고혈압 환자가 있는 사람은 고혈압이 될 가능성이 높으므로 주기적인 혈압 점검 및 일반적인 예방법을 준수하며 생활해야 한다. 고혈압이 발생하는 것을 예방하는 것은 어려운 것으로 보이나 체중감량, 운동, 과다한 소금과 알코올의 섭취 자제 등으로 진행을 느리게 할 수 있다고 알려져 있다. 또한, 고혈압이 있는 집안끼리의 혼인은 가능한 피하도록 하는 것이 좋으며, 담배를 삼가고, 과로와 스트레스가 쌓이지 않도록 하는 것이 좋다. 음식을 섭취하는 것에 있어서는 포화지방산의 섭취를 제한해야 하며, 가능한 싱겁게 먹는 것이 좋다.

또한 고혈압을 치료하기 위해서는 장기적인 계획과 함께 주기적인 혈압의 측정이 필요하며, 체중 감량과 운동, 금주 및 금연, 저염식 등의 방법이 있다.

▮ 체중 감량

비만(특히 상체 및 복부 비만)한 사람의 혈압, 혈중 지질, 혈당, 혈중 인슐린 농도는 모두 높은 수치로 기록된다. 체중과 혈압 사이에는 강한 연관성이 존재하므로 체중조절은 이상 체중의 15% 이내로 유지하도록 하는 것이 중요하다. 체중 1kg을 감량하면 수축기 혈압과 이완기 혈압이 각각 평균 1.6mmHg와 1.3mmHg씩 감소한다고 한다. 즉, 체중 감량은 혈압을 낮추는 역할을 한다고 할 수 있다.

▮ 음주 제한

하루에 약 30g이하(맥주 한 병 반, 소주 2잔)의 알코올 섭취는 문제가 되지 않는다. 실제로 이 정도 음주를 하면 심혈관 질환으로 인한 사망률과 동맥경화가 오히려 감소한다는 연구보고도 있다. 그렇다고 해서 음주를 권장하기는 어렵다. 하루에 30g이상의 알코올을 섭취하면 혈압과 전체적인 사망률이 모두가 증가하기 때문에 당연히 몸에 좋지 않으므로 음주는 제한해야 한다.

▮ 금연

담배를 피우면 혈압이 상승하며 혈관의 탄력성도 떨어진다. 또한 흡연은 심혈관 질환의 중요한 위험인자이므로 금연은 반드시 필요하며 직접 흡연뿐만 아니라 간접흡연에 의한 위험성 역시 높기 때문에 흡연에 대한 각별한 주의가 요구된다.

▮ 염분 제한

우리나라 사람은 하루에 20g이상 소금을 섭취한다. 고혈압 환자에게 있어 고염식은 이뇨제의 효과를 떨어뜨리는 역할을 하기 때문에 주의해야 할 사항 중 하나이다. 그러나 5g이하의 저염식을 하면 혈압이 감소하며, 혈압이 떨어지지 않더라도 혈압 약에 대한 반응이 좋아지고 심비대가 호전되는 등 인체에 긍정적인 영향을 주기 때문에 고혈압 환자에게 반드시 필요한 요법이라 할 수 있다.

❑ 당뇨병

당뇨병은 혈액 글루코스가 췌장에서 인슐린을 전혀 만들어 내지 못하거나 인체에서 필요로 하는 충분한 양을 생산해 내지 못하기 때문에 혈액 글루코스가 세포로 들어갈 수 없는 상태이다. 그 결과 세포와 간에 의해 글루코스 흡수가 적게 되어, 혈액 내에 높은 글루코스 수준을 갖게 된다. 이러한 당뇨병은 심장질환과 마찬가지로 사망을 초래한다. 또한 혈액 글루코스의 수준이 만성적으로 높은 사람들은 지방대사에 문제가 있을 수도 있어, 동맥경화에 더 쉽게 걸릴 수 있고, 관상동맥 질환에 대한 위험이 증가되고, 시력감퇴와 신장 손상과 같은 증상을 유도할 수 있다.

❑ 과다한 체지방

체구성은 제지방량 대 지방량의 비율이다. 신체에 지방의 함유량이 너무 많다면 비만으로 판정된다. 비만은 관상동맥 질환의 일차적인 위험요인이다.

몇 년 전까지 연구자들은 관상동맥 질환이 비만을 발생시키는 여러 요인들(높은 혈중지질, 고혈압, 당뇨병, 좋지 않은 심혈관 수준)에 의해 발생되어진다고 알고 있었다. 그러나 더욱 최근 연구에 의하면 과도한 체지방 그 자체가 관상동맥 질환의 심각한 위험요인이라는 것이다. 심지어 모든 위험요인들이 모두 정상범주에 속하더라도 체지방률이 표준상태보다 더 높은 사람의 경우 관상동맥 질환의 발생율이 더 높다는 것이다. 그러므로 정상 범주에 속하는 체지방의 획득은 심혈관 질환의 위험을 낮출 뿐만 아니라 더욱더 건강하고 행복한 상태에 도달하게 한다.

일반적으로 과다한 체지방은 식이요법과 운동의 병행으로 저하시킬 수 있다고 한다. 체중과 관련된 문제를 가지고 있는 사람들은 다음과 같은 권장사항들의 이행으로 정상적인 체중에 도달할 수 있다 : a) 신체적인 활동을 증가시킬 것, b) 지방과 당분 섭취량을 줄이고, 탄수화물과 섬유질 복합체 섭취를 높일 것, c) 정상적인 신체기능을 유지하는데 필요한 영양소를 제공하는 동안 전체 칼로리 섭취를 적당하게 감소시킬 것.

❑ 긴장과 스트레스

긴장과 스트레스는 정상적인 삶의 일부분이다. 모든 사람들은 목표, 한계, 책임감, 압박 등과 일상적으로 직면하게 된다. 삶의 거의 모든 것들은 그것이 긍정적이든, 부정적이든 간에 스트레스의 근원이 된다. 인체는 싸울 것인가/도망갈 것인가(즉, 할까/말까)를 결정하는 동안 더 많이 생성되는 카테콜라민에 의한 스트레스 반응을 가지게 된다. 이러한 호르몬은 심박수와 혈압, 그리고 혈중 글루코스 수준을 높인다.

일반적인 사람들의 경우 높은 수준의 카테콜라민은 대사되어져 정상적인 상태로 회복되어지지만, 만약 가까운 친척이나 친구의 죽음, 직장의 상실, 힘든 일, 재정상의 불안 등과 같은 계속되는 혹은 너무 강한 스트레스 아래에서는 혈액 중에 높아진 카테콜라민 수준이 지속적으로 남아있게 된다.

지속적인 긴장도 심장질환을 유발시킬 수 있고, 스트레스가 많은 상황에 있는 사람은 심근에 영양을 공급하는 관상동맥이 수축되어 심장에 산소공급을 감소시킬 수 있다. 그리고 만약 동맥경화에 의해 혈관이 차단된다면, 부정맥 혹은 심장 발작이 일어날 것이다.

□ 나이

노인들에게 심장질환의 발생률이 높음에 따라 나이는 심장질환의 위험요인이라 할 수 있다. 이러한 경향은 나이가 들어감에 따라 적어지는 신체활동, 나쁜 영양, 비만 등과 같은 생활양식의 변화와 함께 심장질환으로 유도되어질 수 있다.

젊은 사람들도 심장 질환의 위험에서 제외될 것이라고 생각지 않는다. 심장질환은 삶의 초기에 시작한다. 이것은 전쟁이나 스트레스 상황에서 생활하는 사람들에게서 명백히 나타난다. 비록 그들이 20대 초기라고 하더라도, 많은 이들이 동맥경화와 같은 심혈관계 질환의 초기 단계가 나타났다. 심지어 다른 연구에서는 10세 정도의 아이들에게서도 지나치게 높은 혈중 콜레스테롤을 발견되었다.

인간의 노화과정은 멈추지 못할지라도 명백히 노화속도는 지연시킬 수 있다. 생물학적 연령(건강나이)과 연대기적 연령은 질병을 예방하는데 있어 중요한 개념이다. 60세나 그 이상의 일부 노인들은 30대의 신체를 가지고 있으며, 30대의 사람들 중에도 건강상태가 좋지 않아 60대의 신체를 가지는 경우도 있다. 위험요인의 관리와 올바른 생활습관은 자연스러운 노화과정을 늦추는 최선의 방법이다.

3 심혈관 질환의 예방책

대부분의 심혈관 질환의 위험 요인들은 예방되어질 수 있고, 바뀌어 질 수 있다. 결국 위험요인의 관리는 위험수준을 낮게 만드는 것이 최선이다. 더 좋은 영양섭취, 금연, 혈압 조절, 스트레스 관리, 그리고 체중조절과 함께 규칙적인 유산소성 운동 프로그램은 심혈관계의 질환을 예방하는 핵심적 요인들이다.

❑ 일생에 걸친 유산소성 운동

일생에 걸친 유산소성 운동은 심혈관 질환을 예방하고, 감소시키는데 있어 가장 중요한 활동 중의 하나이다. 심혈관 질환에 대한 운동의 효과와 운동법에 관해서는 심혈관질환과 운동 그리고 심혈관질환과 운동프로그램 부분에서 자세히 다루고자 한다.

❑ 콜레스테롤 통제

습관적인 유산소성 운동, 체중감소, 금연 등은 HDL-콜레스테롤을 증가시키는 것으로 알려져 있다. 또한 β-카로틴과 약물요법도 HDL-콜레스테롤 수준을 높이는데 유효하다.

HDL-콜레스테롤과 규칙적인 유산소성 운동 프로그램은 분명히 관계가 있다. 그러나 LDL-콜레스테롤을 낮게 하고, HDL-콜레스테롤을 증가시키기 위해서는 어느 정도 충분해야만 한다. 예를 들면, 주당 3회, 20분의 유산소성 운동은 콜레스테롤을 변화시키기에 충분하지 못하다. 개별적으로 반응하는 정도가 다르긴 하지만, 대체로 운동을 많이 하면 할수록 HDL-콜레스테롤 수준이 증가하는 경향이 있다. 따라서 주당 5~6회, 목표심박수에 상응하는 강도에서 60분 정도의 운동이 필요하다.

또한 비타민 C, E 그리고 β-카로틴은 항산화 효과가 있으므로 관상동맥 질환의 위험을 낮출 수 있다. 대사되는 동안 산소는 탄수화물과 지방이 에너지로 전환되는데 이용되어진다. 그동안 산소는 수분과 이산화탄소의 안정된 형식으로 변환된다. 그러나 적은 양의 일부 산소는 불안정한 상태가 되는데, 이러한 활성산소는 단백질과 지질, 특히 세포막과 DNA를 파괴시켜 손상을 입힌다. 한편 심장질환, 암, 그리고 폐기종 발병에 핵심적 역할을 하는 활성산소가 인체의 세포 및 DNA 등에 손상을 일으키기 전, 건강한 인체 내에서 자연스럽게 혹은 운동과 함께 생성된 항산화효소는 이를 방해함으로써 활성산소에 의한 만성적인 질병을 보호할 수 있다고 한다.

단일의 불안정한 활성산소는 LDL 분자를 손상시킬 수 있다고 제안되었다. 비타민 C는 활성산소를 비활성화 시키고, 비타민 E는 산화로부터 LDL을 보호한다. β-카로틴은 활성산소를 방해할 뿐만 아니라 HDL 수준을 증가시킨다.

콜레스테롤을 저하시키는 약품은 또한 HDL 수준을 증가시키는데 도움을 줄 수 있다. 의학적 자료는 콜레스티폴과 나이아신이 HDL-콜레스테롤을 증가시켰음을 보고하였다.

보통 사람들이 일일 평균 400~600mg의 콜레스테롤을 섭취한다하더라도, 신체는 실제로 그 이상을 생산해 낸다. 대략 1일당 1000mg의 콜레스테롤이 포화지방으로부터 만들어진다. 포화지방은 육류와 유제품에 함유되어 있으나 식물성 식품에는 거의 없다. 새(닭)고기와 어류에도 포화지방이 함유되어 있으나 육류보다는 적다. 이 식품은 반드시 적당량(1일에 3~6 ounces)을 섭취해야 한다. 불포화지방은 주로 식물성 식품에 함유되어 있으며 콜레스테롤로 변화될 수 없다. 개인차가 있기 때문에 일부사람들은 정상적인 포화지방 섭취량보다 더 많이 섭취하지만 정상적인 콜레스테롤 수준을 유지하기도 한다.

만약 LDL-콜레스테롤 수준이 권장치보다 높다면 체지방 감소, 식이요법 적용, 그리고 약물요법으로 낮출 수 있다. 보다 적은 지방, 포화지방, 콜레스테롤의 섭취와 많은 탄수화물과 섬유질 복합체의 섭취는 LDL-콜레스테롤을 낮추는데 도움이 된다. 국제 콜레스테롤 교육 프로그램(NCEP)에서는 단일불포화지방이 HDL-콜레스테롤을 저하시키는 원인으로 작용하지 않기 때문에, 포화지방을 단일불포화지방(예, 올리브, 캐놀라, 땅콩, 그리고 참기름)으로 대체하도록 권장하고 있다.

많은 연구자들은 전체 지방섭취가 현재 1일 권장 총 칼로리 섭취의 30%보다 적어야만 LDL-콜레스테롤을 유의하게 낮출 수 있다고 말한다. 포화지방의 섭취는 1일 총 칼로리 섭취의 10%보다 적어야 하고, 평균 콜레스테롤 섭취는 300 mg/day 보다 더욱 적어야만 한다. 30%의 지방식은 콜레스테롤을 낮추는데 영향을 거의 미치지 못했고, 관상동맥질환을 가진 사람들의 경우 계속적으로 병이 발전해 나갔다고 보고되었다.

1991년 Barnard는 Archives of Internal Medicine에 반가운 정보를 발표했다. 연구 대상자들에게 주로 걷기로 구성된 규칙적인 유산소성 운동프로그램과 10% 혹은 그 이하의 지방식을 병행하면서, 식이요법에서 콜레스테롤 섭취를 1일 25 mg 이하로 제한하였다. 그 결과 단지 3주 만에 평균 23%의 콜레스테롤의 감소가 나타났다. 그리하여 다른 연구자들이 정확한 권장 지방섭취율(10%혹은 15%)을 밝히지는 못했지만 30%의 지방섭취는 콜레스테롤 수준을 낮추는데 너무 많다고 주장하였다.

지방 제한식에서 최소한 1일 10%의 지방섭취는 이루어져야 한다. 즉, 높은 콜레스테롤 수치를 지닌 사람들이 총 칼로리 섭취의 30% 수준을 따르는 것은 너무 많고, 콜레스테롤 수치를 낮추려면 약 10% 정도의 지방섭취가 이상적이라고 한다. 일단 적정한 콜레스테롤 수준을 가지게 된 후에는, 계속적인 유지를 위해서는 30%의 지방섭취가 적당할 수도 있다. 그렇지만 대부분 우리나라 성인들의 지방섭취량의 보통 전체 열량의 30% 이상을 초과하고 있는 것으로 나타났다.

LDL-콜레스테롤과 총 콜레스테롤의 증가를 예방하기 위한 식이 형태는 다음과 같은 것이 바람직하다.

· 달걀은 1주일에 3개 이하로 제한하여 섭취해라.
· 붉은색 고기는 주당 3회 이하로 먹고, 간과 신장과 같은 내장기관은 먹지 마라.

· 식당에서 구운 음식은 먹지 마라.
· 저지방 우유와 저지방 유제품을 먹어라.
· 음식을 만들 때, 코코넛 기름, 팜유, 돼지기름 혹은 버터를 사용하지 마라.
· 특히, ω-3 지방산이 높은 생선(생고등어 혹은 냉동고등어, 청어, 참치, 연어, 호수의 송어)을 주당 2회 먹어라.
· 기름으로 튀기는 대신에 굽고, 삶고, 혹은 쪄서 먹어라.
· 다른 음식물들에 넣기 전에 조리된 고기를 냉각시켜라. 이렇게 하면, 냉장고에서 굳어진 지방이 다른 식품들과 섞이기 전에 제거될 수 있다.
· 발효된 김치와 같은 고유의 야채식품을 즐겨라.
· 적정 체중을 유지해라.

올바른 식이, 철저한 유산소성 운동 프로그램, 그리고 체중조절은 혈중 지질을 조절하는 가장 좋은 방법이다.

❑ 금연

흡연, 낮은 체력수준, 높은 콜레스테롤 수치, 그리고 고혈압은 관상동맥 질환의 4대 주요 위험 요인이다. 특히 흡연은 니코틴, 타르, 일산화산소의 악영향으로 인하여 심혈관기능의 저하와 질병을 유발하는 주요 인자가 된다. 따라서 심혈관 질환과 암에 대한 위험 수준은 금연을 하는 순간 낮아지기 시작한다.

금연을 한다는 것이 그리 쉬운 과제는 아니다. 담배를 끊으려고 노력하는 흡연자의 약 20%만이 매년 첫 번째 시도에서 성공한다. 니코틴의 중독성과 금연의 연기는 담배 끊기를 더욱 어렵게 만든다. 흡연자들이 흡연을 중단하면 신체적 · 정신적인 금단 증상이 나타난다. 비록 흡연을 중단하여 극도로 힘들지라도, 이것은 결코 불가능하지 않다. 담배를 끊게 하는 가장 결정적인 요인은 자신이 얼마만큼 절실하게 그것을 끊기 원하는가에 달려 있다.

❑ 혈압 조절

모든 고혈압의 90%는 그 원인이 밝혀지지 않았다. 그러나 본태성 고혈압으로 언급되어지는 이러한 형태는 치료할 수 있다. 유산소성 운동, 체중 감소, 적은 염분/많은 칼륨의 섭취, 스트레스 감소, 금연, 혈중 지질을 감소시킬 수 있게 작성된 식단, 적은 카페인과 알콜 섭취, 그리고 항고혈압제는 본태성 고혈압 치료에 효과적으로 이용되어져 왔다. 신장 동맥의 좁아짐, 사구체 신염(신장 질환), 부신의 종양, 그리고 대동맥의 좁아짐 같은 병적인 상태에 의해 고혈압의 나머지 10%가 발생된다. 이러한 고혈압을 치료하려면 먼저 병리학적 원인을 해결해야만 한다.

모든 고혈압 환자의 대략 1/2에 해당되는 고혈압 주요 위험요인은 너무 많은 나트륨의 섭취이다. 과다한 나트륨의 섭취로 인해 인체는 더 많은 수분을 보유하게 되어 혈액량이 증가하게 되고 혈압이 올라가게 된다. 정상적인 신체 기능을 위해 필요한 나트륨 양은 하루에 단지 200mg 혹은 소금의 경우 티스푼의 1/10 정도이다. 심지어 격렬한 직업을 가진 사람들과 많은 땀이 분비되는 스포츠 참가자들도 하루에 3,000mg 정도의 나트륨만 섭취하면 된다. 그러나 일반적인 사람들의 나트륨 섭취량은 하루에 6,000mg~20,000mg 정도이다.

많은 스포츠 의학 전문가들은 고혈압의 치료에 유산소성 운동, 체중 감소, 그리고 적은 양의 나트륨 섭취를 조합하여야 한다고 제안한다. 대부분의 경우 이러한 처치로 혈압이 낮아지게 된다.

주로 유산소성 운동이 고혈압 환자들의 치료에 처방되어진다. 실제 연구에서, 적당한 유산소성 운동 프로그램을 시작한 고혈압환자의 대략 90% 정도에서 훈련 몇 주 만에 주목할 만한 혈압의 저하가 발견되었다. 이것은 체중 감소가 아닌 운동이 혈압을 낮추는데 중요한 영향을 미친다는 것을 보여준다. 만약 유산소성 운동이 지속적으로 실시되지 않고 중단된다면, 혈압의 저하는 유지되지 않을 것이다.

혈압 문제에서 가장 중요한 것은 예방적인 접근이다. 현재의 정상적인 혈압을 잘 조절하고 유지하는 것이 높아진 혈압을 낮추려고 하는 것보다 훨씬 쉽다. 혈압은 제대로 유지되고 있는지 혹은 증가되었는지 정기적으로 확인해야한다. 규칙적인 운동, 체중조절, 적은 소금 섭취, 흡연, 그리고 스트레스 관리는 혈압 조절의 기본적인 지침이다.

❑ 스트레스 관리

많은 스트레스를 받고 그것을 잘 극복할 수 없는 사람들은 자신들의 삶에서 스트레스의 영향을 받지 않도록 조정하는 것이 필요하다. 가장 좋은 제안 중의 하나는 스트레스의 근원을 밝혀내고 그것의 극복 방법을 배우는 것이다. 자기 스스로를 통제하는 것이 필요하고, 무엇이 자신의 삶에서 가장 중요한 것인가를 생각해보고 그것을 좇아 행동해야 하며, 뜻 없는 사소한 일들은 무시해야 한다.

운동은 스트레스를 경감시키는 가장 좋은 방법 중 하나이다. 신체활동에 참여할 때, 지나치게 많이 남아있던 카테콜라민이 대사되어 정상적인 상태로 회복될 수 있다. 또한 운동은 근육의 긴장을 풀어준다. 많은 관리직 사람들은 업무를 마친 후 저녁시간에 헬스클럽에 들러 신체활동 프로그램에 참여하는 것을 좋아한다. 이렇게 함으로써 그들은 하루 종일 누적된 과도한 긴장을 다 해소해 버릴 수 있게 된다. 그리하여 그들은 저녁시간을 즐긴다(제 12장. 스트레스 참조).

4 심장질환과 운동

❑ 운동의 역할

몇몇의 발표된 연구는 낮은 수준의 HDL-C는 관상동맥 심장병과 관련되었다고 나타냈다. 남성과 여성 장거리 선수들과 운동을 하지 않는 통제군에 대한 초기 스탠포드 대학의 연구에서, HDL-C는 달리기 선수들에서 상당히 높았으며, 총 혈중 콜레스테롤, LDL-C와 중성지방은 달리기 선수들이 더 낮은 것으로 나타났다. 여성이 아닌 남성 달리기 선수들은 달리기 거리가 증가할수록 LDL-C와 중성지방 수준이 급격히 떨어졌다.

HDL-C을 향상시키는데 운동은 얼마나 많이 필요한가? 대부분의 연구자들은 운동 프로그램은 적당한 조깅과 빠른 걷기를 적어도 30분씩 주에 3~5회, 3~6개월 정도 실시하여야 가능하다고 주장한다. 높은 강도의 운동과 운동시간 및 빈도의 증가는 HDL-C와 중성지방에 강력한 영향을 미친다. 또한 일반적으로 여성이 남성보다 HDL-C이 더 높기 때문에 HDL-C 향상을 위해 남자보다 더 많은 운동량이 요구된다.

유산소 운동의 연구에서, 30~60분의 사이클 운동 후 즉각적으로 HDL-C이 증가되었다(그림 11.2). 이러한 HDL-C에 증가는 운동 중 중성지방의 분해와 관련 있다. 특정 효소(혈관 벽의 lipoprotein lipase)는 운동 중 중성지방을 분해하며, 지방으로부터 연료와 에너지를 얻을 수 있게 한다.

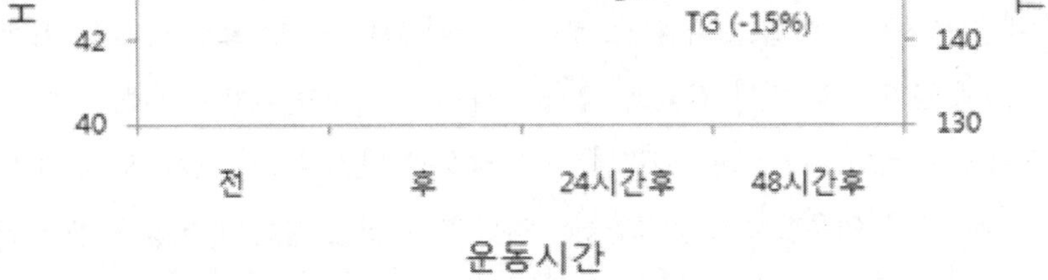

그림 11.2 일시적인 운동 후 HDL-C과 중성지방의 즉각적 변화

운동 프로그램이 규칙적으로 유지될 때, HDL-C과 중성지방의 변화는 적어도 24~48시간 계속되고, 장기간에 걸친 운동 후 총콜레스테롤과 LDL-C도 개선된다. 즉, 훈련된 개인의 중성지방은 일회성 운동 중이나 후에 즉각적인 변화를 보인다. 그리고 시간이 지남에 따라 더 높은 HDL-C와 더 낮은 중성지방 수준을 만들게 된다(표 11.4).

표 11.4 혈중 중성지방과 콜레스테롤에 대한 지구력 운동의 영향

구성요소	단기간 변화	장기간 변화
총 콜레스테롤	변화없음	감소
LDL-C	변화없음	감소
HDL-C	변화없음, 증가	증가
중성지방	감소	감소

HDL-C의 큰 변화는 평소보다 훨씬 힘든 운동을 하였을 때 나타난다. 예를 들어, 마라톤 경주 후에, HDL-C는 15~25% 증가할 수 있다. 근육이 지방을 연료로서 사용할 때, 중성지방은 같은 시간 급속히 떨어진다. 1994년 Hawaii Ironman World Championship 마쳤던 29명의 트라이애슬론 선수들의 연구에서, 혈중 중성지방 수준은 평균의 39% 떨어졌다.

❑ 운동과 관상동맥 심장병 예방

1970년, 스탠포드 대학의 Paffenbarger 박사는 직업에서 비 신체적 노동에 참여했던 부두 노동자는 신체적으로 요구되는 일에 참여했던 동료보다 관상동맥 심장병 사망의 위험요소가 60% 더 컸다고 발표했다. 1978년 발표되었던 대학교 졸업생의 연구에서 활동적인 졸업생은 그들의 비활동적인 상대 사람들보다 관상동맥 심장병 위험요소가 적었다고 보여주었다.

신체활동 습관은 측정하기 어렵고 피검자로부터 공급된 정보를 기본으로 하지만, 심폐체력은 실증적인 측정이고 쉽게 평가할 수 있다. Cooper 연구소의 Blair 박사는 체력과 관상동맥 심장과 심혈관질환 사이의 관계를 분석하였다. 그는 1970년 이후 남성과 여성의 큰 그룹에서 심폐체력을 측정하기 위한 최대 트레드밀을 이용했다. 그는 남성과 여성 모두 낮은 수준의 체력은 관상동맥 심장병의 강력한 위험요소라고 밝혔다. 또한 40,000명 이상 Iowa 여성의 7년간의 연구의 결과로부터 적당하고 활발한 신체적 활동의 증가하는 빈도는 심혈관질환으로부터 사망 위험도를 줄이는 것과 관련되어진다는 것을 보여주었다.

일반적으로, 신체적으로 비활동 사람들의 관상동맥 심장병 위험도는 상대적으로 활동하는 사람들의 2배 정도이다. 이러한 위험도는 고혈압, 높은 혈중 콜레스테롤과 흡연과 비슷하다. 미국 질병관리 예방 센터(CDC)에 따르면, 규칙적인 신체활동은 낮은 혈청 콜레스테롤과 체중 조절, 금연, 식이요법 향상과 혈압 관리와 같이 관상동맥 심장병 예방을 위하여 반드시 필요하다.

운동은 관상동맥 심장병의 위험요소를 줄이기 위해서 규칙적으로 실시해야 한다. 대학 졸업생 연구에서, Paffenbarger 박사는 현재 신체적 활동습관은 관상동맥 심장병 위험도가 고려될 때 과거 청년기 시절보다 더 중요하다고 하였다. 스포츠 활동 습관을 포기한 전직 대학 선수는 중년 또는 그 후 나이에서도 적당하고 활발한 운동을 계속하는 동료보다 높은 사망비율을 가졌다. 반대로, 대학교 시절에 운동을 회피했던 졸업생이 그 후 좀 더 활동적인 운동생활을 계속 경험했을 때, 그는 대학 시절부터 꾸준히 적당하고 활발히 했던 졸업생처럼 낮은 사망률의 위험도는 가졌다. 관상동맥 심장병으로부터 조기 사망 위험도는 신체활동이 적당 수준보다 낮으면 증가하고, 신체활동이 증가하면 위험도는 감소된다. 규칙적 운동의 적용은 금연과 비만과 고혈압을 피하는 것처럼 관상동맥 심장병 위험도를 낮추는데 효과적이라는 것을 발견했다.

이러한 결과는 건강하지 못한 채로 머무르는 것보다 개인의 체력 유지 또는 향상은 관상동맥 심장병으로부터 사망률이 낮다는 Blair박사의 연구와 비슷하다. Cooper 연구소의 5년의 종단적 연구에서 향상된 체력의 남성은 어떠한 다른 위험요소보다 더 크게 사망 위험도를 64%나 감소시켰다.

거기에 적절한 운동 양과 강도는 관상동맥 심장병 위험도는 낮추는데 효과적이라고 한다. 관상동맥 심장병 위험도를 줄이기 위해 보통의 운동시간과 강도는 충분하다고 제안하였다. 그러나 몇몇 연구는 적응이 되면 보통의 운동시간과 강도보다는 좀 더 규칙적이고 강도 높은 운동이 필요하다고 한다. 따라서 관상동맥 심장병 위험도를 낮추는 가장 큰 효과는 주로 환자나 좌업생활의 사람들이 보통의 신체 활동습관을 적용할 때 나타나고, 추가적으로 보다 높은 수준으로 증가시키지 위하여 운동의 시간을 연장시키면서 강도를 높이는 것이 필요하다(그림 11.3).

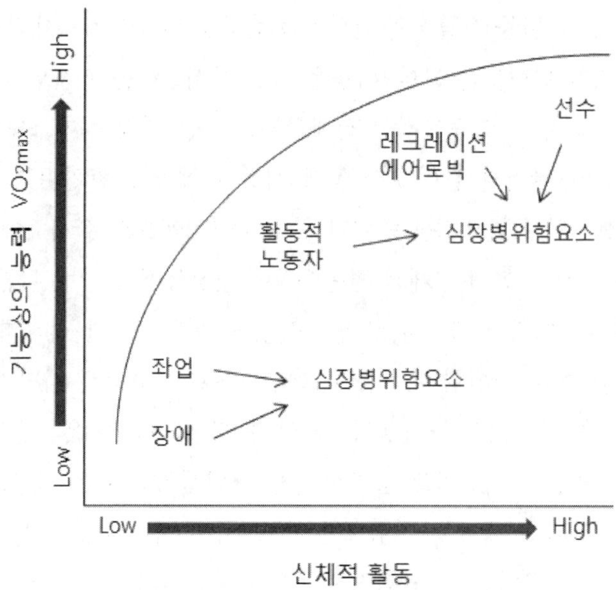

그림 11.3 신체활동 및 체력수준과 심장병 위험 요소

미국 국립 건강협회(NIH)로부터 소집된 전문가 패널은 관상동맥 심장병 위험요소를 감소시키는 운동은 구조화되거나 격렬한 운동프로그램이 요구되지 않는다고 결론지었다. NIH는 모든 아동들과 성인은 적어도 30분이상과 적당 강도 이상으로 가급적이면 거의 매일 실시하는 장기적 목표를 세우는 것을 제안했다.

그러나 몇몇의 연구자는 사람들이 막연한 운동으로 충분하다는 접근을 경계하였다. 필란드의 한 연구는 5년 동안 관상동맥 심장병이 없던 1453명의 중년 남성을 신체활동 레저시간의 강도와 빈도에 따라 분류하였다. 주당 적어도 2.2시간동안 보통에서 힘든 활동에 참여했던 남성은 최소한의 활동을 했던 집단보다 심장마비 위험도가 더 낮았다. 빨리 걷기, 조깅, 자전거타기 또는 크로스컨트리 같은 보통에서 힘든 정도의 유산소운동은 비교적 안전한 형태의 운동으로 규정된다. 그러나 느리게 걷기, 낚시, 쉬운 정원일, 사냥 또는 열매따기 같은 것은 관상동맥 심장병 위험도가 낮게 하지 못하였다.

□ 운동과 뇌졸중 예방(Exercise and Stroke prevention)

미국 심장협회는 비신체활동이 뇌졸중의 주요한 위험요소로 인식하고 있지 않다. 비록 신체활동과 관상동맥 심장병과 같이 확고하지는 않지만, 많은 연구에서 신체활동과 뇌졸중 감소 사이에 깊은 관련이 있다고 하였다. 15개 이상의 주요 연구는 발표되었고, 남성과 여성 모두의 뇌졸중에 대한 일반적인 운동의 강한 보호 효과를 보고 하였다.

만약 상식적으로 규칙적 활동이 관상동맥 심장병 위험도를 낮추면, 동맥경화때문에 뇌졸중 위험도 역시 낮아질 것이라 할 수 있다. 첫 번째 연구에서 Paffenbarger 박사가 신체활동은 뇌졸중 위험요소 감소와 연관 있다고 1967년에 발표하였다. 50,000명 대학 졸업생들중 운동선수와 비교하여, 일반 대학 생활을 한 비운동선수의 남성은 뇌졸중으로 사망할 위험이 약 2배 증가되었다.

17,000명의 대학 졸업생의 후속 연구에서, Paffenbarger박사는 그들의 운동 활동량에 따라 졸업생 남성을 평가하였다. 신체활동의 가장 낮은 범주(500kcal 이하)의 남성들은 대부분 활동하는 사람(2,000kcal 이상)보다 1.7배 높은 비율로서 뇌졸중으로부터 사망했다. 독일 뇌졸중 환자와 통제군의 다른 연구에서 또한 좌업생활을 하는 사람들과 비교했을 때 레저시간동안 대부분 운동하는 남성과 여성은 뇌졸중의 위험도가 가장 낮은 것으로 보였다. 심지어 레저시간(매주 걷기, 사이클링)의 규칙적 가벼운 운동이 뇌졸중 위험도를 51%나 감소시켰다고 보고한다.

1990년 이후 발표된 연구는 활동적인 남성과 여성은 뇌졸중으로부터 고통을 덜 받는다는 중대한 증거를 제공했다. 105명의 뇌졸중환자와 161명의 통제군의 연구에서, 뇌졸중으로부터 기능향상은 매년 운동의 시간 증가에 따라 경험되었다. 15~21세에서 규칙적이고 활발한 운동에 참여했던 사람은 뇌졸중 위험도가 56% 감소되었다. 하와이에 사는 일본계통의 남성 7,530명의 22년의 연구에서, 신체적 비활동은 비흡연자 중년 남성과 55~68세 출혈성 뇌졸중 남성들 사이에서 응혈을 일으키는 뇌졸중의 강력한 위험요소라고 발견되었다.

한편, 규칙적인 운동은 혈관의 신축성을 높이고 노화와 더불어 생기는 동맥의 탄력성 저하를 방지하는 작용이 있어 심혈관 질환의 예방에 효과적이다. 구체적인 예를 들면, 수축기 혈압이 180인 고혈압 환자들이 약 처방은 전혀 받지 않고 운동만을 하루에 30분씩 일주일에 3일 이상을 6개월간 계속하면 혈압이 무려 140까지 내려갔다. 운동을 통한 혈압 조절은 심장기능이 향상되고 혈관에 탄력성이 생기며 동맥경화가 감소되는 등 순환계의 기능이 크게 향상되면서 정상혈압을 되찾게 된다. 또한 규칙적인 유산소성 운동은 휴식 시와 최대운동 시 심박출량을 증가시키고 심박수와 혈압을 감소시켜 심장의 효율을 크게 하고, 말초혈관저항을 감소시키고, 혈관확장 능력의 증가를 가져온다. 운동으로 인한 이러한 기능향상은 심혈관 질환을 예방하거나 지연시켜주는 효과를 나타낸다. 게다가 심혈관의 건강수준이 높으면 높을수록 더욱 더 수명이 길고, 심혈관의 지구력이 작게 향상되더라도 심혈관질환에 의한 사망률의 위험은 크게 저하된다.

5 심혈관질환과 운동프로그램

보행이 가능한 모든 심장질환자는 운동요법의 대상이 될 수 있으며, 감시형과 비감시형으로 구분할 수 있다. 감시형은 안전성과 운동요법의 효과가 양호하나 전용시설과 전문 인력이 필요하며, 비감시형 운동요법은 특별한 시설을 갖추지 않고 전문요원이 상주하지 않더라도 할 수 있으나 안정성에 문제가 있을 수 있다. 아래의 표 11.5은 비감시형 운동요법의 적용대상을 구분하고 있다.

표 11.5 비감시형 운동요법의 적용 구분(Skinner, 1993)

적용	· 70세 이하 · 운동요법에 대한 이해와 의욕이 있는 자 · 운동요법의 금기사항이 없는 자
금기	· 좌심실 기능이 극도로 낮은 자 · 협심증으로 운동이 위험하다고 판단되는 자 · 악화된 부정맥이 있는 자 · 운동기능에 장애가 있는 자

다음의 실질적인 운동내용은 비감시형 심장질환자들을 대상으로 한 미국대학스포츠의학회(ACSM)의 지침을 참고로 한 것이다. 비감시형 심장질환자의 경우 일반 성인들과 같이 운동프로그램을 적용시킬 수 있다.

❑ 실질적인 내용

● 운동 형태

심혈관계 기능을 향상시키기 위해서는 달리기, 걷기, 수영, 고정식 자전거 타기 등과 같은 대근육 운동이 효과적이다. 특히, 경색이나 수술 후 초기 회복 시에는 고정식 자전거, 로잉머신, 트레드밀과 같은 고정된 기구에서 운동을 수행하는 것이 좋다. 또한 위험정도가 낮은 심장질환자에게 점진적으로 저항성 운동을 포함시켜도 무난하다. 그러나 울혈성 심부전, 심장판막증, 심한 좌심실 기능장애 등을 포함한 환자들에게 이러한 운동을 적용해서는 안 된다.

● 운동 강도

심장질환자들의 경우 지구성 운동으로 심혈관계 기능을 향상시키려면 개별적으로 실시한 운동부하 검사에서 얻은 여유 심박수(HRR)의 60%정도와 75% 이하의 강도에서 실시하는 것이 좋다. 또한 운동자각도(RPE) 11(가볍다)~15(힘들다)단계를 유지하도록 한다. 처음에는 낮은 강도에서 운동을 실시한 후 점진적으로 강도를 증가시켜 나가야 한다.

● 운동 빈도와 시간

일반적으로 운동 빈도는 주당 3~5회 실시하도록 하고, 양호한 심장질환자의 경우 여유 심박수의 60~70% 정도로 15~20분 정도 시작하여 적응기간을 2주정도 둔 후, 상태를 고려하여 운동시간을 30~40분 정도로 늘려나간다. 그리고 준비운동 및 정리운동 시간을 건강한 사람들에 비해 비교적 더 길게 가지도록 하고, 식사 후 2시간 이내에 운동은 피하도록 한다. 또한 정기적으로 운동부하 검사를 실시하여 향상정도에 따라 운동 빈도 및 시간을 늘려가도록 한다.

실습 11.1 심장병 위험 요인의 평가*

1. 목적

이 검사는 심장병 발작의 증가 위험과 관련되어 있는 의학적 조건과 습관을 파악하여, 개인의 심장병 발발 확률을 미리 추정하기 위함이다.

2. 절차

'심장병 위험 요인의 평가표'를 이용하여, 당신의 위험 요인들 가운데 자신에게 해당되는 구역(왼쪽부터 오른쪽까지)에 표시를 하면서 시작된다. 각 위험 요인들과 그것에 해당하는 행(칸)을 살펴보라. 당신에게 적용할 수 있는 상자를 발견하고, 그 안의 숫자에 동그라미를 표시하시오. 예를 들면, 만일 당신의 나이가 23이라면 21~30으로 분류된 상자의 숫자에 동그라미를 표시하시오.

• 유전

심장병의 경험을 가지고 있는 부모, 조부모, 형제들 그리고 누이동생들을 포함시켜라.

• 흡연

만약 당신이 담배를 깊게 흡입하면서 그 담배가 조그마한 꽁초가 될 때까지 피운다면, 당신의 등급에 하나를 더하라.

충분히, 흡입을 하지 않거나 담배의 약 1cm만 피운다고 하더라도 1등급을 빼지는 말아라.

• 운동

만약 당신이 규칙적으로 종종 운동을 한다면, 당신 점수의 한 등급을 낮추어라.

• 콜레스테롤이나 포화 지방 섭취 수준

혈중 콜레스테롤 수준이 평가기준으로 가장 좋다. 만약 당신이 당신의 의사로부터 혈중 콜레스테롤 수준을 얻을 수 없다면, 당신이 섭취하는 정제된 고지방질 제품 비율을 정직하게 평가해 보아라. 이것들은 일상적으로 동물성의 지방 – 비게 기름, 크림, 버터 그리고 소와 양의 지방을 칭한다. 만약 당신들이 이것을 많이 먹는다면 당신의 콜레스테롤 등급은 아마도 높아지게 될 것이다. 미국인의 평균 40%는 좋은 건강에 대한 등급보다 지나치게 높은 수준이다.

• 혈압

만약 당신이 최근의 자료를 가지고 있지 않다면, 일반적 취직 신체검사에서 통과된 사실로써 140이하라고 볼 수 있다.

• 성

이 부분은 남성들이 아이를 낳을 수 있는 나이의 여성들 보다 6~10배 이상 심장 발작을 일으킬 수 있다는 사실에 대한 설명이다.

3. 결과 해석

모든 행들을 검사한 후, 동그라미가 쳐진 숫자를 합하시오. 당신 점수의 합계는 추정되어질 수 있는 당신의 위험 추정치이다. 만약 당신의 점수가 아래의 점수일 경우….

6~11 : 당신은 충분히 안전하다.

12~17 : 당신은 안전하다.

18~24 : 위험율은 일반적으로 평균적이다.

25~31 : 당신은 위험한 수준에 있다.

32~40 : 당신은 아주 위험하다.

41~62 : 당신은 대단히 위험하다.

〈심장병 위험요인의 평가표〉*

나이	1 10~20	2 21~30	3 31~40	4 41~50	6 51~60	8 61~70과 그 이상
유전	1 심장 병력 없음	2 심장 혈관 질환과 관련된 60세 이상의 1명 친척	3 심장 혈관 질환과 관련된 60세 이상의 2명 친척	4 심장 혈관 질환과 관련된 60세미만의 1명 친척	6 심장 혈관 질환과 관련된 60세미만의 2명 친척	7 심장 혈관 질환과 관련된 60세 미만의 3명 친척
체중	0 표준체중에서 - 2.26kg이하	1 표준체중에서 ±2.26kg	2 표준체중에서 2.71-9kg 초과	3 표준체중에서 9.5-15.8kg 초과	5 표준체중에서 17.2-22.7kg 초과	7 표준체중에서 23.1-29.4kg 초과
흡연	0 비사용자	1 씨가 혹은 파이프 담배	2 하루에 10개 담배나 이하	4 하루에 20개의 담배	6 하루에 30개의 담배	10 하루에 40개의 담배나 이상
운동	1 격렬한 직업 상의 운동/ 유희적 운동	2 적당한 직업 상의 운동이 나 유희적인 운동	3 앉아하는 일과 격렬한 유희적 운동	5 앉아서하는 전문적이고 적당한 유희적 운동	6 앉아서 하는 일과 가벼운 유희적인 운동	8 모든 운동에서 완벽하게 부족함
식이요법 상의 콜레 스테롤, 지방 섭취 비율(%)	1 콜레스테롤 100mg이하. 식이요법은 어떠 한 동물성 지방 이나 정제된 고 지방질의 제품 포함 안함	2 콜레스테롤 181-205mg. 식이요법은 10%의 동물성 지방이나 정제된 고지방질의 제품 포함	3 콜레스테롤 206-230 mg. 식이 요법은 20%의 동물성 지방이나 정제 된 지방질의 제품 포함	4 콜레스테롤 231-255 mg. 식이요법은 30%의 동물성 지방이나 정제 된 고지방질의 제품 포함	5 콜레스테롤 256-280 mg. 식이요법은 40%의 동물성 지방이나 정제 된 고지방질의 제품 포함	7 콜레스테롤 281-305 mg. 식이요법은 50%의 동물성 지방이나 정제 된 고지방질의 제품 포함
최고 혈압	1 100이상	2 120이상	3 140이상	4 160이상	6 180이상	8 200이상
성	1 40세 이하의 여성	2 40-50세의 여성	3 50세 이상의 여성	5 남 성	6 튼튼한 남성	7 대머리인 튼튼한 남성

* Michigan Heart Association(2007)

제 12 장. 스트레스와 운동

학습과제

1. 스트레스와 스트레스의 발달 3단계는 무엇인가?
2. 스트레스가 생리적인 변화에 미치는 영향은 무엇인가?
3. 스트레스에 의해 야기되는 질병에는 무엇이 있는가?
4. 성공적인 스트레스 관리의 3단계 차원은 무엇인가?
5. 스트레스의 실질적 관리방법에는 무엇이 있는가?
6. 운동과 정신 건강은 어떠한 관계가 있는가?

최근 직장인들의 직무 수행도중 과로-스트레스에 의한 사망이 해마다 증가되고 있는 추세라고 매스컴을 통해 보도되고 있다. 이들 사망자의 대부분은 업무상 스트레스로 인한 뇌혈관 및 심장질환이 원인이 되어 사망한 것으로 추정된다. 이처럼 대부분의 직장인은 과중한 업무량, 막중한 책임에 비해 낮은 임금, 조직 내의 역할갈등 및 모호성 등으로 인해 많은 스트레스를 받고 있다. 특히 밤낮 할 것 없이 교대근무를 해야 하는 직장인들은 더욱 심한 스트레스를 받고 있다고 할 수 있다. 예를 들어, 네덜란드의 과학자들은 직장의 야간근무가 피로를 유발하고, 수면형태를 교란하며 사회생활에 지장을 줄뿐만 아니라, 심장질환 발생의 위험성까지 높일 가능성이 있다고 보고했다.

과도한 스트레스는 정신적인 면에 영향을 주고 그로 인한 파급 효과가 육체적인 손상으로 이어지면서 각종 신체적 질환과 만족스럽지 못한 생활 및 형태를 초래시킨다. 나아가 이러한 부정적인 영향은 개인뿐만 아니라 소속된 조직과 대중에게도 악영향을 끼칠 것이다.

스트레스는 양면성을 가지고 있는데, 부정적인 차원의 스트레스는 인체에 해가 되고, 인간생활을 황폐하게 만드는 역할을 한다. 한편 긍정적인 차원에서의 스트레스는 생활의 자극제 혹은 활력소를 제공하는 동시에 인체의 **항상성**(homeostasis, 혹은 中庸) 유지 및 인간의 질적인 삶에 크게 기여한다. 그러므로 스트레스를 충분히 이해하고 잘 관리하면 개인 및 직장인의 직무와 관계된 스트레스, 그리고 이와 관계된 질병도 얼마든지 개선 또는 완화시킬 수 있다고 본다. 따라서 개인 및 직무 스트레스를 효율적으로 조절 및 개선하기 위해, 우선 기존의 연구와 문헌을 바탕으로 스트레스의 실체는 무엇이고, 스트레스가 생리적, 심리적, 그리고 사회적으로 어떠한 관계를 가지고 있으며, 스트레스와 관련된 각종 질병은 어떻게 발생되는지 알아보겠다. 또한, 이러한 이해와 지식을 바탕으로 직무 스트레스의 원인에 따른 처치 방법 및 일상적 스트레스 관리방법을 제시하고자 한다. 끝으로 운동이 일반적 정신건강에 미치는 영향을 살펴보고자 한다.

1 스트레스의 정의와 개요

스트레스라는 용어와 그 의미는 과거의 시대와 영역에 따라 각기 다른 전문용어와 의미로서 사용되어 왔지만, 19C 말~20C 초 의학과 생물학 영역에서 스트레스와 긴장은 질병의 원인이 된다고 하였다. 포괄적인 의미를 지닌 스트레스에 대해 정의한다는 것이 생각만큼 쉽지 않지만 그것은 '주변 환경의 요구에 반응하는 몸과 마음의 상태(길)'라고 정의 할 수 있다. 즉, 새롭고 두려운 것, 혹은 즐겁고 기쁜 것에 반응하는 몸의 상태라고 할 수 있다.

1936년에 Selye 박사는 개인이 여러 종류의 좋고 나쁜 사건들, 사상, 감정 그리고 생활환경의 변화들로 인하여 신체적으로 예측 가능한 변화를 겪게 되거나, 스트레스 징후 등의 반응을 나타낸다고 했다. 그는 좋은 일이나 즐거운 사건들(결혼, 휴일, 생일, 사랑에 빠짐)을 '**기능적 스트레스**'라고 하였고, 나쁜 일이나 불쾌한 사건들(죽음, 실업, 분실)을 '**역기능적 스트레스**'라 하였다. 그리고 이와 같은 일들과 사건들은 생리적인 스트레스 반응을 일으킨다고 하였다.

또한 Selye 박사는 동물을 이용한 실험에서 스트레스 원(源)을 제공하였을 때, 공통적으로 내적 변화를 일으킨다는 것을 발견하였다. 즉, 스트레스의 원인이 어떠한 것이라 하더라도 신체가 생리적으로 반응하는 것은 같은 방식이라고 주장하였고, 그는 이것을 **일반 적응 증후**(general adaptation syndrome: GAS)라 명명하였다. GAS는 3단계의 과정으로 구분되는데, 제1단계는 **경계단계**(fight or flight)이고, 2단계 **저항단계**(resistance)이고, 그리고 3단계는 **탈진단계**(exhaustion)이다. 제1단계 즉, 대항(대결) 혹은 도피(경계 반응)는 신체가 스스로 스트레스 원에 대처하기 위한 준비로써 스트레스 원(소음, 논쟁, 과로, 대중 연설, 경쟁적인 경기, 새로운 환경)이 존재한다는 경계 신호이다. 이때 adrenaline, 심박수, 혈당과 혈지질, 혈압, 근육 긴장, 콜레스테롤, 호흡기, 소변 등에서 생리적인 변화가 일어난다. 제2단계, 저항상태에서는 신체가 스트레스 원에 대항하여 적극적인 저항을 하는 단계이다. 저항하는 단계가 오랫동안 지속되면 될수록 스트레스 원에 대해 대처하는 능력은 점차 감소되고, 인체에 해롭게 작용된다. 제3단계, 지쳐서 탈진된 상태는 적응하려는 에너지가 고갈되고, 심신 모두가 지쳐 버리는 단계이다. 이것은 신체적, 정신적인 힘의 일부가 소모되면서 죽음으로 직결될 수 있다. 따라서 우리는 이렇게 심각한 단계가 되기 전 미리 감지하여 스스로 스트레스를 조절하여야 한다.

2 스트레스와 생리학적 기제

스트레스의 원인에는 실패나 극심한 추위에 대한 두려움과 같은 근원적인 것들 외에도 여러 가지 요소들이 있겠지만, 스트레스로 인하여 신체에 나타나는 생리적 반응은 모두 같다. 1차적으로 뇌에서 스트레스의 발생을 알린다. 그리고 연쇄적인 반응에 의해 **시상하부**가 **부신피질호르몬 유리 인자**(corticotropin-releasing factor: CRF)를 방출함으로써 생리적인 변화가 시작된다. 스트레스 자극에 따른 생리학적 기제를 이해한다는 것은 스트레스를 효과적으로 관리하는데 큰 도움이 될 것이다.

❑ 신경계

인간의 스트레스 반응은 중추신경과 말초신경 계통에서 시작된다. 뇌와 척수로 구성되어 있는 중추신경 계통은 인간 신체를 통제하는 기능을 갖고 있으며, 신체 모든 부위에 분포되어 있는 말초신경 계통은 각 부위에서 발생하는 상황을 느낄 수 있게 작용한다. 이들 체계는 감각, 운동과 관계있는 **체성신경계**와 심장 박동이나 호흡과 같이 신체의 내적 기능을 조절하는 **자율신경계**를 포함한다.

구체적으로 자율신경계는 **교감신경**과 **부교감신경**으로 나누어진다. 교감신경은 신체를 자극하고 행동을 준비시키는 신호를 보내는 반면, 부교감신경은 신체를 진정시키는 기능을 하며, 교감신경과 그 반대 작용을 한다.

❑ 스트레스와 생리적 반응

일반적으로 하나의 신호(자극)가 말초신경의 **감각 수용기**를 자극할 때 스트레스 반응이 시작된다. 이로 인한 **신경 충격**(신경의 자극, impulse)이 감각기로부터 뇌로 보내진다. 뇌에서의 작용은 높은 수준으로써 고차원적이고, 인지적이면서도 이성적으로 사고하는 기능과 통합을 포함하므로, 개인은 주어진 신호(자극)가 위협적인가 혹은 비위협적인가를 판단할 수 있다. 만약 그 자극이 위협성을 가지지 않았음을 두뇌가 판단하면, 그 이상의 스트레스 반응을 일으키지 않을 것이다. 그러나 만약 위협성이 있다면, 스트레스 반응은 계속 진행될 것이다. 사실 스트레스 반응은 하나의 자극에 의해서만 생긴다기보다는 하나의 자극에 대한 인지적인 판단과 이에 상호관계하는 감정적인 흥분이 복합적으로 작용하여 생긴 것이라고 할 수 있다(그림 12.1).

일단 외부의 자극이 위협적으로 느껴지면, 자율신경계의 교감신경은 전기적인 충격을 심장계, 근육계 그리고 호흡계에 직접 보내서 흥분시키고, 소화나 신장 기능을 감소시킨다. 그렇지만 이런 영향은 일시적이라 할 수 있다. 그 이유는 이때 흥분된 신경세포들(neurons)은 해당 기관으로 제한된 수의 충격를 전달하기 때문이다. 그러므로 만약 직접적인 신경 자극만이 흥분 상태를 만들 수 있다면, 그 스트레스 반응은 일시적인 것이 될 것이다. 교감신경은 일반적으로 초기에 반응을 하기 위하여 많은 기관들을 자극하면서 **카테콜라민**(adrenaline과 noradrenaline)을 분비하도록 **부신수질**에 신호를 보낸다. 이 카테콜라민의 adrenaline은 직접적인 신경 기관 자극에 의해서 만들어진 것과 동일한 영향력을 갖는다. 이때, 자극에 대한 반응이 20~30초 후에 시작하여, 직접적인 신경의 충격이 약해질 즈음에는 이 adrenaline이 이미 존재하여 스트레스 원과 대응하면서 높은 흥분 상태를 유지한다. 이러한 내분비계 기제는 스트레스에 대한 일반 적응 증후(GAS)의 3단계중 1단계인 경계단계에서 나타나는 것으로 쉽게 SAM 축이라고 정리할 수 있다. 즉, Sympathetic(교감신경)-Adrenal(부신)-Medullary(수질) Axis(축)으로 부신수질에서 분비되는 adrenaline과 noradrenaline이 스트레스 반응을 만들어 낸다.

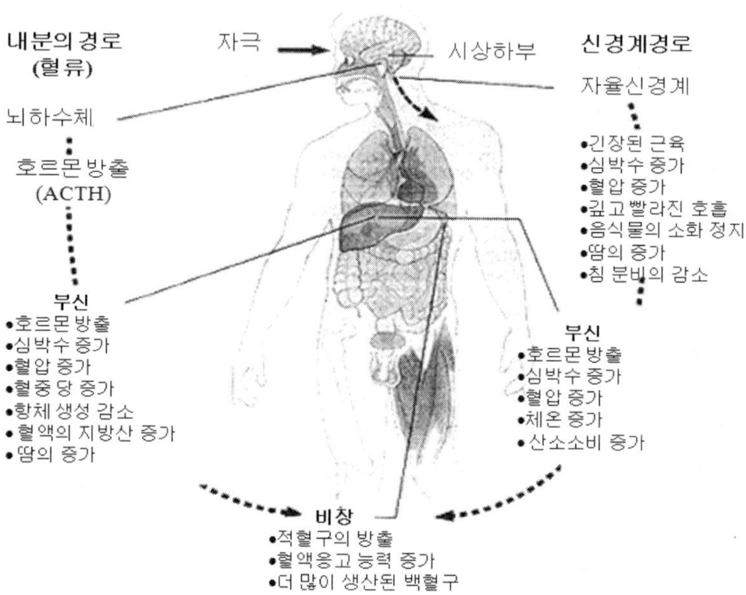

그림 12.1 스트레스 자극과 반응

그러나 이런 과정이 스트레스 반응의 끝은 아니다. **내분비계**의 기본인자들은 느리고 지연된 하기 반응을 시작한다. 신경의 충격은 시상하부를 자극하여 corticotropin을 분비하도록 하는 인자(CRF)를 분비한다. 이 CRF는 **부신피질자극 호르몬**(adrenocorticotrophic hormone: ACTH)을 분비하도록 **뇌하수체**에 영향을 끼친다. 뇌하수체에서 분비되는 부신피질자극호르몬에 의해 부신피질에서는 glucocorticoid계의 호르몬인 코티솔(cortisol)이 분비된다. 코티솔은 글루코스 생산을 증가시켜 스트레스 원들에 대처할 수 있는 높은 에너지 수준을 유지하게 한다. 이러한 내분비계 기제는 스트레스에 대한 일반 적응 증후(GAS)의 3단계중 2단계인 저항단계에서 나타나는 것으로 쉽게 HPA 축이라고 정리할 수 있다. 즉, Hypothalamic(시상하부)-Pituitary(뇌하수체)-Adrenal(부신피질) Axis(축)으로 부신피질에서 분비되는 코티솔이 스트레스 반응을 만들어 낸다.

3 스트레스와 심리학적 기제

스트레스를 이해하는데 있어, 심리학적인 의미를 파악하는 것은 생리학적 기제와 마찬가지로 여러 가지 반응들을 이해하는데 도움이 될 뿐만 아니라, 스트레스를 보다 포괄적으로 이해하는데 도움을 줄 것이다.

직면한 스트레스 원의 특징에 따라 개인의 반응은 각기 다르다. 자신이 직면한 스트레스를 평가하고 극복 책략을 결정할 때, 이에 관련되는 요인들은 매우 다양하다. 그 가운데 하나가 지속시간이다. 보통 장기간 스트레스를 받을 때 우울증이나 무기력감과 같은 부정적 영향이 더욱 많이 수반되지만, 경우에 따라서는 장기간의 스트레스가 단기간의 스트레스보다 부정적 결과를 나타내지 않을 수도 있다.

또한 스트레스의 자극은 심각성에 의하여 차이를 보인다. 절친한 친구나 애인과의 결별은 사소한 말다툼보다 훨씬 더 심각한 스트레스를 야기할 것이다. 그러나 이상의 내용들을 미리 알고 있었다면 심각성의 차이는 분명히 다를 수 있을 것이다.

그러므로 스트레스에 대한 적응 능력은 심리학적 스트레스 원이 실제적이고, 예측가능하며, 상상할 수 있는가? 등에 대한 평가, 극복 책략 그리고 스트레스 원이 가지고 있는 특징들이 충분히 고려된 후에 결정된다고 할 수 있다.

❑ 통제 가능성

개인 스스로가 스트레스 원을 효과적으로 극복할 수 있다고 느끼는 것은 스트레스에 대한 인지적인 평가, 극복 그리고 적응 결과에 긍정적 영향을 준다. 즉, 자기 자신이 직면한 스트레스 원을 만족스럽게 통제할 수 있다는 신념은 어떠한 사태에 대해서 긍정적 평가를 내리게 한다는 것을 알 수 있다.

스트레스에 대한 일반적 신념은 개인이 주어진 상황이나 사태를 얼마나 성공적으로 통제할 수 있는가 하는 범위가 될 수 있고, 그에 대한 평가의 결과로도 볼 수 있다. 이때 통제 좌표는 하나의 성격 차원으로써, 이는 자신의 생활을 스스로 얼마만큼 통제할 수 있을 것이다라는 일반적 신념이며, 이것은 내적 통제와 외적 통제의 기준으로 구분할 수 있다.

스트레스를 보다 효과적으로 극복할 수 있다는 내적 통제감을 지닌 사람들은 외부에서 일어나는 사건이나 결과를 자기 스스로 통제할 수 있다고 믿는다. 이와는 대조적으로 외적 통제감을 지닌 사람은 자기가 직면한 외부의 어떤 사건이나 결과가 외부(자신의 운명, 팔자, 외부 권력 등)에 의하여 통제되고 결정된다고 믿는다.

이상의 통제 기준 개념은 질병-스트레스에 대한 반응 유형을 결정하는 것과 관계가 있다. 어떤 의미에서는 Bandura의 **자기 효능감**과 매우 흡사하다. 자기효능감은 자신이 특정한 결과를 얻기 위해서는 어떠한 행동도 취할 수 있다는 신념이다. 스트레스를 받은 상황에서 자기효능감이 높은 환자들은 자기 스스로 극복할 수 있다는 강한 신념을 가지고 있다는 것을 우리 주변에서 쉽게 관찰할 수 있다. 즉, 주어진 상황에서 자기 자신의 통제가 가능하다고 믿는 신념이야말로 만성적 질병을 지닌 환자들에게 스트레스를 극복하고 적응하는데 큰 도움을 준다. 하지만 이와 반대로 현실과 부합되지 않은 통제 감각은 오히려 더 커다란 스트레스를 유발할 수 있다.

❑ 무기력감

사람들은 통제 불능의 사태에 계속적으로 직면하게 되면 무기력 상태에 빠지게 된다. **무기력감**은 동기, 인지 및 정서의 결함에서 온 결과라 한다. 자신이 바라는 결과를 얻기 위한 행동반응이 매우 곤란하다고 생각될 때를 동기의 결함이라 하며, 개인이 스스로 통제가 불가능하다는 사실을 인식하고 나면 매우 불쾌한 감정을 느끼게 되는데, 이것이 곧 인지 및 정서의 결함이라고 한다.

무기력 현상은 동물실험을 통하여 자주 증명되고 있다. 예를 들어, 실험실 안에 있는 개가 전기 쇼크를 반복적으로 받게 되면, 포기 상태에 빠지게 되고 쇼크가 오더라도 그 쇼크에 피동적이고 덜 예민하게 반응하기 시작한다. 개는 쇼크를 충분히 피할 수 있는 상태에서도 그것을 피하려 하지 않고 정서적으로 불쾌한 상태에 빠져 그냥 땅바닥에 누워 있기도 하고 울기도 한다. 사람들도 마찬가지로 통제 불가능한 사건이나 상황에 직면하게 될 경우에는 이와 유사한 반응을 한다.

무기력 현상은 스트레스 질병과 매우 밀접한 관계를 가지고 있다. 질병의 원인, 진행 과정, 치료 방법 등이 전혀 알려지지 않은 만성적 질병의 환자들은 자신의 질병을 통제 불가능한 것으로 지각하고 인식한다. 이러한 환자들은 약을 과다 복용한다든지, 또는 의사의 충고를 무시하는 경향이 많다. 이러한 사람들일수록 자기 자신의 질병이 효과적으로 극복되지 못할 경우 무기력의 감정이 더욱 심화된다.

❑ 감내성

감내성의 사람들은 스트레스의 부정적 효과를 보다 잘 극복하는 경향이 있다. 감내성을 지닌 사람들은 내적 통제감을 가진 사람들처럼 자기 생활 주변의 사건들을 잘 통제할 수 있다는 신념을 소유하고 있고, 생활 주변의 일들에 적극적으로 관여하며, 환경의 변화에 잘 적응한다는 특징을 가지고 있다. 그들은 그 외에도 인지적 통제 기능이 활발하여 스트레스 상태에서도 새로운 의미를 발견하려는 특징을 가지고 있다. 이와 관계된 많은 임상사례에서 감내의 성격이 각종 질병이나 스트레스에 관계된 병의 예방 및 회복에 크게 기여했다고 보고했다.

4 스트레스와 사회학적 기제

지금까지 살펴본 스트레스와 생리학적 · 심리학적 기제의 관계에서 나타난 것과 달리 우리가 생활하는 사회나 환경으로부터 일어나는 여러 가지 사건으로 인하여 스트레스가 발생되는 경우가 자주 있으며, 사회가 우리에게 얼마만큼의 관심과 지지를 보여주느냐에 따라 스트레스의 정도도 바뀔 수 있다. 천재지변이나 돌발 상황, 일상생활에서의 우발적 상황, 사소한 사건들에 의한 생활의 변화, 사회적 지지나 성원 등이 스트레스와 어떠한 관계가 있는지를 살펴보기로 하자.

❑ 천재지변이나 돌발적인 상황

예기치 못한 천재지변이나 돌발 상황은 인간에게 커다란 스트레스 자극이 된다. 이러한 재난은 가족이나 친척의 생명을 잃게도 하고, 평생 동안 모은 재산을 순식간에 빼앗아가기도 한다. 몇 년 전 LA에서 폭동이 일어났을 때 사회는 커다란 혼란에 빠져들었었다. 이러한 사태는 민심을 극도로 악화시켜 인종간의 적대감과 분노를 자아내어 많은 희생자를 만들었다. 이러한 재난을 당한 후, 사람들은 극도의 각성상태, 공포, 무력감 등의 스트레스 반응을 보였다. 또한 각종 상황에서의 상해나 배우자의 사망, 실직, 강간 등과 같은 개인적인 경우 역시 이와 비슷한 절망적인 스트레스 반응을 경험하게 한다.

□ 생활 우발 사건

재난에 의한 상황이외에 우리의 일상생활에서는 크고 작은 우발적 사건들이 많이 일어난다. 또한, 일상생활 주변에서 일어나는 우발적 사건들은 여러 가지 질병을 야기하는 원인으로 작용하기도 한다. 일반적으로 변화가 많고 적응을 위해 많은 노력이 필요한 생활 주변의 우발적 사건들은 심한 스트레스 원으로 작용한다. 실제적으로, 해군 병사들을 대상으로 한 연구에서 한 해 동안 경험한 생활 변화치가 적을수록 신체적으로 건강하다는 사실이 밝혀졌다. 이와 반대로 생활 변화치가 높게 평가되었던 사람들은 낮게 평가된 사람들에 비해 여러 가지 신체적 질병을 앓는 경향이 높다고 한다. 이러한 생활의 변화는 심신장애에 의한 사망, 정신의학적 장애, 월경 불순 등과 깊은 상관관계가 있다. 이러한 결과를 종합해 보면 생활 변화치가 높을수록 신체적·정신적 질병을 앓게 될 가능성이 높다는 것을 알 수 있다.

□ 사소한 사건

현대 사회를 살아가는 현대인들에게 일상생활에서 흔히 겪는 사소한 사건들(혹은 잡무)이 발병의 원인이 된다는 사실은 널리 알려져 있다. 여기서 말하는 사소한 부정적 사건들은 아주 가벼운 문제부터 매우 심각한 문제까지 다양하게 포함된다. 예를 들어, 직장 내에서 동료 간의 마찰이나 능률저하, 과중한 책임, 돈벌이에 대한 궁리, 가정에서의 부부간의 갈등, 사소한 집안 일, 물건의 분실, 신체에 대한 불만, 체중 조절에 대한 지나친 관심 등이 있다.

이와 같이 일상생활에서 겪는 사소한 사건들은 불안감이나 우울증과 같은 심리적 증후를 유발시키는데, 이는 큰 생활 사건에 비해 심리적·신체적 건강에 부정적으로 큰 영향을 준다. 실제로 이런 일상생활의 어려움을 호소하는 많은 사람들은 신경이 예민하고, 걱정을 많이 하며, 심리적으로 탈진되어 고립감에 사로잡히는 경우가 많다고 한다.

❑ 사회적 지지도

외부의 압력이나 스트레스 상황에 직면하였을 때, 스트레스 원에 대한 개개인의 반응은 **사회적 지지** 요인에 따라 다르게 나타난다. 즉, 주위의 도움과 지원, 정보 등이 있다면 어려운 스트레스에 대처하는데 큰 힘이 된다. 이러한 사회적 지지는 정서적 지지, 도구적 지지, 그리고 정보적 지지로 나누어 생각해 볼 수 있다.

정서적 지지는 주변의 도움으로 부정적 감정을 해소하거나 이해를 받는 형태이며, **도구적 지지**는 문제해결에 주변의 사람들이 함께 참여해주는 것이고, 또한 **정보적 지지**는 문제해결을 위하여 주변의 충고나 각종 정보를 받는 것이다.

사회적 지지와 스트레스와의 관계를 살펴보면, 사회적 지지는 스트레스가 주는 부정적 효과를 완화시켜 주고, 스트레스에 직면한 개인을 보호해준다. 예를 들어, 사회적 지지를 받을 수 있고 남편의 도움까지 받을 수 있는 임산부는 그렇지 못한 임산부에 비해 분만에 대한 두려움을 적게 느낀다. 이와 같이 사회적 지지는 개인의 적응에 영향을 주는 스트레스 극복의 방안에 큰 영향을 준다. 결국, 사회적 지지는 스트레스 원에 대한 신경생리적 반응을 촉진시켜 개인의 건강에 도움을 주고, 면역 기능을 향상시켜 질병을 예방하는 기능을 한다.

5 스트레스와 질병

일반적으로 직무 스트레스는 여러 가지 형태의 질병과 관계가 있다. Selye 박사는 스트레스 학설을 제창할 때부터 모든 질병이 직·간접적으로 스트레스와 관계가 있다고 주장하였으며, 이후 많은 연구들이 그의 이론을 지지하고 있다. 실제로, 지속적이거나 반복적인 신체 및 정신적 스트레스는 고혈압, 비만증, ㄱ지혈증 등의 심각한 심혈관 질환을 야기하고, 위궤양과 같은 질병의 원인이 되기도 한다고 밝혀졌다. 그러면 스트레스와 관계된 구체적인 질병과 병적인 상태에 대해 살펴보도록 하자.

❑ 면역 기능의 손상

면역체계는 신체에서 가장 섬세한 체계 중 하나이다. 이것의 기본적인 기능은 질병에 대해 면역성을 제공하는 것이다. 면역성은 감염, 알레르기, 자가면역 질환, 암 등에 대한 생체적 저항을 가지고 있다. 스트레스는 복잡하고 폭넓은 신경생물학적인 기제 등에 넓게 영향을 미치는데, 이러한 스트레스는 인간의 면역능력에 영향을 주는 동시에 생체의 저항력을 약화시켜 발병을 촉진시킨다.

면역 체계에 의해 만들어진 두 종류의 세포(임파구)는 **T-세포**(흉선을 유도하는 세포)와 **B-세포**(뼈에 골수가 차도록 유도하는 세포)이다. T-세포가 박테리아 감염, 바이러스 감염, 균상 종의 감염, 그리고 암세포에 대항하는 반면, B-세포는 외부의 매체를 없애는 역할을 한다.

스트레스반응 중 면역 기능이 그들의 역할을 시작하기 위해, 자극되어졌을 때 같은 시간 스트레스 반응에 의해 만들어진 호르몬(특히, cortisol)에 의해 T-세포와 B-세포들이 억제되거나 손상되게 된다. 결과적으로, 여러 가지 감염성 질병에 대한 저항력은 떨어지고 각 개인은 감기 같은 질병에 약해지게 된다. 나아가 지속적으로 스트레스를 받게 되면 만성적인 부조화증(질병)에 걸리게 되고, 심지어는 암으로까지 발전될 수 있다.

❑ 알레르기, 만성적 근육 긴장, 그리고 궤양

알레르기는 인체에 해가 되지 않는데도 불구하고 그것이 위협적인 것이라고 잘못 생각했을 때 발생된다. 스트레스가 면역학적인 인체의 반응에 영향을 주기 때문에, 알레르기는 스트레스와 관계가 있을 수 있다. 예를 들어, 알레르기에 의한 천식을 갖고 있는 사람들은 신체적 혹은 감정적인 스트레스를 경험하면서 고통을 겪는다.

직장생활에서 오는 장기간의 긴장과 바쁜 생활은 스트레스로 작용한다. 이와 같이 오래되거나 혹은 지나친 스트레스에 의해서 생긴 **만성적 근육 긴장**은 두통, 편두통, 요통을 초래한다. 이러한 스트레스 상황에서 위의 통증을 일으키는 **궤양**은 계속되는 스트레스와 함께 소화액의 증가를 유발시키고, 소화 기관에도 영향을 주어 지나친 대장 운동으로 인한 설사 또는 적은 대장 운동에 의한 변비 증상을 초래한다.

❑ 스트레스와 심혈관 계통

스트레스는 심혈관계의 질환에 크게 영향을 끼치는 요인이다. 대표적으로, 고혈압을 가지고 있는 사람이 스트레스를 받으면 갑작스런 혈압의 상승을 보인다. 이 상승은 보통 여러 시간 동안 지속된다. 또한 만성적인 스트레스는 지속적인 고혈압을 이끈다. 이외에도 흡연, 지나친 음주와 같이 스트레스에 대한 적절치 못한 통제 방법은 오히려 고혈압을 일으키는 원인이 될 수 있다.

스트레스는 다른 형태의 심혈관계 질환에도 영향을 준다. 단기간의 스트레스가 주어지면 뇌의 신경펩타이드가 신경호르몬을 활성화하여 부신수질의 **카테콜라민**을 분비시킨다. 카테콜라민의 과다분비는 교감신경계를 흥분시켜 **혈소판 응집** 증가, 심장부정맥(arrhythmias) 유발, 관상동맥 경련, 동맥경화, 고혈압, 심근경색 등의 순환기 질환을 발생시킨다. 한편 장기간의 스트레스는 뇌하수체를 통해 부신피질에서 **코티졸**을 과다 분비시키면서 단백질을 탄수화물과 지방으로 분해하여 비만증을 초래하고, 총 콜레스테롤 수치를 증가시킨다. 또한, 세동맥 혈관구조의 기능 이상을 초래하면서 고혈압, 부정맥, 동맥경화와 같은 질병을 야기하고, 나아가서 높은 사망률을 보인다.

한편 스트레스 반응의 심각한 결과로써 뇌출혈이 발생하는데, 이는 뇌의 혈액 공급에 있어서 혈관이 새거나 방해를 받을 때 뇌의 혈관이 파괴되어 일어난다. 결국 갑작스런 스트레스로 인해 증가된 혈압은 약해진 뇌의 혈관 파열을 더욱 촉진시킨다. 전문적인 의학 문헌이나 임상 관찰에 의하면, 이상의 심장 및 심혈관과 뇌혈관 질환으로 인한 갑작스런 사망은 보통 일상생활이나 직장생활에서 많이 발생한다고 한다.

❑ 스트레스와 암

스트레스와 암의 관계에 관한 연구에서, 스트레스에 의해 손상된 자아의식, 손상된 자아 성찰, 마음속에 감추어진 감정, 억제된 공격성, 그리고 절망을 경험한 개개인의 특성은 암과 관계가 있다고 보고하였다. 그러나 스트레스가 직접적으로 암을 유발시키는 본질이라는 것을 증명할만한 자료는 없다. 그렇지만 신체의 저항력을 약화시키고, 직접적으로 암을 일으키는 물질(예, 흡연이나 과음의 악영향)같은 것을 만들도록 허용한다고 할 수 있다. 더불어, 스트레스는 호르몬과 면역학적인 기능에 모두 영향을 주기 때문에 암을 일으키는 종양을 한곳에서 몸의 여러 다른 부위까지 빠르게 확산시킬 수 있다고 추정되고 있다.

암의 원인이 되는 바이러스나 각종 환경오염물질 등이 인체 내에 침입했을 때 면역기능을 포함한 각종 방어기능이 이들의 침입에 대비하여 방어체계를 갖추게 되는데, 신체의 방어체계가 스트레스에 의해 이상을 가져와 제 기능을 하지 못하였을 때는 세포와 그 속의 유전인자의 변형을 초래하게 된다. 나아가서 이러한 변화가 수 년 또는 수십 년 계속되면 암세포의 변형과 비정상적인 세포증식(암세포의 증식)으로 발전될 수 있다.

❑ 스트레스와 당뇨병

스트레스는 당뇨병의 발병을 촉진시킬 뿐만 아니라 당뇨병 환자의 혈당 조절능력을 악화시키기도 한다. 스트레스를 받았을 때, 신체는 스트레스에 대한 반응의 제1단계인 '싸우거나 도망치기'를 준비하고 스트레스에 대응하기 위하여 신경 내분비적 반응을 활성화시켜 당분을 에너지원으로 공급한다. 구체적으로, 우리 몸에 스트레스가 주어지면 시상하부-뇌하수체-부신피질 축이 활성화되면서, **당류**

코르티코이드 분비와 간의 당신생(gluconeogensis)을 증가시키는 반면, 당의 세포 내 유입은 감소시킨다. 한편 분비가 항진된 **베타-엔돌핀**은 인슐린 분비를 억제하는 역할을 하면서 결과적으로 혈당량을 증가시킨다. 결국, 스트레스는 혈당량의 증가와 동시에 당에 대한 **췌장**의 **인슐린** 분비를 감소시키면서 당뇨병을 야기한다고 할 수 있다.

❑ 스트레스와 기타질환

스트레스는 이상의 생리적인 질병이외에도 피부질환, 비뇨기 질환, 산부인과 질환, 구강질환, 소아질환 등의 원인으로 알려져 있다.

또한 심리적인 우울증과 절망감, 정서적 불안정, 감정인식 불능증, 경악 및 신경과민, 공격성, 반복적 집착증, 성격기능의 위축 등과 같은 정신질환과도 밀접한 관계를 가지고 있다.

6 성공적 스트레스 관리의 3단계

적당량의 스트레스는 바람직하고 반드시 필요하며, 승진, 전문성, 사업성공 등과 같은 원하는 목적을 얻기 위한 동기가 될 수 있다. 생산적이고 창의적인 과제수행에 관한 연구들은 스트레스 수준이 아주 낮거나 높은 상태에서가 아닌 적당한 수준에서 최상의 반응을 보인다고 지적한다. 그 이유는 적당한 스트레스가 일을 하도록 충동하고 주의를 집중하도록 도와주기 때문이다. 그러나 지나친 수준의 스트레스는 분명히 해롭고 과제 수행에 대한 불안을 이끌어 낸다. 이러한 불안은 초조, 불안, 떨림, 빠른 심장 박동, 짧은 호흡, 땀에 젖은 손바닥, 마른 입안, 잦은 소변 등의 증상으로 나타난다. 다시 말해서, 이상적인 스트레스 수준을 벗어나면 직무 수행력과 인간의 질적인 생활이 급속히 악화된다는 것이다. 따라서 스트레스 관리의 목적은 스트레스를 없애는 것이 아니라, 적당히 조절하여 이상적인 수준으로 만들어 활용하는 것이라 할 수 있다.

한편 스트레스를 관리하기 위하여 일부에서는 역효과를 내는 방법들을 이용하고 있다. 예를 들어, 음주, 흡연, 약물 사용(진정제 등), 과식, 가정 및 사회적 폭력 사용 등이다. 이런 행동들은 일시적으로 스트레스를 제거하는 듯 보이지만, 장기적으로 보면 건강 문제나 추가적인 스트레스를 일으킨다. 다양한 취미 생활, 따뜻한 물에서 목욕, TV시청, 음악 감상, 독서, 정원 가꾸기, 친지 방문 등은 근본적인 스트레스를 바꿀 수는 없지만, 간접효과가 있기 때문에 보완적인 활용이 가능하다.

효과적으로 스트레스를 조절하고 관리하는 것은 대단히 어려운 과제이다. 즉, 통제할 수 없는 생활에서 항상성을 유지하기는 대단히 어렵기 때문에, 성공적으로 스트레스를 관리하기 위해서는 구체적인 목적과 내용이 필요하다. 따라서 스트레스를 효율적으로 관리하기 위해서는 포괄적이고도 개별적인 내용들이 반드시 포함되어야 한다. 일반적으로 성공적 스트레스 관리를 위한 3단계 중요한 차원은 **스트레스 원 지각하기**, **스트레스 지각 바꾸기**, 그리고 **실질적 스트레스 반응 바꾸기**의 단계를 적절히 조절하는 것이다.

□ 스트레스 원 지각(知覺)하기

약간의 적절한 스트레스는 우리에게 도움을 주기 때문에, 우리의 목적은 모든 스트레스 원인을 완전히 제거하는 것이 아니라, 가장 큰 문제를 야기하고 통제될 수 있는 능력 내에서 그러한 요소들을 찾아서 바꾸는 것이다. 스트레스의 원인을 먼저 살펴보면, 크게 직장인의 개인관련 스트레스, 업무 및 조직 관련 스트레스, 조직 외 관련 스트레스로 구분할 수 있다.

● 개인관련 스트레스 원(源)

▮ 무리한 생활계획표

일반적으로 많은 목표를 갖고 있는 사람일수록 그 목표들에 의한 스트레스를 더 많이 받는 경향이 있다. 이런 이들은 스트레스 상황에서 벗어나면 스트레스 요인이 사라졌는데도 불구하고, 어리석게 많은 계획이나 계속되는 일정표를 만들어 스스로 여유 없는 생활을 하면서 고통을 겪고 있다. 직장인들은 보통 과다한 목표를 설정해 놓고, 스스로 스트레스를 받는 환경을 만드는 경우가 있다. 따라서 무리한 목표 설정을 피하는 것이 직무의 스트레스를 잘 관리하는 것이라 할 수 있다. 예를 들면, 근무시간 외에 승진준비를 위한 정기적인 학원수강이나 스포츠 활동이 개인의 발전과 건강에는 도움이 되지만 때로는 스트레스로 작용할 수가 있다.

▮ 우유부단한 결정

직장인 중에는 스스로 처리할 수도 없는 일을 승낙 혹은 공약해 놓고 스트레스를 겪는 경우가 많이 있다. 주변의 제안이나 요청을 해결할 수 있다고 성급한 판단을 내려 많은 것을 약속하는 경우가 있다. 대개 이런 사람들은 부탁을 받았을 때 환경이나 여건에 의하여 거절하지 못하고 결국 나중에 스스로 억압되고 심한 스트레스를 받게 된다.

이러한 상황을 지혜롭게 풀어갈 수 있는 하나의 좋은 전략은 결정을 연기하는 것이다. 요구에 동의하기 전에 얼마만큼의 시간과 약속에 수반되는 내용을 확실히 파악해야 한다. 이런 것을 파악한 후에 어떻게 거절해야 할 것인가를 계획한다. 그런 후 정중히 거절해야 한다. 만약 설명이 필요하면 정직하도록 한다. 덧붙여서 매사에 확실한 태도를 통해 불필요한 의심이나 의혹이 가지 않도록 해야 한다.

▮ 시간 관리

시간 관리는 개인에게 주어진 시간을 가장 유용하게 활용하는 것을 말한다. 종종, 직장생활이나 사회생활에 있어서 지나친 공약과 함께 작용하는 스트레스는 시간 부족에 의해서가 아니라 시간을 효과적으로 활용하지 못해서 생기는 경우가 많다. 먼저 시간 관리를 효과적으로 활용하기 위해서는 시간 관리 계획을 세워야 한다. 시간 관리 계획이라 함은 다양한 기술을 포함하며, 다음의 내용을 고려하여 작성되어야 한다. 언제 이 과제가 완성되는가? 누가 이 과제를 해야 하는가? 어디서 이 과제가 이루어져야 하는가? 이 과제를 위해서는 얼마의 시간이 필요한가? 다른 과제와 비교하여 어느 것이 먼저 되어야 하는가? 등이다.

▮ 회피와 대결

직무생활에 있어서 스트레스를 유발시키는 사람 혹은 상황이 있다. 예를 들어, 어떤 사람이 직장동료나 상사의 심한 잔소리에 의하여 스트레스를 받는 다고 하자. 이러한 상황에서는 스스로 마음이 상하지 않도록 내적으로 잘 관리하거나, 되도록 그 동료(상사)로부터 거리를 두는 방법이 있다. 또한 인사관리 부서에 상의를 해서 다른 장소나 부서로 옮기는 것도 생각할 수 있다. 그러나 이렇게 피하는 것보다는 정면으로 대결하는 방법이 더 좋을지도 모른다. 즉, 문제를 일으키는 사람과 직접 대화를 하는 방법도 고려해 볼 필요가 있다. 결국 주변 환경의 스트레스에 대하여 피할 것인지, 정면으로 부딪힐 것인가를 신속히 결정하여야 한다.

▮ 영양 관리

영양의 문제도 스트레스 원이 될 수 있다. 또한, 이것은 다른 스트레스 원에 인한 영향을 증가시킬 수 있다. 많은 연구결과에서 영양과 스트레스 간에 직·간접적인 관계를 갖고 있다는 보고가 있다. 학자들은 질병이나 상해의 신체적인 스트레스가 더욱 많은 양의 단백질, 비타민, 그리고 무기질을 필요로 하고, 또한 이런 증가된 수요는 몸이 완전히 정상화될 때까지 지속적으로 필요하다고 하였다. 한편 감정적인 스트레스가 분명하게 더 많은 양의 영양분을 필요로 한다고 밝혀지지는 않았지만, 이런 종류의 스트레스는 먹는 행위에 영향을 끼친다. 일부의 사람들은 많이 먹는 것으로 스트레스에 반응하기도 하고, 적게 먹음으로써 반응하기도 한다. 변화의 정도에 따라, 그 결과는 영양결핍에서부터 비만까지 다양하게 나타난다. 만약 이런 행동이 오랫동안 지속된다면, 개인의 건강은 악화될 것이며, 그런 물질에는 카페인, 설탕, 술, 담배 등이 있다.

특히 카페인이 포함되어 있는 음식물(커피, 탄산음료 등)은 스트레스와 같은 반응을 일으키는 것으로써 유사 스트레스 원으로 간주될 수 있다. 이런 성분은 실제적으로 교감신경의 자극을 약화시키고, 이미 발생된 스트레스 반응을 더욱 악화시킨다. 지나친 카페인 섭취는 불안, 화, 설사, 집중력 결여를 초래할 수 있다.

그리고 지나친 양의 흰 설탕도 다른 방법으로 스트레스를 제공한다. 우선, 체내에서 당의 대사는 B-복합 비타민의 사용을 더욱 많이 요구한다. 비타민-B군은 스트레스 통제에 대단히 중요한 요인인데 반하여 스트레스는 B-비타민의 고갈을 이끌고, 나아가서 스트레스를 조절하는데 문제를 야기한다. 비타민 B, thiamine(B_1), pantothenic 산(B-복합 비타민), 그리고 pyridoxine의 부족은 불안, 정신 위축, 불면증, 그리고 심혈관의 쇠약으로 발전되고 riboflavin(B_2)과 niacin의 결핍은 위를 자극하고 근육을 약화시키는 원인이 된다고 알려져 있다. 많은 스트레스를 받는 사람들은 규정식을 무시하고 오히려 설탕이 많이 함유된 음식을 먹는다. 혈류에 많은 당분이 있을 때(고혈당), 우리의 몸은 당의 대사를 위해 다량의 인슐린을 분비한다. 불행히도, 이런 과정 중에 저혈당 상태를 일으키는 혈당의 고갈 상태가 초래된다. 저혈당의 증상은 화(신경질), 불안, 피로, 떨림, 그리고 심장 활동의 증가 등으로 나타난다. 이러한 증상들은 스트레스반응과 비슷한 양상을 가지고 있고, 이미 스트레스를 받고 있는 사람이 이런 저혈당 증세를 가지고 있으면 2배 이상의 문제를 일으킨다는 사실에 주목해야 한다.

비록 B-복합 비타민들이 스트레스를 관리하는데 꼭 필요한 것이지만, 스트레스 반응과 가장 밀접한 관계를 갖는 것은 비타민 C이다. 비타민 C가 많이 함유된 음식은 스트레스 통제에 커다란 도움이 될 수 있다. 한편 뇌하수체와 부신의 선(gland)은 인체의 가장 밀도 있는 비타민 C를 함유하고 있으며, 또한 스트레스 반응에 직접적으로 관여하고 있다.

소 음

스트레스 원의 또 다른 형태는 소음이다. 일반적으로 소음은 3가지 차원에서 스트레스를 유발한다. 첫째, 교감신경의 자극에 의한 생리적인 반응이다. 예를 들어, 지나가는 자동차가 급정거하거나, 충돌할 때 발생하는 소리에 의해 스트레스 반응이 나타나는 상황을 들 수 있다. 둘째, 주관적 불쾌감으로써, 이는 상황이나 특성에 따라 다르다. 즉, Rock 음악이 시끄러워도 좋을 때가 있지만 때로는 스트레스가 될 수도 있다. 셋째, 진행되는 과정에 방해가 될 수 있다. 예를 들면, 어떤 사람이 껌을 씹으면서 일을 하는 것은 다른 사람에게 방해가 될 수 있다.

● 업무 및 조직관련 스트레스 원(源)

▮ 역할의 갈등과 모호성

역할 갈등이란 담당자가 자신의 직위에서 역할과 역할 전달자의 기대를 판단하는 심리적 상태를 말한다. 공식적이고 구조적인 상황은 주로 구조적인 변수에 의하여 갈등을 발생시키고 있다. 역할의 모호성이란 개인의 역할이 명확하지 않을 때를 말한다. 이러한 상황은 주로 자기역할을 수행하는데 필요로 하는 정보가 없거나 전달받지 못한 경우에 주로 발생된다고 볼 수 있다. 따라서 조직 내에서의 역할 모호성은 상황에 따라 불가피한 것이기는 하지만 되도록 그와 관련된 부분을 분명하게 명시하거나, 상급자나 동료들과의 충분한 정보교환이 스트레스를 감소시키는 계기가 될 것이다.

▮ 업무의 과다 및 특성

특정의 업무는 일반적으로 정보의 과부하를 요구하기 때문에 상대적으로 높은 인지적 활동이 요구된다. 이러한 업무환경은 여러 가지 스트레스를 만들어내는 요인이 된다. 또한 인간의 한계는 제한되어 있기 때문에 과제가 복잡하고 과다한 경우에는 그만큼 높은 스트레스가 쌓이게 된다.

▮ 조직구조

인간은 또한 조직구조의 특성에 의해 스트레스를 받는다. 특히, 군대와 같은 조직은 상명하복식의 계층적 구조 때문에 더 많은 스트레스에 노출되어 있으며, 일반 직장에서도 사건이나 업무의 배정이 하급 직장인의 의지나 참여 없이 이루어지고, 권위적인 명령이나 결정에 따라 활동되어지고 있다. 이러한 자율성이 결여된 상황은 하급 직장인으로 하여금 조직의 몰입도를 저하시키는 동시에 또다른 스트레스를 야기한다. 따라서 자율권과 보상제도는 이러한 문제점 해결에 도움이 될 것이다.

▮ 근무방식

다른 근로자나 공무원에 비해 근무방식이 다른 직장인들은 그들보다 더 스트레스를 받는다. 직무상 불가피하게 주·야간에 관계없이 교대근무를 해야 하는 경찰, 군인, 소방관 등의 직업인들이 이에 해당된다. 이러한 교대근무는 신경적 내분비계를 자극하여 수면과 심혈관계에 손상을 줄 수 있다.

▮ 인사정책

직장생활에 있어서 보상이나 승진, 공정성, 안전성 등의 인사정책은 동기유발의 요인이 되는 동시에 스트레스 요인이 되기도 한다. 일반 직장인들은 이러한 요인들에 의하여 영향을 받고 있다. 예를 들어 경찰이나 군인의 경우 그들의 적은 봉급은 과다한 업무량과 위험한 직업 특성에 비추어 대단히 심각하다고 할 수 있다. 그리고 업무의 특성상 위험한 상황은 불안감으로 인한 스트레스를 만들고, 사회나 직장에서 공정한 평가와 보상을 받지 못하는 것은 더 많은 스트레스를 초래한다. 따라서 현실적인 보수정책과, 보다 공정한 대우 및 인사, 그리고 철저한 안전대책은 일반 직장인들의 사기 진작은 물론 스트레스 해소에 크게 기여한다고 할 수 있다.

● 조직 외 관련 스트레스 원(源)

▮ 지역사회의 직무에 대한 낮은 평가

자신의 직무에 대한 주변의 낮은 평가는 해당 직장인들에게 커다란 스트레스로 작용한다고 한다. 특히, 특정의 직업은 경제적이고 타산적인 동기로 유인되기보다는 사회적인 사명감과 명예에 의한 직업의 경우, 직업에 대한 사회적인 낮은 평가와 불신은 좌절감과 의욕상실을 초래하게 된다. 일반 사회인들보다 비상근무 및 희생적인 업무가 많음에도 불구하고 이와 같은 낮은 사회적 평가는 그들에게 커다란 스트레스로 작용한다. 이러한 스트레스의 완화에는 자아실현의 계기와 부정적인 인식의 쇄신이 도움이 될 것이다.

▮ 다른 조직 간의 갈등관계

조직의 목표가 비슷한 다른 집단과의 갈등은 또 다른 조직 외 스트레스로 작용된다. 예를 들어, 경찰과 검찰의 관계에서 검찰의 불기소지향성과 무혐의처분, 그리고 기소독점주의 채택 등이 불만의 요소이고, 또한 자유재량권 없이 항상 검찰의 지시 하에 사건의 처리가 이루어진다는 점도 또 다른 불평의 요인이다. 게다가 수사가 미진하여 경찰이 모든 책임을 져야하는 상황이 오면 이것은 더 커다란 스트레스로 작용된다. 이러한 스트레스의 방지를 위해서는 집단의 제도적 정비나 역할한계가 명확해야 할 것이다.

❑ 스트레스에 대한 개인의 지각(知覺) 바꾸기

개인적인 수준에서 스트레스를 어떻게 받아들이느냐에 따라 스트레스의 수준이 변화될 수 있다. 특정의 사람들은 같은 상황이나 사태에서도 더욱 많은 스트레스를 받을 수 있다. 이러한 스트레스 상황을 피하거나 극복하는 방법을 배우는 것이 스트레스 관리의 가장 중요한 요소 중 하나이다.

● 연기의 습관

연기란 수행할 충분한 시간이 있는데도 불구하고 주어진 과제를 습관적으로 마지막 순간까지 미루는 것을 말한다. 이것은 과제를 훌륭하게 수행하려는데 초점이 있는 것이 아니라, 오로지 일을 적당히 마치는데 관심이 있음을 의미한다. 그리하여 과제를 완료하는 데에 있어서 마지막 순간의 스트레스는 불안과 큰 정신적 고통을 초래한다. 그러므로 이러한 습관은 수정하는 것이 좋다. 그러기 위해서는 먼저, 할 일들을 분류하고 현실적인 계획표를 작성하는 방법을 확실히 배워야 한다.

● 우유부단

업무상 빈틈없이 짜여진 일과 진행 중 주변 사람의 예기치 않은 부탁으로 자신의 일과 부탁한 일을 모두 하려다 두 가지 일을 다 처리하지 못하는 경우가 있다. 이렇게 우유부단하게 반응하는 상황이 자주 일어난다면 누구에게나 심각한 스트레스가 될 것이다. 그러므로 이런 상황에서 분명한 성격이 요구된다. 물론 이것은 수동적인 것도 아니고 공격적인 것도 아니다. 이 단호한 반응은 정중하고, 우호적이면서도 자신 있게, 그러나 부드럽게 해야 한다. 이러한 단호성을 연습하는 것은 스트레스 관리의 기술로써 스트레스를 감소시키는데 커다란 도움이 된다.

● 부정적인 독백

독백은 내적인 생각 과정을 말하는데, 주로 당일 활동에 대한 것들이 다시 자신에게 정신적인 피드백을 주는 것이다. 만약 직무생활에 있어서 상사나 동료에 대한 비난과 같은 부정적인 독백이 많다면, 이것은 오히려 자신에게 스트레스로 돌아올 수 있다. 이 부정적인 독백을 바꾸는 첫 단계는 부정적인 생각의 근원이 무엇인가를 확인하는 것이다. 부정적인 생각이 들면, 그것에 도전하라. 또한, 긍정적인 일을 찾는 것도 하나의 좋은 방법이다. 스트레스 관리 차원에서 보면 부정적인 행동이나 사고보다는 긍정적인 방향의 것들이 훨씬 좋고, 나아가서 보다 나은 유대관계 및 질적인 직무

생활을 할 수 있게 한다.

● A형의 행동

인간의 **행동유형**은 크게 A형과 B형으로 구분할 수 있다. A형은 강하고, 야망이 있고, 경쟁적인 성향이 있다. 반면에 B형은 덜 야망적이고, 쉽게 감동하며, 비경쟁적인 성향이다. 대체로 A형의 사람들은 개인적이고, 직업적인 목표에 끊임없는 연속성을 가지며 항상 압박을 느낀다. 또한 이들은 오랜 시간동안 많은 일을 하고 취미 생활을 소홀히 한다. 자신들이 쉬거나 여유를 가지고 있으면 스스로 죄의식을 느끼는 경향이 있다. 따라서 A형의 사람이 스트레스를 통제하기 위한 효과적인 방법은 기본적으로 B형의 성향을 익히는 것을 습관화하는 것이다. 즉, 직장에서, 먹을 때, 걸을 때, 그리고 모든 것에서 천천히 하는 것을 학습하고, 한 번에 오직 한 가지 일을 하려고 노력해라. 쉬는 것에 대하여 죄의식을 느끼지 말고 여유를 갖는 것을 배우는 것이다. 많이 그리고 빠르게 행하는 것이 좋은 것이 아니라 선별적이고 생산적이며, 현실적인 것이 바람직하다는 인식을 갖는 것이 중요하다.

● 유머의 결핍

개인생활이나 직장생활에서 유머는 스트레스 관리에 대단히 중요한 역할을 한다. 스트레스가 주어지는 과제들을 비교적 덜 심각하게 받아들이고, 웃음을 항상 유지하는 것은 개인의 생리적·심리적 반응에 긍정적으로 작용하여 스트레스 조절에 중요한 요인이 될 수 있다. 이것은 '웃음이 최대의 명약'이라는 사실을 설명해 주는 단적인 예이다.

● 양성의 부조화

양성(androgeny)은 남성과 여성의 성격이나 질이 혼합되어 있는 것을 말한다. 성별을 막론하고 누구나 남성과 여성의 특성을 모두 갖고 있다. 이 두 가지의 특성을 조화롭게 가지고 있는 사람들은 스스로를 독립적이게 하고, 감성적이며, 일상생활에 보다 효과적으로 대응하게 한다. 많은 연구에서 이 양성적인 성격이 비교적 적게 스트레스를 받는 생활을 영위한다고 보고했다.

이렇게 양성을 가질 수 있는 것이 남성적 혹은 여성적인 것을 전적으로 포기한다는 말은 아니다. 지나치게 남성적인 성격을 약간 여성답게 한다거나, 혹은 지나치게 여성적인 성격을 약간 남성답게 행동한다는 것을 의미한다.

❑ 실질적인 스트레스 반응 바꾸기

스트레스 관리의 마지막 단계는 스트레스가 발생되면 우선 이에 따른 반응을 최소화하는 길을 찾는 것이다. 이러한 방법을 이용하는 가장 큰 이유는 대부분의 사람들이 스트레스 원을 찾아내고 스트레스를 유도하는 개인적인 특성을 조절하는 과정 중에 오히려 더욱 많은 스트레스를 느끼기 때문이다. 따라서 이러한 스트레스 반응을 통제 및 완화시키는 방법을 습득하는 것은 필수적이라 할 수 있다. 이러한 방법들로써는 운동, 심상이완, 자생훈련, 바이오피드백, 요가, 명상 등이 있다.

● 운동

스트레스 반응을 줄이는 가장 효과적인 방법은 운동을 하는 것이다. 운동을 하면 스트레스를 극복하기 위해 코디솔이 분비되어 혈당을 높이고, 혈액의 순환을 빠르게 하기 위해 혈관을 수축하는 등 체내의 에너지 사용을 극대화하나, 동시에 엔도르핀 분비가 촉진되어 뇌에서 나오는 통증 신호를 차단하고, 뇌의 안정화 및 기분을 좋게 한다. 또한 행복 호르몬이라고 불리는 세로토닌을 생산한다. 이 이외에도 운동은 기억력 향상과 항우울 작용을 하는 뇌유래 신경영양인자(brain-derived neurotrophic factor, BDNF)를 증가시키고, 뇌 신경세포의 흥분을 억제하여 신경안정 및 불안감 해소에 도움이 되는 가바(gamma amino butyric acid, GABA) 수치를 증가시키며, 도파민(dopamine) 분비 증가로 행복감 및 안정감을 상승시킨다.

스트레스 해소를 위한 운동의 직접적인 효과는 우선 스트레스 생활환경에서 벗어나 신체활동을 하면서 에너지를 발산시키고, 인간의 기본적인 욕구인 활동 욕구를 채울 수 있다는 것이다. 또한 **심신의 정화**(catharsis)를 경험할 수 있다. 또한 운동할 때 자신의 움직임뿐만 아니라 외부 환경의 변화에 주의를 집중하게 되기 때문에 항상 머리에 남아 자신을 괴롭히는 직무상의 문제에서 쉽게 벗어날 수 있다. 보통 인간의 갈등은 두 가지 이상의 문제에 신경을 써야 할 때 야기되므로 오직 한 가지 일에만 주의를 집중할 때에는 번민하지 않게 되며, 결국 머리가 맑아지게 된다.

스트레스 해소를 위한 운동의 간접적인 효과는 체력의 향상이다. 장기간의 운동을 통해 체력이 강해지면 스트레스에 의해 나타날 수 있는 여러 가지 신체의 질병을 극복할 수 있는 저항력이 커지게 된다. 또 다른 간접적인 운동의 효과는 장기간의 운동을 통해 신체적 의식의 향상을 가져오게 된다. 규칙적인 운동을 통해 신체 각 부위의 상태 변화와 움직임에 대한 감각을 향상시킬 수 있게 되고, 이러한 감각을 바탕으로 좋고 나쁜 신체 컨디션 상태를 섬세히 느낄 수 있는 신체 의식이 증진된다. 이렇게 향상된 신체의식은 신체적 컨디션에 조금이라도 이상이 생길 경우 곧바로 컨디션 이상을 느끼게 되고, 컨디션의 정상적인 회복을 위해 조치를 취할 수 있게 한다.

● 심상 이완

심상 이완(imagery relaxation) 방법은 자신이 어느 조용하고 아주 편안한 장소에 있는 듯한 상상을 하게 하는 것이다. 만일 현실적으로 환경을 변화시킬 수 없다면, 정신적으로 환경을 변화시켜야 한다. 정신적으로 이렇게 할 수 있는 능력은 대단한 것이다(아직도 잘 사용되고 있지는 않지만). 심상 이완을 하기 위해 준비해야 하는 첫 단계는 상상하는 연습을 하는 것이다.

- 조용하고 편안한 곳을 선택하라.
- 최근에 생긴 일에 대해서 지나치게 흥분하지 않도록 하라. 이 방법은 너무 피로해져 있거나 지쳐 있을 때는 익힐 수가 없다. 그래서 이 방법은 기술이 완전히 익혀졌을 때에 비로소 긴장을 이완시켜서 해소할 수 있다.
- 이 방법을 익히기 위해 우선 올바른 태도를 갖추도록 하라. 어떤 사람들은 비현실적인 상상을 하자 몇 분 간 어떤 신기한 변화가 그들의 마음속에서 일어났다고 말한다. 실제상황은 진지하지만 긴장이 풀리면 상상했던 것은 사라지게 된다.
- 마루 바닥에 누워서 양팔을 활짝 펴고 다리를 편안하게 하고, 눈을 감고 가급적 편안한 자세를 취하도록 하라. 그러면 일상생활에서도 그 기법을 사용할 수 있고, 스트레스가 쌓였을 때든지, 어떤 특별한 때에 마음을 가다듬을 수가 있을 것이다. 처음에는 약간의 스트레스가 있을 때 사용하여 점차 심한 스트레스, 스포츠, 일상생활에까지 널리 사용할 수 있도록 한다.

● 자생훈련법

자생(autogenic)의 의미는 자기 발전(self-generating)의 의미로써, 자기 스스로 무엇인가를 만들어 내는(창조하는) 것을 의미한다. **자생 훈련**(autogenic training)은 최면 상태가 될 때 일반적으로 나타나는 생리적 현상인 체온 상승과 신체가 무거워지는 것에서 착안하여 긴장을 제거시키는 훈련 기법이다. 따라서 자생 훈련은 일종의 최면 기법이라고 볼 수 있으나, 최면이 타인의 의도에 따라 이끌리는 것이라면 자생 훈련은 자기 스스로 최면 상태에 도달하는 것이라 볼 수 있다. 자생 훈련은 신체 이완 단계와 정신 이완 단계로 구분된다. 즉, 자생 훈련 기법은 신체의 무게와 체온을 상승시키는 감각을 각 부위로 옮기는 훈련과 이와 같은 신체적 이완을 마음으로 전달하기 위하여 상상 기법을 이용하는 이완 기법이다.

자생 훈련의 효과에 대한 많은 연구 결과는 불안감을 해소시켜 자신감을 키워 주고 놀라울 정도의 정신력(고통 극복 능력)을 발휘할 수 있게 한다고 밝혔다. 또한 임상 실험 결과 자생 훈련은 생리적으로 심박수, 호흡수, 혈중 콜레스테롤 수치를 감소시키며 편두통, 불면증, 고혈압 환자에게 도움을 주는 것으로 알려져 있다. 또한 자생 훈련의 정신적인 효과는 실제 상황에 대한 불필요한 생각을 통제, 조절할 수 있고, 수행에 꼭 필요한 곳에만 효과적으로 집중하게 할 수 있으며, 근육의 이완은 물론 정신적인 안정 역시 찾을 수 있다.

자생 훈련의 기본 원칙은 아래와 같다.

- 훈련 대상자의 높은 동기 수준과 자생 훈련이 불안 해소 및 자신감 고취에 효과가 있다는 사실에 대해 긍정적이고 적극적인 사고가 무엇보다 필요하다.
- 적당한 수준의 자기 지시 및 자기 통제가 따라야 한다.
- 훈련 초기에는 외부의 자극을 극소화시키고, 외부로부터 오는 영향을 배제할 수 있는 장소가 효과적이다.
- 의식에 효과적으로 초점을 맞추기 위해 신체의 현상에 주의를 기울인다.
- 훈련을 규칙적이고 지속적으로 매일(초기 2~4개월) 4~6회 실시한다.
- 자생훈련시 너무 조급하게 서둘러서는 안 된다.
- 자생훈련의 모든 단계는 각 개인에게 적합하도록 기본적인 과정을 수정, 보완할 수 있다.

자생 훈련 방법으로는 크게 기본자세와 훈련 프로그램으로 나누어지는데, 기본자세로서는 누워 있는 자세와 앉는 자세로 구분된다. 누워 있는 자세의 기본 원칙은 아래와 같다.

- 편안하게 누운 후 양발은 약간 벌리고 발끝을 곧게 편다.
- 목이나 무릎을 베개로 받쳐 주고 가장 편안한 자세를 취한다.
- 두 팔은 동체에서 약간 떨어진 상태로 가만히 펴서 놓는다.
- 팔꿈치는 약간 구부려 손바닥이 위로 오게 한다.

앉은 자세는 등을 기대고 앉는 자세와 등을 기대지 않고 앉는 자세가 있는데, 등을 기대고 앉는 자세(등받이 의자의 경우)의 경우 대체로 누워서 하는 훈련보다 근육의 전체적인 이완 정도가 약하다. 이 자세의 기본 원칙을 살펴보면 다음과 같다.

- 엉덩이를 의자 깊숙이 두고 바르게 앉는다.
- 두 팔, 두 손, 손가락은 의자 양쪽 팔걸이 위에 올려놓는다. 또한, 등을 기대지 않고 앉는 자세의

기본 원칙은

- 두 팔을 무릎 위에 올려놓고 의자의 앞부분에 걸터앉는다.
- 손과 손가락은 힘을 뺀 상태에서 아래로 늘어뜨린다.
- 머리는 가슴 쪽으로 턱 끝이 닿게 늘어뜨린다.
- 두 다리는 어깨 너비만큼 벌리고 무릎 방향으로 곧게 편다. 이상의 기본자세를 취한 후 다음 단계의 자생훈련법을 살펴보면,
- 두 눈을 감고 천천히 호흡을 깊게 하고, 온몸의 힘을 뺀다.
- 팔과 다리가 무겁다는 느낌에 주의를 기울이면서 지시문대로 느껴본다.

이상과 같은 자생 훈련 기본 과정을 통하여 사지의 무거움과 체온 상승을 느끼게 되고 나아가 근육의 이완 효과를 가져와 결국 불안 해소에 도움을 주게 된다. 이와 같이 되기 위해서는 규칙적인 훈련을 실시(매일 4회 정도) 하여야 한다. 이로써 자생 훈련 기법을 이용한 **자생 명상**(autogenic meditation) 단계의 훈련을 실시할 수 있으며, 이는 가장 짧은 시간에 효과적으로 불안감을 해소할 수 있다.

● 점진적 근이완 훈련

점진적 근이완 훈련(gradual muscle-relaxation training)은 Jacobson에 의해서 창안되었고 해를 거듭하면서 더욱 구체화되어 왔다. 이것은 근육이 긴장되는 것을 느낄 수 있는 기술을 배우고 나서 긴장을 푸는 방법을 학습하는 기법이다.

점진적인 근이완 훈련은 근신경의 이완 원리에 기초를 두고 있다. 이 훈련을 실시하기 위해서는 편안한 자세와 조용한 환경이 필수적이다. 대상자는 우선적으로 16개의 근육 군을 완전하게 이완시키고 긴장시킬 수 있는 방법을 배워야 한다(16개 근육군 : 오른손과 전완근, 오른쪽 이두박근, 왼손과 전완근, 왼쪽 이두박근, 앞머리부위 근, 윗볼과 코 부위 근, 아래 볼과 턱 부위 근, 목 부위 근, 가슴 · 어깨 윗부분의 등 부위 근, 배와 위 부위 근, 오른쪽 대퇴근, 오른쪽 종아리근, 오른쪽 발위 근, 왼쪽 대퇴근, 왼쪽 종아리근, 왼쪽 발위 근). 점진적인 근육 이완을 경험하기 위하여, 우선 주먹을 가능한 꽉 쥐어라. 점점 더 꽉 쥐고 나서 10초 후에 더 큰 긴장 상태를 느끼고, 다시 꽉 쥔 주먹을 서서히 이완시켜라. 이 과정을 통하여 혈액의 순환을 느끼고 완전한 이완의 느낌을 가져야 한다. 이 방법으로 16개 군의 모든 근육을 개별적 또는 전체적으로 긴장 · 이완시키면, 개인은 근육이 충분히 이완된 상태를 느낄 것이다. 이 훈련의 목표는 짧은 시간에 효율적으로 근육을 긴장 및 이완시키는 것이다. 이런 훈련을 통해, 이완된 근육 군에서 긴장된 근육을 구분할 수 있고, 그 근육을 이완시킬 수 있다. 대개 주당 3~4회 연습을 하면, 이 훈련법을 4~6주 내에 배울 수 있다.

점진적 근이완 훈련은 특정의 근육군, 즉 사람이 전력 질주를 할 때에 오금의 건(hamstrings)을 충분히 이완시킴으로써 적당한 수준의 긴장을 만드는데 문제가 있는 사람에게 도움이 된다. 그러나 긴장시켜야 하는 근육군을 모를 때는 점진적 근육이완 훈련법이 아무런 소용이 없다. 이때는 바이오피드백이 효과적이다.

● 바이오피드백 이완 훈련

스트레스를 받는 상황에서 자기 자신의 몸이 어느 정도 긴장되어 있는지 충분히 지각되지 않았을 때는 추가로 피드백을 보충시켜 주어야 한다. 이때 충분한 자각을 얻도록 피드백을 주는 방법이 **바이오피드백 이완 기법**(bio-feedback relaxation)이다.

최근에 활용되고 있는 3가지 종류의 바이오피드백은 체온이나 피부 표면의 전기적인 활동, 근육의 전기적인 활동, 그리고 뇌파의 활동이다.

첫째, 체온은 몸의 긴장도에 따라 변화한다. 근육이 이완되어 있을 때는 피부에 혈액이 더 많이 흐르기 때문에 체온이 상승하고, 근육이 긴장되면 피부에 혈액이 덜 흐르기 때문에 체온이 떨어진다. 스트레스가 있을 때 손이 차가워지는 것도 이러한 이유에서이다. 긴장정도를 알아보는 방법 중 가장 평범하게 쓰이는 것은 전기적 피부 반응이다. 경우에 따라선 몸이 더욱 긴장될 때, 열이 발생되는 것을 방지하기 위해 땀구멍이 더욱 확장되어 땀의 배출량이 증가된다. 이때, 피부에 땀이 촉촉할 때 한 지점에서 다른 곳으로 쉽게 전류가 흐른다. 이것이 근육의 긴장 정도를 나타내고 있으므로, 피부의 전기적인 활동을 측정하는 기법에 의해 인체의 긴장 정도를 쉽게 파악할 수 있다.

둘째, 근육의 긴장을 관측하여 이용하는 바이오피드백은 일반적으로 근육이 활동할 때, 일련의 전기적 충격이 근섬유를 따라 전달된 내용을 측정하는 방법이다. 이때, 이 전기적 활동을 측정하여 근육의 긴장 정도를 측정할 수 있다. 근육 내에서 전기적 활동이 많이 나타나면 날수록, 근육이 많이 긴장되어 있다는 것이다. 이때 사용되는 도구는 **근전도**(EMG)라 불리는 것으로써 근육의 긴장을 줄이는데 매우 유용하게 쓰인다.

셋째, 마지막 바이오피드백 기법은 **뇌파**의 활동을 관측하여 이용하는 것이다. 이것은 뇌에서 발생되어진 전기적 충격을 측정하여 외적 자극에 인지적으로 느끼는 정도를 뇌파의 활동을 통하여 분석한다. 이때 사용되어지는 **뇌전도**(EEG) 기기는 스트레스 상태에서 인간이 인지적으로 느끼는 정도를 직접 뇌파의 활동으로 전환시켜 관찰하도록 하고, 스트레스를 줄이는데 기여한다.

이상의 바이오피드백 기법 이외에도 심박수, 혈압, 피부의 반응 등을 이용하여 스트레스 반응을 관찰하여 처치하는 방법이 있다.

● 요가

요가(yoga)는 심신의 건강뿐만 아니라, 운동 부족과 긴장 해소를 위해서도 널리 행해지고 있는 운동이다. 특히, 정적인 생활을 하는 현대인들에게 적합하다. 일반적으로 체위법, 호흡법(조식법), 정신 수련으로 이루어져 있으며 이 세 가지를 병행하여 실시할 때 더욱 효과가 크다. 요가는 리듬감 있는 호흡과 함께 척추와 내장 기관 등의 자극에 중점을 두는 근육운동이다. 초보자의 경우 5분 정도 실시하는 것이 좋으며 숙련자가 되면 50분 정도까지 시간을 연장할 수 있다. 특히, 시선을 일정한 곳에 두거나 눈을 감고 할 때 효과가 있다. 근육 긴장과 이완의 리듬 조화가 요가의 근본이다. 그러므로 각 동작을 취할 때는 긴장을 하고 동작이 끝난 뒤에는 호흡을 조절하면서 그 긴장을 풀어 준다.

● 명 상

명상(meditation)은 신체적인 스트레스를 줄일 수 있고 긴장을 풀 수 있는 방법으로 사용되고 있는 일반적인 기법이다. 명상 기법에는 참선, 요가, 초월 명상 등이 있다. 그러나 이러한 명상 기법에서 강조하는 중요한 요소는 호흡 조절이다. 이 방법은 안구 근육 긴장을 푸는 데 효과적이라고 밝혀져 있다.

7 정신건강과 운동

❑ 정신건강과 운동의 역할

● 정신적 스트레스에 의한 심혈관 반응

각자 신체적 또는 심리적으로 스트레스를 받았을 때, 심장, 혈압, 혈장 카테콜라민(스트레스 호르몬) 그리고 그 외 교감신경 계통 활동이 증가 하였다. 많은 연구에서 전후 측정, 기하학적 모양, 색, 색 단어 게임 또는 수학 문제 풀기를 하면서 측정 하였다. 이들 연구는 높은 체력과 낮은 체력 집단, 혹은 운동과 비운동 집단을 비교한 것이다. 대부분의 연구에서 정신적 스트레스에 대한 심혈관 반응과 연관하여 운동이 심혈관 반응을 감소시킨다는 것을 알아냈다. 34개의 연구, 1,449 명을 대상으로 하는 유산소 운동이 다양한 스트레스 요인을 감소시킨다는 것을 발견하였다.

사회, 직장 스트레스 요인을 극복하는데 있어서 스트레스의 감소 반응은 매우 중요하다. 운동은 심박수, 혈압, 스트레스 호르몬, 생체역학적 측정의 증가에 신체적으로 적응하도록 하고, 나아가서 강해진 체력은 정신적 스트레스가 주어질 때 신체는 침착하게 대응하도록 만든다. 따라서 운동은 유익한 것이다. 예를 들면, 17,626 캐나다인을 연구하였는데 신체활동에 더 많이 참여하는 사람들이 직장 스트레스를 극복하는데 더 도움이 되었다고 보고하였다. 또한 대학생들을 대상으로 연구한 보고서에서도 규칙적으로 운동을 하는 학생들이 훨씬 적은 스트레스를 받은 것으로 나타났다.

● 우울증

전국적인 연구에서 비활동적인 사람이 신체 활동을 하는 사람보다 더 피곤함을 느끼고 **우울증**에 걸릴 위험이 있다고 발표하였다. 독일인 1,536명은 신체활동을 하는 성인은 비활동적인 성인보다 3배 이상이나 우울증이 덜하다는 것을 발견하였다.

1980년 이래로, 여러 연구에서 우울증 감소와 관련한 운동을 연구하였다. 단기간과 장기간의 운동은 우울증 감소를 보여주었는데 특히 수개월 운동한 집단에서 현저한 우울증 감소가 나타났다. 또한 2개의 메타분석에서 모든 연령대 여성과 남성이 규칙적, 장기간 에어로빅 운동으로 강한 항우울성을 얻었다고 보고하였다.

일반적으로 우울증 환자는 비활동적이다. 그런데 운동을 시작하면서 쉽게 우울한 감정이 감소된다. 운동은 심리치료나 명상치료와 같이 우울증에 효과적이며, 운동과 심리치료를 병행하면 운동만 실행하는 것보다 훨씬 효과적이다.

종종 주요 우울증 치료는 항우울증 약물에 의존한다. 그러나 약 1/3의 환자들은 약물치료에도 반응이 없으며, 또한 약물 부작용도 발생된다. 듀크 대학의 연구자들은 임상실험 16주 동안에 156명의 남녀 대학생들을 대상으로 에어로빅 운동을 실시하여 약물치료와 같은 우울증치료에 도움이 되는 것을 발견 하였다. 매주 30분씩, 15분은 준비운동을 하는 것이 약물 치료에도 우울증을 감소시키는 것으로 나타났다. 운동을 시작하고 처음 4~8주 동안 우울증 감소가 나타났다. 실험이 끝나고 6개월 후에 재발률을 비교하였는데 운동을 한 집단이 약물치료를 한 집단보다 더 낮은 재발률을 보였다. 이러한 결과는 약물치료보다는 운동이 더 효과적이고 적합한 방법이라고 증명된다.

● 불안증

불안증 환자는 다양한 공포증과 강박관념 행동을 보이며 모두 정신건강의 문제로 구분된다. 불안의 가장 흔한 측정내용은 긴장, 자신 과잉, 결단력이 없고, 혼동, 걱정 등이고, 또한 혈압, 심박수, 피부 반응, 중추신경 그리고 근전도 검사도 있다. 연구자들은 불안증에 대한 1회성과 장기간 운동의 영향을 연구하였다. 그리고 힘찬 운동이 불안증을 감소시키며 신체적으로도 도움이 되는 것을 발견하였다.

훈련 경험없는 60명의 남성이 50분 동안 (a) 저항운동, (b) VO_2max의 70%로 사이클, (c) 자가 최면의 이완, 또는 (d) 방에서 조용히 휴식 취하기 중 하나를 하였다. 1시간 후 상태 불안은 사이클 운동 집단이 급격한 감소를 보였다. 다른 연구에서는 15명의 성인들이 다른 요일에 각각 20분 동안 사이클을 하였는데 운동 강도는 40%, 60%, 또는 70% VO_2max이었다. 불안증은 모든 운동을 하고 2시간 동안 감소를 보였다. 불안증의 감소는 유산소운동이 효과적이었지만, 저항운동은 도움이 되지 않았다. 그리고 시간대는 별 차이가 없었다.

운동은 특정 불안증 감소와도 연관이 있었다. 불안증 감소는 특히 운동을 규칙적으로 적어도 30분 이상, 수개월 실행하였을 시 효과가 가장 크게 나타났다. 한 연구에서는 34세 15명의 여성을 운동 또는 비운동 그룹으로 나누어 불안증감소를 분석하였다. 운동그룹 여성은 매주에 5회, 힘찬 걷기 운동을 45분씩 15주 동안 하여 불안증 감소를 보여주었다. 이 실험 결과는 보통 강도의 에어로빅 운동(힘찬 걷기)이 불안과 긴장을 감소시킨다고 나타낸다.

불안증 감소에 대한 운동의 영향을 조사하기 위하여 3048명을 대상으로 104 연구를 메타분석 한 결과 다음과 같은 결론은 얻었다.

· 특성 불안을 감소시키기 위해서 훈련프로그램은 10주이상 필요하다.
· 특성과 상태 불안을 감소시키기 위해서 적어도 20분 동안 운동이 필요하다.
· 특성과 상태 불안을 감소시키기 위해서 무산소운동이 아닌 유산소운동이 필요하다.

● 기분 상태

심리학적 **기분 상태**는 종종 긴장/ 걱정, 우울/소침, 화이다. 적개심, 원기/활동, 피곤/무력, 혼란/당황을 평가한다. 그리고 건강, 에너지 레벨, 생활 만족, 긍정적/우울, 긴장/휴식 그리고 기분 상태를 평가하기도 한다. 한 연구에서는 34세 15명의 여성을 운동 또는 비운동 그룹으로 나누어 기분상태를 분석하였다. 운동그룹 여성은 매주에 5회, 힘찬 걷기 운동을 45분씩 15주 동안 하여 기분상태의 향상을 보여주었다. 그리고 다른 연구에서는 91명의 비만 여성을 연구한 결과이다. 식이 요법과 걷기 운동을 병행한 여성이 7kg이상의 체중감량과 함께 더 높은 기분상태(웰빙상태)를 보였다.

● 자부심

자부심(자존심)은 개인의 긍정적인 감정의 정도를 말한다. 여러 메타 분석에서 성인 자부심은 에어로빅 운동과 밀접한 관계가 있음을 보여주었다. 운동으로 자부심은 크게 향상된다고 하였다.

비행 청소년의 연구에서 주당 2시간의 달리기와 농구를 하였더니 자부심과 일반 심리적 기분 상태가 향상되었음을 보여주었다. 연구자들은 비행청소년에게 운동이 그들의 심리학적 상태에 도움이 된다고 결론지었다. 한 메타 분석은 운동이 아이들의 자부심에 긍정적인 영향을 준다고 하였다. 12달 동안 174명의 노인들을 운동시켜 체력을 향상시킨 결과 그들의 자부심도 향상되었다. 그리고 6개월 후 신체 활동의 빈도 감소와 함께 비슷하게 자부심도 낮아졌다.

근저항 운동은 근력과 근육 크기 향상에 도움이 되었고, 동시에 자부심 향상에도 크게 영향을 준다고 많은 연구에서 발표하였다. 60명 여성을 12주 동안 근저항 운동과 힘찬 걷기를 시켰는데, 두 집단 모두 **신체적 상**(image)이 향상되었다. 특히 근저항 운동이 더 향상되었다. 심혈관 질환자를 대상으로 한 연구에서 근력 운동이 **자기 효능감**을 증가시켰다고 보고하였다.

● 정신적 인지력

운동이 **정신적 인지력**을 향상 시킬까? 동물연구에서 운동이 학습력, 장기간, 단기간 기억 능력을 향상시켰다고 증명하였다. 그리고 많은 사람들이 운동 후 "정신적 집중력"을 느꼈고 더 오래 동안 공부에 집중할 수 있었다고 보고하였다. 비록 많은 연구가 필요 하지만, 운동이 인지력에 긍정적인 영향을 준다. 특히 복잡한 기억의 과제를 검사될 때 더욱 그렇다. 기억력과 지능은 운동 중, 후, 그리고 장기간의 운동을 통하여 향상된다고 여러 연구에서 보고하였다. 몇몇 연구는 운동이 노화와 관련된 인지기능의 악화를 예방하거나 향상시킨다고 밝혔다. 예를 들어, 124명의 노인을 6개월 동안 연구에서, 운동한 노인들의 뇌 기능이 25% 상승하였다. 특히 전전두엽과 전두엽에서의 뇌 기능이 향상되었는데, 이 부위는 새로운 기술을 학습하거나, 의사결정과 연관이 되어있다고 한다.

❑ 운동과 정신건강의 메카니즘

일반적으로 대부분의 연구는 "강한 신체에 강한정신"이라는 그리스 이념을 지지한다. 현재 관심사는 운동이 어떻게 그리고 왜 정신건강을 향상시키느냐이다. 이와 관련하여 현재까지 발표된 것 중 대표적 이론은 아래와 같다.

● 인지적 행동 이론

어려운 문제를 극복한 사람은 긍정적 **정신 건강**(자신감, 자기효능감, 인지력, 통제감, 웰빙감, 감소된 불안감/우울감)을 경험하게 된다. 이와 유사하게 운동 후 사람들은 훨씬 향상된 기분 상태를 말한다.

● 사회적 상호작용 이론

운동은 다른 사람들과 함께 수행되어지는데, 이때 사회적 상호작용, 기쁨, 그리고 집중의 기회가 향상된다. 이것은 운동이 **항우울제** 그리고 기분 향상의 역할을 한다고 가정된다. 하지만 한 메타분석에서, 운동은 유쾌한 집단 활동보다 더 나은 항우울제로 보고하였다. 사회 상호작용을 통제하기 위한 많은 연구에서, 대부분 연구는 유산소운동의 선호된 심리 반응이 이것의 요인으로 기인되지 않는다고 하였다.

● 일시적 휴식/기분전환 이론

이 이론은 스트레스 자극으로부터 기분전환, 또는 일상생활에서 일시적 휴식이 운동을 통하여 기분 상승된다는 것이다. 그러나 운동 후 기분이 상승되는 것은 일상생활에서 일시적 휴식을 가지는 것으로 더 의미를 두고 있다. 예를 들어, 운동이 긴장이완(일시적 휴식)이나 즐거운 활동(기분전환)보다는 우울증과 불안을 덜어주는 것으로 나타났다.

● 심혈관 체력 이론

이 이론에 따르면, 기분 상승, 불안과 우울증 감소는 유산소성 VO_2max의 수준과 직접적인 관련이 있다. 그러나 몇몇 연구에서 심리적 향상은 유산소성 체력이 현저하게 향상되기 전에는 처음 몇 주 동안만 나타난다고 보고하였다. 또한 몇몇 연구에서는 검사된 심리학적 변인에 따라 근저항 운동의 무산소성 체력의 향상이 유산소성 체력에서 얻어진 것과 같이 효과적이라고 하였다. 여기서 유산소운동에 관해 몇 가지 생각해 보자면, 유산소운동은 산소를 뇌에 더 많이 공급하고, 심부 신체 온도를 높여주며, 나아가서 기분상태를 향상시킨다.

● 모노아민 신경전달물질 이론

3가지 **모노아민** 신경전달 물질(**세레토닌, 도파민, 노르에피네프린**)의 분비에 있어서 장애는 우울증과 다른 심리적 문제를 가져온다. 이러한 증거는 우울증의 사람은 이들 신경전달물질의 분비량이 감소되는 것으로 나타났다. 동물 연구에서, 1회성 운동이 뇌의 다양한 부분, 중뇌, 대뇌피질, 시상하부에 걸쳐서 도파민, 노르에피네프린 합성, 그리고 신진대사를 증가 시킨다. 따라서 운동은 이상적인 신경전달 물질을 분비를 촉진시키면서 우울증의 치료 및 예방, 그 외 정신 질환에 도움이 된다.

● 내성 마약(opioid) 이론

내성 마약(아편)은 여러 세기에 걸쳐 행복감 유도와 고통 완화제로 쓰여져 왔다. 1975년 연구가들은 모르핀과 같은 신체의 화학물질을 발견 하였다. 그 이후로부터, 많은 내재성 마약이 규명되면서 3가지 집단으로 구분하였다. **엔돌핀, 엔케팔린, 다이노르핀**으로 나뉘었다. 이런 마약제는 중추 신경계 그리고 신체의 중요 계통, 즉 심장 혈관, 호흡기, 면역 체계, 신진대사에 영향을 주며 널리 분포되어 있다.

그중에서 β-엔도르핀 체계는 혈압, 고통 인지 그리고 신체 온도 조절을 한다. β-엔돌핀은 감정과 행동에 연관이 있는 대뇌 변연계와 시상하부의 수용기를 가지고 있다. 강한 운동 동안, 뇌하수체는 β-엔돌핀의 생성하여 혈액에 전달하여 농도를 증가 시킨다. 강한 운동을 하는 동안이나 운동 후 느리게 반응하는 호르몬인 β-엔돌핀이 급격히 증가한다. 한 연구에 따르면 β-엔돌핀 증가는 VO_2max 기초에 의거하여 퍼센트로 비교하였을 때 운동선수나 비운동선수 차이는 없었다. β-엔돌핀의 농도는 회복기에 휴식시의 3~3.5배 이상으로 최고 수치였으며, 회복기 45분후에 휴식시 수준으로 되돌아 왔다.

대부분의 연구자들은 β-엔돌핀이 75% VO_2max 운동강도, 또는 1 시간 이상의 운동과 젖산 생성과 소멸의 중간인 **항정상태**(steady state)에 도달하여야만 증가한다고 하였다. β-엔돌핀이 뇌하수체에 의해서 혈액 속으로 흡수 된 후, 이는 뇌에 혈뇌장벽에 스며들 수 있다. 대부분의 연구가들은 핏속의 β-엔돌핀 농도는 긴장 또는 고통을 감소시킨다고 한다. 그 외 동물 연구는 장시간 규칙적 근육운동은 근육부터 뇌까지 감각 신경 자극으로 인해 뇌 아편 체계를 활동하도록 한다고 제안하였다.

실습 12.1 행동 유형 결정하기*

성명____________________ 일시____________________

▶ 행동 유형 점검

당신의 성격 타입은 어디쯤에 위치할까요? 다음의 각 상황들에서, 당신의 전형적인 행동이라고 생각되는 것에 O를 해 주십시오. 극단적인 A형에 해당하는 행동들은 왼쪽에, 극단적인 B형에 해당하는 행동들은 오른쪽에 위치한다.

극단적인 A형						극단적인 B형
무엇이든지 빨리 한다	1	2	3	4	5	무엇이든 천천히 한다
차분히 기다리지 못한다	1	2	3	4	5	잘 참고 기다린다
절대 늦지 않는다	1	2	3	4	5	시간에 늦는 것을 걱정하지 않는다
매우 경쟁적임	1	2	3	4	5	경쟁적이지 않다
다른 사람 말을 잘 듣지 못함	1	2	3	4	5	다른 사람 말을 잘 듣는다
항상 화가 나 있다	1	2	3	4	5	절대 화내지 않는다
항상 한번 두 가지 일 이상을 한다	1	2	3	4	5	항상 한 번에 한 가지 일만 한다
빠르고 강한 어조로 말한다	1	2	3	4	5	천천히 차분하게 말한다
다른 사람을 강하게 의식한다	1	2	3	4	5	다른 사람을 의식하지 않는다
스스로를 강하게 채찍질한다	1	2	3	4	5	편안하게 생활한다
감정을 표현하지 않는다	1	2	3	4	5	감정을 잘 표현한다
학교 또는 직장 이외에는 관심이 없다	1	2	3	4	5	많은 취미와 호기심이 있다
매우 야망적임	1	2	3	4	5	야망이 없다
끝장을 보아야 한다.	1	2	3	4	5	한계를 두지 않는다.

극단적인 A형 = 대부분이 1 에 답하는 경우이다 이러한 성향은 매우 경쟁적이며 일을 할 때 매우 긴박한 상황이라는 감정을 갖고 일에 전념하는 스타일 이다. 이해관계가 상반되는 다른 사람에게 적개심을 품을 정도로 목표 지향적인 성향이다.

A형 = 주로 2에 답을 하고 1에는 한두 개 정도 답을 하는 경우이다. 대부분 극단적인 A형의 성향이나 어떤 경우에는 유순하다는 것이다. 이 성향은 야망적이고, 시간에 쫓기고, 경쟁적이며 목표 지향적이다.

만약 양쪽의 답이 서로 혼합되어 있다면 당신은 균형 있는 성향이다. 일은 하나 너무 희생적이지 않고, 경쟁적이나 과하지 않으며, 더 긴장상태를 풀고 이러한 것을 다른 사람들이 선의로 해석을 할 정도이다. 또한 일과 여가생활을 균형 있게 한다.

B형 = 주로 4에 답을 하고 약간만 5에 답을 하는 경우이다. B형은 좋은 게 좋은 거고 시간개념 부족하며 경쟁을 싫어하고 일 때문에 휴가나 여가시간이 방해 받는 것을 싫어한다.

극단적인 B형 = 대부분 5에 답하는 경우이다. 이러한 성향은 시간에 쫓기는 법이 없고 항상 편안한 상태이다. 사실 극단적인 B형은 시계를 갖고 다니지 않는다. 전심전력을 다하는 경쟁을 피하고 절대 일과 여가생활을 같이 하는 법이 없다.

기억해야 할 것 : 이 조사도구는 단지 성격의 한 가지 측면을 알아보는 것이다. 만약 당신의 성향이 A형으로 평가가 된다면 당신의 생활방식과 현재의 상태가 좀 더 스트레스를 많이 받는 영역에 있다는 것이다.

실습 12.2 스트레스 지수 설문*

성명____________________ 일시____________________

▶ 방법

이 스트레스 지수 설문의 목적은 일상에서 받는 스트레스에 대한 이해를 높이기 위한 것이다. 아래의 각 질문에 '예' 또는 '아니오'에 ○표 하시오.

예 아니오 1. 나는 말다툼을 하는 일이 잦다.
예 아니오 2. 일을 할 때에 자주 당황한다.
예 아니오 3. 걱정거리/스트레스 때문에 목이나 어깨가 아픈 일이 잦다.
예 아니오 4. 긴 줄에 서서 기다리면 자주 당황한다.
예 아니오 5. 지역이나 국가, 세계 뉴스를 들을 때, 또는 신문을 읽을 때면 자주 화가 난다.
예 아니오 6. 내가 필요로 하는 만큼의 충분한 돈을 가지고 있지 않다.
예 아니오 7. 운전할 때에 자주 당황한다.
예 아니오 8. 근무일 마지막에 스트레스와 관련된 피로감을 느낄 때가 잦다.
예 아니오 9. 일상에서 꾸준하게 스트레스/걱정거리가 되는 일이 하나 이상 있다 (상사, 이웃, 시어머니와의 갈등).
예 아니오 10. 스트레스와 관련된 두통이 잦다.
예 아니오 11. 스트레스 관리 방법을 따로 연습하지 않는다.
예 아니오 12. 내 자신을 위한 시간을 별로 갖지 않는다.
예 아니오 13. 스스로 분노나 적개심을 조절하는 데 어려움을 겪는다.
예 아니오 14. 시간을 현명하게 관리하는 데 어려움이 있다.
예 아니오 15. 잠자리에 드는 데 자주 어려움이 있다.
예 아니오 16. 나는 서두르는 일이 많다.
예 아니오 17. 내가 해야 하는 일을 하기 위해 필요한 시간이 충분하지 않다고 자주 느낀다.
예 아니오 18. 친구나 동료들에게 혹사당하고 있다고 자주 느낀다.
예 아니오 19. 나는 육체적 활동을 규칙적으로 하지 않는다.
예 아니오 20. 하루에 7~9시간씩 자는 일이 드물다.

▶ 점수 및 해석

위 질문 중 하나라도 '예'로 대답을 했다면, 스트레스 관리 기술을 사용할 필요가 있다. '예'라고 대답한 질문의 개수를 세고, 다음의 척도(scale)를 사용해서 일상생활에서 얼마나 스트레스를 받고 있는지 알아보십시오.

'예' 라고 대답한 질문 수	스트레스 정도
6~20	높은
3~5	보통
0~2	낮음

실습 12.3 스트레스 관리 일기 쓰기*

성명______________________ 일시________________________

▶ 방법

이 연습을 하기 위해서는 이 실습장의 복사본 몇 부가 필요합니다. 매주 마다 일기를 쓰시오. 스트레스가 일어난 시간, 정도(지금까지 겪은 것 중에서 최악을 10으로 잡음), 경험한 증상, 그리고 여기에 대한 반응(혹은 아무것도 하지 않음)을 기록 하십시오. 일곱 번째 날의 마지막에 스트레스 관리 일기를 분석해서 가장 적합한 스트레스 관리 기술이 무엇인지 결정합니다.

일시				
시간	지각된 스트레스 레벨 0~10	스트레스의 원인	증상	당신의 반응
7:00				
8:00				
9:00				
10:00				
11:00				
12:00				
1:00				
2:00				
3:00				
4:00				
5:00				
6:00				
7:00				
8:00				

실습 12.4 시간 관리와 우선순위 설정*

성명____________________ 일시____________________

사람들은 자주 그들에게 시간이 충분하지 않다고 느낀다. 또한 그들은 미래의 한 시점부터, 예를 들어서 '졸업을 하고 나면', 우선순위에 집중할 수 있는 시간을 더 많이 가질 수 있을 것이라고 생각한다. 일들을 미루면 완성이 되지 않는 경우가 자주 있다. 다음의 요령에 따라 우선순위를 조정해 보자.

▶ 1 단계. 우선순위 설정

다음에 있는 일들에 우선순위를 매기자. 순위가 가장 높은 것을 1, 그 다음을 2, 이런 식으로 쓰면 된다. 필요한 경우 우선순위를 추가해도 된다.

가족과 더 많은 시간을 보내는 것 ________

체력 단련을 위해 더 많은 시간을 투자하는 것 ________

레저에 더 많은 시간을 투자하는 것 ________

휴식에 더 많은 시간을 투자하는 것 ________

일의 성공에 더 많은 시간을 투자하는 것 ________

공부에 더 많은 시간을 투자하는 것 ________

기타 레크리에이션에 더 많은 시간을 투자하는 것 ________

자기 계발을 위해 더 많은 시간을 보내는 것 ________

배우자와 함께 더 많은 시간을 보내는 것 ________

기타 ____________________________________ ________

기타 ____________________________________ ________

▶ 단계 2. 현재 시간 활용을 관찰하기

1주일 중에서 한 날짜를 골라, 그 날의 시간 활용을 체크해 보세요. 각 시간 블록마다 무엇을 했는지 정확히 기록하세요.

시간	활 동
5:00 am	
6:00	
7:00	
8:00	
9:00	
10:00	
11:00	
12:00 pm	
1:00	
2:00	
3:00	
4:00	
5:00	
6:00	
7:00	
8:00	
9:00	
10:00	
11:00	
12:00 am	

▶ 단계 3. 현재 시간 활용을 분석하기

1. 어떤 활동에서 시간을 절약할 수 있습니까? 예를 들면, TV를 세 시간 동안 보신 것은 아닌가요?

2. 이들 활동에서 시간을 절약하기 위해 당신이 할 수 있는 일은 무엇입니까?

3. 당신에게 중요한 활동들을 하면서 시간을 보낼 수 있는 곳은 어디입니까?

▶ 단계 4. 계획표 작성

다음 날을 위해 계획한 활동들을 적어놓고 이 계획표에 최대한 가까이 따르도록 노력하십시오.

시간	활 동
5:00 am	
6:00	
7:00	
8:00	
9:00	
10:00	
11:00	
12:00 pm	
1:00	
2:00	
3:00	
4:00	
5:00	
6:00	
7:00	
8:00	
9:00	
10:00	
11:00	
12:00 am	

우선순위에 있는 일들을 위해서 계획표를 변경할 수 있었습니까?(책 확인)

실습 12.5 작업 관리*

성명______________________ 일시______________________

▶ 방법

당신이 성취하고 싶은 작업들의 목록을 작성하고 관리하세요. 각 작업의 옆에는 그게 언제까지 성취되어야 하는지 적어 두십시오. 그 날 안에 마쳐야 하는 작업들에는 'A' 우선순위를 부여하고, 24시간 안에 완료하면 되는 작업들에는 'B' 우선순위를 부여하십시오. 이 보다 늦은 작업들에는 'C' 우선순위를 부여하시면 됩니다. 이 연습을 통해, 당신은 일상 활동들의 계획을 더 잘 세울 수 있게 될 것입니다. 하지만, 매일의 운동과 적당한 휴식을 뺏을 만큼의 계획표를 작성해서는 안 된다는 것을 명심하세요.

우선순위	시간	작업 목록	완료

* Powers, Dodd, and Noland(2006). Total Fitness and Wellness.

제13장. 음주, 흡연, 운동

학습과제

1. 알코올의 특성과 관련하여 분해과정은 어떻게 이루어지는가?
2. 알코올 관련 질병과 중독의 예방책에는 무엇이 있는가?
3. 담배의 유해성분과 관련된 질병과 폐해는 무엇인가?
4. 건강을 위한 금연 방법은 무엇인가?

올바른 생활양식이 건강에 유익하다는 사실은 누구나 공감하지만, 아직도 우리 주변에는 건강에 해를 끼치는 습관과 행동들이 산재되어 있다. 그 중에서도 가장 대표적인 것이 음주와 흡연이다. 음주와 흡연은 언제 어디서든 쉽게 접할 수 있기 때문에 각종 사회문제의 원인이 되고 있다. 특히, 우리나라 국민의 음주율과 음주로 인한 교통사고율, 흡연율 그리고 이들로 인한 사망율은 모두 세계 10위권 이내에 속하는 불명예를 안고 있다. 이와 같은 현상의 원인은 비록 우리 사회의 음주와 흡연 문화가 일반화되어 음주와 흡연 인구의 증가를 부추기고 있다고는 하지만, 이보다는 음주와 흡연에 대한 올바른 인식과 이해의 부족 그리고 무분별한 수용, 습관화 등에 더 큰 원인이 있다고 생각된다. 구체적인 예를 들어, 술을 음료수로, 약품으로 혹은 성인이 되는 의식 등으로 잘못 생각하거나 담배를 피우면 살이 빠진다고 생각하는 등의 어리석고 모순된 생각을 가진 사람들이 우리 주위에는 아직도 의외로 많다는 점이다.

이러한 시대적·사회적 현실 속에서 우리의 촉각을 더욱 곤두서게 하는 것은 성인층의 지나친 음주와 흡연뿐만 아니라 최근 청소년층과 여성층 특히, 20~30 대의 가임(可姙)연령에서 음주와 흡연 인구의 급격한 증가 현상이 나타나고 있다는 점이다.

그렇다면, 과연 이들은 음주와 흡연이 자신에게 생리적·심리적·사회적으로 어떠한 영향을 끼치는가를 올바로 이해하고 있을까? 우리가 쉽게 피우는 담배 한 개비가 각 개인의 수명을 6분씩 단축시키고 있다는 사실을 우린 알고 있는가? 습관적인 음주와 흡연이 앞으로 태어날 당신 아이에게 신체적·정신적으로 어떠한 악영향을 초래하게 될 것인가에 대해 생각해 본 적이 있는가?

이에 음주와 흡연의 특성 및 영향을 알아보고, 이들로 인한 각종 건강상의 문제점을 분석해 보고자 한다. 또한 마지막에 건전한 음주법과 금연 방법을 소개함으로써 올바른 음주와 흡연문화를 다시 한 번 생각해 보고자 한다.

1 알코올과 건강관리

❑ 알코올의 특성

알코올(alcohol)은 크게 **에틸알코올**(ethyl alcohol)과 **메틸알코올**(methyl alcohol) 두 종류로 나눌 수 있는데 우리가 일반적으로 마시는 술은 에틸알코올(ethyl alcohol)에 속한다.

에틸알코올(ethyl alcohol: C_2H_5OH)은 무색, 투명한 휘발성 액체로 이것은 우리 몸에서 가장 예민한 세포들로 구성된 뇌와 척추의 중추신경계(CNS)에 악영향을 준다. 알코올은 중추신경계의 기능을 억제하며, 이성적인 판단과 공간적인 지각판단, 신체의 이동 등과 같은 뇌의 기능을 떨어뜨리게 하는 화학적 특성을 가지고 있다. 그러나 적정량의 알코올 섭취는 기분을 좋게 하고, 신체를 이완시키며, 긴장을 해소하는 등의 긍정적 기능을 수행하기도 한다. 반면 폭음을 하거나 습관적인 음주는 의식과 지각력을 약화시키고 수의근의 반사운동을 마비시키는 등의 역기능을 수행한다. 알코올은 주로 신체적 · 정신적인 면에서 인간생활에 약간의 도움을 주지만, 알코올의 독성은 신체적인 피해로부터 정신적인 파괴에 이르기까지 폭넓고 다양하게 작용한다. 이러한 특성을 가진 알코올이 우리 인체에 미치는 악영향은 크게 세 가지로 분류해 볼 수 있다. 첫째, 신체의 조정 능력을 파괴시킨다. 둘째, 뇌와 간에 손상을 입힌다. 셋째, 습관성 중독이 되면 나타나는 정신적인 피해이다.

알코올은 위와 작은창자에서 흡수되어 혈액으로 스며들어가 중추신경계, 체액 및 각 조직으로 보내져, 주로 간에서 대사 작용을 하게 된다. 위 속에 음식물이 없으면 알코올의 흡수 속도는 빨라지고, 알코올이 오랫동안 위에 남아 있게 되며, 조직이나 체액에 녹아 혈중 알코올 농도가 높아지게 된다. 술을 마신 후 혈액 내에서는 알코올이 검출되며, 30~60분 정도 후에 최고치에 도달한 후 서서히 감소한다. 이것은 음주량이 증가함에 따라 높아지며, 습관적으로 술을 마시는 경우에도 나타나게 된다.

알코올이 혈액에 얼마나 빠르게 흡수되는지는 체중, 성(性), 음주시간, 음식섭취 등에 의해 좌우된다. 그 구체적인 예로, 체중과 성(性)이 알코올의 흡수에 어떠한 영향을 미치는가를 살펴보면, 같은 체중을 가진 남성과 여성이 같은 양의 술을 마셨을 경우 남성이 여성보다 더 낮은 혈중 알코올 수치를 나타내는 것을 발견할 수 있다. 이를 설명할 수 있는 생리적 근거는 크게 두 가지로 요약할 수 있다. 첫째는 여성이 남성보다 많은 지방세포를 가지고 있는 반면 근조직은 더 적게 가지고 있기 때문에 체내의 수분 저장량이 남성보다 적다는 사실이다. 즉, 수분(물)에 용해되는 성질을 가진 알코올이 여성의 경우 남성보다 더 적은 양의 수분 저장으로 인해 섭취된 알코올이 남성보다 덜 희석되고, 이러한 이유로 알코올 농도가 남자보다 더 높은 것이다. 이러한 기제(mechanism)는 체격이 큰 사람이 작은 사람보다 알코올 소비에 있어서 덜 효과적인(덜 취하는) 것과 같은 맥락이다. 또 다른 이유는 여성이 남성보다 위장에서의 알코올 분해 속도가 느리다는 것이다. 여성은 알코올이 혈액으로 흡수되기 전에 분해하는 방어적 효소를 남성보다 적게 가지고 있고, 알코올이 대사 되면서 간장에 이르는 속도가 남성에 비해 빠르다. 따라서 여성은 간 질환에 걸리기가 쉬운 것이다. 그러나 알코올이 미치는 영향은 성별(性別)의 차이를 떠나서 개인차가 크다는 것을 염두 해 두어야 할 것이다.

❑ 알코올의 대사와 영향

알코올은 위장의 관으로부터 흡수된다. 또한 소장에서 80%, 나머지 20%는 위에서 흡수되며, 흡수 속도는 알코올 농도, 술의 종류, 위 내용물, 음주 속도, 음주환경과 신체적 · 정신적 상태 등에 따라 약간씩의 차이를 보인다.

알코올을 섭취하면 위장과 소장에서 빠르게 흡수되어 섭취 후 5분이 지나면 혈액에서 알코올이 측정되고, 음주 후 한 시간 정도가 지나면 혈중농도는 최고치에 도달하게 된다. 우유나 기름진 음식과 함께 마시면 알코올의 흡수가 지연되지만 물에 섞어 마시면 흡수가 빨라지는 특성을 가지고 있다. 일단 흡수된 알코올은 혈액에 섞여 온몸으로 퍼진다.

섭취한 알코올은 10% 정도만이 오줌이나 땀, 그리고 호흡하는 공기를 통하여 몸 밖으로 배설되고, 90%는 간에서 대사가 이루어진다. 간으로 운반된 알코올은 적절한 화학반응에 의하여 수분과 탄산가스로 분해되어 배출된다. 이처럼 섭취한 알코올의 처리는 전적으로 간에 달려 있다. 그러나 간에서 처리할 수 있는 알코올의 양에는 한계가 있다. 인체는 1시간에 7g정도의 알코올을 대사시키는 능력을 가진다. 예를 들어, 체중이 70kg인 사람인 경우 1시간에 위스키 한 잔 정도 밖에는 대사할 수 없는 것이다. 그러므로 과음이나 폭음으로 인하여 알코올의 대사가 과하면 산소부족으로 간세포가 파괴되고, 여러 장기 및 건강상태에 큰 손상을 줄 수 있다는 점을 염두에 두어야 하겠다.

알코올의 분해과정을 살펴보면, 알코올이 인체의 해독 공장인 간으로 들어가 **알코올 탈수 효소**(ADH)에 의해 **아세트알데히드**라는 물질로 변하고, 이것이 다시 **알코올 분해 효소**(ALDH)의 작용으로 초산염이 되었다가 **산화과정**을 거쳐 최종적으로 물과 탄산가스로 분해된다. 그런데 아세트알데히드는 분해되면서 많은 독성을 체내에 배출하기 때문에 빨리 분해되지 않으면 얼굴이 빨개지고, 심장박동이 빨라지며, 속(위)이 불편하거나, 잠이 오거나, 몸이 말을 듣지 않거나, 인사불성이 되고, 심하면 토하기도 한다. 즉, 술을 마시고 난 후 숙취가 생기는 원인은 아세트알데히드가 분해되지 않고 혈액 중에 잔존해 있어서 뇌를 자극하기 때문이다. 따라서, 사람의 주량을 결정하는 것은 체격이나 체력보다는 알코올 분해 효소(ALDH)가 얼마나 체내에 많이 포함되어 있느냐에 더 큰 비중을 차지한다고 하겠다. 그리고 주변 환경이나 상황에 따라, 주량은 약간의 차이를 보일 수도 있다.

❑ 알코올과 사고

적당량의 알코올 섭취는 약이 될 수 있고, 삶의 촉매작용을 할 수도 있다. 그러나 과다한 음주는 우리에게 더 많은 심리적인 문제, 의학적인 문제, 그리고 사회적인 문제를 안겨주고 있다. 이것은 여러 가지 사고를 일으키는 직·간접적 원인이 되고, 심지어는 심각한 사회문제 및 범죄와도 밀접한 관련을 갖는다.

특히, 16~25세 사이의 사고 사망자 중 다수는 알코올과 관련되어 있다. 자동차와 인도사고, 오토바이 사고, 질식, 익사, 낙상, 보트놀이 중 익사사고, 자전거 충돌 등 이런 사고들의 대부분은 그들이 과음을 하지 않았다면, 절대 일어나지 않았을 만한 일들이라 할 수 있다. 구체적인 예로 미국의 한 보고에 따르면, 음주운전자의 사고비율이 비음주자의 25배 이상에 달하고, 알코올과 관련된 사고로 인하여 1주에 450명이 사망한다고 한다. 또한 미국인 2명 중 1명은 그들의 일생동안에 알코올과 관련된 사고를 경험하고 있다고 한다.

알코올은 신경조직과 운동력에 영향을 미치는 관계로 여러 가지 사고, 특히 교통사고에 관한 중요한 요인이 된다. 개인에 따라 약간의 차이는 있지만, 어느 정도 이상의 알코올을 섭취하면 집중력, 기억, 판단력, 이성, 주의력 등에 상당한 영향을 주게 되고 동작속도가 느려지며 착오를 일으키게도 한다. 따라서 자동차를 운전할 때나 기계를 작동할 때에는 절대금주만이 안전한 것이며, 만일 음주를 했을 때에는 최소한 3시간 이후에 활동해야 하는 자제력이 요구된다.

❑ 음주의 동기와 습관성 알코올 중독의 원인

사람이 술을 마시는 동기는 매우 다양하다. 그 중에서 가장 대표적인 동기 요인은 다음 3가지로 들 수 있다. 첫째, 긴장완화의 목적으로 음주를 하는 사람이 많다. 즉, 주변으로부터의 기대감, 불안수준, 스트레스 등 정신적 긴장완화의 수단으로 음주를 하고 있다. 그러나 결론부터 말하자면 알코올은 생리적 과정에 영향을 끼치는 긴장완화의 도움보다는 정신적 · 심리적으로의 긴장완화에 더 큰 영향을 준다는 이론이 지배적이다. 즉, 음주 자체보다는 음주에 수반되는 즐거운 오락과 같은 행동이 긴장완화에 큰 도움을 준다는 것이다.

둘째, 문화적 요인, 학습경험, 성격특징, 생물학적 요인, 그리고 음주자가 기대하는 기대 요인 등이 주요 음주 동기로 작용하고 있다. 즉, 사회적으로 음주를 용납하는 사회일수록 음주의 양이 많고, 음주자의 주변에 어떤 사람이 있는가에 따라 음주습관이 크게 달라진다는 것이다. 또 관찰학습의 효과로 술을 많이 마시는 친구나 동료가 주위에 있으면 술을 마시는 속도가 빨라지고, 마시는 술의 양도 많아진다.

셋째, 개인적인 특성의 차이로 인한 충동성과 반사회적 행동 특성이 있는 사람, 미숙하고 스트레스에 쌓인 생활문제의 극복에 어려움이 있는 사람들이 술을 마시는 경향이 있다.

그렇다면 이상과 같은 동기에 의해 음주를 하는 이들이 느끼는 음주의 이점은 무엇이 있을까?

먼저, 적당한 양의 음주는 약이 될 수 있고, 안정제 역할과 혈압을 내려주는 효과가 있으며, 또한 식욕과 위액분비 촉진, 기분을 유쾌하게 하는 이점이 있다. 또한 자리나 분위기에 따라 술을 적당히 마시면, 사회 구성원과의 원만한 인간관계를 유지하게 해주는 촉매의 역할을 하기도 한다. 뿐만 아니라 소량 혹은 적정량의 알코올은 금주나 과음보다 신체적 건강에 훨씬 도움이 되고, 사망율의 감소에도 도움이 된다는 사실이 실험연구에서 밝혀졌다. 위에서 살펴본 바와 같이 알코올의 이점이 있기는 하나 지나친 양은 언제나 여러 가지 문제를 초래하게 된다. 그 대표적인 예가 알코올 중독이다.

알코올 중독의 원인은 일반적으로 다음과 같이 분류할 수 있다. 일반적으로 욕구불만, 근심걱정, 열등감, 공포심, 늘 우울한 사람, 자존심이 약한 사람 등 심리적으로 문제가 있는 사람들이 정신안정제 대신에 알코올을 습관적으로 자주 마시기 때문에 중독이 되는 경우와 심리적 문제는 없으나 사교상 술을 지나치게 자주 마셨기 때문에 중독이 되는 경우가 있다. 그러나 여러 나라의 통계에 의하면, 알코올 중독으로 치료시설에 입원한 자의 2/3가량은 정신적으로 문제가 있는 것으로 보고된다.

❑ 알코올 중독

약물의 오용이나 남용의 문제는 크게 두 가지 측면으로 생각해 볼 수 있다. 하나는 약물을 사용함으로써 약효가 지속되는 동안 즐거운 기분을 맛본다는 것이고, 또 다른 하나는 그 약효가 떨어진 뒤에는 몹시 불쾌하고 참기 어려운 **금단현상**을 경험하게 된다는 것이다. 이렇게 두 가지 측면의 경험은 약물 중독이 가지는 이중성을 나타내는 것으로, 바로 이 상반된 경험이 **약물의 탐닉**(약물중독)

을 강화시키는 주요인이 되고 있다. 알코올 중독도 이와 같은 맥락에서 이해할 수 있다.

술을 규칙적으로 마시지만 적당히 마시며 취하는 때가 드문 경우를 '음주'라고 하고, 자주 마시지는 않지만, 마실 때마다 크게 취하는 경우를 '과다 음주'라고 한다. 또한 이미 술에 의하여 신체적 이상이 나타나고 있거나, 정신적으로 의존이 되어 있는 경우를 문제 음주자, 즉 "**알코올 중독자**"라고 한다. 일반적으로 혈액 1000㎖내에 150㎎ 이상의 알코올이 상존해 있거나, 같은 비율로 소변이나 날숨(呼氣) 속에 존재할 때 중독이라고 할 수 있다.

대부분의 알코올 중독은 폭음의 결과이다. 알코올 중독은 점진적으로 음주에 집착하게 하여 틈만 있으면 술을 마시려 하고, 좀 더 진행되면 시간과 장소를 가리지 않고 술에 취하는 정도가 심해지며 음주를 정당화하려고 한다. 이로 인한 신체적 · 정신적 · 사회적 기능장애를 자주 경험하게 된다. 결국 마침내 음주를 절제하지 못하고 항상 술에 찌든 상태에 있게 되어, 의지와 이성을 상실하게 된다. 또한 임신 중에 산모가 음주를 습관적으로 하면, 산모뿐만 아니라 태어난 아기도 중독의 가능성이 높다.

이러한 알코올 중독은 서서히 진행되기 때문에 과다 음주자와 구별하기 어렵다. 다만, 알코올 중독자는 술에 대한 자신의 통제 능력을 상실한 반면, 과다 음주자는 아직 자신이 마시는 술의 양에 대해서 조절할 수 있다는 점이 다르다.

그러나 과다 음주자는 알코올 중독자로 진행될 가능성이 많으므로 술을 끊던가, 가끔 술을 즐기는 형태로 음주 습관을 바꿀 필요가 있다. 반면, 알코올 중독자는 반드시 술을 끊어야 한다. 만약 당신이 술을 끊으려 한다면, 먼저 가족과 상담원에게 도움을 구해야 한다. 알코올 중독자의 몸은 알코올에 의존하여 왔기 때문에 알코올 섭취를 갑자기 중단하면 땀, 추위, 구역질, 두통, 청각 · 시각적 환상, 정신착란 등의 금단현상이 나타나기 때문이다. 도움은 곧 희망이다. 지금도 많은 사람들이 알코올 중독증을 치료하기 위해서 병원, 클리닉, 알코올 중독자 치료센터 등으로 발걸음을 향하고 있다.

❑ 음주와 관계된 질병

임상학적으로 볼 때, 음주가 원인이 되어 발생한 질환으로 병원을 찾는 환자들이 날로 증가하는 근래의 추세 속에서 음주로 인한 질환들을 이해하고, 이를 통해 음주에 대한 경각심을 높이는 것은 음주로 인한 질환들을 줄이는 좋은 방법이 될 수 있다. 그래서 이번 장에서는 음주로 인하여 초래되는 대표적인 질환의 특징과 증상들을 소개하고자 한다.

위장질환

습관적으로 계속되는 음주는 위에 손상을 준다. 알코올은 식도 자체의 운동을 억제할 뿐 아니라, 식도와 위 사이를 막고 있는 괄약근을 약화시킨다. 그로 인하여 위산이 식도로 역류하게 되고, 식도에 염증을 초래하게 된다. 그렇지만 무엇보다도 쉽게 일어나는 손상은 위의 손상이라 할 수 있다. 정상적인 위는 위산이 소화액으로 분비된다. 위에서 분비되는 위산은 강한 산성이므로 위벽의 점막을 손상시킬 수 있지만, 점막은 점액에 의해 감싸여 있어서 산의 침입을 막는 일종의 방어막 구실을 함으로써 산의 균형을 유지할 수 있다.

그러나 섭취된 알코올을 통하여 위산의 분비가 촉진되고, 반대로 점액에 의해 형성된 방어벽이 무너지면서 위산이 위점막을 뚫고 들어가 위벽에 손상을 주어 **위염**이나 **위궤양**을 일으키기 쉽다. 특히, 도수가 높은 독주일수록 이러한 부작용은 더 크고 심하다. 대체로 과음한 다음날 구역질이 난다든지, 명치 부위가 답답하고 부은 것 같으며, 뻐근한 통증이나 신트림이 자주 나면서 쓰린 증상이 나타나는 것 등은 모두 이런 위염에서 기인하는 경우가 많다.

이러한 증상은 술을 마시지 않으면 1~2일 후에 회복되는 것이 보통이다. 그러나 과음 후 숙취를 풀려고 아스피린이나 두통약 또는 드링크제나 커피 등을 먹는 경우에는 약제에 의해 위산분비가 촉진되므로 위염이 더욱 악화될 수 있다. 또한 알코올은 쓸데없는 장운동을 초래하여, 소화효소의 분비를 억제하고 수분의 배설을 촉진하여 설사를 일으키게 된다.

간질환

습관적으로 계속 과음을 하거나 폭음을 하는 경우 여러 장기에 손상이 생기는데, 가장 대표적인 것이 간장이다. 우리가 간에서 처리할 수 있는 알코올의 양은 사람의 내성과 여러 가지 환경에 따라 차이가 있기는 하지만 대체로 비슷하다. 일반적으로, 간은 하루에 체중 1kg당 매시간 0.1mg의 알코올을 분해하게 된다. 예를 들어, 체중이 70kg인 사람이 하루에 분해할 수 있는 알코올의 양은 168mg(70×0.1mg×24시간)이 된다. 그러나 밤에 술을 마셨을 때, 아침에 완전히 술을 깨고 출근해야 하기 때문에 간장이 분해할 수 있는 알코올의 적정량은 8~10시간 정도 즉, 56~70mg 정도가 적당하다고 할 수 있다. 이것은 맥주 3병(작은 병), 위스키 더블 세잔 정도에 해당하는 양이다. 그러나 대부분의 사람들은 이러한 양을 훨씬 초과하기 때문에 이 알코올의 유해성분을 분해하는 과정에서 간세포가 손상되어 여러 질환들을 앓고 있다. 그 대표적인 **알코올성 간 질환**에는 **지방간, 간염, 간경화증, 간암** 등이 있다.

지방간은 알코올성 간 질환 중 가장 가벼운 증상으로써 매일 20~40*ml* 정도(소주 1홉 미만)의 알코올을 수일간 마시기만 해도 지방간의 증상이 나타날 수 있다. 만성적으로 술을 계속 마시는 경우, 자신의 몸이 이상을 느끼지 않더라도 과반수 이상은 지방간이라는 통계가 있다. 알코올이 아세트알데히드가 되거나 초산이 되는 과정에서 알코올의 산화처리에 필수적인, 소위 윤활유 또는 반응 촉진제인 조효소 NAD가 다량으로 필요하다. 간장이 알코올을 처리하는 과정에서 NAD가 수소를 빨아들여 NADH는 많아지고 NAD가 줄어들게 된다. 결국, 알코올을 분해하느라 신체에 있는 NAD를 대부분 다 써 버리고, 그 부산물로 남은 NADH가 지방합성의 윤활유로 작용하기 때문에 분해되어야 할 지방산이 간장 속에서 다시 지방으로 재합성되어 그곳에 쌓이게 된다. 이와 같은 기전(mechanism)에 의해서 발생하는 지방간은 간세포질에 지방분이 쌓여 간이 노랗게 되고 붓는 병을 말한다. 그러나 간은 재생 능력이 강하기 때문에, 지방간의 경우 술을 끊고 2~6개월 정도의 시간이 지나면서 상당부분 회복이 가능하다. 하지만, 계속해서 음주를 할 경우에는 여러 가지 심각한 질병들이 독립적으로 발병해서 회복이 불가능해지는 경우도 온다.

그 구체적인 예를 들면, 계속된 폭음이나 습관적 음주로 인하여 **알코올성 간염**이 생길 수 있는데, 지방간이 정상적으로 환원될 수 있는 것과는 달리, 심한 알코올성 간염은 만성 알코올 중독자의 8~20%에서 발생하는 간경변증으로 진행될 수도 있다. 알코올성 간염은 간세포 안의 알부민 등의 단백질이 아세트알데히드의 방해로 중합(재결합) 반응을 일으켜 파이프 모양을 한 큰 분자가 되어 간에 계속 누적되는 데에 그 원인이 있다. 그렇게 되면 간세포가 풍선처럼 부풀어 오르고 결국 간세포가 파괴된다. 알코올성 간염이 악화되면 간 경화증이 온다. 이 병은 부드럽고 비대한 지방간의 간장과는 달리 간이 딱딱하게 굳어 간기능이 저하되고 쉽게 피로를 느끼게 된다. 심하면 혼수상태에 빠져 생명을 잃게 되는 돌이킬 수 없는 병이다. 일단 이 병에 걸리면 반수 이상의 사람이 5년 이내에 생명을 잃는다. 그리고 술을 마시면서 영양소 섭취를 제대로 하지 않고 과로하는 사람에게서 자주 발생하는 간암은 간 경화증보다도 치료가 힘든 병이다.

이와 같이 계속되는 폭음이나 습관적인 음주는 간에 치명적인 손상을 가져올 수 있다.

● 췌장 질환

췌장은 음식물을 소화하는데 필요한 효소를 생산하는 공장이다. 췌장에서 만들어진 효소들은 췌장 내에 저장되어 있다가 음식물이 들어오면 활성화되어 십이지장으로 분비된다. 많은 양의 알코올을 갑자기 마시거나 장기간 습관적으로 과음을 하면 췌장의 분비 기능을 쓸데없이 자극하는 결과를 가져온다. 즉, 어느 정도의 알코올이 섭취되면 췌장 내에 저장되어 있는 효소들이 불필요하게 많이 활성화되어 췌장 내의 단백질을 소화시킴으로써 파괴한다. 췌장이 만들어 저장하고, 그 효소들에 의하여 스스로 파괴되는 악순환이 계속된다.

이러한 악순환에 의해 과음 후에 **알코올성 급성췌장염**이 생겨 췌장이 붓고 괴사가 일어난다. 과음을 계속 반복하면 췌장의 파괴도 반복적으로 계속된다. 그 후에 정상적인 췌장의 구조는 파괴되고, 섬유질이 들어차면서 췌장이 굳어지고 위축되는 만성췌장염이 될 수 있다. 급성췌장염을 앓은 후에도 과음을 계속하면 재발의 가능성이 높아지고, **알코올성 만성췌장염**으로의 이행이 용이해진다. 만성췌장염은 급성과 마찬가지로 복통이 주요 증상이지만, 췌장에서 인슐린을 생성하는 세포수가 감소하므로 당뇨병이 합병될 수도 있다. 또한 소화효소 생성의 부족으로 인해 소화흡수 장애가 나타나기도 한다.

● 뇌 질환

알코올이 체내에서 분해될 때 생기는 중간 물질인 아세트알데히드는 두통과 심한 불쾌감을 일으킨다. 이 물질은 완전히 분해되기 전에 다시 술을 마셔야만 두통과 불쾌감이 덜해지는 고약한 성분이다. 이런 식의 악순환으로 계속해서 술을 마시게 되면 대뇌의 조절기능이 마비되는 **웨르니케병**, **코르사코프 증후군**이 나타난다. 또한 아세트알데히드는 소뇌에도 손상을 입혀 보행 장애를 일으킨다. 이는 평균대 위를 걷는 것과 같은 접족 보행에 현저한 어려움을 겪게 만든다.

또 습관적으로 계속되는 음주는 뇌세포를 파괴하고, 두뇌의 기능을 저하시키며, 이성을 잃게 하여 예기치 못했던 행동을 하게 한다. 그리고 신경 마비로 인한 안구 운동 장애, 안구 진탕, 운동실조 현상을 보이며 말초 신경염을 가져와 팔과 다리의 감각에 이상이 오게 되고, 몹시 쑤시고 아픈 경우가 빈번히 발생한다. 이러한 현상이 심각해지면 알코올 중독 환자라는 낙인이 찍혀 장기간 격리 입원 치료를 받아야 할 사태까지 발생한다. 이보다 더 심각하고 무서운 것은 짧은 시간에 다량의 음주를 할 경우, 혈중의 알코올 농도가 급격히 상승하여 뇌나 신경조직에 침투함으로써 사망을 부르기도 한다는 점이다.

알코올에 의한 마취 상태는 그 처리 속도가 매우 늦기 때문에 클로로포름이나 에테르에 의한 마취 상태보다도 훨씬 길게 지속된다. 즉, 알코올로 인한 혼수상태가 위험하다는 것을 의미한다. 혈중 알코올 농도가 400㎎% 이상 되면 법의학상 '**알코올 중독사**'라고 판정한다.

● 심혈관 질환

알코올 성분은 심박수를 증가시키고, 최고 혈압과 최저 혈압을 모두 상승시킨다. 그러므로 고혈압이 있는 사람이 술을 마시는 것은 매우 위험한 행동이다. 일단, 알코올을 섭취하여 혈압이 상승하면,

심장은 그 압력에 맞서서 펌프작용을 계속하기 위해 평소보다 강한 힘으로 수축하지 않으면 안 된다.

이처럼 강한 힘으로 수축해서 혈액을 송출한 직후에 심장이 확장되면 닫힌 막에 부딪히는 역류 혈액의 충격력은 혈압 상승 때문에 평소보다 더 강해진다. 그리하여 심장은 탄력이 붙은 것처럼 강하게 수축하고, 높은 혈압에 의해서 심장이 울리게 된다. 술을 마시면 가슴이 두근두근 하는 것은 이와 같은 상황으로 인한 것이다.

습관적으로 계속되는 음주는 심근의 손상을 초래하여 심근의 힘을 떨어뜨리고, 이로 인해 펌프 기능을 충분히 수행할 수 없는 알코올성 심부전증과 알코올성 부정맥을 가져오기도 한다. 때로는 각기병에 의한 심근염이 함께 발병하기도 한다. 심근염이란 심장과 온몸이 붓고 숨이 차는 병으로 좀처럼 회복하기 어려운 난치병이다.

● 당뇨병

알코올은 1g 섭취당 7kcal를 내는 고열량 식품이며, 식욕 증진 작용을 가지고 있어 과잉 섭취시 비만을 초래한다. 따라서 엄격한 식사 요법과 그에 의한 표준 체중 유지가 치료의 근간이 되는 당뇨병 환자에게 있어 과음은 혈당 조절을 어렵게 만들며, 또한 혈중의 중성 지방을 상승시키므로 당뇨병에 합병되는 고지방 혈중, 지방간, 만성 췌장염의 진전을 조장한다. 또한 경구 혈당 강하제, 인슐린 요법 등의 약물 치료를 행하고 있는 당뇨병 환자에게 있어 알코올의 과잉 섭취는 간에서 포도당 방출을 억제시켜 위독한 저혈당증을 초래하는 일도 있다. 이처럼 알코올은 직·간접적으로 당 대사에 복잡한 영향을 미쳐 당뇨병 치료를 곤란하게 한다.

● 태아와 관계된 질환

임신 중인 여성이 습관적으로 다량의 음주를 하게 되면 태아에게 염색체 이상증, 선천적 대사 이상증, 유아의 지능 장애 및 저능아 또는 기형아의 출산의 불행을 초래할 소지가 많이 가지고 있다. 또한 **태아의 알코올 증후군**(etal alcohol syndrome)을 유발할 가능성도 매우 크다. 이 증후군은 산모가 임신 중 음주를 할 때 나타나는 병으로써 그것은 산모의 태반을 거쳐서 태아에게 영향을 주는 '알코올'이 유일한 원인으로 작용한다.

여성들은 태아가 원치 않는 화학물질을 태반으로부터 격리시키지 못한다는 사실을 알아야 한다. 인간은 신의 창조물 중에서 가장 현명한 창조물임을 자처하면서도 알코올이 태아에게 주는 영향을 간과한 채 임신 중 음주, 흡연, 마약 등을 행한다. 그러면서도 자신의 아기가 세상에서 가장 건강하고 사랑스럽게 태어나기를 기대한다. 이 얼마나 모순된 생각인가?

그리고 알코올은 태아의 뇌세포를 손상시킨다. 이 손상은 영원히 회복되지 않는다. 태아의 어떤 뇌세포가 파괴되는지 확인되지 않았기 때문에 임신한 여성은 그 잠재적 가능성을 부정하고 싶어 한다. 그러나 그 손상은 신체적인 불구에서 정신적 박약까지 매우 다양하다. 아무도 얼마만큼의 알코올이 태아에게 손상을 가져오는지도 모른다. 다만 임신 중의 음주는 태어나지도 않은 아기의 생명을 담보로 확률 없는 도박을 하는 것과 같다는 것을 유념하기 바란다.

● 음주와 성기능 장애

알코올은 성기능에 심각한 장애를 가져온다. 남성호르몬의 분비도 줄어들어 불임의 여지도 있다. 따라서 습관적인 음주자들이 술자리에서 자신의 정력을 자랑하는 것은 위기의식에서 나온 허장성세라고 할 수 있다.

● 코르사코프 증후군

코르사코프 증후군(Korsakoff's syndrome)은 습관적으로 음주를 계속하여 알코올이 신경계까지 영구적으로 침해하여 나타나는 만성질환으로써 사고를 관장하는 대뇌피질의 세포를 파괴시키고, 기억력과 복귀력을 잃게 하며 마치 어린애와 같은 상태가 증상은 기억력 상실, 팔다리 통증 등이 있다.

● 진전섬망

진전섬망(delirium tremens)은 장기간 동안 습관적으로 음주를 하던 사람이 다른 신체 질환이나 외상(外傷)등의 이유로 갑자기 금주를 하면서 생기는 현상을 말한다. 이것은 일종의 정신병으로써 신체의 경련, 안절부절, 착각을 잘하게, 몸이 자신도 모르게 흔들거리게 된다. 또한 불면증과 환상 때문에 공포에 사로잡혀 자신의 육체에 해를 입히기도 하고 자살을 하기도 한다. 그런 후, 신경쇠약으로 사망하게 된다.

● 산소결핍증

우리 몸은 뇌로 일정량의 혈류를 보내 뇌세포의 기능을 유지한다. 그러나 알코올은 혈류의 저항을 증가시키고, 산소를 운반하는 적혈구 세포에 해를 주어 뇌에 산소결핍을 야기한다. 따라서 알코올은 뇌세포의 기능을 저하시키거나 파괴하여, 일상생활에 큰 장애를 준다.

● 신경과민증

손과 다리가 떨리고 건망증, 오판, 도덕관념 상실 등이 반복되다가 심하면 정신박약증이나 기질, 신경염 등으로 발병한다.

□ 알코올 중독의 예방책

예방에 있어 무엇보다도 중요한 것은 가족의 따뜻한 사랑과 교육을 통해 알코올 중독을 이해시키고, 각자가 음주를 삼가는 것이 중요한 예방책이라 할 수 있다. 아울러 중독에 대한 초기 치료가 후에 진전될 수 있는 심한 중독증을 예방하는 최선의 방법으로 알려져 있다.

일반적으로 음주시에 지켜야 할 몇 가지 안전수칙은 다음과 같다.

· 음주하고 싶을 때는 참는다.
· 정신적, 육체적 불쾌감을 해소시키기 위한 음주는 하지 않는다.
· 알코올 함량이 높은 술은 그대로 마시지 않고 낮추어 먹는다.
· 음주 속도를 천천히 한다.
· 빈속에 음주하지 않는다.
· 술은 병째 마시지 말고 반드시 작은 잔에 따라서 마신다.
· 언제, 어디서, 어떤 술을, 어떻게 마셔야 할 것인지 계획을 세워 마신다.
· 숙취나 위가 쓰릴 때 아침 해장술을 마시지 않는다.
· 알코올을 보약 또는 치료약으로 생각하지 않는다.
· 얼음을 넣어 희석해 마신다.

□ 건전한 음주법

가장 건전한 음주법이라면 술을 끊는 것이라 할 수 있다. 그러나 사회생활을 하다 보면 여러 가지 상황과 필요에 의해 음주를 하게 된다. 이러한 분위기 속에서의 건전한 음주란 개개인의 요구와 주위 환경에 의해서 이루어진다. 특히, 술을 마실 때는 항상 적당량(주량)을 지켜야 한다. 가능하다면 자신이 규정한 양보다 적게 마시는 것이 건전한 음주법이다. 그러나 사회 적응과 대인관계에서 자신의 음주량(주량)을 지키기란 쉽지 않다. 사람과의 접촉이 많은 직장인들은 특히 더하다. 따라서 신체에 부담이 적은 음주 습관과 음주법을 알아두는 것이 필요하다. 이를 위해 다음의 몇 가지 사항을 추천하고자 한다.

- *음주를 한 후에는 적어도 2~3일의 휴식기간을 두고 음주를 하며, 계속적인 음주는 삼가 한다.*
- *위장의 보호를 위해 반드시 음식을 섭취한 후에 음주를 한다.*
- 술은 *우유나 얼음, 유자차, 결명자 등을 통하여 희석하여 마신다.*
- *술을 마실 때는 육류나 어류, 야채 등을 안주로 해서 먹는 것이 좋다.* 술자리는 거의 대부분 빈속에 시작하는 경우가 보통이다. 공복에 마시면 알코올의 흡수속도가 빨라지며 혈중 알코올농도가 급격히 상승한다. 또한 술 마신 뒤 컨디션을 나쁘게 하고 위점막에 자극을 주기도 한다. 그러므로 음주 전엔 반드시 음식을 먹어두거나, 건배 뒤에 일단 잔을 내려두고 안주먼저 먹도록 해야 한다. 지방이 많은 음식은 지방간의 원인이 될 수 있고 고단백음식은 간장의 알코올 해독에 에너지원 구실을 한다. 또한 안주를 많이 먹게 되면 반대로 음주의 양이 줄어들게 되는 일석이조의 효과가 있다.
- *술을 마시면 시력장애가 오므로 술을 조금이라도 마시면 운전을 하지 않는다.* 운전은 뇌와 손발이 감각적으로 호흡을 맞춰야하는 고난이도의 기술이다. 작은 실수로도 자신과 다른 사람의 생명을 앗아갈 수 있다. 그런데도 시각과 감각을 무뎌지게 하는 술까지 마시고 운전한다는 것은 정말 위험한 일이 아닐 수 없다. 다시 말해 술을 마시면 감각기관이 느낀 것을 뇌로 잘 전달시키지 못하기 때문에 사고는 예약된 것이나 다름없다.
- *술을 마시는 동시에 흡연하지 않는다.* 니코틴은 알코올에 잘 용해된다. 그래서 술을 마실 때 담배피우면 술 더 빨리 취하고 녹초가 된다. 니코틴 외에도 담배에 포함된 각종 유해물질과 발암물질은 알코올에 용해되어 알코올로 인해 저항력과 암발생 억제력이 감소된 몸을 공격한다. 술을 마시면서 담배를 많이 피우는 사람은 구강암, 식도암, 후두암 등에 걸릴 위험성이 높다. 술 마실 땐 담배대신 즐거운 대화의 꽃을 피우는 것이 좋다.
- *술을 섞어 마시지 마라.* 농도가 높은 술을 첫잔부터 단숨에 마시면 위염이나 위 점막에 가벼운 출혈을 일으킬 수 있으며, 몸 전체에 무리를 주기도 한다. 원 샷처럼 급히 마시는 술은 알코올의 혈중농도를 급속히 높여 중추신경과 호흡중추를 급속히 마비시키는 동시에 급성알코올 중독이 될 수 있다. 또한 그런 식으로 계속 마시게 되면 뇌의 마비가 진척되어 혼수상태로 사망에 이를 수도 있다. 술은, 편안한 마음으로 첫잔부터 천천히 마시길 권한다.
- 술은 *가능하면 천천히 조금씩 마신다.* 과음과 폭음은 신체적, 정신적으로 커다란 손상을 가져오며

다양한 병의 원인이 된다. 예를 들어, 각종 간질환, 위장병, 심장질환 뿐 아니라 뇌세포의 손상까지 야기한다. 또한 이로 인한 건강과 자제력의 상실은 가족과 대인관계에 피해를 주고 사회생활에 치명적인 결과를 초래한다.

- *술이 만취했을 때는 바로 눕지 않는다.*
- *술을 마신 후 그 해독을 위해 커피나 아스피린 등을 먹지 않는다.*
- *술을 마신 후 과격한 운동은 피하라.* 술을 마신 후 스키 등의 격렬한 스포츠를 하는 것은 위험하다. 술을 마신 후, 운동을 하면 반사신경과 판단력이 둔해져 상처를 입거나 남을 다치게 할 수 있다. 또한 취한 상태에서의 수영을 하는 것도 심장에 2중 부담을 주어 심하면 사망에 이르는 경우도 있다. 술에 취한 채로 사우나를 한다든지, 사우나를 하며 술을 마시는 것 역시 매우 위험하므로 피해야 한다.
- *술 마신 다음날 아침은 가벼운 운동으로 알코올 성분의 배설을 촉진한다.*
- *술을 거절하고 싶을 때는 거절한다.* 어떤 술을 마시든 그것은 나의 마음이다. 술을 더 마실 것인가 그만 마실 것인가도 나의 결정에 달려있다. 아무리 약한 술도 더 이상 마시고 싶지 않을 때는 거절하는 것이 좋다.
- *술을 혼자서 마시지 않는다.* 혼자서 술을 마시면 속도도 빨라지고 양도 많이 마시게 된다. 기분이 나쁠 때 주로 혼자 마시게 되는데 그만큼 빨리 취하게 되고, 감정도 격앙되어 좋지 않은 결과를 유발하기도 한다. 여러 사람과 즐거운 대화를 나누며 마시는 술은, 대화만큼 술을 덜 마시게 되고 기분도 좋게 되어 몸과 마음이 상하는 것을 막을 수 있다.
- *술을 권하지 않는다.* 술자리에서는 다른 사람의 의견을 존중하고 술을 억지로 강요하지 말아야 한다. 사람마다 그날 컨디션과 상황, 주량 등이 다 같을 수 없기 때문이다. 지나친 강요는 결국 상대방의 생활 리듬과 건강을 훼손시키고 가정에 문제를 야기하는 등 해만 끼칠 따름이다.
- *술에 강하다고 자만하지 않는다.* 술은 마실수록 늘기는 하지만 알코올 저항력이 높아지는 것은 아니다. 술이 세다고 자랑하는 사람들 중 술에 강한 체질이 있긴 하지만 엄청난 알코올에도 끄떡없는 "슈퍼간"은 없다. 술 앞에 겸손하라.
- *임신 중 술은 절대 금물이다.* 임신 중에 술을 마시면 자기 자신은 물론 태아에게까지 치명적 피해를 입힌다. 혈중 알코올은 태반을 통과하여 곧바로 태아에게로 가는데, 이때 태아의 혈중농도는 모체와 같다. 독성이 강한 아세트알데히드 등도 똑같이 태아에게 전달되므로 유산이나 조산의 위험도 많지만, 태아의 발육장애, 지능장애, 안모이상, 언청이와 같은 기형아를 낳을 가능성이 높다. 특히 태아의 기관이 형성되는 임신3개월간은 특히 조심해야하고, 소량의 음주라도 장애아를 출산할 경우가 있다는 사실을 명심하기 바란다.

· *간을 쉬게 한다.* 간이 분해할 수 없을 정도로 많은 알코올을 섭취하면 아세트알데히드가 분해되지 않고 간장에 남아, 간 조직을 자극하거나 지방분을 쌓이게 하여 간장질환을 야기한다. 한동안 과음했다 싶으면 2~3일 정도는 절대로 술을 마시지 않고 간장에 쌓인 지방분이 해독되도록 쉬어야 한다. 만일 쉬지 않고 계속 마신다면 지방간에서 알코올성간염, 간경변, 간암으로 발전하게 된다.

· *절대 약과 함께 마시지 않는다.* 약을 복용하는 동시에 술을 마시면, 간은 약과 알코올 두 가지를 동시에 대사하지 않으면 안 된다. 그러나 간은 알코올과 약이 함께 들어오면 알코올을 우선적으로 분해한다. 결국 약의 분해가 늦어져 혈중에 오래 정체하기 때문에 약의 작용이 과하게 나타난다. 반드시 사고가 나는 것은 아니지만 간과 위 등에 무거운 부담을 주고, 심각한 부작용이 생길 수 있는 음주시의 약물복용은 절대 피해야 한다.

· *체질을 알고 마시자.* 술은 무턱대고 마실 게 아니라 자신의 체질을 확인하고 마셔야 한다. 멋모르고 남들을 따라가려다가 간을 망가뜨리기 십상이기 때문이다. 드링크만 마셔도 취하는 사람은 술과 맞지 않는 체질이다. 술에 강해지려고 노력하는 것은 금물이다. 자꾸 마시다 보면 주량이 늘긴 하지만, 그만큼 아세트알데히드도 증가하여 간을 상하게 한다. 술을 조금만 마셔도 숨이 가쁘고 얼굴이 붉어지는 사람 역시 알코올 2차 분해효소인 ALDH와 보효소인 NAD의 선천적 결핍자임으로 술을 보통사람보다 약간 지나치게 마시면 위험할 수 있다.

이상과 같은 사항들을 작게나마 하나씩 실천한다면 우리는 우리의 건강을 잘 유지하는 동시에, 올바른 음주문화를 정착시킬 수 있을 것이다.

2 흡연과 건강관리

❑ 담배

담배는 미국 인디언들에 의해 처음으로 경작되어 수세기 동안 피워졌다. 유럽 탐험가들이 인디언으로부터 그 풍습을 물려받아 곧 전 세계에 퍼트렸다. 한때 담배는 'herba panacea'(모든 병을 치료하는 약초)로 불렸고, 의학적인 목적으로 사용이 증가돼서, 담배가 전 세계에 퍼진 지 300년이 지나서야 담배의 해로운 영향들을 재인식하게 되었다. 즉, 담배연기 속의 유해성분인 니코틴, 일산화탄소, 타르 등에 의해서 폐암, 만성적인 심질환, 태아의 기형, 성기능 장애, 여러 가지 암, 그 외의 심각한 건강상의 문제가 발생한다는 것을 알게 되었다. 뿐만 아니라, 흡연자는 물론 비흡연자 역시 간접흡연에 의해 이 같은 부작용을 똑같이 발생할 수 있는 사실이 알려지자, 담배는 우리 사회의 커다란 문젯거리로 자리 잡게 되었다.

이에 현재는 전 세계적으로 담배의 사용을 퇴치하기 위해 종교적 · 보건적 · 사회적 · 법적으로 많은 노력을 하고 있으나, 다른 마약과 같이 계속적으로 퍼져가는 담배의 사용을 막는 것은 그리 쉬운 일이 아니다. 담배의 사용을 금하려는 노력은 21세기까지도 계속되고 있다.

한국금연운동협의회 자료에 의하면 우리나라 성인의 연도별 흡연율은 각 년도 9월을 기준으로 남자의 경우 1992년 75.1%에서 2007년 43.4%로 점차 감소하였으나 영국과 캐나다와 같은 선진국의 흡연율과 비교하면 아직도 높은 수준이다(여자의 경우 1992년 5.1%에서 2007년 3.7%로 감소). 1981년부터 2003년까지 흡연관련 사망자수를 추정한 연구(지선하 등, 2006)에 의하면 흡연관련 사망자수는 전체사망, 암, 심혈관질환 모두 연도별로 증가하고 있다고 한다. 이 연구에서 2003년 전체 흡연관련 사망자수는 46,208명(남자 40,087명, 여자 6,120명)으로 계산되었다. 또한 1981년부터 2003년까지 합한 흡연관련사망자수는 913,935명으로 계산되었으며 우리나라는 당분간 흡연관련사망자수가 매년 증가할 것으로 예측하였다. 이와 같은 현상은 담배가 우리의 인체에 미치는 악영향에 대한 올바른 인식과 이해의 부족, 그리고 잘못된 흡연 문화의 무분별한 수용이 가장 큰 원인이 되고 있다. 다만, 몇 가지 위안이 되는 것은 적극적인 홍보의 결과로 성인들의 흡연인구가 매년 줄고 있다는 점과 공공장소에서의 흡연이 금지되어 적어도 간접흡연으로 인한 피해는 약간이나마 줄일 수 있다는 점이다.

그리하여 이후의 내용은 담배가 인체에 미치는 악영향을 구체적으로 알아본 후, 금연 방법을 제시함으로써, 이를 통해 흡연에 대한 올바른 지식의 습득과 이해를 돕고자 한다.

❏ 담배의 유해성분

담배연기가 가스, 증기(vapor)및 화학성분의 혼합체라는 것은 이미 잘 알려져 있는 사실이다. 담배연기에서 가장 심각한 유해성분은 니코틴, 타르 및 일산화탄소이고 건강을 해칠 것이라 추정되는 물질로는 페놀(phenol), 이산화탄소(carbon dioxide), 산화질소(nitric oxide), 시안화수소산(hyrocyanic acid), acrolein 및 creosl 등을 들 수 있다.

● 니코틴

니코틴(nicotine)은 '담배 안에 있는 주된 마취제로써, 그 자체가 맹독성이 강한 물질'이다. 화학구조는 신경전달 물질인 도파민, 아세틸콜린, 노르아드레날린 등 아민계의 물질과 유사하게 이루어져 있다. 이는 무색의 유성(油性)인 알칼로이드 액체로써 한 방울(70mg)의 니코틴을 토끼의 피부나 모르모트의 혀에 떨어뜨리면, 해당부위가 단시간에 죽을 정도로 독성이 강한 속효성 독물로 알려져 있다. 또한 같은 양의 니코틴을 평균 체중의 사람에게 주사하면 수분 안에 사망한다.

인체에 흡수된 니코틴은 폐 → 심장 → 뇌로 흡수되면서 노르아드레날린과 도파민처럼 일종의 각성제로 작용한다. 소량의 니코틴은 중추신경계가 흥분작용을 할 때 교감신경 및 부교감신경을 흥분시키는 역할을 하고, 어느 정도의 기억력 증진과 집중력 향상에 도움을 주기도 하지만 그것은 극히 순간적인 일이다. 이에 비해 다량으로 흡수된 니코틴은 심혈관 계통에 자극을 주고, 심장 박동수와 혈압을 증가시켜 심근에 무리를 줌으로써, 더 많은 산소를 요구한다. 또 신경을 마비시키는 작용을 하고, 말초혈관을 수축시키며, 나쁜 콜레스테롤을 증가시켜 동맥경화증을 악화시키는 등 인체에 여러 가지 악영향을 끼친다. 특히, 흡연자에게는 대동맥류의 파열 등에 의한 사망 사례가 많은데 이것은 동맥경화가 격심해진 대동맥이 고혈압의 원인이 되고, 고혈압으로 인해 약해진 대동맥 벽을 팽창시켜 파열된 결과이며, 그것은 흡연에 의한 콜레스테롤 침착 촉진과 밀접한 관련을 맺고 있다.

니코틴이 인체에 미치는 영향을 요약해 보면 표 13.1과 같다.

표 13.1 니코틴이 인체에 미치는 영향

기관계	반 응	기관계	반 응
내분비계	혈장지질, 포도당 상승 글루카곤 상승, 인슐린 상승	소 화 계	위 운동저하, 오심과 구토 유발, 위액 분비 상승, 위궤양 발생율 상승, 위의 기능 악화
심장혈관계	심박수 상승, 혈압상승 혈관수축현상 증대, 말초순환 저하	신 경 계	중추신경흥분, 신경마비

담배 한 개비에는 일반적으로 0.2~2.2mg이하의 니코틴이 함유되어 있고, 한 모금의 담배연기를 마실 때 약 0.1~0.2mg 정도의 니코틴이 체내로 흡수된다. 담배를 피우면 니코틴 농도가 급격하게 상승하게 되는데, 성인의 경우 니코틴 40~60mg 정도가 흡입되면 사망에 이른다. 즉, 담배 40개비 이상을 한꺼번에 피우면 목숨을 잃는다는 것이다. 성인의 경우 니코틴에 의한 치사량은 체중 1kg당 1mg이다.

니코틴이 담배 연기로 흡입되어 뇌에 약리작용을 일으키는데 소요되는 시간은 겨우 4~7초이며, 흡입된 니코틴이 체외로 완전히 배출되는 데에는 약 3일이 걸린다. 이것이 연기와 함께 폐에 들어가면 폐 점막으로부터 쉽게 흡수된다.

담배 한 개비를 피우면 혈중 니코틴 농도는 몇 분 안에 최고치에 도달하고, 흡연 종료 후 15분 정도가 지나면 급격히 떨어지며, 이후 서서히 저하된다. 이 상태는 마약중독과 같이 일종의 니코틴 중독이라 할 수 있다(그림 13.1).

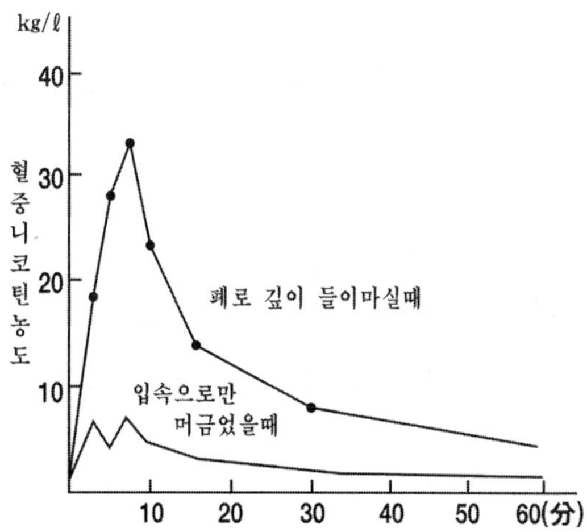

그림 13.1 담배 한 개비를 피울 때의 혈중 니코틴 농도의 변화

● 일산화탄소

담배를 피우지 않는 사람의 경우, 호흡 중 **일산화탄소**(CO)의 양은 3~7ppm인데 비해서 담배를 피우는 사람의 경우, 20~40ppm으로써 환경기준의 10ppm을 훨씬 초과하고 있다. 담배 연기에는 이 환경 기준치 보다 훨씬 더 많은 일산화탄소가 함유되어 있기 때문에 흡연자의 폐 속에는 항상 다량의 일산화탄소를 쌓아 두고 있는 것과 같다. 이렇게 쌓여있는 일산화탄소는 즉각적으로 혈액 내 헤

모글로빈의 2~6%를 불활성 시켜서 산소운반능력을 현저하게 감소시키고, **만성 저산소증**을 유발하여 신진대사상에 장애를 주며, 조기 노화현상을 가져온다. 이는 결합력이 강한 일산화탄소가 헤모글로빈과 강력하게 결합하여 쉽게 해리되지 않으며, 흡연으로 인한 **만성 저산소증**을 유발시켜 약한 빈혈상태가 되는 동시에 모든 세포의 기능을 저하시키기 때문이다. 또한 최후엔 관상동맥 안쪽 표피의 손상으로 동맥 경화증의 발병을 높인다. 게다가 동맥혈관이 좁아지는 혈관 수축시에 담배를 피우게 되면, **허혈성 심질환**(산소부족)과 관상조직의 손상을 입는 원인이 된다. 이외에도 밤에 시각의 예민함을 떨어뜨리는데, 이와 같은 현상은 일산화탄소가 눈의 가장 안쪽에 있는 망막에 직접적으로 영향을 미치기 때문이다.

하루에 10~12개의 담배를 피우는 사람은 일산화탄소와 헤모글로빈의 결합정도가 4.9%, 15~25개의 사람에게는 6.3%, 30~40개는 9.37%의 결합을 나타낸다. 혈중의 일산화탄소 농도가 10%이하가 되면 안정시에는 자각증상을 나타내지 않지만, 운동시에는 커다란 영향을 끼친다. 또한 흡연자의 동맥경화를 더욱 촉진시키는 것이 일산화탄소라는 보고도 있다.

● 타르

타르(tar)는 담배의 맛이나 향기를 결정하는데 매우 중요한 역할을 하는 것으로 담배의 독특한 맛이 바로 이 타르에서 오는 것이다. 타르는 발암물질로서 그 속에는 **완전 발암물질**, Initiator, Promoter, 발암 보조물질 등 모두 수 종류씩 포함되어 있다. 그 중에서도 발암작용이 강력하고, 함유량도 높은 것이 **완전 발암물질**인 'Benzo pyrene'이다. 담배연기 속에는 이러한 발암물질 및 그 밖의 많은 유해물질이 들어있다. 따라서 흡연자에게 폐암, 후두암, 식도암, 구강암, 췌장암이 많이 발생하는 것은 당연한 결과이다. 이를 뒷받침하는 것으로, 미국에서는 매년 10만 명 이상이 흡연으로 인해 발생한 암으로 사망하고 있다.

타르는 담배 연기를 통해 폐로 들어가 혈액에 스며들어 우리 몸의 세포나 장기에 피해를 주게 된다. 잇몸, 기관지 등에는 직접 작용하여 표피세포를 파괴하거나 염증을 일으킨다.

담배 한 개비 속에는 대개 10~15mg의 타르 성분이 포함되어 있어 하루에 한 갑을 피우는 사람의 경우 3cc 정도의 타르가 흡연자의 체내로 흡수된다.

이상과 같은 담배의 주요유해성분 함량은 다음 표 13.2와 같다.

표 13.2 담배의 주요 유해성분

유 해 성 분	주류연	비주류연	B/A
연소와 함께 생성되는 성분	347mg	411mg	1.2
니코틴(nicotine)	0.46mg	1.27mg	2.8
타르(tar)	10.2mg	34.5mg	3.4
3.4 벤조피렌	3.5mg/106	13.5mg/106	3.7
일산화탄소(CO)	31.4mg	148mg	3.6
질소산화물	0.014mg	0.051mg	3.6
암모니아	0.16mg	7.4mg	4.6

* 주류연 : 흡연자의 입으로 흡입되는 연기
* 비주류연 : 담배의 연소부분에서 나는 연기

❑ 흡연의 동기

흡연의 동기나 원인은 많은 심리적·사회적 요인들과 관련이 있는데, 대체로 욕구불만이나 호기심, 모방심, 반항심, 모험심 등에 의해서 시작된다. 즉, 담배를 피우게 되는 동기는 자신보다 좀 더 나이 많은 사람들이 담배를 피우는 것을 모방하거나, 혹은 호기심에 의해서 영화나 TV, 잡지 등을 통해 주인공의 담배 피우는 모습을 흉내 내 보려는 행동에서 출발하여 자신도 모르는 사이에 담배를 습관적으로 피우게 되는 것이다. 특히, 10대 청소년들은 어른처럼 보이게 행동하려고 담배를 피우는 경우가 많다. 또는 외향적인 성격을 가진 사람은 그 성격으로 인하여 가족과 친구들로부터 담배를 많이 배우게 된다.

부모들이 흡연자일 경우 청소년이 담배를 피우는 비율이 그렇지 않은 경우보다 2배 이상 높다. 그러므로 부모는 자녀 앞에서 흡연하는 것을 자제하고 담배의 해악에 대해 교육할 필요가 있다. 이에 반해 성인의 경우에는 생활이 지루할 때, 심심풀이로 흡연을 시작하는 경우가 있고, 직장과 주변으로부터의 스트레스 해소를 위해 담배를 피우거나 혹은 흡연을 하면 살이 빠진다는 식의 잘못된 상식으로 인해 흡연을 하는 경우도 발생하고 있다.

그렇다면 이러한 여러 가지 동기들에 의해 시작된 흡연이 우리의 건강에 어떠한 영향을 미칠까?

□ 흡연과 관계된 질병

하루에 다량의 담배를 피우고, 담배 연기를 깊이 들이마시며, 빨리 피우거나, 필터가 적은 담배를 피우거나, 또한, 나이가 어린 사람일수록, 담배를 피우지 않는 사람보다 더 많은 질병의 위험에 놓이게 된다. 많은 질병들이 흡연과 더불어 발생한다. 적게는 기침에서부터 크게는 사망의 직접적 원인이 되는 호흡기관의 질병, 폐암과 다른 종류의 암 및 심폐기관의 질병까지 흡연으로 인한 질병의 증상과 피해는 매우 다양하다.

● 소화기계 질환

흡연이 소화기능을 촉진시킨다는 보고가 있기는 하지만, 이보다는 소화불량, 변비, 때로는 만성장염을 유발시킨다는 보고가 더 지배적이다. 한편 여송연, 궐련, 파이프 담배 등이 식사 후에 습관적 흡연자에게 있어서, 어떤 편안감이나 만족감을 주는 경우도 있다. 그러나 다량의 흡연은 언제나 건강상의 많은 문제점을 안겨준다. 소화기계와 관련된 구체적인 질병으로는, 다양한 만성기관지염, 소화불량, 위궤양, 십이지장궤양, 위암 등이 있다고 보고 있다. 특히, 몇몇 연구보고는 위궤양이 5배, 십이지장궤양이 2배 정도로 흡연자가 비흡연자보다 많이 발생하고 있으며, 위암의 40%이상이 흡연자에게 유발된다고 보고하고 있다.

● 순환기계 질환

담배를 피우면 처음에는 맥박의 속도가 느리게 되나 점차 증가하고, 혈압이 상승하며, 손끝의 피부온도가 서서히 내려간다. 이러한 현상은 30분 정도 계속되는데, 비상습자에서 뿐만 아니라 상습자에 있어서도 볼 수 있다. 결국 정량의 담배라 할지라도 심장의 기능을 저하시킨다는 결론이 나온다. 미국 뉴욕의 Wright와 Moffat는 1개의 궐련 담배가 손가락과 발가락의 온도를 평균 5.3°F 저하시키고, 최대 15.5°F를 저하시킨다고 보고했다. 또한 모세혈관의 혈류를 느리게 하거나 중단시키기도 하며, 심한 체온변화를 일으킨다는 사실도 밝혔다.

이러한 현상들이 장기간 지속되면 심근경색증으로 이환될 확률이 3배, 뇌경색이 발생될 확률이 2배나 증가하며, 버거스씨병에 걸리는 경우도 생기게 된다.

또한 미국의 Mayo Clinic의 보고에 의하면 하루 2개의 궐련담배는 대사율을 증가시킨다는 것을 지적하고 있다. 그러나 한편으로는 관상동맥 질환과 흡연과의 관계를 조사하여 심한 흡연자에 있어서는 젊은 연령층에서도 이 질환이 발생한다는 것을 알리고 있다. 이는 흡연을 하게 되면 각종 독성

물질에 의하여 나쁜 콜레스테롤이 증가하고, 이로 인하여 관상동맥 질환이 촉진되기 때문이다.

● 호흡기계 질환

우리의 허파로 통하는 기관은 놀라울 정도의 방어 기제를 가지고 있다. 이 기관의 세포에서는 공기를 들이마실 때 빨려들어 오는 그을음, 먼지, 그 밖의 이물질들을 긁어모으는 성질의 점액을 분비한다. 이 점액은 호흡기 통로 속에 있는 머리털과 같은 섬모의 작용에 의해서 먼지와 이물질들을 제거한다. 그런데 들이마신 공기가 이런 작용으로 처리할 수 있는 양보다 더 많은 오염물질을 함유했거나 섬모가 파괴당해서 작용이 중지되었을 때, 우리의 허파와 기관지는 손상을 입게 된다. 가장 확실하고 대표적인 손상요인은 습관적인 흡연으로, 이는 처음에는 호흡기 통로에 있는 섬모의 기능을 느리게 하지만, 나중에는 그 기능을 파괴하여, 공기 속의 여러 가지 오염물질을 제거하지 못하게 한다. 이러한 손상으로 인하여 초래되는 질병을 단계적으로 살펴보면 다음과 같다.

담배를 지속적으로 피우면 일차적으로 기관지를 자극하여 염증을 일으키고 기침과 가래를 만든다. 또한 기관지 벽이 두꺼워짐에 따라 기관지가 좁아져 호흡률을 떨어뜨리고, 기관지 점막에 있는 섬모의 기능을 악화시켜 가래를 내뱉기가 곤란해진다. 이와 같은 결과로 발생하는 만성적인 기침에 의하여 기관지염이 일어나고, 이는 호흡하는 것을 더욱 어렵게 만든다. 뿐만 아니라 담배 속의 독성물질은 직접 **폐포**에 작용하여 폐포 속의 신축성을 저하시켜 **만성 폐쇄성 폐질환**을 유발한다. 20~30년간 담배를 계속 피울 경우에는 조금만 움직여도 숨이 차 헉헉거리는 **폐기종**의 증상이 나타난다. 폐기종은 종종 만성기관지염에 의해 일어나는데, 폐기종 상태에서는 폐의 수축능력이 상실된다. 이러한 현상들은 심장에 더욱 많은 부담을 주게 되어 심장 기능을 더욱 떨어뜨리게 된다.

이상과 같은 상태들이 지속되면 결국은 폐암에 걸릴 수 있다. 흡연자의 폐암 사망율은 비흡연자에 비해 6~9배 높다. 또한 흡연자는 비흡연자보다 18배가 넘는 폐기종과 기관지염으로 사망한다. 이와 같은 호흡기관의 질병은 담배를 피우면 피울수록 증가하나 담배를 끊으면 조금씩 줄어든다.

● 뇌혈관장애

최근 뇌혈관 장애에 있어서 흡연이 위험 인자라는 것이 역학적으로 명확하게 제시되었다. 여러 연구를 정리하면, 흡연자는 비흡연자에 비해 다른 인자(연령, 혈압, 관상 동맥성 질환 등)를 수정해도 2~3배 높은 뇌경색, 뇌출혈의 위험성을 가지고 있고, 특히 하루에 30개비 이상의 흡연자에게 위험성이 더욱 높다. 그러나 1일 10개비 내지 그 이하에서는 뇌졸중을 일으키는 위험성에 있어서 흡연자와 비흡연자와의 차이가 없다고 한다. 또한, 금연하면 5년 후에는 비흡연자와 같은 정도의 뇌졸중 위험도로 돌아간다고 한다. 흡연은 동맥경화의 촉진 인자 이외에 혈액 **헤마토크릿**(hematocrit: 적혈구 용적율)의 상승에 의한 혈액 점도율을 증가시켜 뇌혈류를 저하시키는 작용에 관여하는 것으로 알려져 있다.

● 흡연과 암

담배 연기의 타르 속에는 적어도 20여 종의 A급 발암물질이 함유되어 있다. 담배를 장기간 습관적으로 피우면 이러한 발암물질의 축적작용으로 암 발생율(종류에 따라서 다르지만)이 크게 높아진다(표 13.3, 그림 13.2). 암의 종류에 따라 약간씩은 다르지만 대부분의 암은 흡연이 그 중요한 원인이 되고 있다. 특히, 흡연과 관계가 있는 병이라면 폐암을 생각할 만큼 흡연으로 인한 암의 발병율은 매우 높고, 완치율도 매우 낮아 한번 걸렸다 하면 매우 치명적인 병으로 간주된다.

특히, 현재 인류에게 발생하는 암의 30~40%는 담배가 원인이 되어 발생한 암이다. 즉, 이 세상에 담배가 없다면 전체 암의 약 40%는 발생하지 않는다고 해도 과언이 아닌 것이다.

표 13.3 흡연으로 인한 암의 발생율

암의 종류	확 율	암의 종류	확 율
후 두 암	11.5 배	폐 암	11.3 배
구 강 암	13 배	췌 장 암	1.5 배
식 도 암	6.4 배	신 장 암	1.3 배
간 암	2.3 배	위 암	1.5 배
방 광 암	2 배	자 궁 경 암	2 배

(비흡연자를 1로 보았을 때)

● 구강 질환

대부분의 흡연자들은 줄담배, 시가 혹은 파이프 담배 등을 피움으로써, 여러 가지 건강상의 장애가 초래된다는 것을 잘 알고 있다. 그러나 불행하게도 다음과 같은 구강(Oral)의 문제점 역시 흡연에 의해서 발생한다는 사실은 잘 모르고 있을 것이다.

- *무치증(edentulism)이나 치아의 손열*
- *입안의 점액질 막에 악성 얼룩인 흰 얼룩의 형성*
- *발치 후, 강(腔)이 아무는 것의 지연*
- *입술과 설암(舌癌)과 구강, 인두(咽頭), 후두 그리고 식도의 암*

· *치주로부터 염증을 일으키는 질병(periodontal disease), 치아를 포함하고 있는 강(腔)에 만연시키고 치아를 지탱하는 구조물을 파괴하는 고무질병*
· *고무질을 분비하고, 고통이 오며, 악취가 나는 염증인 치은염의 발생*

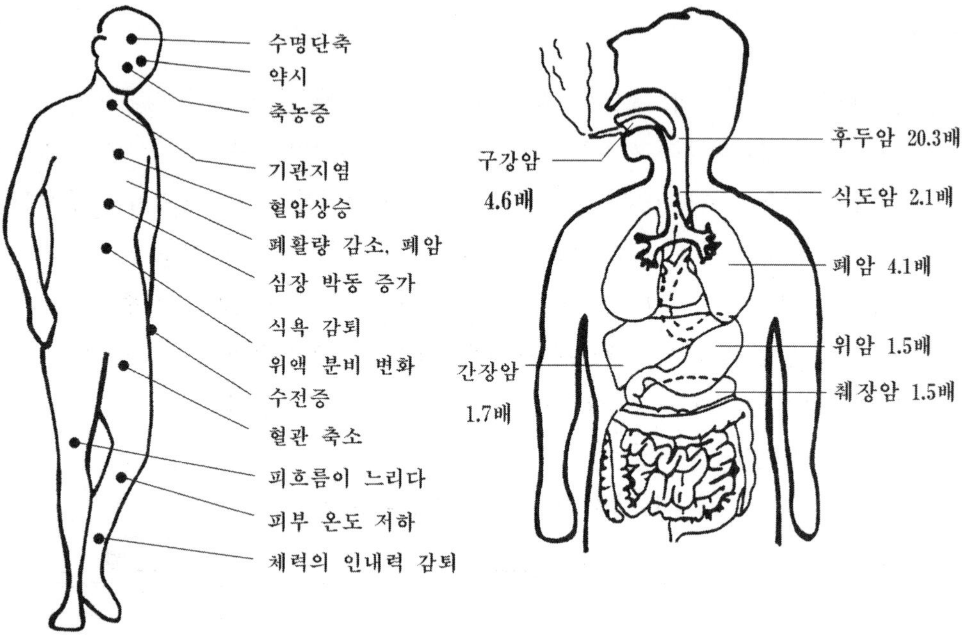

그림 13.2 흡연으로 인해 발병되거나 악화되는 질환

● 성기능 장애

최근 흡연이 성불능의 주원인으로 밝혀져 많은 관심이 집중되고 있다. 아시아 · 태평양 임포텐츠 학회에서 발표한 연구보고서에 의하면, 흡연자는 비흡연자에 비해서 발기부전증 환자수가 2~3배정도 많은 것으로 나타났다. 또한 심한 발기부전증 환자를 대상으로 음경혈압지수를 측정한 결과 흡연자는 4명 중 1명, 흡연 경험자는 8명 중 1명, 비흡연자는 12명 중 1명의 비율로 나타났다.

이와 같은 현상은 흡연으로 인해 초래되는 동맥경화에 의해 혈류량이 적어져 성을 자극하는 중추신경의 활동이 악화되면서 성기 혈관도 축소되고, 자연히 혈류량이 감소되어 성기 불능 상태가 초래되는 것이다. 또한 담배 속의 니코틴은 자율신경을 마비시켜 성욕을 감소시키고, 정액의 사정량을 감소시킬 뿐만 아니라 여성에게는 배란을 억제하며, 불임을 촉진시킨다. 그리고 타르는 생식에 관련된 신경과 고환에 영향을 주어 정자생산 능력을 떨어뜨리는 작용을 하는 것으로 밝혀지고 있다.

● 고혈압

흡연이 순환기 계통에 주는 급성적인 영향으로는 심박수 증가, 혈압 상승 등이 있으며, 만성적인 영향에 대해서도 여러 가지 보고가 있다. 흡연 습관은 고혈압 발병에 서로 복합적으로 작용하는 개체요인, 환경요인 중의 하나라고 생각되고 있다. 흡연 습관과 고혈압 발병과의 인과 관계를 단정할 순 없지만, 고혈압 치료에 있어 예방하지 않으면 안 되는 합병증의 발병과 밀접한 관계가 있다고 한다.

❑ 직접 흡연과 간접흡연

담배연기를 직접 흡입하는 것을 **직접 흡연** 또는 능동적 흡연이라고 하며, 담배를 피우는 사람들이 만들어 내는 연기를 어쩔 수 없이 들여 마심으로써 담배를 피우지 않는 사람도 소량의 담배를 피우는 것과 같은 결과를 가져오는 것을 **간접흡연**, 혹은 수동적 흡연이라고 한다. **간접흡연**은 비자발적인 흡연(involuntary smoking) 또는 환경 흡연(environmental smoking)이라고도 한다.

간접 흡연자는 직접 흡연자의 거의 절반에 가까운 피해를 받게 되는데, 전체 폐암 사망자 중 간접흡연으로 인한 폐암 사망이 3위를 차지한다는 통계보고가 이 사실을 뒷받침하고 있다. 특히, 여성이 간접흡연을 많이 하게 되면 직접 흡연을 하는 것과 마찬가지로 유방암에 걸릴 확률이 높아진다.

배우자가 흡연하는 사람인 경우, 폐암 발생율이 30%, 심장병 발생율이 40%가 더 높으며, 부모가 흡연하는 가정의 어린이는 천식, 중이염 등의 발현율이 6배나 더 높다. 또한 가족 중 한 사람이 하루에 담배를 20개비 이상 피우게 되면 가족들의 폐암 발생 위험은 흡연자가 없는 가정에 비해 2배나 높아지게 된다고 한다. 담배를 피울 때 발생하는 연기의 종류는 **주류연**과 **비주류연** 두 가지로 나눌 수 있다. 흡연자가 직접 흡입한 담배 연기는 일단 흡연자의 폐 속을 거쳐서 다시 뿜어지는데, 그 직접적인 연기가 **주류연**이고, 담배 자체가 스스로 타 들어가면서 발생하는 생연기가 **비주류연**이다. 이 주류연과 비주류연은 그 성분에서 다소간의 차이를 나타나는데, 비주류연이 주류연보다 여러 성분의 농도가 높게 나타난다. 구체적으로 니코틴 및 타르는 약 2배, 일산화탄소는 5배, 질소 4배, 벤조피렌 4~5배, 눈을 자극하는 암모니아는 46배 정도가 비주류연이 주류연보다 많이 포함되어 있다. 따라서 간접 흡연자의 경우 주류연에 비하여 비주류연이 인체에 훨씬 해롭다는 것을 알 수 있다.

❑ 여성의 흡연

국제적으로 비교할 때, 지금까지의 한국은 다른 나라에 비해 남성의 흡연율이 매우 높고, 여성의 흡연율이 낮은 것이 특징이었으나, 최근에는 남성의 금연인구가 늘고 있는데 비해 여성의 흡연인구가 급격히 증가하는 추세에 있다. 이는 여성의 사회 진출이 일반화되고, 의식이 개방되면서 더욱 가속화되었고, 그 연령 또한 매우 낮아지고 있어 그 심각성을 더하고 있다. 이러한 현상은 잘못된 지식의 습득과 이해에서 초래되는 현상으로 이에 대한 계몽이 촉구되고 있는 현실이다.

여성의 흡연은 신체의 생물학적 특수성에 의해, 남성 흡연자보다 담배의 피해를 입기 쉽고 그 강도 또한 더욱 심하다(그림 13.3). 특히, 여성 흡연자의 경우 수태를 하고 모성 기능을 발휘해야 할 상황에 담배를 피우면 거의 수태순간부터 태아에게 영향을 미치기 시작하며, 독성이 강한 3가지 물질이 체내에 흡수되어 태반을 통해 태아에게 보내진다. 첫째로, 일산화탄소는 태반 속의 산소를 대폭 감소시키고, 태아의 신체조직 부양에 필요한 산소를 감소시킨다. 둘째, 니코틴은 태아의 심박수를 빠르게 하고 혈압에 변동을 일으키기 때문에 산소의 필요량은 거꾸로 증가하게 된다. 이로 인해 심장은 더 큰 부담을 안게 된다. 셋째, 타르와 같은 발암물질은 흡입된 연기로 인해 발암성 물질이 태아의 혈액으로 들어간다. 이러한 여러 가지 유해 물질의 영향으로써 태아의 발육지연, 미숙아 출산 가능성 상승, 선천적 장애아 출산, 유산, 사산 등 태아에게 막대한 악영향을 끼치는 점 등을 인식할 필요가 있다. 뿐만 아니라 유방암, 자궁암, 월경불순, 조산율 증가, 조기 폐경 등의 피해는 남성보다 훨씬 더 심각하다고 할 수 있다.

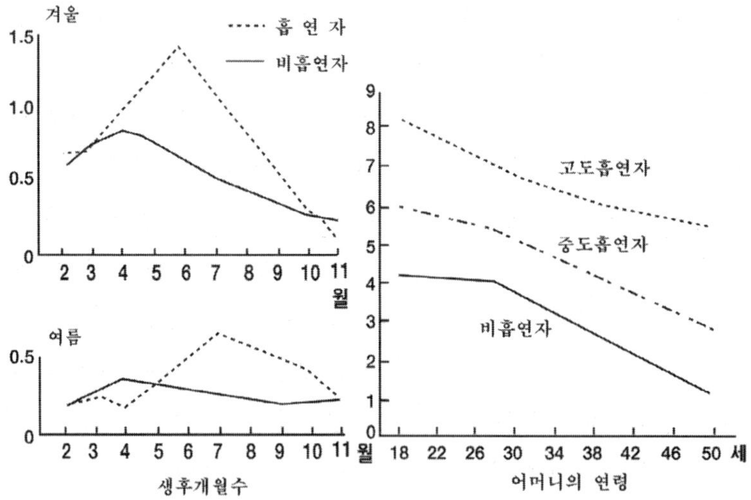

(1) 유아의 기관지염과 폐렴 발생율(%)　(2) 기형아 출산율(%)

그림 13.3 모친의 흡연이 유아에 미치는 영향

❑ 흡연과 수명

담배는 오랜 옛날부터 기호품으로서 애용되어 왔다. 그러나 1960년대가 되면서 기호품으로서의 담배와 건강에 관한 다방면의 연구가 활발히 진행되었고, 그 결과 담배의 유해성분, 흡연과 수명 또는 흡연과 질병 발생율과의 관계가 분명하게 밝혀졌다. 결론부터 말하자면 흡연, 특히 습관적이고 상습적인 흡연은 인간 수명을 크게 단축시키고 있다.

한 통계보고에 의하면 흡연자는 비흡연자에 비해 평균수명이 짧으며, 하루의 흡연개수에 비례하여 그 수명은 단축된다. 예를 들어 30~35세 연령층의 성인으로 매일 40개비 이상의 담배를 피우는 사람의 평균 수명은 담배를 피우지 않는 같은 연령층의 성인에 비해 9~10세가 짧다. 이처럼 흡연에 의해 평균 수명이 단축된다는 것이 사실이라면 흡연자는 무슨 병으로 일찍 죽게 되는 것일까?

미국의 한 통계자료에 의하면 흡연에 의한 사망 인구는 매년 350,000명으로, 이것은 하루에 1,000여명에 가까운 사람이 흡연으로 인한 여러 가지 질병이나 사고로 사망하고 있다는 결론이다. 특히, 흡연에 의한 사망인구가 가장 많은 것은 폐암으로 알려지고 있다. 그로 인해 조사된 것을 보면 관상성 심장질환에 의한 사망자가 매년 170,000명에 이르고 있고, 구강암, 후두암, 식도암, 위암, 방광암 및 신장암 등의 암에 의한 사망자가 매년 62,000명으로 추산되고 있다. 또한 흡연에 의한 방화 때문에 사망하는 사람도 매년 1,500명에 이르고 있다고 한다. 이러한 요인들 이외에도 이전의 '흡연과 관계된 질병' 부분에서 살펴본 여러 가지 담배의 해악에 의해 오늘도 소중한 생명이 줄어가고 있다. 또한 수명의 단축에 못지않게 심각하게 생각해야 할 것은 흡연으로 인한 질병과 신체의 무능화이다. 한창 활기 있게 활동해야할 시기에 습관적인 흡연으로 인한 신체의 허약 때문에 앓아눕는다면, 수명의 단축에 못지않은 큰 손실이 될 것이다.

그러나 한 가지 우리가 특기할 만한 사실은 금연을 실행한 5년 후에 조사한 사망자의 수는 비흡연자의 사망자 수와 같다는 사실이다. 즉, 흡연의 양, 흡연의 시기, 니코틴의 양에 따라 다소간의 차이는 있을 수 있겠지만 지금까지 흡연을 하였더라도 지금 이 순간부터 금연을 실행한다면, 담배로 인하여 찌든 몸을, 죽어가는 수명을, 어느 정도는 구할 수 있다는 결론이 나온다. 물론 습관화된 담배를 끊는 것은 쉬운 일이 아니다.

그렇다면 효과적으로 담배를 끊을 수 있는 방법에는 어떠한 것들이 있을까?

❑ 금연 방법

만약 당신이 습관적인 흡연자라면 당신이 피우는 담배 한 개비, 그 한 개비로 인해 당신의 수명은 약 6분씩 잃고 있는 것과 같다. 미국 공중 위생국 장관은 흡연에 대하여 "우리 사회의 죽음의 원인 중 가장 확실하게 제거할 수 있는 것이 흡연이다"라고 하였다. 그러나 모든 위협적인 통계치, 경고, 흡연의 건강상 위험을 알림에도 불구하고, 대부분의 사람들은 담배를 끊지 못하고 있다.

물론 피우던 담배를 끊기란 여간 어려운 일이 아닐 것이다. 그러나 지금까지 위에서 살펴본 담배의 해악을 깊이 인식하고 건강한 생활을 목표로 **금연**을 시도해 보는 의지는 반드시 필요하다.

금연의 시기

담배는 일찍 끊을수록 그만큼 피해를 덜 받게 된다. 즉 건강에 아직 특별한 이상을 느끼지 못 할 때 끊는 것이 좋다. 대부분의 사람들은 담배로 인한 피해를 겪고 나서야 금연을 생각한다. 담배를 끊는 것은 세계적인 추세이며 선진국 중에서 앞으로 10년 이내에 전 국민이 금연하는 나라도 생길 것으로 예측하고 있다. 우리나라도 앞으로 30년 정도 지나면 담배 피우는 사람은 극소수가 될 것으로 예상된다. 결국 누구나 다 담배를 끊게 된다는 것이다. 연령별로 보면 나이가 많을수록 끊기를 원하는 사람들의 비율이 높고 실제로 끊는 사람도 많다. 이렇게 나이가 많을수록 담배 끊기를 원하는 비율이 높은 것은 담배를 오래 피운 사람들은 담배로 인해 자기 건강에 이상이 있다는 것을 피부로 느끼기 때문일 것이다. 반면 젊은 사람들은 자신의 건강이 담배를 피우고 있음에도 불구하고, 별로 나빠진 것처럼 느껴지지 않기 때문에 담배를 끊어야겠다는 생각도 별로 없고, 그런 생각이 조금 있다고 해도 그 의지가 강하지 않다. 그러나 몸에 이상이 나타난 후에 담배를 끊으면 우리 몸의 모든 세포, 조직 그리고 기관들은 이미 담배의 독성 물질에 의하여 많은 피해를 입고 난 후이므로 그 후의 금연효과는 기대할만한 것이 못된다. 그러므로 담배는 일찍 끊을수록 그만큼 해를 덜 입게 된다. 즉 건강에 아직 특별한 이상을 느끼지 못할 때 끊는 것이 좋다.

금연 성공법

- 당신이 흡연으로 말미암아 질병에 걸릴 수 있다고 믿고 그로 인해 걱정한다.
- 금연에 대하여 정직한 시도를 할 수 있다고 믿는다.
- 흡연을 계속하는데 따르는 유익보다 금연의 유익이 더 크다고 믿는다.
- 흡연의 결과로 말미암아 건강 문제를 일으킨 사람을 알고 있다.
- 건강행동을 수정하는데 있어서의 변화 모델 단계는 사람이 행동을 변화시킬 때 겪는 단계들을 보여준다.

흡연욕구 퇴치법

· 심호흡을 천천히 10회 한다. 물을 1~2컵 마신다.
· 시계를 보면서 일분 동안 담배를 참는다.
· 필요하다면 일분씩 더 참는다.
· 당근, 오이, 미역이나 다시마 줄기, 호박 씨, 무가당 껌, 은단 등을 씹는다.
· 밖으로 나가서 활기 있게 걷는다.
· "나는 금연하기로 선택했다." "나는 금연할 수 있다."고 다른 사람에게, 혹은 스스로 말한다.
· 근육이완 체조를 한다. 금연하는 이유와 목적을 기록한 노트를 읽는다.
· 가까운 사람과 전화통화를 한다.
· 샤워나 목욕을 한다.
· 좋아하는 취미에 몰두한다.
· 흡연욕구가 생길 때 반응을 지연한다.
· 담배로부터 마음을 돌린다.

금연 행동법

금연 첫날 24시간을 금연하는 사람은 금연 성공율이 그렇지 못한 사람보다 훨씬 높다고 한다. 다음의 행동들은 금연을 위한 몇 가지 행동 수칙이다. 아래의 행동수칙을 이행한다면, 당신은 금연자의 대열에 서게 될 것이다.

· 담배와 성냥을 다 버리고 라이터와 재떨이를 치운다.
· 금연하는 날을 매우 바쁘게 보내고 여가시간에는 가능한 흡연이 금지된 공공장소에서 보낸다.
· 육식, 매운 음식, 짠 음식, 조미료가 많이 든 음식을 피하고 설탕이 많이 든 후식을 먹지 않는다. 육식을 하고 싶으면 생선을 취하고 곡류, 채소, 견과, 과일을 충분히 섭취한다.
· 과식을 하지 않고 가능한 가볍게 식사한다. 비타민이 많이 든 음식, 즉 현미나 통밀 등 통곡식을 섭취한다. 술과 커피, 차, 콜라 등 알코올이나 카페인이 함유된 음료를 마시지 않는다.
· 흡연을 즐기던 시간과 장소를 피한다(예: 편안한 소파. 유혹을 받을 수 있는 모임 등). 금연을 단행할 때는 과로하지 않도록 하고 휴식을 충분히 취한다.
· 식사 후 바로 양치질을 하고, 가만히 앉아 있지 말고 밖에 나가서 15~20분 간 산책한다.
· 하루에 물을 8~10컵을 마시고, 샤워를 자주 하여 니코틴의 배설을 돕는다.

- 규칙적인 생활한다. 규칙적인 식사와 운동을 하고, 적당한 휴식을 취하고, 보통 때보다 일찍 잠자리에 든다.
- 자신이나 다른 사람을 위해 구입하기를 희망하는 것들의 목록을 적는다. 담배를 사는 비용을 계산하여 담배를 살 돈으로 그것을 사기 위하여 저축한다.
- 금연을 시작하면 첫 2~3일 동안 니코틴 금단증세가 가장 심하다. 불안, 두통, 주의력 산만, 안절부절, 불면증, 담배에 대한 심한 욕구, 손 떨림 등의 금단증상이 나타난다. 첫 주만 잘 지내면 그 다음부터는 훨씬 지내기가 쉬워진다.

금연을 위해서는 누구의 권고보다도 자신의 의지가 중요하다. 자신의 의지를 시험해 보고 금연 후의 그 성취감을 맛보지 못한 사람은 자기 자신의 존재 가치를 알 수 없는 사람이다. 금연의 방법에는 여러 가지가 있겠지만 다음과 같은 몇 가지 방법을 활용하는 것이 도움이 되리라 믿는다.

미국 암 협회가 발행한 "공기정화 : 금연 안내서"에서는 다음과 같은 것을 추천하고 있다.

- 끊기 위한 날짜를 정하라. 그런 후 당신이 끊기를 원하는 모든 이유를 목록으로 정하라. 그리고 담배가 한없이 그리워질 때마다 그 목록을 읽어보아라.
- 당신이 끊기 전에 맛이 없다고 생각했던 담배를 선택하고, 매일 조금씩 줄여라. 각 담배의 반만 피워라. 하루의 짝수 시간대에만 피워라.
- 친구들과 가족들을 동참시켜라. 당신이 끊으려는 이유와 일시를 그들에게 말하라. 그리고 그들의 지지를 요청하라.
- 끊으려고 하는 날, 담배와 성냥을 내던져라. 당신의 치아를 깨끗이 하기 위해 치과에 가라. 담배를 끊은 그날은 매우 바쁘게 살고, 집중하라.
- 끊은 후에는, 당신의 일상적인 일정을 바꿔라. 담배와 관계하는 모든 장소와 상황으로부터 가능한 한 떨어져서 시간을 보내라. 조깅을 하고 더 많은 음료를 마시고 많은 휴식을 취하라.
- 담배가 너무나 피고 싶을 땐, 당근과 피클과 해바라기 씨, 무설탕 껌을 씹어라. 샤워를 하라. 한 개비쯤은 어떠랴 하는 생각을 절대로 하지 마라.
- 진전을 표시하라. 달마다 당신의 금연 기념일을 축하해라. 금연으로 인해 생긴 돈을 저금하라. 그 돈으로 당신에게 특별한 보상을 하라.

5일 금연법

일 별	행 동 요 령
1 일	담배값 상당의 과일을 사서 가족에게 주고 가족이 보는 앞에서 재떨이, 라이터를 없앤다. 아침에 일어나서 '내 자신과 가족을 위해 금연을 택했다'고 생각하며 물을 마신다. 술, 커피, 후추, 식초, 고추를 피하고 과일을 자주 먹는다. 아침 식사 후 곧바로 5분간 산책을 하며 심호흡을 한다. 직장에서도 금연하였다는 것을 주위사람에게 말하고 물을 자주 마신다.
2 일	24시간 금연했다는 것은 놀라운 일이라고 생각한다. 냉수마찰을 하고 현미밥을 먹는다. 물을 자주 마시며, 금연을 잘 택했다고 다짐한다. 저녁식사는 간단히 한다. 신문이나 TV 시청을 피한다.
3 일	'오늘 나에게 어떤 충동이 있더라도 금연을 하겠다'고 말하고 시계를 보며 1분간 참겠다고 다짐한다. 물을 자주 마시고 과식을 피한다.
4 일	자기도 모르는 사이에 담배를 한 개비 피웠다 해서 금연을 포기해서는 안 된다. '오늘은 담배를 못 끊어 애쓰는 친구들을 격려하자'고 다짐한다. 흡연은 이기적인 욕망을 충족시키는 나쁜 습관이라고 생각해 본다
5 일	일찍 일어나 냉수마찰을 하고 유동성 음식물과 신선한 야채와 과일을 먹고 술이나 커피를 피한다. 담배를 피우는 친구들과 식사를 하며 담배의 영향에 해방된 것을 보여준다. 규칙적인 심호흡을 하고 물을 충분히 마신다.

● 금연학교의 금연규칙

일 별	금 연 규 칙
제 1 일	신변에 담배나 흡연기구 일체를 치워 버린다. 흡연의 요구가 생기면 다음 사항을 실천한다. · 담배는 내 심장을 마비시킨다. 그래서 '나는 금연하기를 결심했다'라는 구호를 소리 내어 외친다. · 컵에 물을 가득히 채워 마신다. · 과일과 물을 섭취한다. · 하루에 적어도 8컵 이상 물을 마신다. · 하루에 3회, 3차례씩 되풀이하여 심호흡을 한다. · 식후 15분쯤 가벼운 산책을 한다. · 너무 뜨겁지 않은 욕탕에 서서히 들어가도록 하며 온수 샤워를 한다. · 밤에는 일찍 자고 충분한 수면을 취한다.
제 2 일	흡연 욕구가 일어날 때, 실행하는 것은 제 1일 째와 같다. 식사는 담백한 것으로 간단히 한다. 냉수마찰을 시작한다. 심호흡을 1일 3회, 3차례씩 잊지 않고 행한다. 식사 후엔 즉시 식탁을 떠난다. 가벼운 산책을 한다.
제 3 일	흡연 욕구가 일어날 때, 실행하는 것은 어제와 같다. 물 마시는 일을 계속한다. 식사는 가볍게 한다. 냉수마찰을 계속한다. 식후에 가벼운 산책을 하고, 심호흡을 어제와 같이한다. 번잡한 일과 신경을 긴장시키는 일을 피한다.
제 4 일	흡연 욕구가 일어날 때, 실행하는 것은 어제와 같다. 의지력을 더욱 굳게 다진다. 식사는 따뜻한 것을 가볍게 한다. 냉수마찰을 계속한다. 기분 좋게 산책하며 심호흡을 한다. 친구들에게 '나는 담배를 끊었다'고 전화를 한다.
제 5 일	아침에 냉수마찰을 한다. 식사 때에는 과일, 야채를 많이 먹는다. '나는 승리했다'고 자부한다. 산책하면서 깨끗한 공기를 마신다. 친구와 함께 승리의 기쁨을 나눈다. '금연에 성공했다. 이 좋은 습관을 계속하겠다'고 구호 삼아 외친다. 얼마만큼 담배가 싫어졌는지 시험해서는 안 된다. 유혹은 아직도 그대를 엄습할 수 있다. 방심해서는 안 된다.

□ 흡연과 운동

우리는 흔히 담배가 운동기능을 약화시킨다는 것을 잘 알고 있다. 이것은 옳은 말이다. 앞에서도 이야기되었지만 흡연은 폐암이나 기관지염, 관상동맥질환 등 성인병을 일으키는 주요 인자로 작용한다. 이처럼 흡연은 폐를 손상시키고 폐기능을 저하시켜 운동능력의 약화로 이어진다. 이는 흡연으로 인해 기도점막 자극, 섬모운동 방해, 기침, 가래, 기관지염을 일으키고 기도저항과 기도폐색을 높여 폐환기 능력을 저하시키기 때문이다. 상습적으로 흡연할 경우 우리 신체는 공기를 들이마시는 기도 저항이 증가하게 된다. 다시 말해 똑같은 양의 공기(산소)를 들이마시기 위해 흡연자는 호흡할 때 사용되는 근육(호흡근)을 움직이기 위해 비흡연자보다 더 많은 산소를 소비해야 한다. 기도저항이 증가했기 때문이다.

운동 중에는 더 많은 에너지가 필요하게 됨에 따라 충분한 산소공급이 끊임없이 원활하게 이루어져야 한다. 원활한 산소공급과 이산화탄소의 배출을 위해 호흡을 열심히 하는 것이다. 평상시에는 자신이 호흡을 하고 있다는 것을 느끼지 못하지만 운동할 때에는 자연스런 산소요구에 의해 호흡을 직접적으로 느낄 수 있다. 그리하여 운동을 하면 심장과 폐기능이 활발히 움직이게 된다. 왜냐하면 에너지를 만들고 쓰기 위해서 활발한 신진대사 활동이 자동적으로 요구되기 때문이다. 흡연은 흡연 자체로도 많은 산소가 요구되며 폐에 부담을 많이 주게 된다. 특히 흡연은 폐기능을 저하시키는 주체적 역할을 한다는 연구들이 많다. 특히 흡연 시에는 공기를 들여 마시는 기도저항이 증가하게 되는데 이로 인해 호흡할 때 사용하는 호흡근을 움직이기 위해 비흡연자보다 더 많은 산소를 소비해야 한다는 것이다. 운동 시 상습 흡연자는 비흡연자보다 2배 가까운 산소를 소비해야 하는 비효율적 현상이 나타난다.

흡연을 하고 운동을 하게 되면 체내에서 소비되는 산소 중 상당량이 운동시 필요한 근육에서 소비되는 것이 아니고 단지 호흡을 위해 사용하는 쪽으로 증가되어 빨리 지치고 체내의 산소량 부족으로 인해 피로를 가중시켜 최적의 운동수행능력에 절대적인 악영향을 가져올 수 있다.

흡연 시 심박수가 증가하고 이에 따라 **심박출량**이 증가하며 혈압을 상승시킨다. 이는 니코틴 성분이 인체의 말초현관을 수축시키기 때문이다. 또한 흡연은 피부온도를 떨어뜨리기도 한다. 이로 인해 경기력이나 운동발현 능력수준의 저하를 초래할 수 있다.

또한 운동 후 담배를 피우면 피로회복이 된다는 느낌을 갖는 사람들이 있는데, 담배를 피우면 니코틴이 일시적인 자극을 주어 피로가 회복된 느낌을 갖는다. 그러나 피로가 회복되는 시간은 짧고 이 시간이 지나면 오히려 더 심한 피로가 온다는 사실이 중요하다. 그러므로 운동 후에는 더욱 담배를 피워서는 안된다. 운동으로 인해 부족한 산소를 보충하고 수분의 섭취가 급선무인데 흡연은 인체의 회복에 아무런 도움을 주지 못하고 오히려 피해를 주게 된다.

이처럼 흡연은 운동에 긍정적인 영향보다는 부정적인 영향을 미치는 것을 알 수 있다. 특히 흡연은 타르의 영향으로 기도 점막 손상과 기도저항의 증가를 초래해 호흡을 어렵게 하고, 폐 손상에 의한 폐 기능의 저하를 초래하며, 일산화탄소로 인한 혈중 헤모글로빈 일산화탄소의 상승은 심장기능에도 악영향을 미쳐 골격근에 공급할 산소를 빼앗아 운동수행력을 감소시킨다. 또한 운동 중에는 무산소성 대사작용을 증가시켜 피로를 촉진하는 등의 부정적 영향을 미치고, 습관적인 흡연이 장기간 지속되면 산소섭취 능력이 저하되면서 결국 운동근에서의 산소이용률이 떨어지기 때문에 지구성 운동 수행력이나 폐환기 능력이 현저히 감소하게 된다.

특히 운동을 하기 1시간 전에 피운 담배는 정도가 더 심각하다. 또한 심한 흡연자의 경우 비흡연자보다 거의 4배에 가까운 산소 호흡을 위해 소비해야 한다. 흡연자라 할지라도 운동하기 24시간 전에 담배를 피우지 않는다면 담배를 피울 때보다 약 25%정도 산소의 불필요한 소비를 감소시킬 수 있다.

그러나 그것도 비흡연자보다는 상당히 높게 소비되는 것이다. 이러한 이유 때문에 체내에서 소비되는 산소 가운데 상당량이, 필요한 근육(활동근)에서 소비되는 것이 아니고 단지 호흡을 위해 사용되는 쪽으로 증가하기 때문에 남들보다 빨리 지치게 되고 체내에서는 산소가 부족되는 증상이 빨라지게 된다. 이 때문에 운동 중에 흡연은 운동 수행 능력에 절대적인 악영향을 끼치게 되는 것이다.

실습 13.1 알코올 남용 목록

성명______________________　　　일시______________________

▶ 방법

이 실습은 음주 습관에 대해 보다 잘 알 수 있도록 만들어졌다.

올바른 효과를 위해서 각 문항에 정직하게 답변하여야 한다.

음주와 관련된 다음의 각 질문에 "예" 또는 "아니오"로 대답하시오.

1. 혼자 술을 자주 마십니까?
2. 술을 마실 때, 술이 다 떨어질까 봐 걱정을 자주 합니까?
3. 매일 술을 마십니까?
4. 스트레스를 풀기 위해 술을 마십니까?
5. 하루 종일 술을 마시고 싶어 못 견디는 편입니까?
6. 파티에서 술 마시는 것을 거절하는 일이 어렵습니까?
7. 지난밤에 무엇을 했는지 기억하기 어려울 때가 있습니까?
8. 술이 당신의 학교 또는 직장에서의 일에 지장을 줍니까?
9. 술이 올바른 판단을 내리는 일에 지장을 주거나, 사고를 초래합니까?
10. 술을 얼마나 마시는지에 대해 가족이나 친구들에게 거짓말을 한 적이 있습니까?

▶ 해석

위의 질문 중 "예"라고 대답한 것이 1개 이면, 당신은 술을 너무 많이 마시는 것입니다 "예"라고 대답한 것이 2개 이면, 이는 알코올 남용 문제가 시작되고 있다는 확실한 경고입니다. "예"라고 대답한 것이 3개 이상이면 이 문제가 심각하다는 것을 의미하며, 전문가의 도움이 필요합니다.

실습 13.2 흡연 남용 목록

성명____________________ 일시____________________

▶ 방법

이 실습은 흡연 습관에 대해 보다 잘 알 수 있도록 만들어졌다.

올바른 효과를 위해서 각 문항에 정직하게 답변하여야 한다.

흡연과 관련된 다음의 각 질문에 "예" 또는 "아니오"로 대답하시오.

1. 담배를 피울 때, 담배가 다 떨어질까봐 걱정을 자주 합니까?
2. 매일 담배를 피우십니까?
3. 하루에 한 갑 이상 담배를 피우십니까?
4. 스트레스를 풀기 위해 담배를 피우십니까?
5. 하루 종일 담배를 피우고 싶어 못 견디는 편입니까?
6. 다른 사람이 담배를 권하면 거절하는 일이 어렵습니까?
7. 담배가 당신의 학교 또는 직장에서의 일에 지장을 줍니까?
8. 담배가 올바른 판단을 내리는 일에 지장을 주거나, 사고를 초래합니까?
9. 담배를 얼마나 피우는지에 대해 가족이나 친구들에게 거짓말을 한 적이 있습니까?
10. 담배를 피우지 않으면 불안한 생각이 드십니까?

▶ 해석

위의 질문 중 "예"라고 대답한 것이 1개 이면, 당신은 담배를 너무 많이 피우는 것입니다. "예"라고 대답한 것이 2개 이면, 이는 흡연 남용 문제가 시작되고 있다는 확실한 경고입니다. "예"라고 대답한 것이 3개 이상이면 이 문제가 심각하다는 것을 의미하며, 전문가의 도움이 필요합니다.

제14장. 노화와 운동

학습과제

1. 일차적인 노화와 이차적인 노화란 무엇인가?
2. 노화의 원인은 무엇인가?
3. 노화의 지연을 위한 효과적인 방법에는 무엇이 있는가?
4. 운동이 노화에 따른 인간의 신체적 변화에 어떠한 영향을 끼치는가?
5. 인간의 질적인 삶에 영향을 끼치는 요인은 무엇이고, 어떻게 상호작용 하는가?

노화는 인생의 큰 수수께끼 중 하나이며, 출생에서 죽음에 이르기까지 각 개인이 반드시 공유할 수밖에 없는 경험이다. 그리하여 우리 인간은 오랜 역사를 통해 노화에 관해 많은 관심을 가져왔다. 즉, 노화란 무엇인가?, 왜 인간은 늙어야만 하는가? 노화를 중단하거나 서서히 진행시킬 방법은 없을까?

비록 모든 사람들이 노화된다 할지라도, 그들은 서로 다른 양상으로, 다른 비율로 노화된다. 또한 일부의 사람들은 다른 이들보다 더 오래살고, 보다 높은 질적인 삶을 영위한다. 노화를 연구하는 학문의 기초는 이런 개인의 차이와 노화의 원인, 그리고 노화에 영향을 주는 요인들을 연구하는데 있다. 인간이 살아온 시간의 길이는 통계학적인 생존곡선의 개발로 쉽게 측정할 수 있게 되었고, 삶의 양이나 노화의 비율을 예상할 수 있게 되었다. 그러나 학자들은 근본적인 노화의 진행과정을 이해하여 인간의 수명을 최대로 연장시키기를 원한다. 즉, 인간의 생존곡선 형태를 바꾸어 대부분의 사람들이 장수할 수 있도록 하는 것이다. 실제로 음식의 절제 및 영양 개선, 적절한 일상 활동의 수행, 적당한 운동과 같은 통제 가능한 요인들이 그 목적을 만족시킬 수 있는 가능성을 가지고 있다고 보고되었다.

그렇지만 대부분 사람들은 건강이나 신체적 활동이 보장되지 않는 상태에서의 장수는 바라지 않는다. 하지만 이미 많은 사람들이 의존적이고, 건강치 못한 병적인 상태로 말년을 보내고 있다. 따라서 최근 연구의 핵심은 사람들의 병적인 상태나 질병의 발생을 줄이고자 하는 것이다. 결국 생명 연장의 논의는 항상 질적인 삶의 논제와 연결되어 있다.

1 노화의 정의

단순하게 신체적인 나이를 정의하기란 비교적 쉬운 것 같다. 그것은 연대기적인 시간이나 혹은 출생에서부터 관찰된 날까지 경과된 표준 기간 단위의 숫자이다. 이러한 맥락에서, 나이와 시간은 같은 개념이다 . 그러나 다른 차원에서, 시간과 신체적인 나이의 의미는 시간과 관련된 생물학적, 심리적, 그리고 사회적 의미에 따라 달라진다. 시간과 연대기적인 노화는 같은 의미로 다루어지고 있기 때문에, 시간의 경과로부터 노화를 분리시키는 것은 불가능하다. 출생 시부터 생기는 생물학적인 진행을 성장발달이라고 하며, 장애와 비활동 상태로 진행되는 시간의 변화는 성인의 노화, 혹은 노령화라 한다. 즉, 시간의 흐름과 함께 유기체에서 일어나는 적응성 손상, 기능적인 손상, 그리고 결국 죽음으로 유도되는 일련의 과정이나 조직 체계의 진행 과정을 "**노화**"라는 용어로 부른다. 이러한 진행 과정들은 일상적인 혹은 계절적인 생물학적인 리듬과 일시적인 변화와는 그 의미가 다르다. 이것은 **세속적인 효과**(secular effects), 즉 동시대에 살고 있는 모든 인간에게 영향을 주는 환경적인 것들로부터 노화의 영향을 구별하기 위해 매우 중요하다.

노화는 생리적인 성장이나 발달 과정의 연장선이라 할 수 있다. 이 장에서 강조하고자 하는 것은 계속적인 인간의 성장발달 기간 중 쇠퇴기에 관한 것이다. 노화는 무성한 세월의 흐름과 함께 나타나지만, 비교적 소수의 사람들은 자기의 주어진 수명을 다하지 못한다. 그들의 대부분은 물리적, 혹은 환경적인 스트레스 요인들에 대처할 능력을 상실하였기 때문에 사망한다. 젊은 시절을 보낸 후, 우리의 몸은 바이러스나 극도의 추위, 혹은 열과 같은 환경에 적응할 수 있는 능력이 감소된다. 예를 들어, 젊은이는 뜨거운 한 여름날 달려오는 차를 피할 수 있는 능력을 갖고 있다. 그렇지만, 말초적 시각장애, 청각장애, 근력의 약화, 반응시간의 느림, 그리고 열에 대한 적응력 감소 등을 겪고 있는 노인들은 적절히 반응을 하기가 힘들기 때문에, 결국은 그 차에 치일 가능성이 크다.

□ 일차적 그리고 이차적인 노화

'**노화의 진행**'은 '**노화의 작용**'과 다르다. 노화의 진행은 한 종족이나 집단 내에서 나이와 함께 공통적으로 변하는 것을 말한다. 이것은 질병이나 환경적인 것으로부터 독립적인 것이다. 예를 들어, 여성의 월경의 시작이나 폐경기는 질병에 의한 것이 아니라, 나이와 관계된 변화이다. 반면에, '노화의 작용'은 임상적인 증상과 관련이 있고, 환경과 질병의 영향을 포함한다. Busse는 노화의 진행과 작용을 일 · 이차적인 노화라는 개념과 관계 지어 다음과 같이 설명하였다. '노화의 진행'은 **일차**

적인 노화이고, '노화의 작용'은 **이차적인 노화**로써 그 발생 원인은 다르지만 서로 강력한 상호작용을 하고 있다. 또한 질병이나 환경적인 스트레스는 노화의 기본적인 진행을 촉진시키고, 노화의 진행은 질병이나 환경적인 스트레스에 대한 취약성을 증가시킨다.

❑ 노화의 비율

'**노화의 비율**'은 단위 시간당 각 기관이나 신체내부 체계의 기능 변화를 말한다. 정상적인 노화에서 이러한 해로운 변화는 대략 인간 수명의 수평선상에서 노령화와 함께 일어난다. '노화의 비율'은 대략 40세 이후부터 기하급수적으로 증가한다고 생각되어진다. 이러한 노화의 비율은 남성과 여성이 각각 다르다. 남자는 시간이 경과됨에 따라 그 노화의 비율이 완만하면서 느려지는 반면에, 여자들은 70~80세 사이에 변화하는 것 보다 45~60세에 훨씬 느린 비율로 늙는다. 질병이나 사고는 노화의 비율을 변화시키고, 어느 특정 인체기관의 노화를 초래시키기도 한다. 많은 연구자들이 칼로리 억제와 유전적인 조작만이 인간의 수명을 증가시킬 수 있고 노화의 정도에 긍정적인 변화를 시켰다고 발표했지만, 이러한 결과들은 주로 쥐들이나 선충류를 실험한 결과여서 인간에게도 똑같이 적용이 될 지는 잘 모른다.

2 인간의 수명

인간이 얼마나 살 수 있는가를 연구하는 것은 매우 재미있는 주제이다. 그러나 한편으로 이것은 대단히 어려운 문제이기도 하다. 실제로 모든 사람들을 종단적으로 관찰하여 그들의 수명을 알아보는 것이 가장 정확한 방법이라 할 수 있겠지만, 이것은 비현실적이다. 그렇기 때문에 여러 가지 인간의 통계적 생존 곡선에 의해 인간의 수명을 예측하고, 그들의 **평균 수명**, **기대 수명**, 그리고 성별의 차에 따른 수명 등을 분석하여 인간의 수명을 이해하는 것이 바람직하다.

❑ 인간의 생존곡선

인간의 **생존 곡선**은 전체 인구의 평균 수명을 파악하여 각 연령에 생존해 있는 인구의 비율을 산출하여 개발한 것이다. 어느 종족의 생존곡선은 그들의 변화에 영향을 주었던 요인들을 이해 할 수 있음은 물론이고, 인구의 변화나 이동을 나타내기 위해서도 중요하다. 인간의 생존곡선의 여러 가지 양상이 그림 14.1에서 보여 진다. 10만 명중의 생존자 비율이 각 나이 집단을 나타내는 종축(y축) 위에 나타내었다. 1980년대에 태어나 80세까지 살 수 있는 사람들이 1900년대에 태어나서 80세까지 살 수 있는 숫자보다 훨씬 많았음을 보여준다.

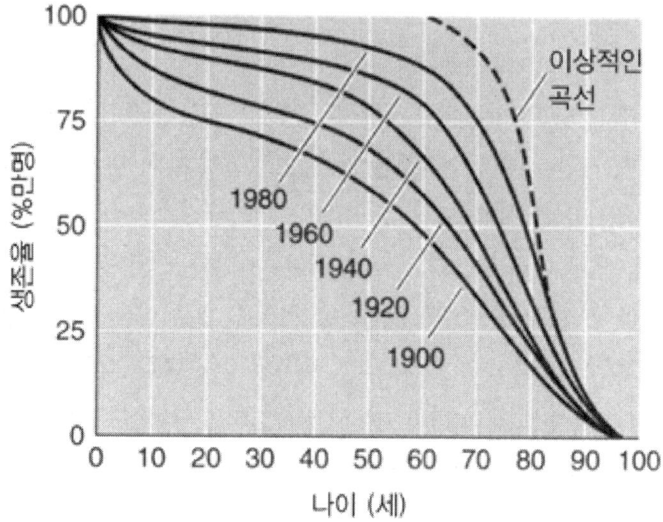

그림 14.1 인간의 생존곡선

예를 들어, 1900년 미국인의 기대수명은 47세였으나 2020년 기준으로 77세(2019년에는 78.8세였으나 코로나 바이러스 감염증에 의해 감소)로 약 1.6배 증가되었다. 미국인의 기대수명을 2050년에는 적게는 74.8세, 많게는 89.4세로 내다보았다. 그리고 2030년에는 전체 인구의 20%가 65세 이상의 노인들이 될 것이라고 추정하고 있다(그림 14.2). 또한 미국통계청에서 작성된 보고서에 의하면 미국뿐만 아니라 지구상에서 노화가 유래 없는 속도로 진행되고 있음을 강조하였다. 한편, 우리나라의 경우 2020년 기준 기대수명이 83.5세로 나타났고, 이는 10년전보다 3.3년이 길어졌으며, 미래에도 이같은 추세는 계속 될 것으로 전망된다.

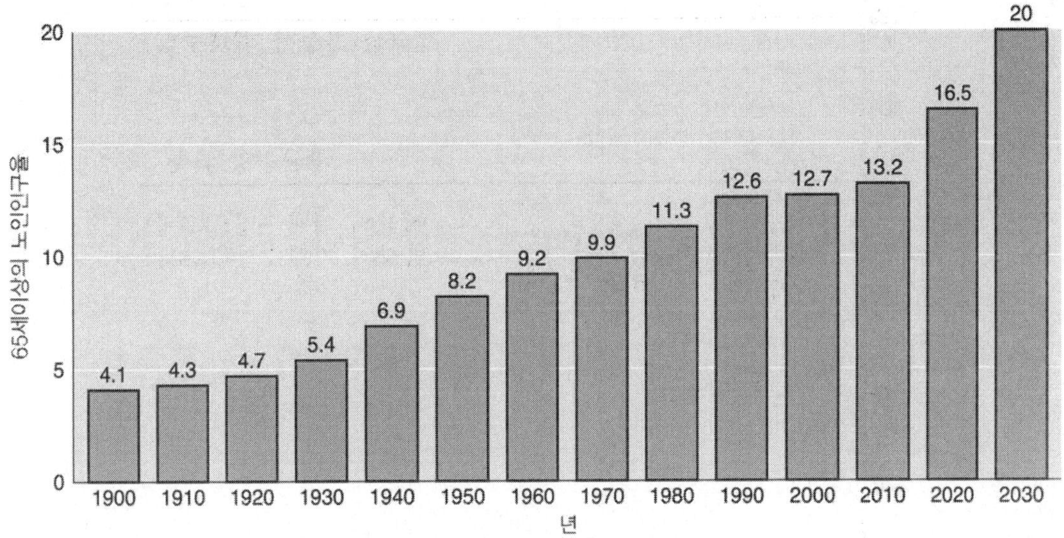

그림 14.2 65세 이상의 미국 노인 인구율

20세기 초기, 대부분의 인간 수명의 증가는 태아나 신생아 및 임산부의 죽음이 감소 때문이었다. 현재에 이르러 인간의 연장된 수명에 대한 기대치를 갖게 된 것은 심장계통의 질병으로 사망하는 인구가 점차 감소되고 있기 때문이다. 만약 위험요소로 알려진 것들(흡연, 고혈압, 높은 콜레스테롤, 그리고 당뇨병)이 제거된다면, 현재 나이 30세 남성의 수명 기대치가 15년 이상 증가할 것이다. 여성 수명 기대치의 극적인 변화는 출산시 산모의 안전을 최대한 보장하게 해준 의학 기술 발전에 의해 이루어졌다.

□ 잠재적인 최대 수명

인간의 **최대 수명**(maximum life span)은 한 인구집단 구성원의 가능한 생존기간이다. 가장 오래 산 한 종족의 구성원들은 최대 수명의 조작적 정의를 제공한다. 현재 가장 오래 산 사람은 122세였다. 만약 인생을 경주라고 생각한다면, '대부분의 경기자들이 얼마나 오래 혹은 얼마나 멀리 달릴 수 있을 것인가?' 등으로 표현할 수 있다. 그림 14.3에서, 모든 선수들이 출발선상에 있다고(예: 출생) 상상해 보자. 그림의 바닥에 있는 모든 사람들은 같은 해에 태어났고, 이때에 태어난 사람들을 **베이비 부머**(baby boomers, 미국의 예)라고 한다. 그 경주의 거리는 최대 인간 수명, 즉 인간의 생물학적 한계에 의해 결정되는 인간 최대 수명의 기대치이다. 이는 그림 윗부분의 선에 해당되는 경계다.

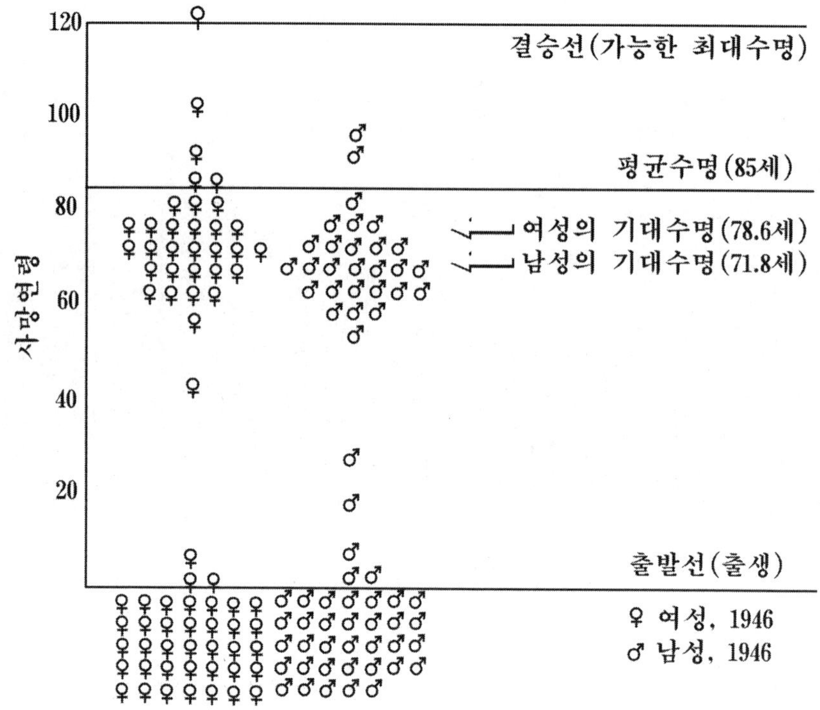

그림 14.3 인간 수명 기간에 관한 가설적 견해

☐ 인간의 평균 수명

평균 수명(average life span)이란 전반적으로 대다수의 사람들이 수명을 다하여 소수의 사람들만이 살아남는 시점을 말한다. 즉 그림 13.3에서 경주에 참가한 사람들은 대부분 85세에 죽었다. 비록 대다수의 사람들이 100세 이상 살기를 원하지만, 대부분의 노화연구자들은 인간의 수명에 있어 평균적인 생물학적 한계가 약 85세라는 것을 주장한다. 그림 14.4는 사고나 질병에 의해 조기 사망이 없는 가상적인 상황에서 사망 시 나이 분포를 보여준다. 이것은 모든 외적인 위험요소들이 없는 상황에서 조차 유전적으로 주어진 수명의 한계가 있다는 것을 제시해 준다.

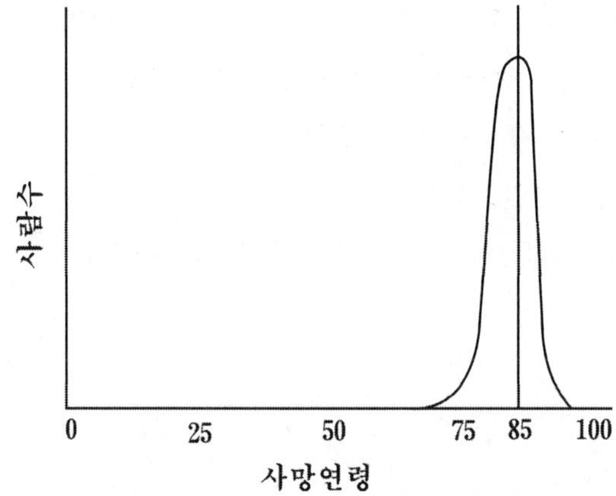

그림 14.4 나이에 따른 사망자수

❑ 기대 수명

인간의 **기대 수명**(life expectancy)은 동시대 사람들에게 있어서 태어날 때부터 기대되어지는 수명의 기간을 말하는 것으로써, 이는 신생아가 앞으로 얼마 동안 살 수 있을 것인가를 나타내는 평균적인 기간을 뜻한다. 기대 수명은 남성과 여성이 다르다(그림 14.3). 1946년 미국에서 태어난 사람들의 경우 남성의 기대수명이 72세였고, 여성의 경우 79세였다. 즉, 이 집단에서 가장 많은 사망자가 이 나이 정도에서 나타난다. 20세기가 지나는 동안에 남녀의 기대 수명은 상당히 증가되었다. 기대 수명은 각기 다른 나이, 동년배, 성별, 그리고 인종적인 배경에 따라 각각 다르고, 지역적인 위치에 따라서도 큰 영향을 받는다. 그렇지만 기대 수명은 모든 생물학적, 사회적, 그리고 문화적인 차이들보다 성별에 의하여 가장 큰 영향을 받는다.

❑ 성별의 차이

장수에 관계된 사실 중 흥미 있는 궁금증의 하나는 '전 세계적으로 통틀어 보았을 때 여성이 남성보다 4년에서 10년 이상을 더 사는데, 그 이유는 무엇일까?'하는 것이다. 많은 남성들이 여성들 보다 오래 살 것처럼 생각되지만, 여성의 생존율 우세는 전 생애를 통해 증가한다. 자발적인 낙태, 유산, 사산은 남성의 수를 상대적으로 많게 하지만, 그림 14.5에서와 같이 여성에 대한 남성의 비율은 시간의 경과에 따라 감소한다.

Washington대학의 James Neel은 다음과 같이 말하였다. "남성은 여성보다 훨씬 약한데다가, 생물학적인 모든 단계에서 여자보다 강하지 못하다." 성별의 차이는 20세기 초에 두드러지게 나타나기 시작했고, 대략 1970년에 와서 그 차이가 눈에 띄게 커졌다. 2001년에 태어난 남성의 평균 기대 수명은 74세지만, 여성은 80세이다. 또한 2050년에 85세 이상의 61%는 여성일 것이라고 추정하였다.

1987년, **성별의 차이**는 미국 국립 노화 연구소(NIA)의 학회 주제가 될 만큼 흥미로운 것이었다. 만족할 만한 결론을 이끌어내지 못했지만, '왜 여자가 남자보다 더 오래 살까?'라는 의문에 대한 부분적인 설명으로 유전적, 호르몬, 혹은 사회적인 이유 등에 있다고 주장하였다.

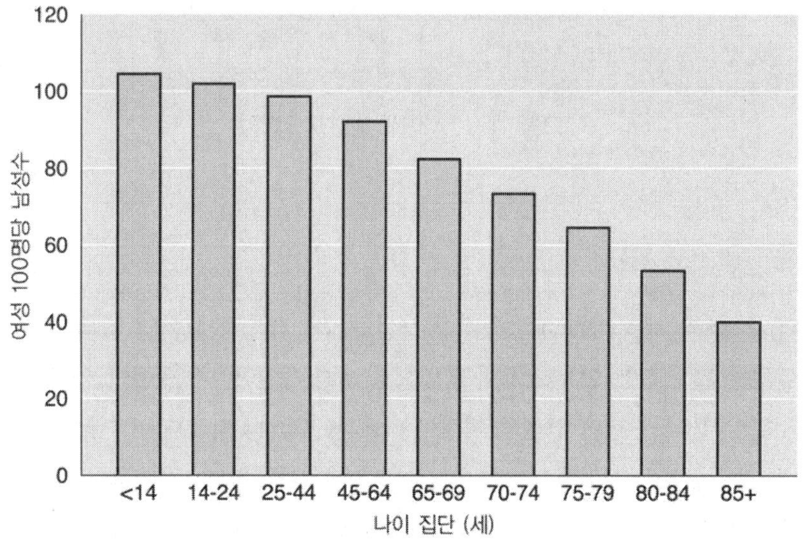

그림 14.5 여성에 대한 남성의 비율(미국)

3 노화의 원인

인류역사가 시작된 이래로 인간은 **노화의 원인**을 밝히려고 노력해왔다. 대부분의 사람들은 신속하게 노화가 멈추어지고, 지연되며, 혹은 젊어지는 과정을 발견하고 싶어 한다. 인간의 불멸성에 대한 동기들 중 하나는 많은 인간들이 죽음에 대한 공포로부터 괴로워하고 있다는 것에 근거하고 있다. 결국, 과학의 가장 커다란 과제 중의 하나는 최대한의 인간수명을 연장시키는 것이라 할 수 있다.

❑ 노화 이론의 기본적인 배경

Hippocrates(460~377 B.C.)는 최초로 노화의 이론을 제창한 사람으로 알려져 있다. 그의 이론은 어떤 원인에 의해 몸의 열이 점차로 잃는 것을 자연적이고, 돌이킬 수 없는 노화라고 하였다. Galen(A. D. 130~201)은 신체의 체액이 노화와 함께 점차로 건조해지고, 차가와 진다는 노화 이론을 발전시켰다. Bacon(1210~1292)은 그의 저서 '노인들을 위한 치료와 젊음의 보존'에서 노화는 몸의 열을 잃기 시작하는 것이 원인이 된다는 그리스 신조와 같은 의견을 보였었고, 이러한 과정이 건강법(hygiene)으로 늦출 수 있다는 것을 최초로 주장하였다. 그는 '닳아서 없어짐'이라는 노화의 이론 또한 최초로 주장하였다. 그의 주장은 신체기관의 지속적인 남용이나 상해가 결과적으로 그들을 노화시킨다는 것이다.

Darwin(1731~1762)은 노화라는 것이 근신경 조직의 감소된 자극에 의해 생기는 것이라고 생각하였다. 그 당시에는, 인간 내에 존재하는 정기를 보존하기 위한 필수적인 힘이나 신체적인 필수조건의 다양한 형태가 손실됨으로써 노화가 되는 것이라고 생각하였다. 19세기 후반에 유명했던 이론은 장기(소장, 대장)의 부패물로 인해 노화가 된다는 것이었다. 이러한 이론을 뒷받침하기 위해 Brown-Sequard(1817~1894)가 그의 나이 72세에 동물 정액의 추출물을 자신의 몸에 주사한 후 노화를 지연시켜 보려 노력했지만 5년 후에 그는 사망하였다. 결국 그의 노력은 성공을 거두지 못하였다.

19세기 중반에 이르러, 주요 기관에 대한 해부학적, 생리학적인 변화는 체계적으로 문서화되었다. 결국, 그것은 시간이 지남에 따라 세포들이 죽고 복원되지 않는다는 사실을 말해 주고 있다. 그러나 과학적으로 흥미 있는 사실은 노화의 원인을 심각하게 생각하고, 체계적으로 연구하기 시작한 것은 불과 얼마 전부터 시작된 현상이라는 점이다. '**노인학**(노화학)'이라는 용어는 노화과정에 관한 의료적인 특별한 개념으로써 Nascher(1914~1979)에 의해서 처음 사용되었다. 이 용어는 1914년, 그의 책 '노인병학: 노인의 질병과 그 치료책'에서 사용되었다. 1945년 처음 노인병에 대한 의학적 정기간행물이 출판되었고, 1950년에는 처음으로 노화에 관련된 학회가 열렸다. 미국에서 이러한 노화 현상에 관한 관심이 지속되자 그 주제에 대한 용어를 미국 국립 건강 연구소에서 만들어 널리 표현하기 시작하여, 1974년에는 미국 국립 노화연구소가 생겼다. 베이비 부머들이 2010년에는 은퇴하기 시작할 것이라는 것은 노화의 영향력이 생활의 거의 모든 분야에서 작용한다는 사실로 노화관련 연구원들에게 더욱 큰 흥미를 자극해 왔다.

❑ 노화의 이론들

현재는 노화의 정의조차도 논쟁이 되고 있는 시점이기 때문에 일치된 정의를 분명히 하기도 전에 노화의 이론을 전개하기는 앞뒤가 안 맞는 느낌을 준다. 그럼에도 불구하고 많은 이론들이 쏟아지고 있다. 과학이나 기술의 극적인 진보에 따른 결과로 노화에 관한 현대 이론들은 매우 섬세하고 복잡해서, 이 책이 다루는 범주를 뛰어넘는 것이 사실이지만, 간략한 요약은 반드시 필요하다. 결국, **노화의 이론**은 3가지로 크게 나눌 수 있는데 유전학적인 이론, 손상 이론, 그리고 점진적인 불균형 이론이다.

● 유전학적인 이론

유전학적인 이론을 주장하는 사람들은 노화의 모든 과정(출생부터 죽음까지)이 유전인자들에 의해서 계획된 것이라고 말한다. 즉, 노화와 관계된 사항들인 사춘기와 폐경기 같은 시기는 각 세포에 계획된 생물학적 시계의 표시임을 말한다는 것이다. 이들 이론에서는, 다른 노화에 관계된 사건들처럼 인간 수명이 하나, 혹은 둘 이상의 구체적이고 긍정적인 유전인자(장수를 위한 유전인자)들에 의해서 조절된다고 주장한다. 그러나 이와 같은 **장수 유전인자**가 확인된 것은 아니다. 그럼에도 불구하고, 이러한 이론은 유전인자들이 세포의 핵에서 노화를 막거나, 혹은 그 외에 어떤 또 다른 유전인자들이 일반적인 성장 과정 동안에만 나타나 작용을 한다고 제안하였다.

또 다르게 주장된 이론은 세포의 에너지를 만들어내는 미토콘드리아의 DNA **돌연변이**가 개인의 일생을 통해 발생되고, 이것이 노화를 일으킨다는 주장이다. 그리고 최근 정교한 DNA 마이크로칩 기술을 이용하면서 노화과정이 세포분열과정에서 발생된 오류의 증가에 의하여 나타난다고 주장하였다. 세포분열시 발생된 오류는 염색체 이상으로 발전되고, 차례로 노화과정과 관련된 유전자의 조절이 어렵게 된다고 제안하였다.

노화 이론의 다른 하나는 Hayflick 한계인데, 이것은 인간 세포는 제한된 횟수만큼 약 50회 분열할 수 있으며, 그 이후에는 **세포분열**이 갑자기 중단되어 괴사한다는 것이다. 이 이론에 대해 모든 세포가 같은 속도로 늙거나 분열하지 않으며, 가능한 세포 분열 한계에 도달하기 이전에 질병으로 죽을 수도 있다는 것이 밝혀져 최근 논란이 되고 있다. 또한 Hayflick은 노화나 장수의 결정, 혹은 일종의 **'세포시계'**가 세포내에서 발생된다는 확실한 증거를 제시하였다. 세포분열에 있어서 각 염색체의 팔 끝에 있는 말단소립(telomere)이 염색체 복제와 함께 짧아지게 되는데, 이러한 과정이 고정된 비율로 발생되기 때문에 세포의 죽음을 알리는 시계와 같다고 주장하였다. 이 이론은 증명된 것은 아니지만 많은 연구자들이 확실하다고 믿고 있다.

비록 성장 발달이란 것이 유전인자에 의해서 일어나는 것 같지만 사실은, 다른 환경적 요소에 의해서도 영향을 받으므로 유전학적 이론에 극단적으로 의존하는 것은 바람직하지 않다. 연구자들은 인간에 있어서 15~30%의 변인만이 장수 유전요인으로 설명될 수 있다고 주장한다.

● 손상 이론

손상 이론들은 인체 내에서 분자의 돌이킬 수 없는 손상을 초래하는 화학적 반응에 의해 노화가 발전된다는 개념에 근거를 둔 것이다. 또한 인체는 오염된 공기, 음식 섭취, 흡연, 대사산물, 혹은 근육과 연골조직의 반복적 부하로 발생되는 화학적 손상으로부터 공격받고 있으며, 이러한 화학적 손상을 적게 받는다면 노화 과정이 늦춰지고 오래 살 것이라고 주장한다. Johnson은 '출생에서 시작된 아주 미세한 손상은 피할 수 없으며, 이러한 손상은 보편적이면서 사방에 널려 있다'라고 말한다. 반복된 작은 손상이 결국 복구되어 제대로 기능을 하거나 혹은 기능 손실로 인해 심각한 장애를 유도시킨다. 인체의 자연적인 복구 과정은 노화를 제압하거나 혹은 노화와 함께 비효율적으로 될 것이다. 만약, 그 복구 과정에서 상해를 복구하지 못하면 이는 결국 체계의 손상을 초래하게 되어 노화를 촉진시킬 것이다. 이와 비슷한 관점으로 신체가 항상성 수준에서 벗어날 때 모든 적응은 에너지를 필요로 하고, 계속적으로 이러한 노력의 축적은 신체에 응당한 대가를 요구한다는 알로스테틱 부하(allostatic load)가 있다. 즉, 반복적인 생리학적 반응에 의하거나, 도전 상황에서 생리학적 체계의 증가된 활동과 대사의 변화에 의하여 만들어진 신체의 긴장은 질병으로 발전되도록 한다는 것이다.

가장 폭넓게 인정되고 있는 세포 손상 이론의 하나는 '**활성산소 이론**(free radical theory)'이다. 활성산소는 산소 대사 작용의 산물로써, 과도한 양의 활성산소는 다른 세포의 구성인자들을 산화시키고 공격함으로써 세포기능을 손상시켜 결국 세포를 죽이게 된다. 즉, 세포막, DNA와 RNA 구성요소, 그리고 세포 대사와 세포 분열의 조절에 요구되는 효소를 손상시키고, 심혈관계, 근신경계, 면역계, 내분비계에 손상을 입힌다. 대부분의 학자들은 활성산소가 존재한다는 것에는 동의하지만, 활성산소가 노화에 중요하게 작용한다고 하는 데에는 모두 동의하지는 않는다. 비록 항산화제를 먹인 동물들이 일반식을 한 동물보다 오래 산다는 것은 확인했지만, 항산화제가 노화진행에 영향을 미친다는 주요 기준을 확보하지는 못하였다. 그럼에도 불구하고 이 이론은 현재까지 가장 비중 있는 이론으로 인정되어진다.

● 점진적인 불균형 이론

점진적인 불균형 이론은 인체 기관이 각기 다른 속도로 노화하면서 생리학적 기능 특히, 중추신경계, 내분비계, 혹은 면역계에서 불균형이 초래된다는 것이다. 중추신경계와 내분비계는 세포의 기능과 기관의 조절자 혹은 통합자로서의 기능을 한다. 면역계의 기능이 떨어진다는 것은 이들 조절 체계에 위협을 주고, 노인들이나 약한 사람들에게 여러 형태의 질병에 잘 걸리도록 한다. 많은 연구자들은 이러한 조절 체계를 잘 이해하면 노화 방지를 위한 대책을 개발을 할 수 있다고 제안해 왔다. 노화의 초기 이론은 하나, 혹은 둘 이상의 조절 과정이 이루어지지 않을 때, 죽음이 발생한다고 주장한다.

신경내분비계의 조절 체계는 세포, 조직, 그리고 기관 활동을 통합하고 기온의 증감, 신체적 능력의 증가, 혹은 심리적인 위협 같은 환경적인 도전에 우리의 몸을 적응하게 해준다. 신경내분비계는 중추신경계와 내분비계의 적절한 기능을 요구한다. 만약 호르몬을 조절하는 통제 과정이 고장 나면, 조절 체계에 스트레스를 주면서 불균형 현상이 나타난다. 조절 체계의 불균형은 각 구성요인들의 기능을 쇠퇴시키는 원인이 되며, 이러한 기능의 쇠퇴는 이 조절 체계의 다른 구성 요인들에 대하여 더욱더 큰 스트레스를 주게 된다. 그러므로 신경내분비 조절 기전의 나이와 관련된 변화는 다른 생리적, 신진대사의 불균형을 초래하고, 나아가 조절 기전을 약하게 한다. 결과적으로 많은 호르몬과 생리적인 체계의 균형유지에 커다란 방해가 된다. 이것을 Finch는 연쇄적 신진대사 방해라고 보고 이를 노화 현상이라고 표현하였다.

다른 형태의 점차적 불균형 이론은 '**자가면역 이론**'이다. 이 이론을 지지하는 사람들은 변화된 면역체계가 노화가 진행되는 동안에 나타나는 것이라고 주장하였다. 정상적인 면역체계는 인체 내에서 바이러스 혹은 암세포와 같은 이물질을 공격하지만 노화가 진행되는 동안 정상적인 인체 물질과 외래 항원을 구별하는 능력을 상실한다고 제안하였다. 항체들은 정상적인 세포에 반응하여 정상세포를 파괴하거나 혹은 세포내에서 발생하는 해로운 돌연변이를 발견하여 파괴하는데 실패하면서 발생된다. 이것을 자가면역증이라고 하며, 이 면역체계는 해로운 이물질에 대하여 적절한 방어를 하지 못할 뿐만 아니라 심지어 그의 주인도 파괴하기 때문에 이중으로 치명적이게 된다. 그러므로 자가면역증은 노화의 중요한 요인이 될 수 있다.

비록 유전학, 손상, 그리고 점진적인 불균형 이론들이 논의되었지만, 이들 이론은 연구하면 할수록 그들이 독립적으로 작용하는 것이 아니라 오히려 보완적이라는 것을 알 수 있다. 즉, 면역체계에 관계된 하나의 유전자는 아마도 결함을 보일 것이고, 이는 활성산소에 의해 더욱 약하게 되며, 차례로 신경내분계의 면역 균형을 방해한다. 결국, 노화는 유전학, 손상, 그리고 점진적인 불균형에 관한 이론들 간의 상호작용에 의해 일어난다고 보는 것이 옳을 것 같다.

4 노화의 지연

만약 노화의 진행이 정지될 수만 있다면, 인간은 영원히 살 수 있을 것이다. 지금까지의 지식에 기초하여 볼 때, 이것은 불가능하다. 더욱이 가까운 장래에도 우리의 최대 수명이 얼마동안 연장될 것 같지는 않다. 그러나 몇 가지 행동 중재로 이차적인 **노화의 지연**을 꾀할 수는 있다. 즉, 인간의 평균 수명보다 젊은 나이에 일찍 사망하는 수가 더 적어질 수 있다. 만약에 모든 사람들이 주어진 전체 수명을 다할 수 있다면 인간 생존곡선이 직사각형(장방형)의 이상적인 형태로 될 것이다(그림 13.1).

직사각형의 생존곡선을 갖는다는 것은 만성질환이나 사고 등을 없애 평균 수명(85세)으로 끌어올려 이를 최대화한다는 의미이다. 이 각본에 입각해서 보면, 거의 모든 사람들이 75~90세까지 평균 인간수명에 가깝게 살 수 있다. 이때 인간의 생존곡선에 영향을 주는 요인들은 획기적인 의료기술의 발달, 환경오염의 감소, 금연, 금주, 약물남용의 감소, 폭력범죄의 감소, 그리고 장수를 위한 생활방식의 개선 등이다. 또한 영양 개선과 적당한 양의 음식 섭취, 적절한 일상 활동의 수행, 적당한 운동의 3가지 요인들은 이차적인 노화를 줄이고 기대 수명을 증가시킬 수 있다는 점에서 사람들에게 특별한 흥미를 주고 있다.

❑ 칼로리 제한

칼로리 제한은 노화의 진행속도를 바꿀 수 있는 중요한 전략중의 하나이다. 이 전략에서 필수적인 주요 영양분, 무기질, 그리고 비타민 등이 음식에 포함되어야 하며, 전체 음식의 양을 보통 식사의 3분의 2로 줄여야 한다. 이 전략은 쥐들을 이용해서 많이 실험되었고 결과는 성공적이었다. 보통 음식의 3분의 2를 섭취한 쥐들은 충분히 먹은 쥐들보다 더 오래 살았다. 이 전략의 제안된 기전은 세포 증식과 다른 처리과정의 재생 혹은 이러한 것들에 자극을 줄 수 없는 수준에 사용되던 에너지가 유기체의 필수 유지와 복구 과정으로 되돌려진다는 것이다. 게다가 칼로리 제한은 유전자 차원에서 전반적인 변화를 일으켜 생명 연장으로 이어지게 한다는 것이다.

쥐의 실험에서 칼로리를 제한한 결과 수명 연장이라는 놀라운 결과를 만들었고, 일부 학자들은 이것이 사람에게도 적용된다고 주장하였다. 그들 중 Walford 박사는 이틀에 하루는 음식을 먹는 방법을 몸소 행하였다. 이것은 우리나라의 정기적인 단식이나, 아침을 굶는 방식과 같은 맥락이라 볼 수 있다. 그러나 쥐와 사람간의 차이에 대한 비판과 함께 과학자들 사이에서는 부정적인 반응이 있었다. 이를 반대하는 이들은 실험에서 쥐들이 먹은 음식은 대단히 높은 단백질이어서 쥐들을 빠르게 성장하도록 함으로써 결과적으로 그렇게 빠른 성장은 장수를 이루지 못한다고 하였다. 그러나 칼로리를 제한한 식사(하루 간격의 식사)는 쥐들의 수명을 연장시켜 쥐들로 하여금 평균 수명의 기대치를 살 수 있도록 한다고 하였다. 하지만 이것이 종족의 최대 수명을 연장시키는 것은 아니라고 하였다. 그럼에도 불구하고 쥐를 통한 칼로리 제한은 수명을 연장시키는데 효과를 거두었으며, 노화의 생생한 지표 자료로 알려져 있다.

❑ 일상적인 활동수준

일상적인 활동수준에 관한 가설은 30년 동안이나 노화를 연구하는 분야에서 유행되어 왔다. 간단히 말해서, 이 이론은 일반적으로 활동적인 사람이 그렇지 않은 사람보다 오래 산다는 것이다. 칼로리 제한 이론과 달리 실험으로 증명된 것이 아니라 일화로 전해지는 정보에 의한 것이다. 아무도 일상적인 활동이 실제적으로 노화의 정도를 바꾼다고 확신하지는 못하지만 대부분의 사람들은 그런 활동을 통해 최대 수명을 누릴 수 있다고 믿는다. 이 이론을 많은 이들이 공감하고, 또한 장수하는 노인들은 종종 그들의 장수가 일상생활의 활동성에서 온다고 말한다. 85세를 넘은 사람들은 열심히 일하기, 운동, 정신적·육체적으로 활동하기 등이 오래 사는 가장 중요한 비결이라고 한다. 그들의 다른 장수 비결은 유전, 좋은 건강, 종교 생활, 긍정적 생활, 금주, 금연, 약물 억제, 좋은 영양, 좋은 가정환경, 봉사 활동, 적절한 휴식과 수면, 그리고 건강관리 자원의 이용 등이다.

3가지 차원에서 개인의 활동 내용을 측정하기 위해서 활동 기록표가 개발되었다. 개인간의 활동(가족, 친구관계, 지역사회와 봉사조직 활동), 신체적 혹은 손의 조작적 활동(집안 관리, 운동습관), 그리고 지적인 활동이다. 많은 연구자들은 요양소 생활을 하는 집단에서 높은 활동수준이 생존을 예측할 수 있는 강력한 요인이라고 보고하였다. 그리고 그들은 사망이 나쁜 건강보다는 규칙적인 생활방식에 더욱 관계가 있다고 결론지었다. 그러나 다른 연구자들은 생활방식과 관련된 활동과 사망과의 관계를 밝히지 못하였다. 일상적인 활동과 죽음의 관계를 밝히기 어려운 이유는 연구자들이 각기 다른 활동 기록표를 사용하였기 때문에 일반화하여 비슷한 활동의 개념으로 평가할 수 없었던 것이다. 그리고 연구 대상자들이 모두 다른 것도 또 다른 어려움이다. 다만 이러한 모든 요인들을 종합하여, 일상적인 활동이 장수의 요인 중 하나라고만 조심스럽게 주장할 수 있을 뿐이다.

❑ 운동

적당한 건강습관이 수반되면서, 지속적이고 체계적인 운동은 인간 기대수명을 증가시킬 수 있다.

운동을 하지 않은 동물과 비교하여 운동을 한 동물에서 수명의 증가를 보였다. 한편, Holloszy는 운동이 오래 사는 쥐에 어떠한 영향을 미치는가에 관한 고찰에서 운동을 과식과 관련지어 분석하였다. 그는 운동을 하지 않을 때 발생되는 과식에 대한 유해 효과를 운동이 억제한다고 보고하였다. 즉, 운동은 더 많은 쥐들이 더 오랫동안 살 수 있게 한다고 하였다.

인간을 대상으로 한 연구도 운동과 장수관계를 지지하였다. 실제로, 핀란드 국가대표 선수들의 기대 수명이 비운동 선수들보다 높은 것으로 나타났다. 또한 네덜란드에서는 32년 동안 종단적인 연구를 통하여 8.5시간 혹은 그 이상 빙상을 하였던 아마추어 남자 빙상선수들이 보통 사람들보다 오래 살았다는 결과를 얻었다. 그러나 이것이 직업 빙상선수들에게도 적용될 수 있는지는 확신할 수 없다고 하였다. 운동선수였던 것이 수명을 연장한다기보다는 개인이 전 생애를 통하여 생활한 습관의 양과 관계가 있다고 할 수 있다.

이런 생각을 지지하는 연구들 중의 하나는 17,321명의 Harvard 대학 졸업생들(35~74세)을 대상으로 한 연구이다. 1960년대 중반부터 1988년까지 일반적인 건강과 생활습관을 포함하는 자세한 설문지를 이용하였다. 이 연구에서 운동 수준은 매주 소비된 칼로리로 표현되었고, 강도 높게 운동한 사람들(6 MET 이상의 달리기, 수영, 테니스)이 운동을 하지 않은 사람들보다 오래 산 것으로 나타났다. Vita 등의 연구에서도 가장 많은 운동과 낮은 체지방을 보유한 사람들의 수명이 1년에서 4년까지 연장되었다고 보고하였다. 이러한 결과는 습관적인 운동이 장수와 관련이 있지만 운동선수의 경력과는 무관하다고 하였다. 과거 운동선수의 사망률은 비운동선수의 사망률과 비슷하였다. 졸업 후에도 운동을 계속한 선수들은 사망률이 감소되었고, 반면에 운동을 하지 않은 이들의 사망률은 증가하였다. 결국 이것은 운동의 효과가 훗날을 위해 저장될 수 없다는 것을 증명하는 것이며, 반드시 지속적이고 적당한 운동을 했을 때만 주어진 수명을 다하고, 나아가서 수명 연장을 기대할 수 있음을 시사한다. 또한 이 연구의 놀라운 결과는 운동을 해 온 고혈압 환자는 하지 않은 사람들보다 사망률이 절반으로 감소하였고, 지속적으로 운동을 해 온 흡연자의 사망률은 운동을 하지 않은 흡연자들의 사망률보다 30%나 낮게 나타났다.

운동과 사망의 관계를 연구한 달라스의 유산소성 운동연구소에서, 한 연구진은 8년간 체력 프로그램에 참가한 30,000명의 건강한 남녀를 대상으로 사망 위험 요인들을 분석하였다. 그들은 체력을 최대산소섭취량으로 정량화하였다. 활동을 하지 않은 사람부터 30~40mile씩 매주 달리는 사람들까지 다섯 집단으로 구분한 결과 가장 낮은 유산소성 능력을 가지고 있는 남성들은 가장 높은 유산소성 능력을 가진 남성들보다 사망률이 3.5배 높았다. 여성 집단에서는 그 차이가 4.5배로 더욱 크게 나타났다. 그리고 유산소성 능력이 가장 낮은 집단의 남녀는 암이나 심혈관 질환에 잘 걸리는 것으로 나타났다.

노인들의 장수와 관련된 새로운 발견은 장수를 위해서는 가장 낮은 유산소성 능력 수준에 있어서는 안 된다는 것이다. 또한 과거 20년 동안의 자료는 모든 원인에 의한 사망률을 감소시키는 데 있어서 신체활동이 중요한 역할을 하였음을 증명하였다. 미국의 정부보고서에 따르면 건강의 효과는 중간 강도 수준의 운동에서 일어난다는 것이다. 그리하여 모든 성인은 하루에 적어도 중간 강도로 30분씩 운동하는 것(매일 힘차게 30분 동안 걷기)을 권장한다. 그리고 건강의 효과를 얻기 위해서 강도 높은 운동이 필요하지는 않지만, 건강 효과의 양은 규칙적인 운동의 양과 직접적으로 관련이 있다.

5 노화와 운동

모든 인간이 출생과 사망이외에 공통적으로 겪게 되는 유일한 경험은 노화이며, 인간은 노화에 의해 많은 변화를 겪게 된다. 구체적으로 신체구성, 근·골격계, 심·폐 기능, 신경의 전달속도, 그리고 정신적 능력의 약화 등이 그것이다. 이러한 노화된 신체기능의 쇠퇴를 지연 혹은 유의하게 향상시키고, 노화에 따른 정신적 기능의 변화에 효율적으로 대처하고자 하는 방안 연구가 활발히 이루어지고 있다. 그 중에서 운동은 신체적·생리적인 기능의 변화뿐만 아니라 정신적인 기능의 변화에도 영향을 준다.

□ 신체구성의 변화와 운동

성장 발달학적으로 인간은 태어나면서부터 나이가 먹음에 따라 **신체 구성의 변화**가 나타난다. 일반적으로 신장의 성장은 남성의 경우 약 20세까지 지속되지만 이 시기 이후의 신장은 감소하여 70세 정도에는 약 4%의 감소를 나타낸다. 여성들은 16~18세 사이에 최고 수치에 이른 후 점차 줄어들어 70세 정도에는 약 3%의 신장 감소가 나타난다(그림 14.6). 신장의 감소는 척추 압박 및 척추 사이의 추간판 길이와 모양의 변화, 근 긴장의 감소, 구부정한 자세에 기인하는 것으로 추정된다.

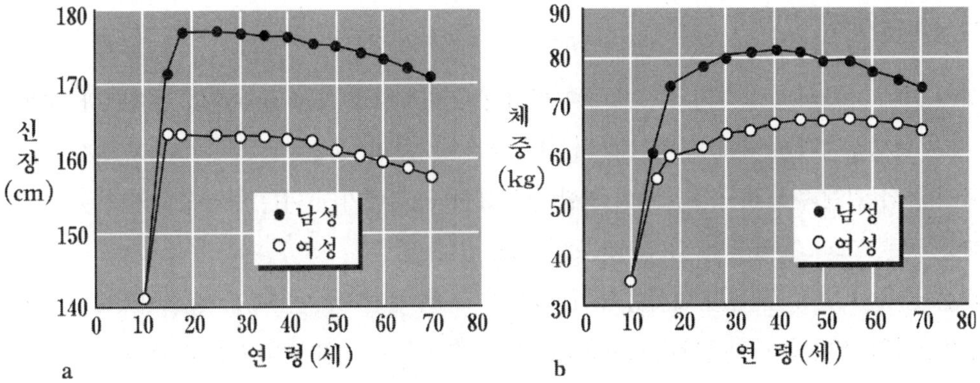

그림 14.6 남성과 여성들의 신장(a)과 체중(b)의 변화.

체중은 남성의 경우 40세까지 계속 증가하여 55세까지 안정적으로 유지되다가 그 이후에는 점차로 감소하게 된다. 여성은 45세~50세까지 계속 증가한 후 약 70세까지 안정적으로 유지된다(그림 14.6). 노년층의 비정상적이며 갑작스런 체중 감소는 사망 위험을 알려주는 지표가 된다. 의도하지 않은 체중감소는 원인을 설명할 수 없는 경우가 24%이며, 암 발생, 우울증, 궤양과 같은 소화기적 질환들, 지나친 갑상선 활동, 신경학적 문제, 약물의 영향으로 체중 감소가 나타나기도 한다.

체지방은 남녀 모두 나이 증가와 함께 늘어날 뿐만 아니라 서서히 분포가 변경된다. 노인들의 경우 복부 내 지방이 증가하고, 사지의 피하지방은 감소하는 경향을 보인다. 여성들의 경우 남성들보다 젊은 시절에는 상대적으로 낮은 복부 내 지방을 가지지만 나이가 증가함에 따라 서서히 증가하여 70대에 남성과 여성 모두가 비슷하게 된다. 복부 지방 축적은 20대 후반에 시작되어 60대까지 계속되지만 이 중 40%는 50대 이전에 발생한다. 이러한 복부지방은 심혈관 질환의 위험을 증가시키고, 인슐린 저항성과 포도당 불내성과 고혈압의 첫 단계인 것으로 생각된다.

노인들의 체지방에 유산소성 운동과 근력 운동이 어떤 효과를 나타내는 지에 대한 연구 결과 유산소성 운동이 체중과 지방량을 줄이는데 효과적이며, 운동 횟수가 증가함에 따라 더욱더 많이 감소하는 것으로 나타났다. 근력 운동 또한 노인들의 지방량을 줄이는데 효과적이며, 더욱이 제지방량까지도 증가시키는 것으로 보고되었다. 운동과 체지방 사이에 어떠한 관계가 있는 지를 규명하기 위해 각기 다른 스포츠 활동을 하고 있는 노인 운동선수들의 체지방율을 비교한 결과 비교적 긴 시간 동안에 걸쳐 힘든 운동(장거리 달리기, 사이클, 카누)을 한 노인들이 더 짧은 시간동안 상대적으로 에너지가 덜 필요한 스포츠 활동(라켓 스포츠, 팀 스포츠)을 한 사람들보다 체지방량이 더 적게 나오는 경향을 보였다.

❑ 근 · 골격계의 변화와 운동

노화와 함께 대표적으로 쇠퇴되는 생리적 변화는 **근육계의 변화**와 **골격계의 변화**이다. 보통 근력의 유지는 일상생활에서 중요한 의미를 가진다. 즉, 시장보기, 물건 나르기, 계단 오르기, 의자에서 일어나기 등의 일엔 반드시 근·골격의 역할이 필요하다. 나아가서 이는 인간생활의 기동성, 위험에 대처하는 능력 그리고 질적인 삶에 영향을 주고 있다.

노화는 근육의 면적, 근육의 대사능력, 근섬유의 크기, 속근 섬유의 수를 감소시키고, 근력, 근파워, 근지구력의 저하를 가져온다. 이는 유산소성 능력, 골밀도, 인슐린 민감성, 신진대사율 감소를 가져오고, 체지방, 혈압, 심혈관계 질환과 당뇨병 발병 증가를 가져온다. 또한 하체에서의 노화와 관련된 근력 감소는 신체적 장애와 독립적 상실을 가져오는 평형성 및 기동성 문제와도 관련되어 있다. 근력은 20~30대에 최고의 절정을 이룬 후에 점차적으로 쇠퇴하는 양상을 보인다. 50세에서 70세 사이에 평균적으로 약 30% 감소하며, 80세 이후에는 더욱 급격한 근력 상실을 보인다. 또한 노인들의 경우 근파워도 감소되는데 빠른 걷기, 계단 오르기, 앉은 자세에서 빠르게 일어나기, 넘어질 듯 하면서 몸을 바로 세우기와 같은 일상 활동이 다리 근육의 파워를 요구하기 때문에 근력보다 노인의 운동능력을 더 많이 약화시키게 된다. 이러한 근기능 쇠퇴는 노화뿐 아니라 근육을 사용하지 않는 데서도 그 원인을 찾을 수 있다.

다행히도 노화와 비사용과 관련된 근육 기능의 변화는 운동으로 변경될 수 있다. 근육강화 훈련을 하면, 근섬유가 굵어지고 근력이 증가된다. 실제로 저항 훈련이 96세까지의 연약한 노인들의 근력을 현저히 증가시킬 수 있으며, 8주 이상 저항 훈련을 실시한 뒤 32~227%의 근력 증가가 보고되었다. 그리고 근육 모세혈관의 발달로 근육수축에 필요한 에너지원이 충분히 보급되면 근육 자체에도 에너지원이 증가하기 때문에 근지구력이 증가된다. 또한 근육의 발달과 근력의 향상은 체내 저항력을 강하게 한다. 이러한 연쇄적인 반응은 감기나 각종 질병에 대한 면역성을 높여 주는 결과를 가져온다.

또한 노화는 골격계의 변화를 초래하는데, 남녀 모두에게서 골량이 상실된다. 어느 연령에서나 골기질에 대한 무기질염의 비율인 골밀도는 남성보다 여성이 낮다. 일반적으로 최대 골밀도는 25세에 도달되어 50세가 될 때까지 안정적으로 유지되며 그 후 칼슘의 상실과 골기질의 퇴화가 점진적으로 일어난다. 여성의 경우 폐경 후 5년 동안 칼슘이 특히 빠르게 상실된다. 골다공증이 될 가능성은 여성이 남성보다 3배 높지만 약 150만명의 미국 남성(65세 이상)이 골다공증일 것으로 추정되고 있다.

골다공증으로 인한 주된 문제는 척주, 골반, 손목 골절이며, 약한 충격에도 골절이 흔히 일어난다는 것이다. 골반 골절을 당한 사람의 1/3 미만만이 삶에서의 기본적인 활동을 수행할 수 있을 정도로 회복된다. 척주 골절은 신장을 감소시키고, 자세를 변화시키며, 흉추 후만곡이 증가되어 통증을 가져온다.

캘리포니아 대학의 Pollock은 운동을 하면 골격의 칼슘부족 현상을 개선, 골격의 노화를 방지할 수 있다는 연구 결과를 발표하였다. 골격의 성장에 도움을 주고 뼈를 튼튼히 하기 위해서는 운동이 최상의 방법이라는 것이다. 많은 연구자들은 운동으로 골 형성을 가져오기 위해서는 자극의 강도가 자극의 빈도보다 더 중요하다고 주장하였다. 저항 운동 시 적은 반복 횟수의 무거운 부하가 많은 반복 횟수의 가벼운 부하보다 골량에서 더 큰 증가를 가져왔으며, 저-중강도의 운동은 근력에서는 증가를 보였으나 골밀도에서는 긍정적인 변화를 나타내지 않았다고 보고하였다. 또한 무거운 조끼를 사용한 장기간의 점프 운동이 여성 노인의 골밀도를 유지하고, 유의한 뼈 상실을 방지하는 것으로 나타났다. 즉, 뼈에 긍정적인 변화를 주기위해서는 체중이 실리는 지구력 운동과 저항 운동이 효과적이다. 또한 뼈를 튼튼히 하기 위해 칼슘을 섭취해도 운동을 하지 않으면 섭취된 칼슘이 효율적으로 이용되지 않는다는 사실을 알아야 한다. 운동이 없는 칼슘 섭취는 뼈 성장에 별 도움이 되지 않을 뿐만 아니라, 오히려 신체에 해를 줄 수 있다. 즉, 이러한 칼슘 섭취는 신장에 돌이 생기는 신장 결석이나, 요로 결석이 발생되는 원인이 된다. 운동을 하면서 칼슘을 섭취한다면 뼈가 칼슘을 충분히 받아들여 튼튼해지기 때문에 제 기능을 충분히 수행할 수 있는 것이다.

❑ 심폐 기능의 변화와 운동

건강한 현대인은 일반적으로 심폐기능이 뛰어나고, 나아가서 체력수준도 높다. 그렇지만 노화로 인한 인간의 모든 조직의 쇠퇴와 마찬가지로 **심폐기능의 변화**가 두드러진다.

우선 노화에 따른 심혈관계의 변화를 살펴보면, 구조적으로 혈관 벽과 좌심실이 점점 비대해 지고, 대동맥과 동맥 가지가 점점 경직된다. 혈관벽이 비대해 지는 것은 뇌졸중과 심혈관 질환을 예측할 수 있으며, 나이와 관련된 수축기 혈압의 증가에 대한 보상 차원으로 25세와 80세 사이에 심실의 벽 두께가 대략 30% 정도 증가된다. 또한 대동맥과 동맥 가지의 경직으로 인한 말초혈관 저항의 증가는 고혈압을 발생시킨다. 기능적으로는 건강한 노인의 경우 노화에 따라 안정시 심박수, 1회 박동량, 분당 심박출량 지수에 별다른 변화가 없는 것으로 나타났다. 그러나 최대 심박수는 20세 이후 매년 1회 정도 줄어들며, 분당 심박출량과 신체 사이즈의 비율인 심박출량 지수는 최대 운동 시 건강한 20대와 비교하여 80대의 남녀 모두에서 25% 가량 줄어드는 것으로 나타났다. 그리고 신체 조직에 의해 추출되는 산소의 양을 반영하는 동정맥의 산소차가 노화에 따라 감소하여 65세 남성의 안정시 측정치는 25세 남성에 비해 20~30% 정도 더 낮은 것으로 나타났다. 또한 심혈관 기능의 지표로써 운동 중에 산소를 운반하고 이용할 수 있는 최대 능력을 나타내는 최대산소섭취량이 노화와 함께 점진적인 저하를 가져온다. 이러한 최대산소섭취량의 감소는 신체장애와 사망의 위험을 증가시킨다.

그러나 규칙적인 운동은 노인들의 고혈압을 감소시키고, 분당 심박출량을 증가시키며, 동정맥의 산소 차를 크게 하는 것으로 나타났다. 심박출량과 동정맥 산소 차의 증가는 최대산소섭취량 증가에 영향을 미치는 것으로 나타났다. 그리하여 실제로 운동은 노인들에게 최대산소소비량을 증가시킬 뿐만 아니라 젊은이들과 유사한 향상을 얻을 수 있게 한다. 허약한 노인의 경우 저강도 운동 프로그램이라 할지라도 적당한 운동 훈련 자극을 주면 최대산소섭취량이 증가되는 것으로 나타났다.

노화에 따른 폐 기능의 변화를 살펴보면, 폐활량이 점진적으로 감소되어 70세에 이르면 많게는 40~50%가 감소된다. 그리고 폐 내부의 가스교환 효율성도 지속적으로 감소된다. 30세와 70세 사이에 최대호흡량이 많게는 50% 감소되는 반면에 잔기량은 30~50% 증가한다. 이러한 변화로 심한 운동을 할 수 없게 된다. 노화에 따른 지속적인 기능적 퇴화의 대부분은 호흡에 동원되는 근육의 힘의 감소, 흉벽의 딱딱함 증가, 작은 기도의 직경 감소에 의해 초래된다. 또한 호흡기관의 결합조직의 탄력성 상실로 운동시 최대 폐포환기량의 감소를 나타내고, 흉벽의 탄력 감소는 노인의 호흡을 더 힘들게 만든다.

그러나 중-고강도 신체 운동은 약 60세가 될 때까지 휴식 시 폐 기능에서 노화와 관련된 퇴화를 방지할 수 있다. 깊은 횡경막 호흡, 흉곽의 탄력성을 증가시키는데 초점을 맞추는 요가, 태극권, 기공, 필라테스 같은 운동 형태는 폐 기능을 향상시킨다고 보고 되었다.

몸이 산소를 필요로 하지 않을 때는 아무리 호흡을 많이 해도 산소와 혈액이 효율적으로 결합하지 않는다. 운동으로 에너지를 소모해야 많은 산소가 필요하게 된다. 결국, 운동을 해서 호흡량이 많아지면 혈액순환이 좋아지고, 몸 구석구석에 신선한 산소가 전달된다. 반면, 노폐물은 회수, 폐기 처분되어 우리 몸은 활기를 찾게 되고 심장으로 가는 관상동맥계 혈관이 발달된다. 그리하여 이곳의 질환을 예방해 주는 효과가 있다. 또한 노인들의 운동은 발달된 심폐기능의 영향으로 모든 내장기관의 기능을 높여주고, 신경조직도 활성화시켜 기억력과 사고력을 길러주는 동시에 학습능력이 향상되는 효과도 있다.

❑ 근신경 전달속도의 변화와 운동

노화가 진행됨에 따라 반응과 동작이 느려지는 것은 일상생활에 있어서 대단히 중요한 의미를 지니고 있다. 이것은 **근신경 전달속도의 변화**와 관련이 깊다. 즉, 일상생활의 과제수행과 직장생활, 나아가서 교통사고와 같은 생명의 위험에 대처하는 것과도 관계가 있기 때문이다. 이것은 크게 중추신경의 인지적인 정보처리 능력과 근신경계의 협응성과 관계된다. 노령화에 따른 변화의 척도로써 근신경체계의 통합능력인 행동의 속도가 이용되고 있다.

노인들의 단순반응속도는 느리며, 또한 젊은이들과 선택반응시간의 비교에서 그 차이는 더욱 심화된다. 즉, 이것은 노인들이 적절한 반응을 하기 위해서는 인지적인 정보처리 과정에 소요되는 시간이 더 많이 필요하다는 사실이다.

게다가 노인의 **인지적 정보처리속도의 감소**는 본래 1000억 개 정도인 인간의 뇌세포가 30대 중반 이후부터는 매일 10만개씩 가량 죽어가고 있다는 사실과 운동 신경세포의 약화, 활동력 감소에 의해 영향을 받고 있다고 볼 수 있다. 또한 신경체계의 **전기 전압 저하 현상**에 의해서 정보의 전달이 느려진다고 한다. Cerella는 어떤 자극에 대한 반응은 신호를 통해 투입에서 결과 끝 부분까지 전달한다고 가정하고, 노화로 인한 신경망은 곳곳의 연결이 정상적으로 이루어지질 못한다고 하였다. 즉, 연결 부분의 중간이 절단되면 우회 회로를 선택하여 output 끝 부분에 정보를 전달하기 때문에 소요시간이 많이 걸린다(그림 14.7).

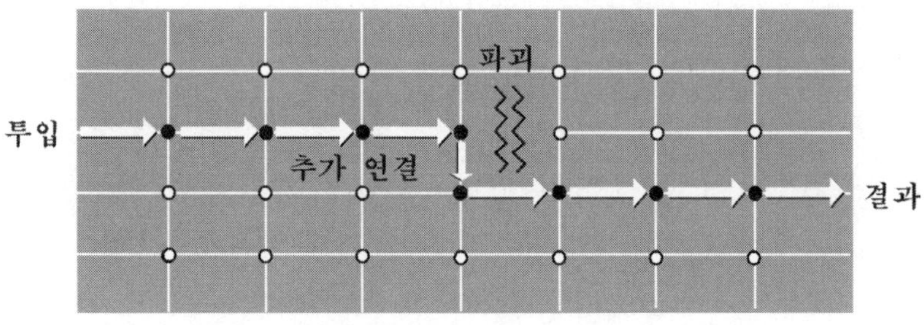

그림 14.7 도식적인 신경망

운동은 심장계통과 신경의 내분비선계통의 개선을 통하여, 중추신경계통의 조기 노화를 방지할 수 있다. 실제로 활동하지 않는 사람의 **정신성운동 속도**에 비해서 활동적이고 건강한 사람의 정신성 속도가 훨씬 빠르게 나타났다. 수많은 조사자들에 의하면 지속적으로 운동한 사람은 단순반응시간과 선택반응시간에서 빠르게 반응하였다고 한다. 이러한 연구들은 손가락이나 손의 반응속도가 달리기를 하는 사람에게서 더 빠르게 나타났다고 보고하였다. 즉, 연습을 하지 않은 손가락이나 손의 반응은 그들이 기본적으로 연습한 발의 속도보다 빨랐다는 것을 의미한다. 사실, 단순반응시간, 선택반응시간이나 혹은 손의 운동시간이 달리기 선수들보다 손을 주로 사용하는 라켓볼 선수들이 더 빠르지 않았다. 이것은 반응에 관한 영향은 주로 정보처리과정에 관해서 조절하는 중추 신경의 영향이었고, 발달된 근육에 의한 영향력은 약간만 있다고 할 수 있다.

❑ 정신적 변화와 운동

노년기에 두드러지게 나타나는 신체적 · 생리적 기능의 약화로 인해 노인들이 심리 · 사회적인 면에 민감하게 반응하기 시작하면서 **정신적 변화**, 즉 우울증, 내향성, 수동적인 사고나 행동, 경직성, 조심성, 의존성 등이 심화된다.

그 중에서 체력과 건강에 관련된 요인인 우울증은 나이 증가로 인해 나타나는 일반적인 현상으로써, 신체적 질병, 배우자의 죽음, 경제적 어려움, 외로움, 일상생활에서 자기통제불능, 생리적 능력 감소 등의 상황에서 우울증이 증가한다. 그리고 노화가 진행되면서 사회적 활동은 점차 감소하고, 사물의 판단과 활동의 영역은 외부보다는 내부로 돌리려는 성향이 강해지며, 수동적으로 변화한다.

이러한 변화들의 원인 중 일부는 인간의 욕구 가운데 근원적 경향성과 관련이 있다. 즉, 인간은 발로 차고, 받고, 던지고, 때리고, 남의 것을 점령하여 쾌감을 얻고 싶은 충동 등의 근원적 경향성을 가진다. 그러나 노화에 따른 신체적 기능이 약화되면 근원적인 욕구는 뒤로하고 부득이 주변의 가족 구성원들에게 의존하여 목욕, 청소, 일상생활의 과제를 수행하고, 보통 주변에서 경제적인 도움에 의해 의존하려는 경향이 증가된다. 또한 휴식과 수면부족(불면증), 정서적 긴장, 통증, 질환, 과다한 근육운동 등으로 인한 인체의 지나친 긴장 상태가 유발되어 탈진상태 혹은 만성피로가 초래된다.

이러한 다양한 이유로 인하여 노년기에는 여러 가지 정신적 · 심리적 변화를 겪는다. 이를 방지 혹은 지연시키기 위해서는 일과 휴식이 균형을 이루어야 하며, 스트레스를 해소할 수 있는 여가활동과 기분 전환 등의 활력소가 필요하다. 결국 운동은 이러한 충동을 합리적으로 표출할 수 있는 기회를 제공한다. 즉, 갖가지 운동을 통하여 사회에서는 결코 나타내서는 안 되고, 나타낼 수 없는 인간의 근원적 경향성을 발산시킬 수 있는 기회를 제공해 주고, 이를 지도하여 인성을 정화시키는 것이 바로 다양한 운동이라 할 수 있다. 이러한 활동들은 정서적 긴장을 완화시키고 심신의 건강에 크게 도움을 줄뿐만 아니라 생활의 활력소를 제공한다는 점에서 더욱 깊은 뜻이 있다. 한편, 근육운동은 다른 내분비계에도 영향을 주고 있다. 근육에 있는 당김원섬유(tonofibril, 근긴장에 관여하는 근육섬유)가 뇌의 시상하부(hypothalamus)와 연결되어 있어 이 근육이 자극을 받으면 뇌 내에서 베타 엔돌핀(β-endorphin, 정신적 스트레스를 완화하는 작용)과 부신피질 호르몬(육체적 스트레스를 완화하는 작용)을 분비하여 기분을 좋아지게 만든다. 그리하여 높은 정신건강이 유지된다. 대표적인 운동으로 스트레칭과 맨손 · 유연체조 등을 들 수 있다.

6 신체적인 노화와 질적인 삶

현대 의학, 과학, 그리고 기술은 감염, 불치병, 그리고 영양 결핍을 해결하면서 수명을 연장시켜 왔다. 이러한 혁신의 긍정적인 영향은 많은 사람들에게 오래 살 수 있다는 기대감을 제공하였다. 그러나 수명 증가의 결과는 오히려 만성적인 질병의 증가와 건강관리 측면에 있어 커다란 문제를 발생시키고 있다. 정신적으로 능력 있는 사람들이 가지는 수명연장의 부정적인 측면은 시력약화, 청각장애, 신경통, 골다공증, 당뇨병, 고혈압, 심장병, 요실금, 그리고 신체적인 쇠약 등에서 오는 잠재적인 고통이다. 이 같은 조건에서 과연 인생을 충분히 즐길 수 있을까 하는 것은 심각한 의문점이 아닐 수 없다.

❑ 병적인 상태

병적인 상태는 건강하지 않은 것으로써 대부분의 쇠약한 노인들이 죽기 전에 겪는 상태를 일컫는다. 따라서 이것은 불치병 혹은 만성적인 병이 원인이 되어 타인의 도움 없이는 움직일 수조차 없는 정신적, 육체적으로 불편한 상태를 말한다. 병적인 상태의 5D는 불편(discomfort), 장애(disability), 의존성(dependency), 의사와 관계된 문제(doctor problems), 그리고 약물의 상호작용(drug-interaction) 이다. 인간을 병적인 상태로 이끄는 주요 만성적인 질병에는 동맥경화증, 암, 골관절염, 당뇨병, 기종, 간경화 등이 있다.

젊은 시절에도 몇몇 퇴행성 질병이 발생되지만 특별히 근신경 계통에 있어서 우리의 신체는 약간의 기능손상을 보완할 수 있는 항상성이란 능력을 가지고 있기 때문에 경미한 증상은 치유될 수 있다. 그러나 병적인 상태가 너무 심하면 오랫동안 의료기관의 도움 없이는 고칠 수 없는 상태로 되면서 특정의 질병으로 나타난다.

건강하지 못한 노인 인구의 증가가 미치는 사회적 파급효과는 상당히 심각하다. 사회는 비생산적인 시민들과 증가된 가족을 가지게 될 뿐만 아니라 그들에 대한 재정적 부담이 크게 증가한다. 재정적 부담은 사회의 전체 노인인구와 병들고 무능력한 노인층의 비율에 의해 크게 좌우된다. 또한 평균 65세 이상의 노인들은 남은 생애 17년 중 7.5년 이상을 기능적 장애 상태로 지낼 것이라고 추측하였다. 이와 같은 비율이 계속 지속된다면 건강 유지에 드는 비용이 600% 이상 증가될 것이다. 따라서 노인들이 살아야 할 기간뿐만 아니라 남은 기간을 어떻게 살아가야 하는지에 대한 방법은 개인과 국민의 질적인 삶에 대단히 중요하다.

❑ 병적인 상태의 단축

병적인 상태를 경험하는 사람들의 수에 비해 기대 수명의 최대한계 증가가 상대적으로 낮다는 예측을 고려하여 노화 연구의 강조 사항이 수명을 연장시키는 차원에서 건강한 상태의 기간을 연장시키는 차원으로 전환되었다. 즉, 병적인 상태로 살아가는 사람들의 고통 기간을 줄이는데 목적을 둔다. 만일 과학과 의료 기술의 발달로 수명이 15~20년 연장되었다 하더라도 그것이 고통의 시간이라면 대부분의 사람들은 수명의 연장을 원치 않을 것이다. 그림 14.8은 병적인 상태의 단축을 개념화한 것이다. 병적인 상태를 경험하는 사람들의 증가로 현재의 가설화된 병적인 상태는 55세에 시작하여 75세의 평균 수명까지 계속된다. 각본 1은 기술 발달과 의료 혜택에 의해서 수명이 85세까지 연장될 것이라는 가설적인 상황을 나타낸다. 이런 상황에서 더 많은 사람들이 오래 살지만 시작점과 병적인 상태의 기울기가 같음으로써 실제적으로 더 오랫동안 병적인 상태를 경험한다. 그러나 건강습관의 변화에 의한 수명 연장은 각본 2에서 보는 바와 같이 병적인 상태를 단축시키게 된다. 건강한 생활방식은 당뇨병, 폐기종, 간경변, 그리고 심장병과 같은 만성적인 질병의 발병을 훗날로 연기시켜 질병의 눈에 띄는 증상의 시작은 말년 혹은 죽음 직전까지 연기될 수 있다는 것이다.

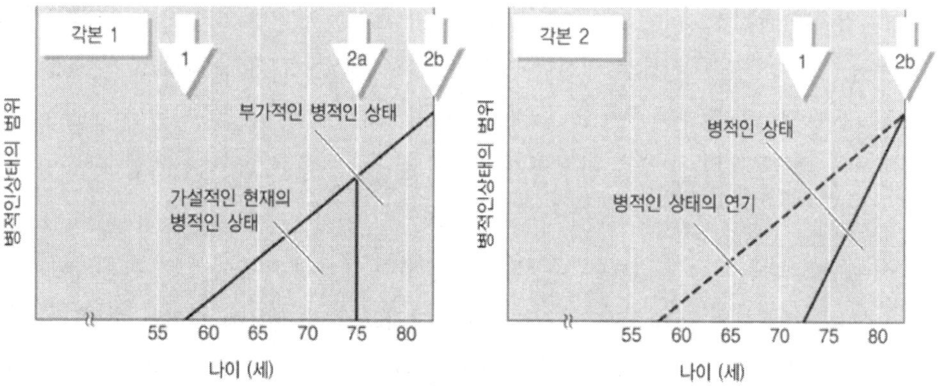

그림 14.8 병적인 상태의 감소 현상

* 화살표 1은 질병이 최초로 시작되는 평균나이, 화살표 2a, 2b는 사망에 이르는 평균 나이를 나타내는 것임

오랫동안 질병이 예방되면 사람들은 말년(죽음 직전)에 병적인 상태를 짧은 시간동안 경험할 것이다. 꾸준히 건강생활을 실행하여 만성적인 질병의 발생을 예방해 온 사람들은 병적인 상태를 경험하지 않을 수도 있다. 실제로, 2년 동안 유산소성 운동 프로그램에 참여해 온 건강한 노인들은 심장질환의 발생 시점을 연기시켰다는 연구가 보고되었다. 또한 건강한 생활방식은 골관절염과 암 같은 다른 질병의 발생을 지연 혹은 저지시킬 수 있다고 하였다.

노화를 연구하는 일부 학자들은 병적인 상태를 단축하는 것이 불가능하다고 주장하지만 다른 이들은 이것이 충분히 가능하다고 강력하게 주장한다. 불가능하다고 주장하는 학자들은 방식을 바꾸는 이들이 낮은 병적인 상태를 경험한다는 증거가 없다고 주장한다. 혹 증거가 있다 하더라도, 대부분의 사람들은 그들의 생활방식을 바꿀 수 없다고 말하였다. 그러나 Fries는 많은 연구들을 통하여 교육이나 건강증진 프로그램을 실시하여 병적인 상태를 줄일 수 있다고 보고 하였다. 이들 연구의 증거는 1주에 1시간씩의 운동으로 건강상태가 10%씩 증가되었으며, 6개월의 건강증진 프로그램을 실시 한 후 건강위험 요소의 감소(19%)와 작업 능률의 향상을 보였다는 것이다. 또한 의사를 방문하는 시간과 병원에 있는 시간의 감소도 있었다. Fries는 이런 건강증진 프로그램으로 사망율을 감소시키지는 못했지만, 병적인 상태의 증상들은 크게 감소시켜 이 프로그램에 참여한 많은 이들의 질적인 삶을 향상시켰다고 하였다. Vita 등은 비흡연의 고령자 집단에서 좋은 운동습관과 낮은 체지방이 수명을 1~4년 정도 연장시켰으며, 말년의 병적인 상태를 50%로 감소시켰다고 하였다. 이러한 결과는 보다 좋은 건강습관을 가진 사람들은 오래 살고, 장애가 지연될 뿐만 아니라 인생 말기의 병적인 상태가 최소 기간으로 단축된다는 것을 의미한다.

❑ 질적인 삶의 구성요소들

1990년에 UCLA의 Anna와 Harry Borun센터는 “쇠약한 노인의 질적인 삶의 측정”이라는 제목으로 심포지엄에서 개최하였고, 4개의 주요 개념들이 노인들의 **질적인 삶**을 구성한다고 제안하였다. 인지적 · 감성적인 기능의 요소들은 생산성, 독립성, 그리고 환경과 적극적인 상호작용을 유지하기 위한 욕구를 반영한다. 그리고 생활만족과 안녕감은 감성적인 조절과 정신적인 건강을 나타낸다. 경제적인 독립도 반드시 필수적이지는 않지만 삶의 질적 향상을 위한 중요한 잠재요인이며, 사회적인 기능과 레크리에이션은 그들의 인생을 풍요롭게 한다. 특히 건강, 신체적 기능, 힘과 활력, 그리고 성적인 기능을 포함하는 신체적인 차원은 노인들의 질적인 삶에 매우 많은 영향을 미친다. 즉, 11개요인 중 신체적인 차원의 요인은 노년기에 삶의 질을 높이기 위한 필수적 가치를 지닌다(그림 14.9). 신체적인 과제 수행을 지원하는 건강상태, 힘과 활력, 그리고 신체적인 기능은 일반적으로 젊은 사람들에게는 보장되지만, 나이 증가와 관련되어 수행 능력의 결함이 중년기에 나타남에 따라 노인 초기나 노인 및 초 고령기의 사람들에게 매우 중요한 관심거리로 발전하였다. 신체적인 능력은 걷기, 식사하기, 목욕하기, 옷 입기와 같은 일상적인 활동과 타자 치기, 글쓰기, 들어올리기, 뻗기와 같은 직업과 관련된 과제들, 그리고 스포츠와 레크리에이션 활동에 참가하는데 기본적으로 필요하다. 그림 13.9에서 질적인 삶을 위한 건강, 힘과 활력, 신체적인 기능의 높은 공헌도는 질적인 생활을 나타내는 원에 굵은 선으로 표시되어진다. 이들 3가지 요인의 통합은 개인의 활동 기대수명에 크게 영향을 끼칠 것이다.

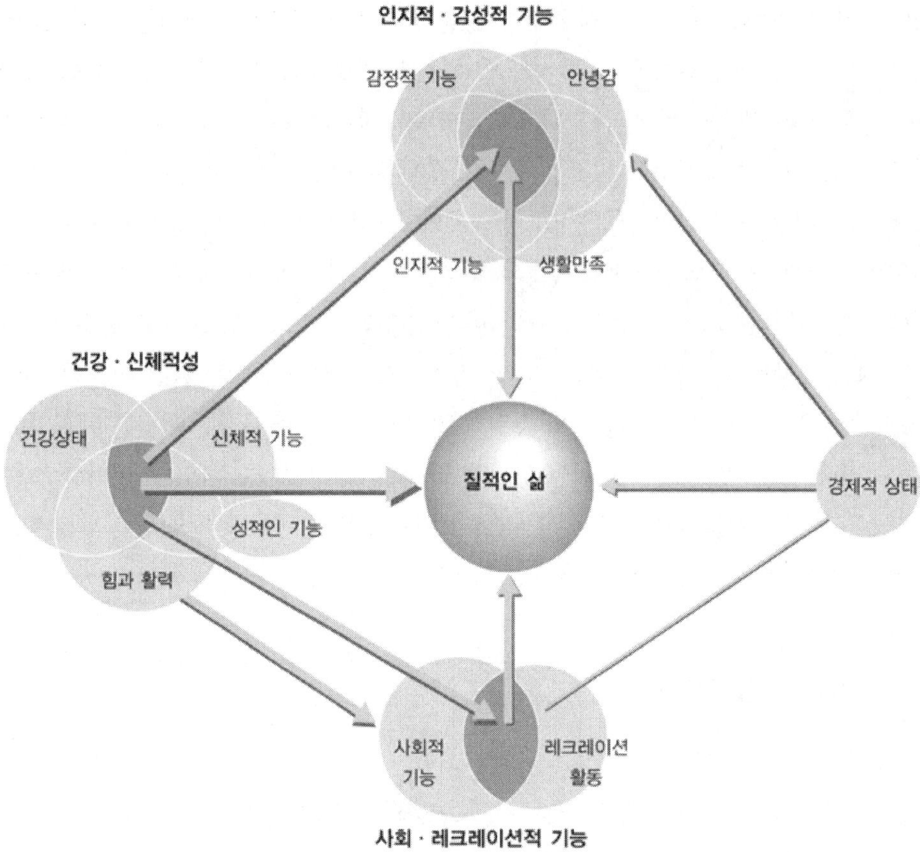

그림 14.9 질적인 삶에 영향을 미치는 요인들

❑ 건강과 체력의 기여

신체적인 기능의 차원은 인간생활의 다른 차원에 깊게 관여하고 있고, 건강과 신체적인 활동이 사람들의 병적인 상태를 단축시키는 데 큰 영향을 주기 때문에 좋은 건강습관과 계속적인 운동은 모든 사람에게 도움이 된다. 모든 나이에서 지속적인 운동과 좋은 건강습관으로 높은 수준의 신체적 기능, 감정적이고, 정신적인 이점들을 얻을 수 있다. 그러나 질적인 삶을 위한 지속적인 운동의 주요한 효과는 나이에 따라 다양하게 나타난다. 그들의 차이는 표 14.1에 요약되어 있다.

표 14.1 인생의 주기에 따른 운동의 역할

구분	연령	운동의 역할
유아기	0~ 2	기동성
아동기	3~12	기동성, 발전된 자아확인, 자부심, 여가활동, 사회적인 상호작용
청소년기	13~17	발전된 자아확인
청년기	18~24	자부심, 여가활동, 사회적인 상호작용
성인기	25~44	여가활동, 자부심, 사회적인 상호작용
중년기	45~64	자부심, 유지(기능, 직업)
초(初)노인기	65~74	유지(기동성, 직업), 여가활동, 사회적인 상호작용
노인기	75~84	기동성, 기능적인 일상생활, 일상생활의 활동, 식사, 목욕, 옷입기, 걷기, 사회적인 상호작용
고령기	85~99	기동성, 일상생활의 활동, 독립적인 생활
초(超)고령기	100+	기동성, 일상생활의 활동, 독립적인 생활

어린이, 청소년, 젊은 성인들에게 있어 운동은 능력이나 기술의 향상, 발달, 숙련, 그리고 지식과 기술 습득에 기여한다. 중년기와 노인 초기에서 좋은 건강습관과 운동은 정상적인 수행능력을 유지시킬 수 있고, 조기 노화를 지연시킬 수 있다. 또한 노인들의 지속적인 운동은 본질적으로 질적인 삶을 향상시킬 수 있으며, 동시에 노인들이 인생의 풍요로움 경험을 많이 할 수 있도록 한다. 70세 노인의 건강과 체력은 등산, 스키, 수영, 도보여행, 시장 보기, 여행 등에 필요한 활력을 제공하고, 초 고령기 노인의 신체적인 능력은 기동성과 비기동성, 독립성과 의존성, 그리고 극적인 생존과 죽음간의 사이를 구분하는 경계에서 대단히 중요하게 작용한다.

인생을 시작하면서 신체적인 능력이나 수행력이 점차 증가되어 30세 정도에 극치를 이루고, 죽을 때까지 점점 감소하게 되는 것은 일반적이다. 그러나 각 개인은 각기 다른 체계를 가지고 있어 노화는 전 생애에 걸쳐 개인의 수행력을 일관되게 유지할 수 없게 하고, 개인차를 증가시킨다. 특히, 노인들의 신체적인 기능 차이는 매우 크다. 걷기, 목욕하기, 그리고 옷입기 등에 심각한 신체적인 어려움을 나타내는 의존적인 사람들부터 마라톤 경기(42.195㎞)를 완주하는 독립적인 80세의 사람들에 이르기까지 능력이 다양하다. 따라서 증가된 나이와 함께 특정집단의 개인 수행력을 "평균" 능력의 개념으로 표현하는 것은 대단히 적절하지 못하다.

실습 13.1 건강나이 알아보기*

성명____________________ 일시______________________

▶ 방법

다음 각 문항에서 자신에게 해당하는 점수를 산출하여 총점을 낸 후 자신의 나이에 더해 보자.

1. 식생활에 대한 질문(해당되는 것을 모두 선택하시오) ________점

가. 항상 싱겁게 먹는다.
나. 신선한 과일이나 채소를 많이 먹는다(1주일에 5회 이상).
다. 검게 탄 음식은 먹지 않는다.
라. 식사를 규칙적으로 한다.

* 1번문항의 채점 :

모두 그렇다고 선택 : −4점. 2~3개의 경우 : −2점.
1개의 경우 : 2점. 모두 해당 없다 : 4점.

2. 운동에 대한 질문(하나만 선택하시오) ________점

가. 평균 1주일에 3회 이상 : −2점
나. 가와 나의 중간의 경우 : 0점
다. 운동을 전혀 하지 않거나 월 3회 미만 : 2점

3. 흡연에 대한 질문(하나만 선택하시오) ________점

가. 전혀 피운 적이 없거나 10년 전에 끊었다. : 0점
나. 5년 전에 끊었다. : 0.5점
다. 1개월~5년 사이에 끊었다. : 1점
라. 하루 1갑 미만 : 3점
마. 하루 1갑 이상 : 5점

4. 술에 대한 질문(하나만 선택하시오) ________ 점

가. 전혀 마시지 않는다. : 0점
나. 평균 1주일에 2회 이하이고 소주 반병 : 1점
다. 평균 1주일에 3회 이상이고 소주 1병 이상 : 3점
라. '나와 다' 사이의 경우에는 : 2점

5. 지난 1달 동안의 스트레스에 대한 질문(해당되는 것을 모두 선택하시오)_____ 점

가. 정신적으로나 육체적으로 감당하기 힘든 어려움을 여러 번 겪었다.
나. 내 자신의 방식대로 살려다 여러 번 좌절을 느낀 적이 있었다.
다. 인간으로서의 기본적인 욕구도 충족되지 않는다고 느낀 적이 여러 번 있었다.
라. 미래에 대해 불확실 하다고 느낀 적이 여러 번 있었다.
마. 할 일이 너무 많아 때로는 중요한 일을 잊기도 하고 할 수 없을 때도 있었다.

* 5번문항의 채점 :

1개 이하	: –2점.	2개의 경우	: 0점.
3개의 경우	: 2점.	4개 이상	: 4점.

6. 연간 여행거리와 직업의 위험성에 대한 질문(하나만 선택하시오) ________ 점

가. 서울~부산 거리의 10배 이하/일이 위험하지 않다. : –1점
나. 서울~부산 거리의 10배~19배정도/일이 약간 위험하다. : 1점
다. 서울~부산 거리의 20배 이상/일이 위험하고 사고 가능성이 항상 있다. : 2점

7. 운전 및 안전습관에 대한 질문(하나만 선택하시오) ________ 점

가. 안전벨트를 항상 착용하고 무슨 일을 할 때마다 안전에 주의한다. : –1점
나. 둘 중에서 1가지만 해당 한다. : 0점
다. 두 가지 모두 해당하지 않는다. : 1점

8. 건강검진에 대한 질문(하나만 선택하시오) ________점

가. 2년에 1회 이상 건강검진을 받는다. : –2점

나. 전혀 건강검진을 받지 않는다. : 2점

다. 가와 나 항의 중간의 경우 : 0점

9. 나는 B형 간염환자 혹은 바이러스 보유자에 대한 질문(하나만 선택하시오)

________점

가. 그렇다 : 3점 나. 아니다 : 0점 다. 모른다 : 1점

10. 비만도에 대한 질문(하나만 선택하시오) ________점

가. 표준체중 – 이상 체중의 90~110% : –1점

나. 과체중 혹은 저체중 – 이상 체중의 110~119% 혹은 80~90% : 1점

다. 비만 혹은 심한 저체중 – 이상 체중의 120% 이상 혹은 80% 미만 : 4점

이상체중 = (본인 키 cm – 100) × 0.9

▶ 결과

내 나이 ________세 + 또는 – ____________ 점(점수의 합)

= 나의 건강나이는________________세 이다.

* 서울백병원 김철환 교수의 건강나이 측정법.

실습 13.2 나의 예상 수명 알아보기**

성명________________ 일시________________

▶ 목적

나를 늙게 하는 요인은 무엇일까? 본 예상 수명 검사지는 병원에서 실제 사용하는 예상 수명 측정 검사로써 언제까지 살 수 있을지를 정확히 측정하기보다는, 노화를 촉진시켜 수명을 줄이는 요인을 찾아내어 그것을 줄이는 방법을 찾는 데 이용된다.

▶ 방법

아래 각 문항 A에서부터 F까지의 질문에 답하시고, 각 문항의 해당되는 점수의 합을 기록한다.

A 항목			점수	내 점수
성별	남자		–5	
	여자		+6	
나이	0 ~ 29세		+10	
	30 ~ 55세		+5	
	56 ~ 65세		+1	
	66세 이상		–10	
유전	조부모(친조부모, 외조부모) 중에 80세 이상까지 사신 분이 있다		+1	
	조부모 4명의 평균 연령 (돌아가신 분은 사망 시 나이)	60 ~ 70세	+3	
		71 ~ 80세	+4	
		81세 이상	+6	
	부모 중 어느 한쪽이라도 50세 전에 중풍이나 심장마비가 있었다		–10	
	조부모, 부모, 형제 중 65세 전에 다음 질환이 있었다	고혈압	–2	
		암	–2	
		심장병	–2	
		중풍	–2	
		당뇨	–2	
		기타 유전성 질환	–2	
합계 A				

B 항목		점수	내 점수
가족의 1년 수입	0~1100만원	−10	
	1200만~2200만원	−5	
	2300만~3600만원	+1	
	3600만원 이후 2400만원씩 추가될 때마다 1점씩 추가 (2억 3000만원까지)	( )	
당신의 교육 정도	중졸 이하	−7	
	고졸	+2	
	대졸	+4	
	대학원졸	+6	
다른 사람들이 말하는 평소 당신의 기분이나 성격	차분하고 빈틈이 없다	+3	
	수동적이다	−3	
	화를 잘 내고 신경질적이다	−10	
직업 (한 가지만 고른다)	전문직	+3	
	자영업	+3	
	보건의료직	+2	
	65세가 넘었지만 일을 하고 있다	+3	
	사무원이나 비서직	−1	
	(최근 6개월 내에)직장을 바꿨다	−2	
	실직상태	−3	
앞으로 지위나 경력이 좋아질 가능성이 있음		+1	
정기적으로 오염물, 유해 폐기물, 화학약품, 방사능에 노출되거나 직업상 무기 휴대		−10	
거주지 (한 가지만 고른다)	크고 복잡하고 산업화된 도심	−4	
	시골이나 농촌	+2	
	대기오염주의보가 내려진 지역	−5	
	우범 지역	−3	
	범죄가 거의 없는 지역	+0	
	방사능 위험 지역	−2	
출퇴근 시간을 합한 시간	30분 이하	+1	
	30분~1시간	+0	
	1시간 이후에는 30분 초과될 때마다 −1점을 더한다	−( )	
종합병원이 없는 지역에 산다		−1	
합계 B			

C 항목		점수	내 점수
전반적인 건강상태	우수(거의 아프지 않거나 대부분 아주 좋다)	+6	
	양호(1년에 아픈 날이 10일 이하이거나 대체로 좋다)	+4	
	보통(1년에 아픈 날이 11일 이상이거나 좋은 편이나 활력이 떨어지는 편)	−2	
	불량(1년에 아픈 날이 20일 이상이고 보통에서 활기가 떨어지는 편)	−10	
최근 1년 내에 측정한 혈압	정상(140/90 이하)	+3	
	140/90 ~ 160/95	−5	
	최고혈압이 160이상이거나 최저혈압이 95이상	−10	
	잘 모른다	−5	
혈액 내 총 콜레스테롤 수치	200 이하(정상)	+5	
	200 ~ 240	−2	
	240 이상	−10	
	잘 모른다	−5	
좋은 콜레스테롤(HDL) 수치	29 이하	−10	
	30 ~ 45	+0	
	45 이상	+8	
	잘 모른다	−5	
당신 자신이나 가족 중에 당뇨가	있다	−4	
	없다	+0	
건강보험	건강보험증이 있다	+2	
	자신에게 맞는 의사를 선택하여 진료를 받을 수 있다	+2	
	보험이나 다른 요인으로 원하는 의사의 진료를 받기가 어렵다	−5	
	건강보험증이 없다	−7	
흡연 (파이프 1대는 담배 2개비, 시가 1개는 담배 3개비로 계산한다)	피운 적이 없다	+7	
	끊었다	+3	
	하루 1갑 이하	−7	
	하루 1~2갑	−10	
	하루 2갑 이상	−20	
현재까지 흡연한 햇수 (하루에 피운 담뱃갑 수에 햇수를 곱한다)	7~15년	−5	
	16~25년	−10	
	25년 이상	−25	
음주	안 마신다	+0	
	매일 맥주 1캔(포도주 1잔이나 소주 2잔)	+6	
	매일 맥주 2캔(포도주 2잔이나 소주 4잔)	−4	
	매일 맥주 2캔에서 맥주 1캔에 해당되는 양이 추가될 때 마다 −2점을 더한다	−( )	

<table>
<tr><th colspan="2">C 항목</th><th></th><th>점수</th><th>내 점수</th></tr>
<tr><td colspan="2" rowspan="5">20분 이상
유산소 운동을 한다</td><td>주당 5회 이상</td><td>+10</td><td></td></tr>
<tr><td>주당 4회</td><td>+6</td><td></td></tr>
<tr><td>주당 3회</td><td>+3</td><td></td></tr>
<tr><td>주당 2회</td><td>+1</td><td></td></tr>
<tr><td>하지 않는다</td><td>−10</td><td></td></tr>
<tr><td colspan="2" rowspan="3">매일 계단을
오르는 층수</td><td>1~5층</td><td>+0</td><td></td></tr>
<tr><td>6~10층</td><td>+1</td><td></td></tr>
<tr><td>10층 이상</td><td>+3</td><td></td></tr>
<tr><td colspan="2" rowspan="3">육체적 움직임</td><td>일 관계로 규칙적으로 육체 활동을 하거나 하루 3㎞정도 걷는다</td><td>+3</td><td></td></tr>
<tr><td>걷는 거리가 1㎞ 추가될 때마다 1점 추가</td><td>( )</td><td></td></tr>
<tr><td>거의 움직이지 않거나 계단을 오르지도 않는다</td><td>−6</td><td></td></tr>
<tr><td colspan="2" rowspan="2">단시간 뛰거나 빨리 걸으면 심장이
뛰거나 맥박이 불규칙해지고
가슴 통증이 있다</td><td>있다(의사의 진찰을 받아야 한다)</td><td>−15</td><td></td></tr>
<tr><td>없다</td><td>0</td><td></td></tr>
<tr><td colspan="3">똑바로 누워 잘 때에 베개를 2개 이상 받쳐야 숨쉬기가 편하다</td><td>−12</td><td></td></tr>
<tr><td colspan="2" rowspan="2">한번 몸이 아프면 회복
되는데 시간이 많이 걸린다
(감기로 치면 약 2주)</td><td>예</td><td>−6</td><td></td></tr>
<tr><td>아니오</td><td>0</td><td></td></tr>
<tr><td colspan="2" rowspan="2">자외선 차단 크림을
늘 쓰는 편이다</td><td>예</td><td>+2</td><td></td></tr>
<tr><td>아니오</td><td>0</td><td></td></tr>
<tr><td colspan="3">신문의 건강 란이나 정기적으로 건강 잡지를 보는 편이다</td><td>+2</td><td></td></tr>
<tr><td colspan="3">질병 예방이나 건강 증진을 위한 프로그램이 있으면 자주 참여 한다</td><td>+5</td><td></td></tr>
<tr><td colspan="2" rowspan="7">체중</td><td>이상체중(자신의 키에서 100을 뺀 수에 0.9를 곱한다)을 유지하고 있다</td><td>+5</td><td></td></tr>
<tr><td>이상체중보다 2.5~5kg 초과</td><td>+5</td><td></td></tr>
<tr><td>이상체중보다 5~10kg 초과</td><td>−10</td><td></td></tr>
<tr><td>이상체중보다 10~15kg 초과</td><td>−22</td><td></td></tr>
<tr><td>이후 5kg 초과 시마다 −1점씩 더한다</td><td>−( )</td><td></td></tr>
<tr><td>이상체중보다 2.5~5kg 미달</td><td>+5</td><td></td></tr>
<tr><td>이상체중보다 5~10kg 미달</td><td>−15</td><td></td></tr>
<tr><td rowspan="4">허리둘레</td><td rowspan="2">여자</td><td>80cm 이상</td><td>−5</td><td></td></tr>
<tr><td>80cm 미만</td><td>+3</td><td></td></tr>
<tr><td rowspan="2">남자</td><td>90cm 이상</td><td>−12</td><td></td></tr>
<tr><td>90cm 미만</td><td>+12</td><td></td></tr>
</table>

C 항목			점수	내 점수
영양 (해당되는 항목에 체크한다)	골고루 먹는다		+3	
	골고루 먹지 않는다		−3	
	식사를 규칙적으로 한다		+2	
	식사를 불규칙적으로 한다		−2	
	저녁 늦게 간식이나 식사를 한다		−2	
	균형 잡힌 아침식사를 한다		+2	
	육류보다는 생선이나 가금류(닭,오리,칠면조 등)를 주로 먹는다		+5	
	일주일에 적어도 5접시 이상 녹색 채소를 먹는다		+3	
	하루에 적어도 5번 이상 과일이나 주스를 마신다		+2	
	하루에 적어도 5번 이상 과일이나 주스를 마시지는 않는다		−1	
	기름진 음식은 되도록 피한다		+2	
	기름진 음식을 피하지 않는다		−5	
	하루 식사량 중 반 정도는 튀긴 것, 인스턴트 음식을 먹는다		−8	
	매일 섬유질이 풍부한 음식을 먹는다(통곡류,과일,채소 등)		+2	
	섬유질이 풍부한 음식을 매일 먹지는 않는다		−3	
	종합 비타민, 미네랄제를 매일 먹는다(비타민 A나 베타카로틴 5000단위, 비타민 E 400 단위, 비타민 B 복합체50mg, 아연30cg, 셀레늄100mcg, 비타민C500mg)		+10	
	먹지 않는다		−10	
여자	매일 칼슘 보충제를 먹는다		+3	
두 달에 1번 이상은 감기 같은 감염증으로 몸이 아프다		예	−6	
		아니오	0	
1년에 3번 이상 항생제가 필요하다		예	−8	
		아니오	0	
가끔 임파선이 붓는다		예	−4	
		아니오	0	
합계 C				

D 항목		점수	내 점수
사고 예방 습관 (해당되는 것을 모두 체크)	항상 안전벨트를 맨다	+6	
	항상 안전벨트를 매지는 않는다	−6	
	음주운전을 하지 않고 음주운전자의 차를 타지도 않는다	+2	
	지난 5년간 음주운전 단속에 걸린 적이 있다(1회마다 −10점)	−( )	
	과거에 과속이나 사고로 딱지를 뗀 적이 있다(1회마다 −2점)	−( )	
	1년 주행거리가 16,000km이상이면 −1점, 16,000km마다 −1점	−( )	
	타고 다니는 승용차의 무게가 16,000kg을 넘는다	+10	
	소형차를 타고 다닌다	−5	
	오토바이를 타고 다닌다	−10	
	지난 3년간 타인과 심하게 싸우면서 격투를 하거나 옆에서 목격 한 적이 있다(1회마다 −2점)	−( )	
	집에 화재경보기가 있다	+1	
질병 예방 습관	정기적으로 종합 진찰 및 검사를 한다 (50세 전이면 3~4년 마다, 50세 후엔 1~2년 마다)	+3	
여성	30세 이후에 2년마다 부인과 검사(내진)와 자궁경부암 검사를 한다	+2	
	30세 이후에 매달 유방암 자가 진찰을 한다	+2	
	유방암 검진을 정기적으로 받는다 (40세 이상은 1~2년마다 의사의 임상 진찰과 유방 촬영 검사, 35~39세는 2년마다 의사의 임상 진찰을 받는 것을 말한다)	+2	
	아직 폐경 전이다	+3	
	41세 이후에 자연 폐경이 되었다	+1	
	40세 전에 자연 폐경이 되었다	−5	
	41세 전에 자궁을 들어내는 수술을 받았다	−8	
	41세 이후에 자궁을 들어내는 수술을 받았다	−4	
	폐경이 되었으나 여성 호르몬 치료를 받고 있다	+5	
남성	석 달마다 생식기 자가 진찰을 한다	+1	
	50세 이후 매년 직장 및 전립선 진찰을 받는다	+2	
공통	40세 이상으로 2년마다 위내시경 검사 또는 위장조영술 검사를 받는다	+2	
	60세가 되었는데도 위 내시경 검사나 대변 검사를 받지 않았다	−4	
	별 어려움 없이 하루 1~2번 대변을 본다	+3	
	매일 대변을 보지 못한다	−10	
	과민성 대장 증상 또는 다른 배변 장애가 있다	−7	
	50세 이상으로 5~10년마다 대장 내시경 또는 조영술 검사를 받는다	+2	
	6주 내에 잘 낫지 않거나 조금씩 커지는 피부 이상이 있다	−10	
합계 D			

E 항목			점수	내 점수
심리적 요인에 관한 질문	결혼을 했거나 혹은 오랫동안 헌신적인 인간관계를 지속하고 있다		+10	
	오랜 인간관계가 없다		−6	
	일주일에 2회 이상 성생활을 즐긴다		+4	
	성생활이 만족스럽지 못하다		−10	
	18살이 안 된 자녀와 같이 산다		+2	
	혼자 산 햇수가 5년이 될 때마다 −1점		−( )	
	절친한 친구가 없다		−10	
	절친한 친구 1명마다 +1점(3명까지만)		( )	
	사회봉사 단체나 종교 활동을 열심히 한다		+2	
	애완동물을 키운다		+2	
	일상생활이 규칙적이다		+3	
	일상생활이 불규칙하다		−10	
	깨지 않고 자는 숙면 시간이	5시간 이하	−5	
		5~8시간	+5	
		8~10시간	−7	
		숙면을 취하지 못한다	−5	
	하는 일(예: 직장일)이	규칙적이다	+3	
		불규칙적이다	−5	
	주당 업무 시간이 40시간에서 5시간씩 초과할 때마다 2점씩 뺀다		−( )	
	매년 적어도 6일 이상 휴가를 즐긴다		+5	
	지난 2년간 유가를 가지 못했다		−5	
	스트레스 해소 방법(명상, 요가, 음악 감상 등)을 주기적으로 이용 한다		+3	
	스트레스 해소 방법이 없다		−4	
합계 E				

F항목					
정서적 스트레스에 관한 질문	전혀아님	드물게	가끔	거의항상	내점수
대체로 행복하다고 느낀다	−2	−1	+1	+2	
가족, 친구들과 즐겁게 지낸다	−2	−1	+1	+2	
편안하게 지내며 삶에 만족하는 편이다	−2	−1	+1	+2	
경제적으로 쪼들리지 않는다	−2	−1	+1	+2	
목표가 있으며 새로운 것에 도전적이다	−2	−1	+1	+2	
창조적인 일이나 취미를 즐긴다	−2	−1	+1	+2	
여가를 즐긴다	−2	−1	+1	+2	
감정을 잘 표현한다	−2	−1	+1	+2	
잘 웃는다	−2	−1	+1	+2	
뭔가 좋은 일이 생길 거라고 기대한다	−2	−1	+1	+2	
쉽게 화를 낸다	−2	−1	+1	+2	
자기 자신을 비난한다	−2	−1	+1	+2	
다른 사람을 비난한다	−2	−1	+1	+2	
누군가와 같이 있어도 외롭다	−2	−1	+1	+2	
희생적으로 산 것을 후회한다	−2	−1	+1	+2	
합계 F					

▶ 결과

1. 총합계(A+B+C+D+E+F)를 구하고, 총합계를 3으로 나누면 나의점수
2. 자기 나이에 해당되는 아래 공식에 대입하여 나의 예상수명을 알아본다.

- 1 ~ 30세의 경우 자기 나이 + 30 + (나의 점수 × 2.0) = 나의 예상 수명
- 31 ~ 46세의 경우 자기 나이 + 20 + (나의 점수 × 1.5) = 나의 예상 수명
- 47 ~ 61세의 경우 자기 나이 + 10 + (나의 점수 × 1.2) = 나의 예상 수명
- 62 ~ 73세의 경우 자기 나이 + 5 + (나의 점수 × 1.0) = 나의 예상 수명
- 74 ~ 83세의 경우 자기 나이 + 3 + (나의 점수 × 0.5) = 나의 예상 수명
- 84세 이상 자기 나이 + 1 + (나의 점수 × 0.2) = 나의 예상 수명

3. 나의 예상수명은 ______________세

** 권용욱(2005). 나이가 두렵지 않은 웰빙 건강법.

참고문헌

제 1 장. 운동과 체력, 웰니스(Wellness)

김상국, 김시덕, 김영우, 박정근, 윤성원, 이덕분, 이용수, 이영철(1995). *운동과 건강*. 대한미디어.

김상국(1996). *웰니스 개념과 적용*. 21세기교육사.

김원중, 조정호(1997). *체력과 웰니스*. 도서출판 홍경.

김유섭, 송문석, 조성채(1996). *운동과 건강교육*. 대경.

이규문, 김창범, 김현준, 최종환(1996). *현대생활과 신체활동*. 도서출판 개신.

평생체육연구소(2002). 신체활동과 건강. 도서출판 개신.

ACSM(2006). *ACSM`s Advanced Exercise Physiology*. Philadelphia : Lippincott Williams & Wilkins.

ACSM(2004). *Heart and Stroke Facts*. Dallas, TX.

Blair, S.N., Kohl III, H.W., Paffenbarger, R.S., Clark, Jr., D.G., Cooper, K.H., & Gibbons, L.W.(1989). Physical fitness and all-cause mortality : A prospective study of healthy men and women. *Journal of the American Medical Association, 262*, 2395-2401.

Bortz II, W.M.(1982). Disuse and aging. *Journal of the American Medical Association, 248*, 1203-1208.

Bouchard, C., Shephard, R., Stepens, T., Sutton, J., & Mcpherson, B.(1990). *Exercise, Fitness, and Health: A Consensus of Current Knowledge*. Champaign IL : Human Kinetics.

Brown, D., Brown, D., Heath, G., Balluz, L., Giles, W. Ward, E., & Mokdad, A.(2004). Association between physical activity dose and health-related quality of life. *Medicine and Science in Sports and Exercise, 36*, 890-896

Corbin, C.B. & Lindsey, R.(1988). *Concepts of physical fitness with laboratories*. Dubuque, Iowa : Wm. C. Brown Publishers.

Edlin, G. & Golanty, E.(2004). *Health and Wellness*. Sudbury, MA : Jones and Bartlett.

Hoeger, W.W.K. & Hoeger, S.A.(1996). *Fitness & Wellness*(3rd *ed.)*. Morton Publishing Company.

Howley, E. & Franks, D.(2003). *Health Fitness Instructor's Handbook(4th ed.)*. Champaign IL : Human Kinetics.

Margen, S. et al(1995). *The Wellness Encyclopedia*. Boston: Houghton Mifflin.

Paffenbarger, R.S., Hyde, Jr., R.T., Wing, A.L., & Steinmetz, C.H.(1984). A national history of athleticism and cardiovascular health. *Journal of the American Medical Association, 252*, 491-495.

Pollock, M.L. & Willmore, J.H.(1990). *Exercise in health and disease*. Philadelphia : W. B. Saunder Company.

Power, S.K & Howley, E.T.(2004). *Exercise physiology: Theory and Application to Fitness and Performance(5th ed.)*. St. Louis MO : McGraw Hill.

Powers, S.K., Dodd, S.L., & Noland, V.J.(2006). *Total fitness and wellness(4th ed.)*. San Francisco : Pearson Bejamins Cummings.

Prentice, W.E. & Bucher, C.A.(1988). *Fitness for college and life*. St. Louis, Missouri: Time Mirror/Mosby College Publishing.

Robbins, G., Powers, D., & Burgess, S.(1997). *A wellness way of life*. Brown & Benchmark Publishers.

Spirduso, W.W.(1995). *Physical dimensions of aging*. Champaign IL : Human Kinetics.

Spirduso, W.W., Francis, K.L., & MacRae, P.G.(2005), *Physical Dimensions of Aging(2nd ed.)*. Champaign, IL : Human Kinetics Publishers.

U.S. Department of Health and Human Services, National Center for Health Statistics(1992). *Monthly Vital Statistics Report: Advance Report of Final Mortality Statistics, 43(6)*, Supplement, March 22.

Williams, M.H.(1990). *Lifetime fitness and wellness*. Dubuque, IA: Wm. C. Brown Company Publishers.

제2, 3, 4장. 생리학적 기초

강희성, 김기진, 김태운, 김형묵, 장경태 전종귀, 조현철(2006). *운동과 스포츠생리학*. 서울. 대한미디어.

고영완, 서충진(1997). *운동생리학*. 도서출판 태근.

국민체육진흥공단 체육과학연구원(1999). *전문가를 위한 최신 운동처방론*. 21세기교육사.

김경룡 외 8명(1996). *운동생리학*. 세종출판사.

김광진, 김창주, 김형진, 박사훈(1998). *인체생리학*. 정문각

김성수, 정일규(1995). *운동생리학*. 도서출판 대경.

김종규(1998). *생리학*. 정문각.

김종만(1996). *물리 · 작업치료사를 위한 신경해부생리학*. 도서출판 정담.

박철빈(1995). *건강과 운동*. 태근문화사.

성동진(1997). *운동처방을 위한 체력트레이닝론*. 형설출판사.

윤성원 외 13명(2002). *근력 트레이닝과 컨디셔닝*. 서울. 대한미디어.

이규문, 김창범, 김현준, 최종환(1996). *현대생활과 신체활동*. 충북대학교 출판부.

이명천, 김기진, 김미혜, 박현, 이대택, 조정호, 차광석, 홍성찬(2003). *건강과 운동기능 향상을 위한 스포츠영양학*(제6판). 서울: 라이프 사이언스

장경태, 최대혁, 박현, 고영완, 이대택, 김상원(2000). *체력평가와 운동처방*. 한미의학.

장경태, 최대혁, 박현, 고영한, 이대택, 김상원(2005). *체력평가와 운동처방*(제4판). 서울: 도서출판 한미의학.

평생체육연구소(2002). 신체활동과 건강. 도서출판 개신.

ACSM(2006). *ACSM`s Advanced Exercise Physiology*. Philadelphia : Lippincott Williams & Wilkins.

ACSM(2005). *ACSM`s Guidelines for Exercise Testing and Prescription(7th ed.)*. Philadelphia : Lippincott Williams & Wilkins.

ACSM(1993). *Resource manual for guidelines for exercise testing and prescription(2nd ed.)*. Philadelphia : Lea & Febiger.

Astrand, P. & Rodahl, K.(1986). *Textbook of work physiology*. New York : McGraw-Hill, Inc.

deVeries, H.A.(1988). *Physiology of exercise*. Dubuque, Iowa : Wm. C. Brown Company Publishers,

Fox, E.L., et al (1988). *The physiological basis of physical education and athletics*. Dubuque, Iowa : Wm. C. Brown Company Publishers.

Fox, S.(1993). *Human Physiology*. New York: McGraw-Hill Companies.

Hafen, B.Q. & Hoeger, W.W.K.(1994). *Wellness guidelines for a health lifestyle*. Morton Publishing Company.

Howley, E.T. & Franks, B.D.(2003). *Health Fitness Instructor's Handbook(4th ed.)*. Champaign, IL : Human Kinetics.

Karvonen, M., Kentala, K., & Mustala, O.(1957). The effects of training on heart rate: A longitudinal study. *Annals of Medicine and Experimental Biology, 35*, 307-315.

McArdle, W.D., et al.(1986). *Exercise physiology*. Philadelphia: Lea & Febiger.

Pollock, M.L. & Willmore, J.H.(1990). *Exercise in health and disease*. Philadelphia : W. B. Saunders Company.

Power, S.K. & Howley, E.T.(2001). *Exercise physiology : Theory and Application to Fitness and*

Performance(4th ed.). New York : McGraw-Hill, Inc.

Power, S.K & Howley. E.T.(2004). *Exercise physiology : Theory and Application to Fitness and Performance(5th ed.)*. St. Louis MO : McGraw Hill.

Prentice, W.E. & Bucher, C.A.(1988). *Fitness for college and life*. St. Louis, Missouri : Time Mirror/Mosby College Publishing.

Sharkey, B.J.(1990). *Physiology of fitness(3rd ed.)*. Champion, IL : Human Kinetics.

Willmore, J.H. & Costill, D.L.(1994). *Physiology of sport and exercise*. Champaign IL : Human Kinetics.

제5장. 체력과 평가

강상조, 박재현, 강민수(2010). *체육연구방법*. 서울: 21세기 교육사.

고기환(1999). *체육측정평가의 이해*. 보경문화사.

고영완, 김남수, 김명진, 김승환, 서충진, 이상민(2006). *운동처방의 이론과 실제*. 도서출판 홍경.

고영완, 조정호, 박헌, 박규태, 차광석, 서충진(1997). *체력평가와 운동처방*. 도서출판 홍경.

고흥환(1994). *체육의 측정평가*. 연세대학교 출판부.

국민체육진흥공단 체육과학연구원(1999). *전문가를 위한 최신 운동처방론*. 21세기교육사.

김건수, 박종성, 신호주, 권봉안(1992). *최신보건학*. 현문사.

김기학(2007). *체육측정평가*. 형설출판사.

박인우, 김동일(2011). *교육평가의 이해*. 서울 : 학지사.

백일영(2002). *운동생리학과 운동처방*. 도서출판 대한미디어.

범대진(2002). *체육측정평가*. 도서출판 대경북스.

성태제(2014). *교육평가의 기초*. 서울 : 학지사.

유승희, 김형돈, 송종국, 윤형기(2006). *신 체육측정평가*. 도서출판 대경북스.

임완기 외 31명 공역(2005). *퍼스널 트레이닝의 정수*. 도서출판 대한미디어.

전태원(1993). *운동검사와 처방*. 태근 문화사.

정동춘, 전태언, 류병관, 이병근(1994). *운동검사와 처방*. 태근문화사.

조근종(2003). *체육측정법*. 도서출판 대한미디어.

황정규, 서민원, 최종근, 김민성, 양명희, 김재철, 강태훈, 이대식, 김준엽,,신종호, 박인우, 김동일 (2011). *교육평가의 이해*. 서울: 학지사.

ACSM(2014). *ACSM's guidelines for exercise testing and prescription(9th ed.).* Philadelphia : Lippincot Williams & Wilkins/ Wolters Kluwer Health Inc.

ACSM(2000). *Guidelines for exercise testing, 6th ed.* Philadelphia : Lea and Febiger.

Anderson, R.E.(2003). *Obesity: etiology, assessment, treatment and prevention.* Champaign IL : Human Kinetics.

Corbin, C.B. & Lindsey, R.(2000). *Concepts of physical fitness.* Dubuque, IA : Wm. C. Brown Publishers.

Getchell, B.(1998). *Physical fitness : A way of life(5th ed.).* Needham Heights, MA : Allyn and Bacon.

Hastad, D.N. & Lacy, A.C.(1989). *Measurement and evaluation in contemporary physical education.* Scottsdale, AZ : Gorsuch Scarisbrick Publishers

Howley, E.T. & Franks, B.D.(2003). *Health fitness instructor' handbook.* Champaign IL : Human Kinetics.

Margaret, J., Safrit, M.J., & Wood, T.(1995). *Introduction to Measurement in Physical Education and Exercise Science.* Mosby, Inc.

Powers, S.K. & Dodd, S.L.(2003). *Total fitness and wellness.* Pearson Education, Inc.

Prentice, W.E. & Bucher, C.A.(1988). *Fitness for college and life.* St. Louis, Missouri : Time Mirror/Mosby College Publishing.

Williams, M.(1996). *Lifetime fitness and wellness.* Dubuque, IA : Wm. C. Brown Publishers.

제6장. 운동처방 원리

고영완, 김남수, 김명진, 김승환, 서충진, 이상민(2006). *운동처방의 이론과 실제.* 도서출판 홍경.

고영완, 조정호, 박헌, 박규태, 차광석, 서충진(1997). *체력평가와 운동처방.* 도서출판 홍경.

국민체육진흥공단 체육과학연구원(1999). *전문가를 위한 최신 운동처방론.* 21세기교육사.

김상국, 김시덕, 김영우, 박정근, 윤성원, 이덕분, 이용수, 이영철(1995). *운동과 건강.* 대한미디어.

박상갑, 김종인(1997). *운동처방론.* 세종출판사.

백일영(2002). *운동생리학과 운동처방.* 대한미디어.

이강옥(1995). *운동부하검사와 운동처방.* 대경북스.

임완기(2004). *저항운동의 이해*. 도서출판 홍경.

전태원(1993). *운동검사와 처방*. 태근 문화사.

정동춘, 전태언, 류병관, 이병근(1994). *운동검사와 처방*. 태근문화사.

주기찬 역(2004). *운동처방 : 최신 ACSM 지침에 따른 사례연구 중심*. 대한미디어.

최은택, 고영완(1995). *트레이닝 처방*. 태근문화사.

ACSM(2014). *ACSM's guidelines for exercise testing and prescription(9th ed.)*. Philadelphia : Lippincot Williams & Wilkins/ Wolters Kluwer Health Inc.

ACSM(2000). *Guidelines for exercise testing(6th ed.)*. Philadelphia : Lea and Febiger.

Getchell, B.(1998). *Physical fitness : A way of life(5th ed)*. Needham Heights, MA : Allyn and Bacon.

Howley, E.T. & Franks, B.D.(2003). *Health fitness instructor' handbook*. Champaign IL : Human Kinetics.

Lee, I. & Paffenbarger(2000). Associations of light, moderate, and vigorous intensity physical activity with longevity. *American Journal of Epidemiology, 151*, 293-299.

McGlynn, G.(1996). *Dynamics of Fitness: A practical approach*. Dubuque IA : Wm. C. Brown Publishers.

Pollock, M. & Wilmore, J.(1990). *Exercise in health and disease*. Philadelphia : W.B. Saunders.

Powers, S.K. & Dodd, S.L.(2003). *Total fitness and wellness*. Pearson Education, Inc.

Powers, S.K. & Howly, E.(2001). *Exercise physiology: Theory and application to fitness and performance(4th ed.)*. St. Louis : McGraw-Hill.

Prentice, W.E. & Bucher, C.A.(1988). *Fitness for college and life*. St. Louis, Missouri : Time Mirror/Mosby College Publishing.

Roitman, J.(2001). *ACSM's resource manual for exercise testing and prescription*. Philadelphia : Lippincott Williams & Wilkins.

Williams, M.(1996). *Lifetime fitness and wellness*. Dubuque, IA : Wm. C. Brown Publishers.

제 7 장. 운동처방의 실제

고영완, 김남수, 김명진, 김승환, 서충진, 이상민(2006). *운동처방의 이론과 실제*. 도서출판 홍경.

고영완, 조정호, 박헌, 박규태, 차광석, 서충진(1997). *체력평가와 운동처방*. 도서출판 홍경.

국민체육진흥공단 체육과학연구원(1999). *전문가를 위한 최신 운동처방론.* 21세기교육사.

김상국, 김시덕, 김영우, 박정근, 윤성원, 이덕분, 이용수, 이영철(1995). *운동과 건강.* 대한미디어.

김창규 역(2000). *스포츠 트레이닝의 주기화.* 대한미디어.

박상갑, 김종인(1997). *운동처방론.* 세종출판사.

백일영(2002). *운동생리학과 운동처방.* 대한미디어.

윤성원 외 13인 공역(2002). *근력 트레이닝과 컨디셔닝.* 대한미디어.

이강옥(1995). *운동부하검사와 운동처방.* 대경북스.

임완기(2004). *저항운동의 이해.* 도서출판 홍경.

임완기 외 7인 공역(2006). *체력육성을 위한 퍼팩트 웨이트 트레이닝.* 도서출판 홍경

임완기 외 31인 공역(2005). *퍼스널 트레이닝의 정수.* 대한미디어.

장경태, 이정숙 공역(2007). *트레이닝 방법론.* 대한미디어.

전태원(1993). *운동검사와 처방.* 태근 문화사.

정동춘, 전태언, 류병관, 이병근(1994). *운동검사와 처방.* 태근 문화사.

주기찬 역(2004). *운동처방 : 최신 ACSM 지침에 따른 사례연구 중심.* 대한미디어.

최은택, 고영완(1995). *트레이닝 처방.* 태근문화사.

ACSM(2014). *ACSM's guidelines for exercise testing and prescription(9th ed.).* Philadelphia : Lippincot Williams & Wilkins/ Wolters Kluwer Health Inc.

ACSM(1998). The recommended quantity and quality of exercise for developing and maintraining cardiorespiratory and muscular fitness, and flexibility in healthy adults. *Medicine and Science in Sports and Exercise 30(6)*, 975-991.

ACSM(2001). *ACSM's resource manual for guidelines for exercise testing and prescription(4th ed.).* Philadelphia : Lippincot Williams & Wilkins.

American Heart Association(1999). *Are you risk of heart attack or stroke?* Dallas : American Heart Association.

Getchell, B.(1998). *Physical fitness : A way of life(5th ed.).* Needham Heights, MA : Allyn and Bacon.

Howley, E.T. & Franks, B.D.(2003). *Health fitness instructor' handbook.* Champaign IL : Human Kinetics.

Lee, I. & Paffenbarger(2000). Associations of light, moderate, and vigorous intensity physical activity with longevity. *American Journal of Epidemiology, 151*, 293-299.

Leveritt, M., Abernethy, P.J., Barry, B.K., & Logan, P.A.(1999). Concurrent strength and endurance training : A review. *Sports Medicine 28(6)*, 413-427.

McAtee, R.E. & Charland, J.(1999). *Facilitated stretching(2th ed.)*. Champaign IL : Human Kinetics.

McGlynn, G.(1996). *Dynamics of Fitness : A practical approach*. Dubuque, IA : Wm. C. Brown Publishers.

Pollock, M. & Wilmore, J.(1990). *Exercise in health and disease*. Philadelphia : W.B. Saunders.

Powers, S.K. & Dodd, S.L.(2003). *Total fitness and wellness*. Pearson Education, Inc.

Powers, S.K. & Howly, E.(2001). *Exercise physiology: Theory and application to fitness and performance(4th ed.)*. St. Louis : McGraw-Hill.

Prentice, W.E. & Bucher, C.A.(1988). *Fitness for college and life*. St. Louis, Missouri : Time Mirror/Mosby College Publishing.

Roitman, J.(2001). *ACSM's resource manual for exercise testing and prescription*. Philadelphia : Lippincott Williams & Wilkins.

Stone, M.H.(1990). Muscle conditioning and muscle injuries. *Medicine and Science in Sports and Exercise. 22*, 457-462.

Williams, M.(1996). *Lifetime fitness and wellness*. Dubuque, IA : Wm. C. Brown Publishers.

제8장. 운동 상해와 재활운동

김구(1996). *스포츠 상해 및 처치*. 대경문화사.

김병수(1991). *운동처방론*. 보경문화사.

김성수(1991). *스포츠의학 입문*. 보경문화사.

나영무(2006). 스포츠의학-손상과 재활치료(2판). 한미의학.

노재금, 정일규, 김성수(1995). *스포츠 상해 예방 및 처치*. 대경문화사.

대한 스포츠 의학회(2001). *스포츠 의학*. 의학출판사.

소천섭(1999). *태권도선수 경기유형에 따른 상해 실태와 처치 및 보강에 관한 연구*. 한국체육대학교 석사학위 논문.

윤성원 외 13명(2002). *근력 트레이닝과 컨디셔닝*. 서울 : 대한미디어.

이재학(1992). *운동치료학*. 대학서림.

임순길, 조재혁(2006). *스포츠 상해처치*. 도서출판 홍경.

임완기(2004). *저항운동의 이해*. 도서출판 홍경.

임완기 외 31인 공역(2005). *퍼스널 트레이닝의 정수*. 대한미디어.

최상범, 이상진 공역(2007). *스포츠 응급처치*. 대한미디어.

Brotzman, S.B. & Wilk, K.E.(2003). *Clinical orthopaedic rehabilitation(2nd ed.).* Philadelphia : Mosby, Inc.

Brukner, P. & Khan, K.(2007). *Clinical sports medicine(3rd ed.).* Australia : McGraw-Hill Australia Pty Ltd.

Houglum, P.(2001). *Therapeutic exercise for athletic injuries.* Champaign IL : Human Kinetics.

Howley, E.T. & Franks, B.D.(2003). *Health fitness instructor' handbook.* Champaign IL : Human Kinetics.

Levy, A.M. & Fuerst, M.L.(1993). *Sports injury handbook: Professional Advice for Amateur Athletes.* New York : John Wiley & Sons.

Macintyre, J. & Joy, E.(2000). Foot and ankle injuries in dance. *Clinics in Sports Medicine, 19(2),* 351-368.

Nieman, D.C.(1995). *Fitness and sports medicine: An Introduction(3th ed.).* Palo Alto, CA : Bull Publishing.

Powers, S.K. & Dodd, S.L.(2003). *Total fitness and wellness.* Pearson Education, Inc.

Prentice, W.E.(2004). *Rehabilitation techniques for sports medicine and athletic training(4th ed.).* New York : McGraw-Hill.

Stone, M.H.(1990). Muscle conditioning and muscle injuries. *Medicine and Science in Sports and Exercise 22,* 457-462.

제9장. 영양과 운동

고영완, 서충진(1997). *운동생리학 : 영양과 에너지 대사.* 도서출판 태근.

김종훈, 박상규(1996). *운동영양학.* 교학연구사.

송병문(1994). *현대인의 식생활과 건강.* 건국대출판부.

이규문, 김창범, 김현준, 최종환(1996). *현대생활과 신체활동.* 도서출판 개신.

이명천, 김기진, 김미혜, 박현, 이대택, 조정호, 차광석, 홍성찬(2003). *건강과 운동기능 향상을 위한 스포츠영양학*(제6판). 서울. 라이프 사이언스

정일규(1997). *(최신)운동영양학.* 대경출판사.

한상철(1995). *스포츠 영양학.* 서울 : 태근문화사.

한상철(2005). *운동과 영양.* 도서출판 태근.

Helem, K.K.(1985). Sport nutrition basics. *Nutrition Forum 5,* 45-48.

Kantor, M.A.(1989). Nutrition, cholesterol, and heart disease, Part IV: the role of dietary fiber. *Nutrition Forum 6,* 25-29.

Katch F.I. & McArdle, W.D.(1988). *Nutrition, weight control, and exercise.* Philadelphia : Lea & Febiger.

Powers, S.K., Dodd, S.L., & Noland, V.J.(2006). *Total fitness and wellness(4th ed.).* San Francisco : Pearson Bejamins Cummings.

제 10 장. 비만과 운동

국민체육진흥공단 체육과학연구원(1999). *전문가를 위한 최신 운동처방론.* 21세기교육사.

권봉안, 최종환, 안자희, 정유만, 정순광, 김현주(2006). *비만 원인 · 평가 · 치료와 예방.* 서울. 대한미디어.

김상국 외 7명(1995). *운동과 건강.* 대한미디어.

김상국, 김시덕, 김영우, 박정근, 윤성원, 이덕분, 이용수, 이영철(1995). *운동과 건강.* 대한미디어.

김유섭, 송문석, 조성채(1996). *운동과 건강교육.* 대경.

김재수(1990). *비만치료의 길잡이.* 형설출판사.

김태운(1990). *건강생활과 체육.* 홍익출판사.

대한비만학히 대구경북지회(2007). *비만치료가이드(다이어트, 음식, 그리고 비만).* 도서출판 한미의학.

박철빈(1995). *건강과 운동.* 서울 : 태근문화사.

안병철, 반기봉(1992). *운동과 건강.* 서울 : 태근문화사.

이규문, 김창범, 김현준, 최종환(1996). *현대생활과 신체활동.* 도서출판 개신.

이규성(1994). 비만처치 프로그램의 개발과 평가. *한국체육대학교 체육과학연구소 제 10집.*

이명천, 김기진, 김미혜, 박현, 이대택, 조정호, 차광석, 홍성찬(2003). *건강과 운동기능 향상을 위한 스포츠영양학(제6판).* 서울 : 라이프 사이언스

이삼재, 강희성(1993). *운동과 건강생활.* 보경문화사.

진영수(1995). *비만조절의 이론과 실제.* 스포츠건강 의학센터 개소기념세미나.

한상철(2005). *운동과 영양.* 도서출판 태근.

ACSM(2014). *ACSM's guidelines for exercise testing and prescription(9th ed.).* Philadelphia : Lippincot Williams & Wilkins/ Wolters Kluwer Health Inc.

Powers, S.K., Dodd, S.L., & Noland, V.J.(2006). *Total fitness and wellness(4th ed)*. San Francisco : Pearson Bejamins Cummings.

제 11 장. 심혈관질환과 운동

고영완, 조정호, 박현, 박규태, 차광석, 서충진(1997). *체력평가와 운동처방*. 도서출판 홍경.

국민체육진흥공단 체육과학연구원(1999). *전문가를 위한 최신 운동처방론*. 21세기교육사.

김상국 외 7명(1995). *운동과 건강*. 대한미디어.

김원중, 조정호(1997). *체력과 웰니스*. 도서출판 홍경.

성동진(1997). *운동처방을 위한 체력 트레이닝론*. 형설출판사.

성동진(1998). *국민건강증진을 위한 운동처방프로그램*. 도서출판 홍경.

이규문, 김창범, 김현준, 최종환(1996). *현대생활과 신체활동*. 도서출판 개신.

장경태, 최대혁, 박 현, 고영완, 이대택, 김상원(2000). *체력평가와 운동처방*. 한미의학.

최종환(2012). *건강과 운동처방*. 정문사.

ACSM(1990). Position stand. The recommended quantity and quality of exercise for developing and maintaining cardiorespiratory fitness and muscular fitness in healthy adult. *Medicine and science in sports and exercise 22*, 265-274.

ACSM(1998). *ACSM's resource manual for guidelines for exercise testing and prescription (3rd ed.)*. Philadelphia : Williams & Wilkins, A Waverly Company.

ACSM(2014). *ACSM's guidelines for exercise testing and prescription(9th ed.)*. Philadelphia : Lippincot Williams & Wilkins/ Wolters Kluwer Health Inc.

Blair, S. N.(1991). *Living with exercise*. Dallas : American health publishing company.

Bouchard, C., et al.(1990). *Exercise, fitness, and health: A consensus of current knowledge*. Champaign IL : Human Kinetics.

Centers for Disease Control(1990). Coronary heart disease attributable to sedentary lifestyle selected states. *Journal of the American Medical Association 19*, 1390-1392.

Cooper, K.H.(1982). *The aerobics program for total well-being*. New York : Bantam Books.

Gordon, N.F. & Gibbons, L.W.(1990). *The Cooper Clinic Cardiac Rehabilitation Program*. New York : Simon & Schuster.

Gordon, N.F., et al.(1989). Effects of rest interval duration on cardiorespiratory response to hydraulic resistance circuit training. *Journal of cardiopulmonary rehabilitation 9,* 325-330.

Hafen, B.Q. & Hoeger. W.W.K.(1994). *Wellness guidelines for a health lifestyle.* Morton Publishing Company.

Haskell, W.L.(1978). Cardiovascular complications during training of cardiac patients. *Circulation, 57,* 920.

Hoeger W.W.K & Hoeger S.A.(1996). *Fitness & Wellness(3rd ed.).* Morton Publishing Company.

Kohl, H.W., Moorefield, D.L., & Blair, S.N.(1987). Is cardiorespiratory fitness associated with general chronic fatigue in apparently healthy men and women?. *Medicine and Science in Sports and Exercise, S6.*

Pollok, M.L. & Schmidt, D.H.(1986). *Heart disease and rehabilitation(2nd ed.).* New York : Churchill Livingstone.

Powell, K.E., et al.(1987). Physical activity and the incidence of coronary heart disease. *Annual Review of Public Health 8,* 253-287.

Williams, M.H.(1990). *Lifetime fitness and wellness.* Dubuque, IA : Wm. C. Brown Company Publishers.

제12장. 스트레스와 운동

김만행(1992). *스트레스의 의미와 도전.* 정성출판사.

김병섭(1994). 경찰공무원의 스트레스와 심리적 탈진. *한국행정연구 제.3권4호* : 147-169.

박희준(1991). *스트레스의 과학.* 명지출판사.

이낭표(1992). *현대인의 스트레스 제어전략.* 원탑문화.

이동식(1991). *현대인과 스트레스.* 불광출판부.

이완구(1994), 정책집행에서의 직무스트레스에 관한 연구. 단국대학교 대학원 박사학위논문

홍준식(1993). *현대인의 스트레스 해소법.* 을지서적.

Cottrell, R.R.(1992). *Stress Management.* Guilford, CT : The Dushkin Publishing Group.

Debenedtti, V.(1988). Getting fit for life : can exercise reduce stress. *The Physician and Sports Medicine 16,* 185-200.

Greenberg, J.S.(1990). *Comprehensive stress management.* Dubuque, LA : William C. Brown.

Kanner, A. et al.(1981). Comparison of two modes of stress management : daily hassles and uplifts versus major life events. *Journal of Behavior Medicine 4.*

Powers, S.K., Dodd, S.L., & Noland, V.J.(2006). *Total fitness and wellness(4th ed.).* San Francisco : Pearson Bejamins Cummings.

Selye, H.(1984). *Stress without distress.* New York : J.B. Lippincott.

Sutherland, V.J. & Davison, M.J.(1989). Stress among construction site managers : A preliminary study. *Stress Med., 5,* 221-235.

제13장. 음주, 흡연, 운동

김상국 외 7명(1995). *운동과 건강.* 대한미디어.

김태운(1990). *건강생활과 체육.* 홍익출판사.

박철빈(1995). *건강과 운동* 서울 : 태근문화사.

안병철, 반기봉(1992). *운동과 건강.* 서울 : 태근문화사.

이규문, 김창범, 김현준, 최종환(1996). *현대생활과 신체활동.* 도서출판 개신.

이규성, 남병집(1994). *현대건강학.* 금광.

이삼재, 강희성(1993). *운동과 건강생활.* 보경문화사.

지선하, 이자경, 김일순(2006). 한국인 성인 남녀의 흡연관련 사망에 관한 연구 : 1970-2020. *한국역학회지, 28(1),* 83-90.

하권익 외 35명(1999). *건강 자신 있습니까?.* 조선일보사.

한국금연운동협의회(2007). *전체 성인 남, 여 흡연율 그래프(2007년 9월까지).* 홈페이지 자료: http://www.kash.or.kr/user_new/pds_view.asp.

Frezza, M., et al.(1990). High blood alcohol levels in women: the role of decreased gastric alcohol dehydrogenase activity and first-pass metabolism. *The New England Journal of Medicine 322,* 95-99.

Powers, S.K., Dodd, S.L., & Noland, V.J.(2006). *Total fitness and wellness(4th ed.).* San Francisco : Pearson Bejamins Cummings.

제14장. 노화와 운동

권용욱(2005). *나이가 두렵지 않은 웰빙건강법.* 서울. 조선일보사.

임완기(2004). *저항운동의 이해.* 도서출판 홍경.

임완기 외 31인 공역(2005). *퍼스널 트레이닝의 정수.* 대한미디어.

체육과학 연구원(1999). *최신운동 처방론.* 21세기 교육사.

권봉안, 정윤만, 안자희, 남궁완, 허진강 공역(2006). *(노인들을 위한) 기능적 운동.* 대한미디어.

주기찬 역(2004). *운동처방 : 최신 ACSM 지침에 따른 사례연구 중심.* 대한미디어.

Birren, J.E., Wood A.M., & Williams, M.V.(1979). Speed of behavior as an indicator of age changes and the integrity of the nervous system. In F. Hoffmeister & C. Muller (ed.), *Brain function in old age* (pp. 10-44). New York: Springer-Verlag.

Blair, S., Kampert, J.B., Kohl, H.W., Barlow, C.E., Macera, C.A., Paffenbarger, R.S., Jr., & Gibbons, L.W.(1996). Influences of cardiorespiratory fitness and other precursors on cardiovascular disease and all cause mortality in men and woman. *Journal of the American Medial Association, 276*, 250-210.

Blair, S., Kohl, H.W., Paffenbarger, R.S., Clark, D.G., Cooper, K.H., & Gibbons, L.W.(1989). Physical fitness and all-cause mortality: A prospective study of healthy men and women. *Journal of the American Medical Association, 262*, 2395-2401.

Borkin, G.A. & Norris, A.H.(1980). Assessment of biological age using a profile of physical parameters. *Journal of Gerontology, 35,* 177-184.

Busse, E.W.(1969). Theories of aging. In E.W. Busse & E. Pfeiffer(ed.), *Behavior and adaptation in later life.* Boston : Little Brown.

Crandall, R.C.(1991). *Gerontology: A behavioral science approach(2nd ed.).* New York : McGraw-Hill, Inc.

Fries, J.E.(2002). Successful aging: An emerging paradigm of gerontology. *Clinical Geriatric Medicine, 18*, 371-382.

Fries, J.F. & Crapo, L.M.(1981). *Vitality and aging.* New York: Freeman.

Fries, J.F.(1980). Aging, natural death, and the compression of morbidity. *New England Journal of Medicine, 303*, 130-135.

Fries, J.F., Green, L.W., & Levine, S.(1989). Health promotion and the compression of morbidity. *The Lancet, 8636*, 481-483.

Hayflick, L.(1977). The cellular basis for biological aging in C.E. Frich and L. Hayflick(ed.), *Handbook of the biology of aging*. New York : Van Nostrand Reinhold.

Holloszy, J.(1988). Exercise and longevity: Studies on rats. *Journal of Gerontology: Biological science, 43,* B149-B151.

Howley, E.T. & Franks, B.D.(2003). *Health fitness instructor' handbook*. Champaign IL : Human Kinetics.

Johnson, H.A.(1985). Is aging physiological or pathological? In H.A. Johnson (ed..), *Relations Between normal aging and disease* (pp. 239-247). New York : Raven Press.

Jones, C.J. & Rose, D.J.(2005). *Physical activity instruction of older adults*. Champaign IL : Human Kinetics.

Katz, S., Branch, L.G., Branson, M.H., Papsidero, J.A., Beck, J.C., & Greek, D.S.(1983). Active life expectancy. *New England Journal of Medicine, 309*, 1218-1224.

Lints, F.A.(1983). Genetic influences on life span in Drosophila and related species. *Review of Biological Research in Aging, 1,* 51-72.

Lohr, M.J., Essex, M.J., & Klein, M.H.(1988). The relationships of coping responses to physical health status and life satisfaction among older women. *Journal of Gerontology: Psychological Sciences, 43*, 54-60.

Olshansky, S.J., Carnes, B.A., & Cassel, C.(1990). In search of Methuselah: Estimating the upper limits to human longevity. *Science, 250*, 634-640.

owers, S.K. & Dodd, S.L.(2003). *Total fitness and wellness*. Pearson Education, Inc.

Paffenbarger, R.S., Jr. Hyde, R.T., Wing, A.L., & Hsieh, C.C.(1986). Physical activity, all-cause mortality, and longevity of college alumni. *The New England Journal of Medicine, 314*, 605-613.

Paffenbarger, R.S., Jr. Hyde, R.T., Wing, A.L., Lee, I., Jung, D.L., & Kampert, J.B.(1993). The association of changes in physical activity level and other lifestyle characteristics with mortality among men. *The New England Journal of Medicine, 3284*, 538-545.

Roos, N.P. & Havens, B.(1991). Predictors of successful aging: A twelve-year study of Manitoba elderly. *American Journal of Public Health, 81*, 63-68.

Rothenberg, R. Lentzner, H.R. & Parker, R.A.(1991). Population aging patterns: The expansion of mortality. *Journal of Gerontology : Social Sciences, 46*, S66-S70.

Spirduso, W.W. & Cronin, D.L.(2001). Exercise dose-response effects on quality of life and independent living in older adults. *Medicine and Science in Sports and Exercise 33(6)*, S598-S608.

Spirduso, W.W. & Cronin, D.L.(2001). Exercise dose-response effects on quality of life and independent living in older adults. *Medicine and Science in Sports and Exercise 33(6)*, S598-S608.

Spirduso, W.W., Francis, K.L., & MacRae, P.(2005). *Physical dimensions of aging(2nd ed.)*. Champaign IL : Human Kinetics.

U.S. Census Bureau(2000). *Population projections of the United States by age, sex, race, Hispanic origin, and nativity*: 1999-2000.[Online]. Available: www.census.gov/ main/www/cen2000.html.

Vita, A.J., Terry, R.B., Hubert, H.B., & Frids, J.E.(1998). Aging, health risks, and cumulative disability. *New England Journal of Medicine, 338*, 1035-1041.

Welford, R.(1983). *Maximum life span*. New York : Northon.

찾아보기

ㅈ

부 록

부록 A. 신체활동 에너지 소비량 및 음식영양 성분

1. 신체활동의 에너지 소비량
2. 일상 음식의 영양 성분

부록 B. 각종 운동 방법

3. 스트레칭
4. 정적 근력 운동
5. 아령 운동
6. 수중 운동
7. 요통 운동

1. 신체 활동의 에너지 소비량(kcal/min)

체중(kg)	45	48	50	52	55	57	59	61	64	66	68	70	73	75	77	80	82	84	86	89	91	93	95	98	100
누워있기	0.9	1.0	1.1	1.1	1.2	1.3	1.3	1.4	1.4	1.5	1.5	1.5	1.6	1.6	1.7	1.7	1.8	1.8	1.9	1.9	2.0	2.0	2.1	2.1	2.2
T.V시청	1.2	1.3	1.4	1.5	1.5	1.6	1.7	1.7	1.8	1.8	1.9	2.0	2.0	2.1	2.2	2.2	2.3	2.4	2.4	2.5	2.5	2.6	2.7	2.7	2.8
양궁	3.1	3.3	3.5	3.6	3.8	4.0	4.1	4.3	4.5	4.6	4.8	4.9	5.1	5.3	5.4	5.6	5.7	5.9	6.0	6.2	6.4	6.5	6.7	6.9	7.0
배드민턴	5.9	6.1	6.4	6.7	7.0	7.3	7.6	7.9	8.2	8.5	8.8	9.1	9.4	9.7	10.0	10.3	10.6	10.9	11.2	11.5	11.8	12.1	12.4	12.7	13.0
야구	3.1	3.3	3.4	3.6	3.8	4.0	4.1	4.3	4.4	4.5	4.7	4.8	5.0	5.2	5.3	5.5	5.6	5.8	5.9	6.1	6.3	6.4	6.6	6.8	6.9
농구	6.5	6.8	7.2	7.5	7.8	8.2	8.5	8.8	9.2	9.5	9.9	10.2	10.5	10.9	11.2	11.5	11.9	12.2	12.5	12.9	13.2	13.5	13.8	14.2	14.5
자전거																									
8 km/h	1.9	2.0	2.1	2.2	2.3	2.4	2.5	2.6	2.7	2.8	2.9	3.0	3.1	3.2	3.3	3.4	3.5	3.6	3.7	3.8	3.9	4.0	4.1	4.2	4.3
10 km/h	2.7	2.8	3.0	3.1	3.2	3.4	3.5	3.6	3.8	3.9	4.0	4.2	4.3	4.4	4.6	4.7	4.9	5.0	5.1	5.3	5.4	5.7	5.7	5.8	6.0
13 km/h	3.4	3.6	3.8	4.0	4.1	4.3	4.5	4.7	4.7	5.0	5.2	5.4	5.5	5.7	5.9	6.1	6.3	6.4	6.6	6.8	6.9	7.1	7.3	7.5	7.7
16 km/h	4.2	4.4	4.6	4.8	5.1	5.3	5.5	5.7	5.9	6.1	6.4	6.6	6.8	7.0	7.2	7.4	7.6	7.9	8.1	8.3	8.5	8.7	8.9	9.1	9.4
19 km/h	5.7	6.0	6.3	6.6	6.9	7.2	7.5	7.8	8.1	8.4	8.7	9.0	9.3	9.5	9.8	10.1	10.4	10.7	11.0	11.3	11.6	11.9	12.2	12.5	12.8
볼링	2.7	2.8	3.0	3.1	3.3	3.4	3.5	3.7	3.8	3.9	4.1	4.2	4.4	4.5	4.6	4.8	4.9	5.0	5.2	5.3	5.5	5.6	5.7	5.9	6.0
체조	9.7	10.1	10.6	11.1	11.6	12.1	12.6	13.1	13.6	14.1	14.6	15.1	15.6	16.1	16.6	17.1	17.6	18.1	18.6	19.1	19.6	20.0	20.5	21.0	21.5
카누																									
6 km/h	4.4	4.6	4.9	5.1	5.3	5.5	5.8	6.0	6.2	6.4	6.7	6.9	7.1	7.4	7.6	7.8	8.0	8.2	8.5	8.7	8.9	9.1	9.4	9.6	9.8
왈츠	3.1	3.3	3.5	3.6	3.8	4.0	4.1	4.3	4.5	4.6	4.8	4.9	5.1	5.3	5.4	5.6	5.7	5.9	6.0	6.2	6.4	6.5	6.7	6.9	7.0
디스코	4.5	4.7	5.0	5.2	5.4	5.6	5.9	6.1	6.3	6.6	6.8	7.0	7.3	7.5	7.7	7.9	8.2	8.4	8.6	8.9	9.1	9.3	9.5	9.8	10.0
에어로빅	6.0	6.3	6.7	7.0	7.3	7.6	7.9	8.2	8.5	8.8	9.1	9.4	9.7	10.0	10.3	10.6	10.9	11.2	11.5	11.8	12.1	12.4	12.7	13.0	13.3
펜싱	6.6	7.0	7.3	7.7	8.0	8.3	8.7	9.0	9.4	9.7	10.0	10.4	10.7	11.0	11.4	11.7	12.1	12.4	13.1	13.4	13.8	14.1	14.4	14.8	
필드하키	5.0	6.3	6.7	7.0	7.3	7.6	7.9	8.2	8.5	8.8	9.1	9.4	9.7	10.0	10.3	10.6	10.9	11.2	11.5	11.8	12.1	12.4	12.7	13.0	13.3
미식축구	5.5	5.8	6.1	6.4	6.6	6.9	7.2	7.5	7.8	8.0	8.3	8.6	8.9	9.2	9.4	9.7	10.0	10.3	10.6	10.8	11.1	11.4	11.7	12.0	12.2
골프	2.7	2.9	3.0	3.1	3.3	3.4	3.5	3.7	3.8	3.9	4.1	4.2	4.4	4.5	4.6	4.8	4.9	5.0	5.2	5.3	5.4	5.6	5.7	5.9	6.0
핸드볼	7.7	8.0	8.4	8.8	9.2	9.6	10.0	10.4	10.8	11.1	11.5	11.9	12.3	12.7	13.1	13.5	13.9	14.3	14.7	15.0	15.4	15.8	16.2	16.6	17.0
하이킹	4.5	4.7	5.0	5.2	5.4	5.6	5.9	6.1	6.3	6.6	6.8	7.0	7.3	7.5	7.7	7.9	8.2	8.4	8.6	8.9	9.1	9.3	9.5	9.8	10.0
하키(ice)	6.6	7.0	7.3	7.7	8.0	8.3	8.7	9.0	9.4	9.7	10.0	10.4	10.7	11.0	11.4	11.7	12.1	12.4	12.7	13.1	13.4	13.8	14.1	14.4	14.8
유도	8.5	8.9	9.3	9.8	10.2	10.6	11.0	11.5	11.9	12.3	12.8	13.2	13.6	14.1	14.5	15.4	15.8	16.2	16.6	17.1	17.5	16.5	17.9	18.4	18.8
태권도	8.5	8.9	9.3	9.8	10.2	10.6	11.0	11.5	11.9	12.3	12.8	13.2	13.6	14.1	14.5	14.9	15.4	15.8	16.2	16.6	17.1	17.5	17.9	18.4	18.8
등산	6.5	6.8	7.2	7.5	7.8	8.2	8.5	8.8	9.2	9.5	9.8	10.2	10.5	10.8	11.2	11.5	11.8	12.1	12.5	12.8	13.1	13.5	13.8	14.1	14.5
당구	1.5	1.6	1.6	1.7	1.8	1.9	1.9	2.0	2.1	2.2	2.2	2.3	2.4	2.5	2.6	2.6	2.7	2.8	2.9	2.0	3.0	3.1	3.2	3.2	3.3
라켓볼	6.5	6.8	7.1	7.5	7.8	8.1	8.4	8.8	9.1	9.4	9.8	10.1	10.4	10.7	11.1	11.4	11.7	12.0	12.4	12.7	13.0	13.4	13.7	14.0	14.4
달리기																									
8 km/h	6.0	6.3	6.6	7.0	7.3	7.6	7.9	8.2	8.5	8.8	9.1	9.4	9.7	10.0	10.3	10.6	10.9	11.2	11.6	11.9	12.2	12.5	12.8	13.1	13.4
10 km/h	7.2	7.6	8.0	8.4	8.7	9.1	9.5	9.8	10.2	10.6	10.9	11.3	11.7	12.0	12.4	12.8	13.1	13.5	13.8	14.3	14.6	15.0	15.4	15.7	16.1
13 km/h	9.7	10.2	10.7	11.2	11.6	12.1	12.6	13.1	13.6	14.1	14.6	15.1	15.6	16.1	16.6	17.1	17.6	18.1	18.5	19.0	19.5	20.0	20.5	21.0	21.5
16 km/h	12.1	12.7	13.3	13.9	14.5	15.1	15.7	16.4	17.0	17.6	18.2	18.8	19.4	20.0	20.7	21.3	21.9	22.5	23.1	23.7	24.2	24.8	25.4	26.0	26.7
19 km/h	14.5	15.2	16.0	16.7	17.4	18.2	18.9	19.7	20.4	21.1	21.0	22.6	23.3	24.1	24.8	25.6	26.3	27.0	27.8	28.5	29.2	30.0	30.7	31.5	32.2
스케이트	2.7	2.9	3.0	3.1	3.3	3.4	3.5	3.7	3.8	3.9	4.1	4.2	6.8	7.0	7.2	7.4	7.6	7.9	8.1	8.3	8.5	8.7	8.9	9.1	9.4
스키	6.5	6.8	7.2	7.5	7.8	8.2	8.5	8.8	9.2	9.5	9.9	10.2	10.5	10.9	11.2	11.5	11.9	12.2	12.5	12.9	13.2	13.5	13.8	14.2	14.5
축구	5.9	6.2	6.6	6.9	7.2	7.5	7.8	8.1	8.4	8.7	9.0	9.3	9.6	9.9	10.2	10.5	10.8	11.1	11.4	11.7	12.0	12.3	12.6	12.9	13.2
스쿼시	7.7	8.0	8.4	8.8	9.2	9.6	10.0	10.4	10.8	11.1	11.5	11.9	12.3	12.7	13.1	13.5	13.9	14.3	14.7	15.0	15.4	15.8	16.2	16.6	17.0
수영																									
배영	5.5	5.8	6.1	6.4	6.6	6.9	7.2	7.5	7.8	8.0	8.3	8.6	8.9	9.2	9.4	9.7	10.0	10.3	10.6	10.8	11.1	11.4	11.7	12.0	12.2
평영	6.3	6.7	7.0	7.3	7.6	8.0	8.3	8.6	8.9	9.3	9.6	9.9	10.2	10.5	10.9	11.2	11.5	11.9	12.2	12.5	12.8	13.1	13.5	13.8	14.1
탁구	3.4	3.6	3.8	4.0	4.1	4.3	4.5	4.7	4.8	5.0	5.2	5.4	5.5	5.7	5.9	6.1	6.3	6.4	6.6	6.8	7.0	7.1	7.3	7.5	7.7
테니스	6.4	6.7	7.1	7.4	7.7	8.1	8.4	8.7	9.1	9.4	9.8	10.1	10.4	10.8	11.1	11.4	11.8	12.1	12.4	12.8	13.1	13.4	13.7	14.1	14.1
배구	6.5	6.8	7.1	7.5	7.8	8.1	8.4	8.8	9.1	9.4	9.8	10.1	10.4	10.7	11.1	11.4	11.7	12.0	12.4	12.7	13.0	13.4	13.7	14.0	14.4
걷기																									
3 km/h	2.1	2.2	2.3	2.4	2.5	2.6	2.8	2.9	3.0	3.1	3.2	3.3	3.4	3.5	3.6	3.7	3.9	4.0	4.1	4.2	4.3	4.4	4.5	4.6	4.7
5 km/h	2.7	2.9	3.0	3.1	3.3	3.4	3.5	3.7	3.8	3.9	4.1	4.2	5.0	5.2	5.3	5.5	5.6	5.8	5.9	6.1	6.3	6.4	6.6	6.8	6.9
8 km/h	5.4	5.7	6.0	6.3	6.5	6.8	7.1	7.4	7.7	7.9	8.2	8.4	8.7	9.0	9.2	9.5	9.8	10.1	10.4	10.6	10.9	11.2	11.5	11.8	12.0
워터스키	5.0	5.2	5.5	5.7	6.0	6.2	6.5	6.7	7.0	7.2	7.5	7.8	8.0	8.3	8.5	8.8	9.0	9.3	9.5	9.8	10.0	10.3	10.6	10.8	11.1
웨이트																									
트레이닝	5.2	5.4	5.7	6.0	6.2	6.5	6.8	7.0	7.3	7.6	7.8	8.1	8.3	8.6	8.9	9.1	9.4	9.7	9.9	10.2	10.5	10.7	11.0	11.2	11.5
레슬링	8.5	8.9	9.3	9.8	10.2	10.6	11.0	11.5	11.9	12.3	12.8	13.2	13.6	14.1	14.5	14.9	15.4	15.8	16.2	16.6	17.1	17.5	17.9	18.4	18.8

* 한상철(2005)의 '운동과 영양' 에서 인용되었음.

2. 일상 음식의 영양 성분

음식명	단위	중량(g)	열량(Kcal)	탄수화물	단백질(g)	지질(g)
간 식						
계 피 떡	1개	30	58	12.8	1.5	0.1
고구마튀김	1접시	125	356	36	5	21
과일샐러드	1접시	100	182	12	0	15
도 넛	1개	30	124	12.9	3.3	6.8
비 스 킷	1개	5	20	3.7	0.5	0.4
시 루 떡	1쪽	50	103	22.5	3.1	0.1
야 채 튀 김	1접시	160	31	23	6	21
인 절 미	1개	12	27	5.7	0.7	0.1
초 콜 릿	1개	30	154	17.9	2.0	9.2
카 스 텔 라	1개	100	340	69.0	6.4	3.6
콩 송 편	1개	20	37	8.4	0.9	0.2
캐 러 멜	6개	30	123	23.3	1.3	2.8
팥 송 편	1개	20	41	8.9	1.2	0.1
프렌치프라이	1접시	68	250	20.0	2.0	19
외 식 식 단						
갈 비 탕	1그릇	520	510	15	70	19
갈 비 찜	1인분	230	428	8	61	17
김 치 찌 개	1인분	200	123	1	3	12
곰 국	1그릇	510	184	8	25	5
꼬 리 곰 탕	1그릇	450	306	3	40	13
낙 지 볶 음	1인분	180	172	11	9	9
닭 튀 김	1인분	250	591	32	28	38
된 장 찌 개	1인분	200	75	4	7	4
떡 국	1그릇	550	533	102	16	5
떡 볶 이	1인분	150	263	39	9	7
라 면	1개	120	545	76.6	11.2	21
만 두 국	1인분	400	535	37	32	11
볶 음 밥	1그릇	550	744	140	24	10
불 고 기	1인분	150	217	12	18	11
비 빔 국 수	1그릇	300	585	100	19	12
비 빔 냉 면	1그릇	210	555	98	17	12
비 빔 밥	1그릇	620	877	145	31	21
비 프 스 튜	1인분	180	180	8	17	8

* 한상철(2005)의 '운동과 영양' 에서 인용되었음.

음식명	단위	중량(g)	열량(Kcal)	탄수화물	단백질(g)	지질(g)
삼계탕	1그릇	520	772	49	91	22
삼선짜장면	1그릇	540	680	99	33	15
새우커틀릿	1인분	160	366	15	20	24
설렁탕	1그릇	130	130	9	14	3
수제비	1그릇	400	438	177	21	8
유부국수	1그릇	210	495	86	23	6
육개장	1그릇	400	218	14	16	6
짜장면	1그릇	540	685	113	22	15
짜장밥	1그릇	580	760	148	19	11
짬뽕	1그릇	440	540	97	18	7
잡채	1그릇	150	330	29	12	17
잡채밥	1접시	600	858	154	23	17
조개탕	1인분	200	124	3	18	5
추어탕	1인분	240	132	8	19	2
카레라이스	1인분	610	852	165	22	10
콩국수	1인분	210	664	112	29	10
탕수육	1그릇	300	526	73	25	24
햄버거	1개	91	244	29	11	9
치즈버거	1개	104	290	29	14	13
프렌치토스트	1인분	180	537	25	15	29
주식 및 부식						
감자	1개	150	108	22.4	36.	0.8
계란	1개	50	80	0	6.4	6.1
고구마	1개	140	188	45.2	1.5	0.4
꽁치통조림	1통	150	288	0	33.0	17.4
도토리묵	1모	400	188	45.6	0.8	0.4
잣죽	1그릇	450	345	54	8	10
치즈	1장	20	70	0.7	4.4	5.6
편육	1인분	150	279	0	41	11
햄	1조각	40	72	1.3	7.4	4.1
음료						
두유	1컵	200	84	6.2	7.2	4.0
딸기셰이크	1컵	328	323	55	11	7
바닐라셰이크	1컵	317	317	57	10	6
오렌지쥬스	1컵	200	112	24	1.4	0.4
요구르트	1개	65	53	11.9	1.0	0.1
우유	1컵	200	216	11	6.0	6.4

음식명	단위	중량(g)	열량(Kcal)	탄수화물	단백질(g)	지질(g)
유 자 차	1잔	100	40	10	0.5	0
커 피	1잔	200	46	10	0.8	0.3
토 마 토 쥬 스	1컵	200	52	12	0.4	0.2
청 량 음 료	1컵	200	40	10	0.1	0
콜 라	1컵	246	96	24	0	0
홍 차	1컵	100	1	0.1	0.2	0
과 일 류						
감	1개	150	55	9.3	5	0.8
건 포 도	1스픈	14	39	9.5	1.2	0.1
곶 감	1개	200	102	25	1.0	0.4
귤	1개	100	48	10.2	1.0	0.5
딸 기	1개	16	6	1.4	0	0.1
바 나 나	1개	120	96	23.4	3.8	0.2
밤	1개	10	16	3.6	0.4	0.1
배	1개	200	102	25	1.0	0.4
복 숭 아	1개	150	57	15.5	0.9	0.2
사 과	1개	200	104	25.4	0.4	0.6
살 구	1개	30	16	4.1	0.2	0.1
수 박	1개	2,100	447	100.8	8.4	2.1
앵 두	1컵	120	52	12	0.7	0.9
옥 수 수	1자루	100	190	41	4.9	1.7
자 두	1개	40	24	5.5	0.2	0.4
잣	1스푼	8	54	0.4	1.5	5.1
참 외	1개	700	343	57.4	6.3	2.1
토 마 토	1개	250	55	9.3	5	0.8
파 인 애 플	1쪽	100	56.6	13.6	0.8	0.2
포 도	1알	10	6.8	1.5	0.1	0.1
호 두	1개	8	52	0.9	1.5	4.8

3. 스트레칭

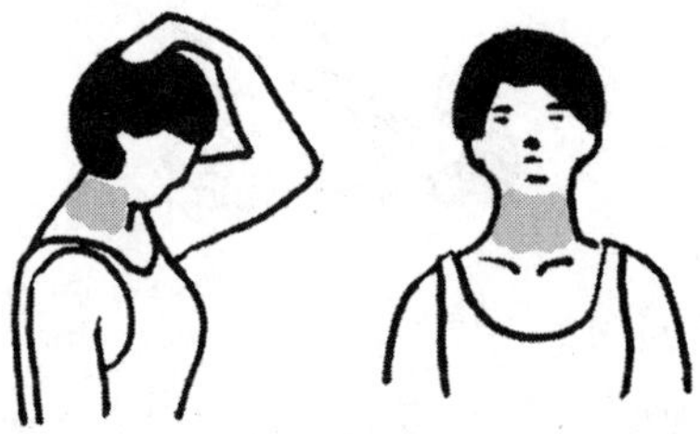

1. 목 스트레칭

목을 앞뒤, 양옆으로 숙여주며 스트레칭 한다.
필요시 손으로 밀거나 당겨주며 깊게 스트레칭 한다.

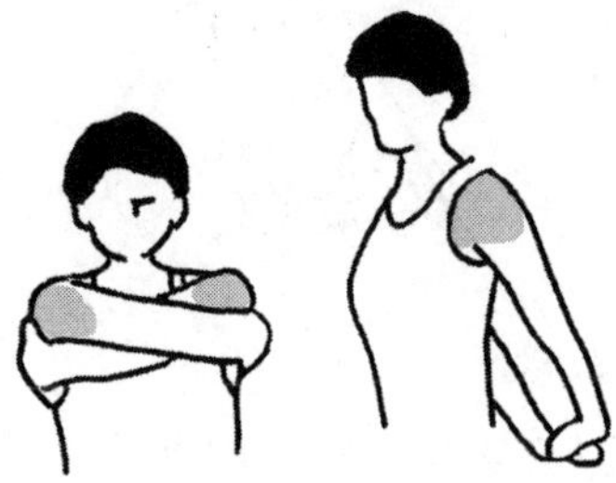

2. 어깨 스트레칭

양손을 서로 교차하여 어깨를 잡고 서로 당기며 스트레칭 해주고, 손을 뒤로하여 깍지를 낀 후 등 뒤로 밀며 스트레칭 한다.

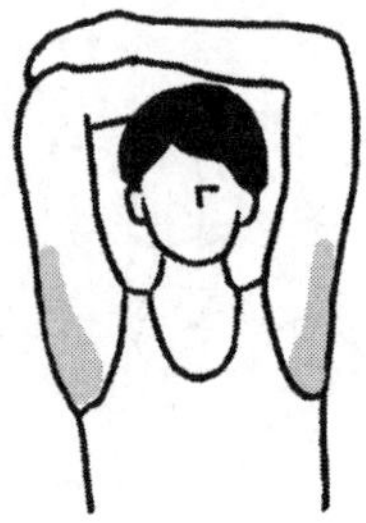

3. 머리 위로 어깨 스트레칭

두 팔을 머리위로 올려 등 뒤로 늘어뜨린 후 한 손으로 다른 팔꿈치를 잡아당긴다.

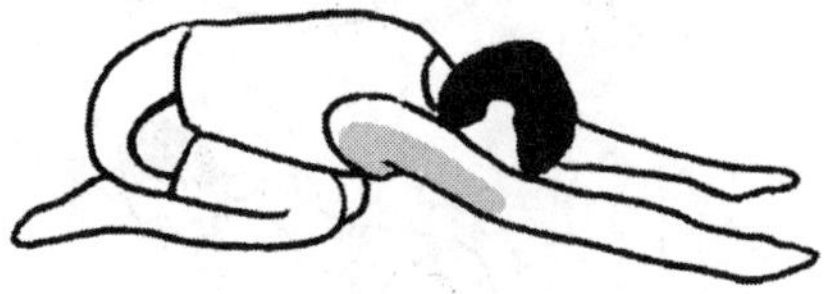

4. 두팔 뻗어 어깨 스트레칭

무릎을 꿇고 앉아 두 팔을 앞으로 길게 뻗으며 어깨를 바닥으로 누른다.

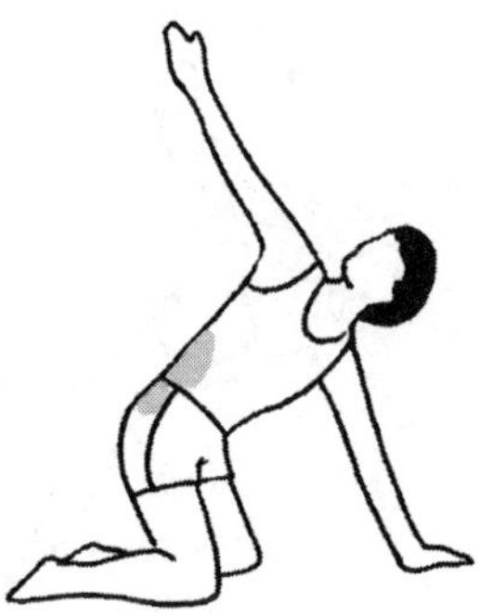

5. 옆구리 스트레칭

무릎을 꿇고 양손을 바닥에 대고 앉은 다음 한 손씩 들어올려 반대 방향으로 보내어 허리를 비틀 듯이 스트레칭 한다.

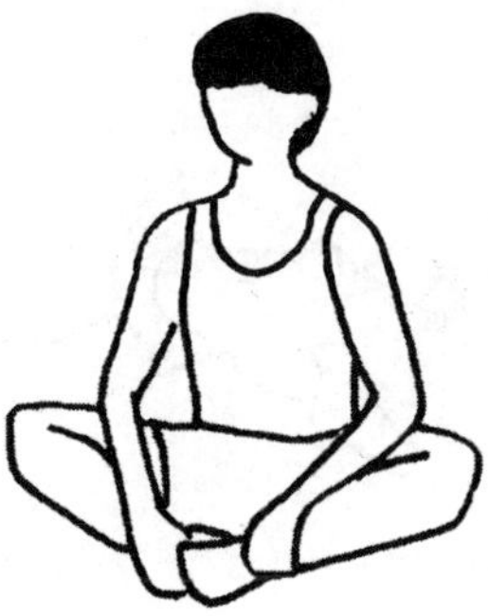

6. 등 하부 스트레칭

자세를 바로 하여 양발을 맞대고 앉은 다음 양 무릎을 눌러준다.

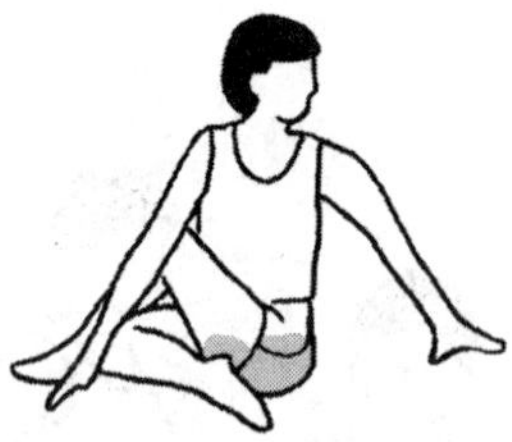

7. 대둔근 스트레칭

한쪽 다리의 무릎을 세워 반대편으로 보낸 후 반대편 팔로 지지하여 밀어낸다. 자세가 흔들리지 않도록 해야 하며 시선은 등 뒤로 멀리 본다.

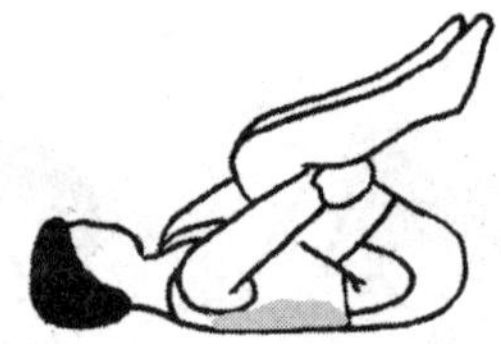

8. 배부 스트레칭

편한 상태로 누운 후 무릎을 접은 상태로 팔을 교차하여 감싸 안는다. 이때 등 부위 근육이 스트레칭 되도록 서서히 잡아당긴다.

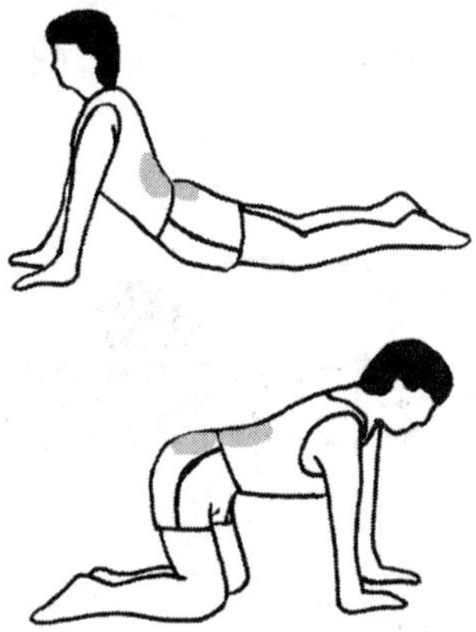

9. 허리 신근 스트레칭

두 팔을 바닥에 대고 곧게 편 상태로 엎드린 후 허리를 바닥에 대었다가 등과 수평이 되게 올리기를 반복한다.

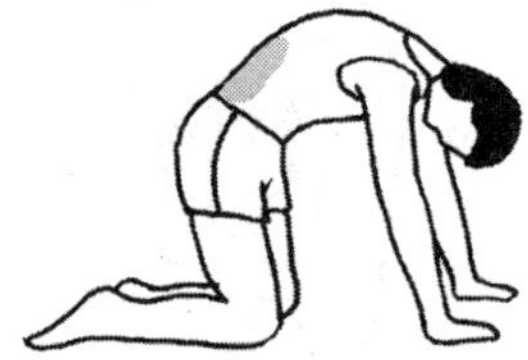

10. 허리 굴근 스트레칭

양손과 무릎을 바닥에 대고 고양이 등처럼 등 부위를 하늘 높이 밀어 올린다.

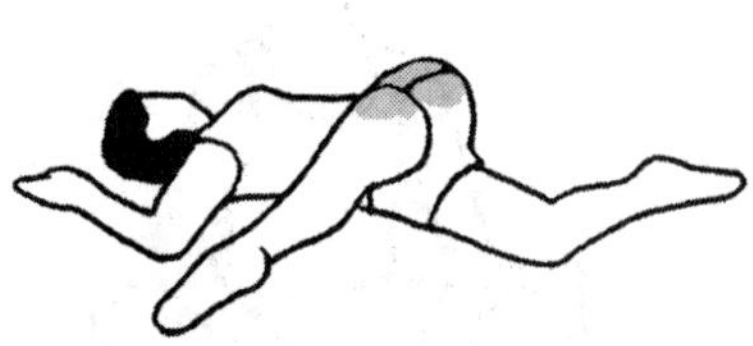

11. 엉덩이 스트레칭

편히 누운 상태에서 다리를 반대편으로 멀리 보낸다. 이때 시선은 반대편을 향하게 하여 충분히 엉덩이가 스트레칭 되도록 한다.

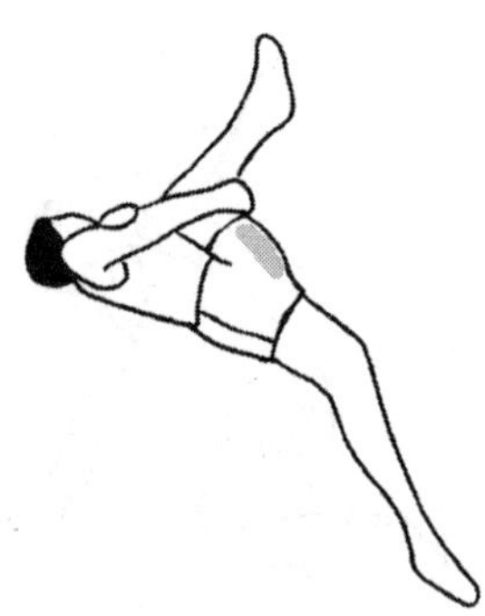

12. 엉덩이 굴근 스트레칭

편히 누운 상태로 한쪽 다리를 굽혀 손으로 잡은 후 서서히 잡아당긴다. 다리를 바꿔가며 스트레칭 한다.

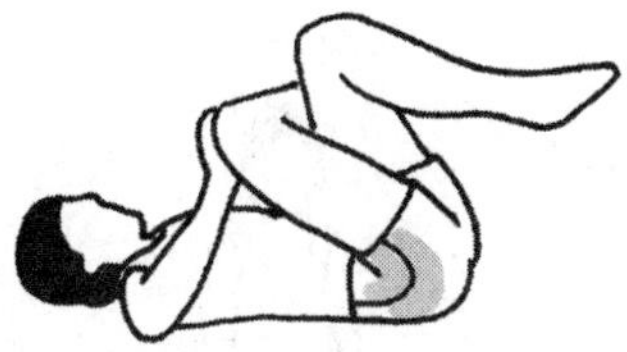

13. 응용 고관절 스트레칭

편히 누운 상태에서 두 다리를 들어 올린 후 무릎 부위를 서로 교차하여 고관절이 스트레칭 되도록 한다.

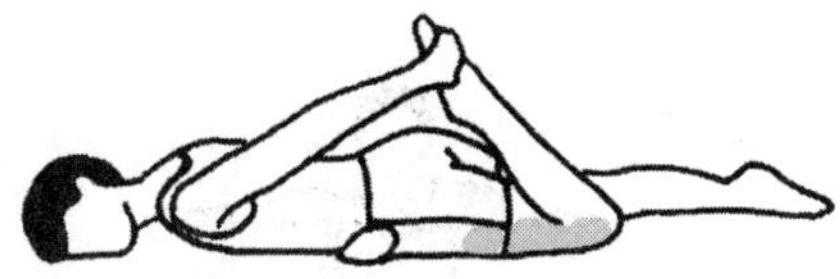

14. 대퇴신근 스트레칭

편히 엎드린 상태로 한 발을 엉덩이 쪽으로 향하게 구부려 손으로 잡은 후 서서히 당긴다. 발을 바꿔 반대편도 동일하게 스트레칭 한다.

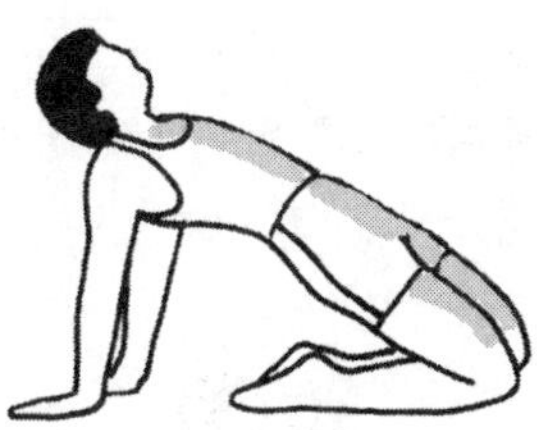

15. 대퇴, 복부, 가슴 스트레칭

두 손을 뒤로하여 두 무릎을 바닥에 대고 앉는다. 복부를 상부로 서서히 밀어 올리며, 대퇴, 복부, 가슴이 스트레칭 되도록 한다.

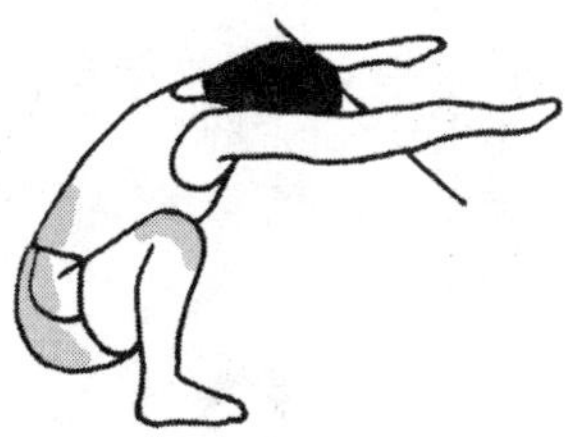

16. 스쿼트 스트레칭

두 발을 어깨 너비 보다 약간 넓게 하여 바닥에 대고 양 손을 앞으로 길게 뻗으며 엉덩이를 바닥에 닿지 않도록 깊게 서서히 앉는다.

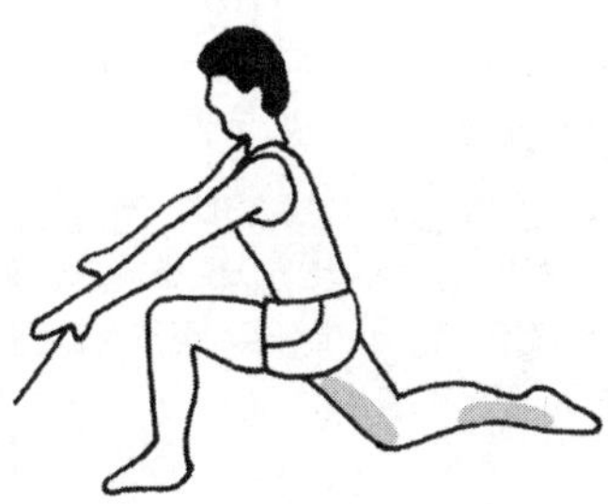

17. 런지 스트레칭

두 손을 벽이나 책상 등에 대고 한쪽 무릎을 세워 앉은 후, 다른 쪽 다리를 뒤쪽으로 하여 부드럽게 펴고 가볍게 눌러 주며 스트레칭 해주고, 다른 쪽 다리도 같은 동작으로 스트레칭 한다.

4. 정적 근력 운동

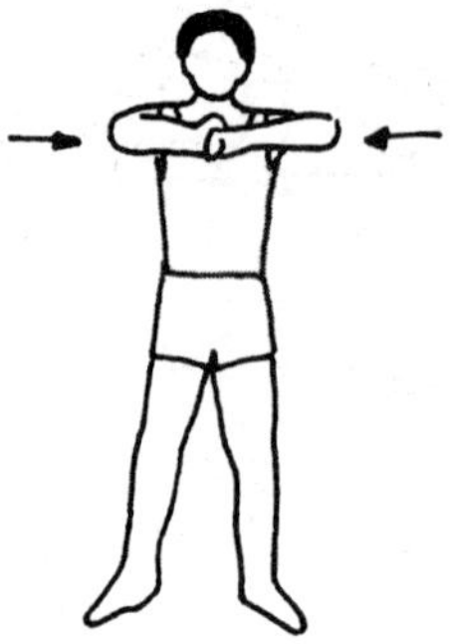

1. 체스트 푸시(Chest push)

가슴 및 상완의 근육군을 단련시키는 운동으로 왼쪽 주먹을 오른쪽 손바닥에 위치시킨 다음, 전완을 바닥과 평행되게 한 후 양손을 가슴 쪽으로 밀착시킨 후 양손에 최대 근력을 발휘하면서 민다.

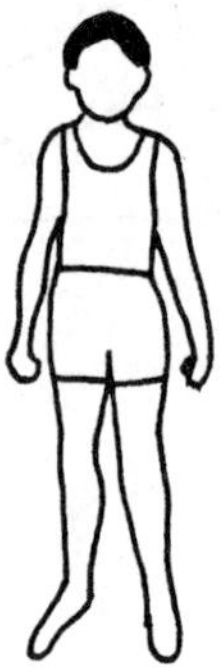

2. 피스트 스퀴즈(Fist squeeze)

전완의 근육군을 단련시키는 운동으로 팔을 양쪽으로 늘어뜨린 다음 주먹을 가능한 한 힘껏 쥐기를 반복한다.

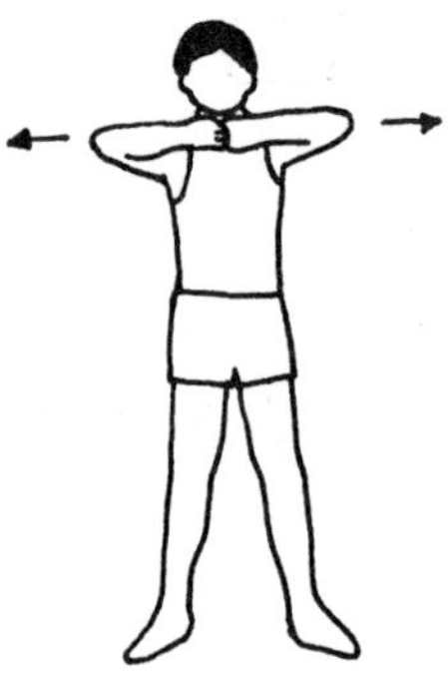

3. 숄더 풀(Shoulder pull)

등(상부)과 팔의 근육군을 단련시키는 운동으로 양 손가락을 서로 교차시켜 잡는다. 전완을 바닥과 평행 되게 한 후, 양손을 가슴 쪽에 밀착시킨 후 양손을 최대근력으로 당긴다.

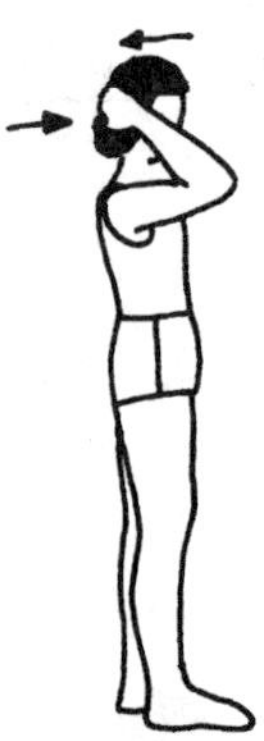

4. 넥 풀(Neck pull)

목, 등(상부), 팔의 근육군을 단련시키는 운동으로 팔꿈치가 전방을 향하도록 한 상태에서 양 손가락을 머리 뒤에서 교차시켜 잡은 후, 머리는 후방으로 젖히고, 손은 전방을 향하여 최대근력으로 당긴다.

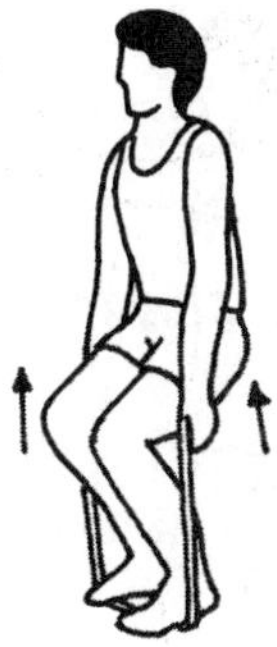

5. 레그 익스텐션(Leg extension)

어깨, 다리, 힙의 근육군을 단련시키는 운동으로 로프를 고리 모양으로 한 후, 그 위에 양발을 어깨 너비만큼 넓게 선다. 등을 곧게 세우고 엉덩이는 낮춘 상태에서 양손으로 로프의 끝을 감아쥐고, 최대 근력으로 상방을 향하여 들어 올리면서 다리를 펴려고 노력한다.

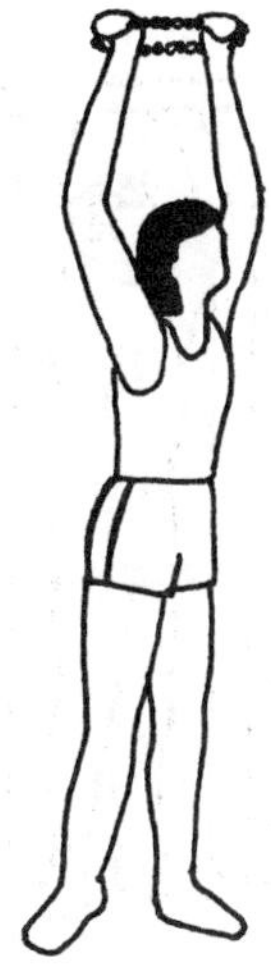

6. 오버헤드 풀(Overhead pull)

팔 근육군을 단련시키는 운동으로 로프를 고리 형태로 만든 후 머리 위에서 손바닥을 밖으로 향하게 잡은 후 팔을 밖으로 펼친 다음, 최대 근력으로 밖을 향하여 미는 것을 반복한다.

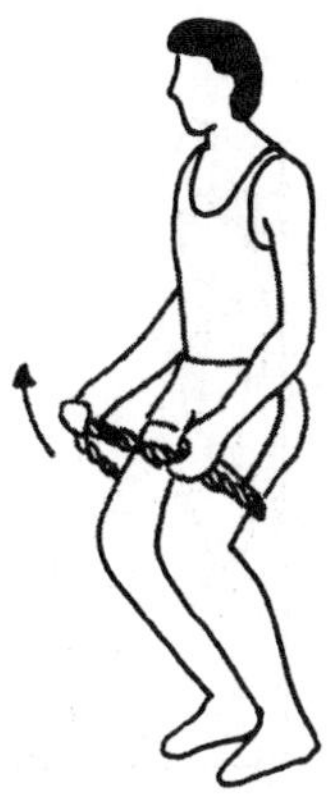

7. 컬(Curls)

팔의 전면에 있는 근육군을 단련시키는 운동으로 하프 스쿼트 자세로 선 상태에서 대퇴의 뒷부분에 로프를 걸친다. 손을 어깨 너비만큼 벌려서 손바닥을 위로 향하게 하여 로프를 쥔 후, 최대 근력을 사용하여 상방으로 들어 올린다. 반대의 컬 동작을 위해서는 손바닥을 아래로 향하게 하여 로프를 쥐고 반복한다.

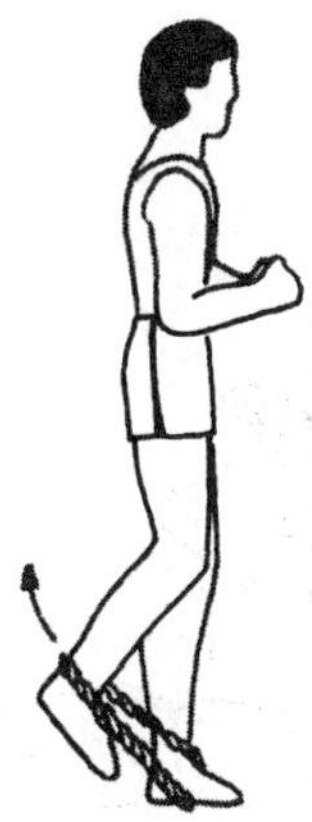

8. 풋 리프트(Foot lift)

다리의 근육군을 단련시키는 운동으로 왼쪽 발을 로프 위에 돌려놓고 선다. 오른쪽 발목으로 로프를 걸친 다음 팽팽해 질 때까지 무릎을 굴곡 시킨 후, 최대근력을 상방으로 적용시키며, 전방으로도 반복하여 실시한다.

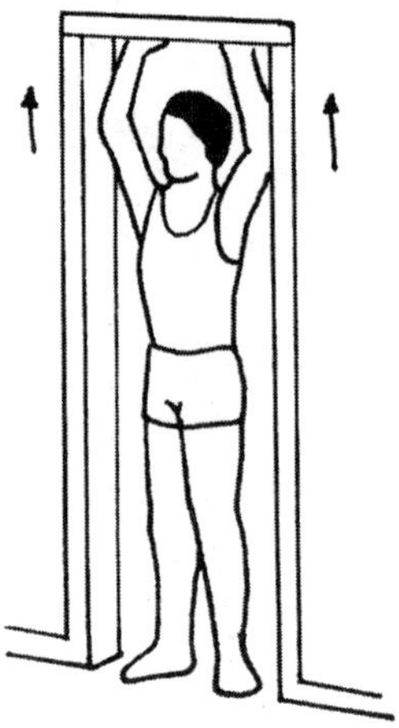

9. 밀리터리 프레스(Millitary press)

팔과 어깨의 근육군을 단련시키는 운동으로 문지방에 서서 손을 어깨너비만큼 벌리고 주관절은 굽혀서 든 다음, 다리, **힢** 등 근육을 조이면서 가능한 강하게 상방으로 민다.

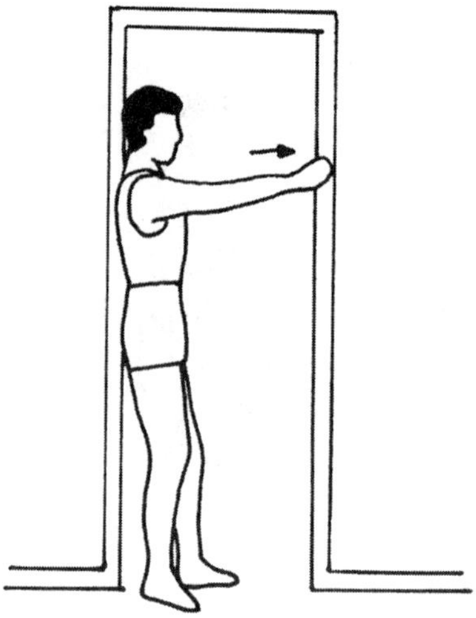

10. 암 프레스(Arm press)

팔의 근육군을 단련시키는 운동으로 문지방의 한 쪽 면에 등을 평평하게 기대고 손은 다른 쪽 면에 위치시켜 선 다음, 최대근력을 발휘하면서 민다.

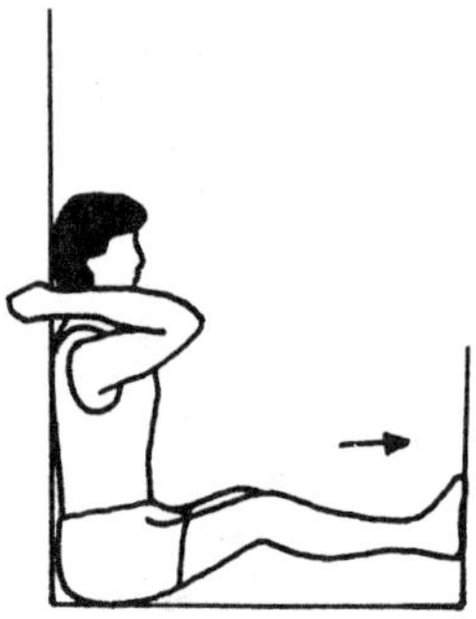

11. 레그 프레스(Leg press)

다리와 힢의 근육군을 단련시키는 운동으로 문지방의 한 쪽 기둥을 향하게 앉아서, 발은 반대편 기둥에 위치시킨다. 이 때 손은 머리 뒤로 넘겨 기둥을 잡은 다음, 최대근력으로 다리를 민다.

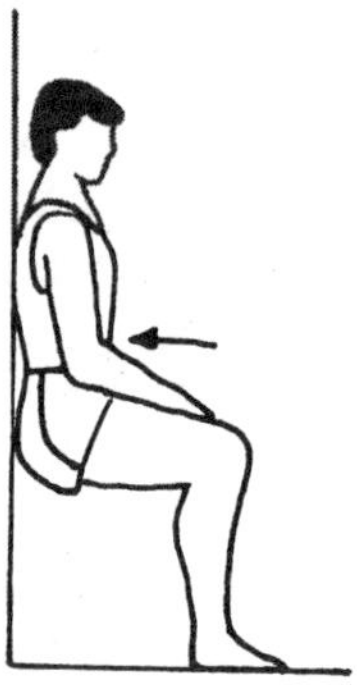

12. 월 싯(Wall seat)

다리와 힢의 근육군을 단련시키는 운동으로 등을 벽에 기대고 무릎을 90도 정도 굽혀 반쯤 앉은 자세를 취한 다음, 최대근력으로 벽을 향하여 등으로 민다.

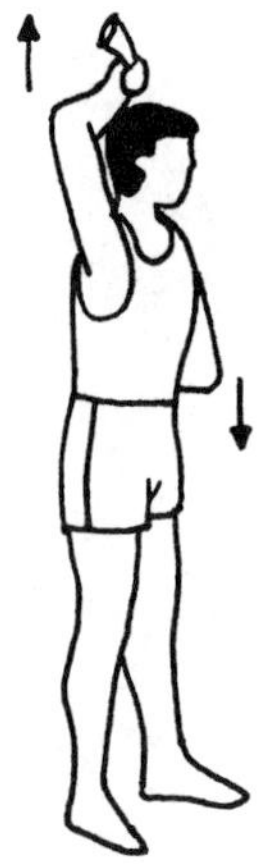

13. 트라이셉스 익스텐션(Triceps extension)

상완의 근육군을 단련시키는 운동으로 타월의 양쪽 끝을 잡는다. 왼쪽 손은 등뒤로 하여 잡고, 오른쪽 손은 어깨 위로하여 잡은 다음, 최대근력으로 타월을 당기며, 손의 위치를 바꾸어 반복한다.

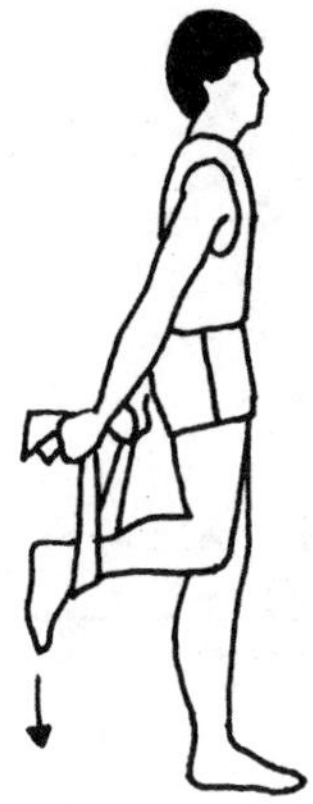

14. 니 익스텐션(Knee extension)

대퇴의 전면부 근육군을 단련시키는 운동으로 오른쪽 발목 주위에 타월을 위치시키고, 무릎을 90도 굽힌 다음, 타월의 양끝을 뒤에서 잡고 다리를 최대로 힘을 내면서 하방으로 편다.

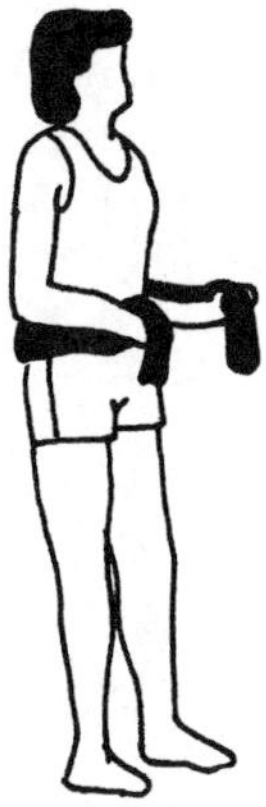

15. 웨이스트 풀(Waist pull)

복부, 가슴, 팔의 근육군을 단련시키는 운동으로 허리를 타월로 감은 다음 양끝을 손바닥으로 잡는다. 이 때 팔꿈치는 직각이 되도록 한 다음, 복부근을 수축시키고, 등을 곧게 편 상태에서 최대근력으로 타월을 전방으로 당긴다.

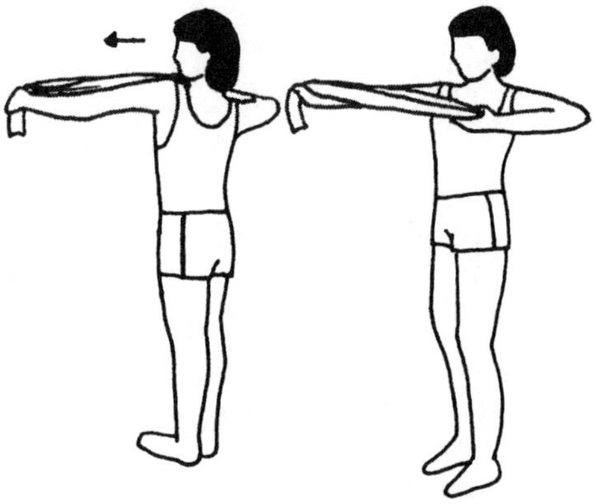

16. 보우 엑스사이즈(Bow exercise)

어깨와 등(상부)의 근육군을 단련시키는 운동으로 타월을 잡고 활쏘기 자세를 취한다. 이 때 오른팔은 바닥과 평행이 되며, 오른손은 턱에 위치한다. 왼 팔꿈치를 편 다음, 타월을 잡고 서로 당기며, 손을 바꾸어 반복한다.

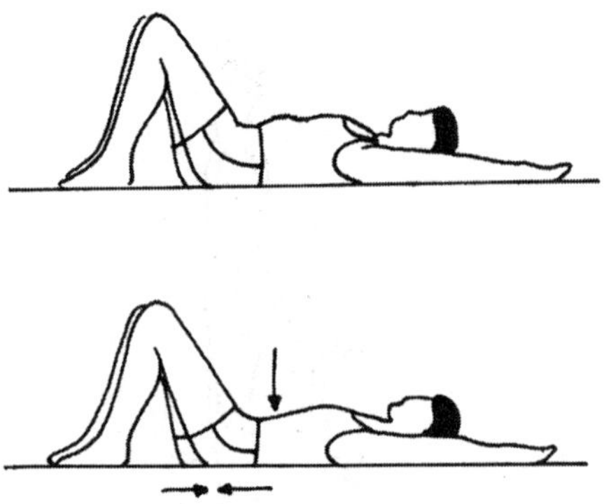

17. 펠빅 틸트(Pelvic tilt)

복부와 둔부의 근육군을 단련시키는 운동으로 무릎을 굽히고, 무릎 사이를 약간 띄운 상태로 누운 다음, 척추를 바닥에 닿도록 누른 다음 수초 동안 유지한다. 이 때 복부와 둔부를 팽팽하게 조이게 한 상태를 유지한다.

5. 아령 운동

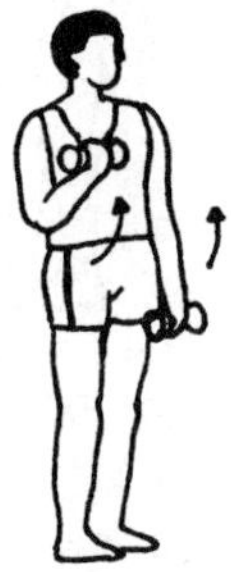

1. 이두박근과 삼두근을 단련시키는 것으로 바로 서서 가슴을 펴고 팔꿈치를 중심으로 어깨 높이까지 번갈아 팔을 굽혀 든다.

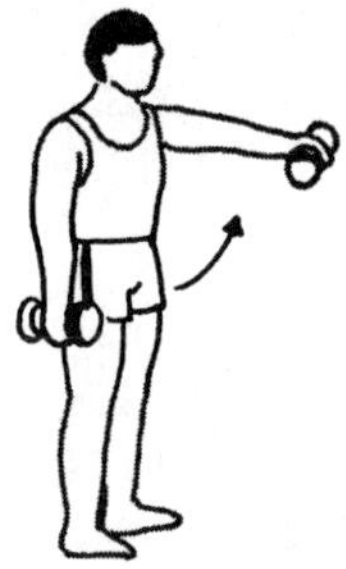

2. 전삼각근을 단련시키는 것으로 팔을 펴고 손등을 위로 올려 번갈아 어깨 높이까지 든다.

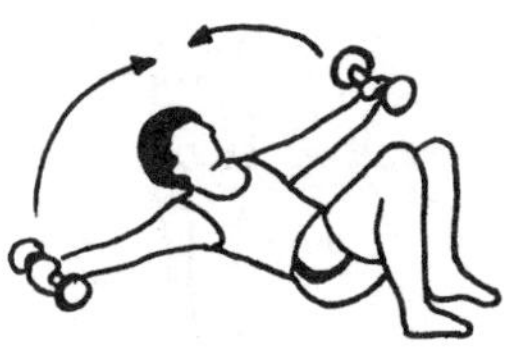

3. 대흉근, 소흉근, 회늑간근을 단련시키는 것으로 다리를 굽혀 무릎을 세우고, 팔을 옆으로 펴고 손바닥을 위로 향하게 한다. 팔을 펴서 두 팔을 서로 향하여 든다.

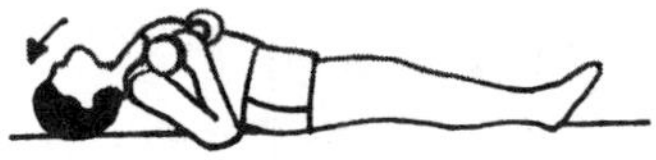

4. 흉세유돌근, 승모근, 진감기근을 단련시키는 것으로 등을 대고 팔을 굽혀 편히 누운 다음, 턱을 들고 고개를 뒤로 젖히며, 가슴을 펴고 등을 위로 들고, 턱을 바로 한다.

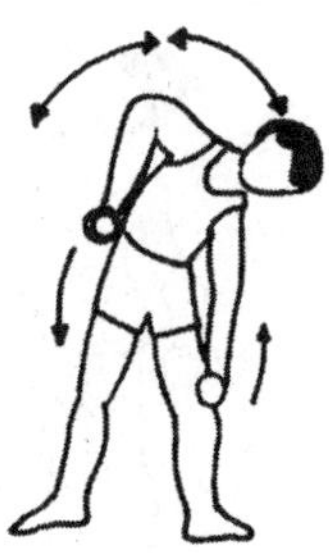

5. 대흉근, 소흉근, 회늑간근을 단련시키는 것으로 다리를 옆으로 벌리고 가슴을 펴고 선다. 오른 팔을 굽혀 아령을 당겨 올리고 몸통을 옆으로 굽힌다. 이것을 오른쪽, 왼쪽 반복한다.

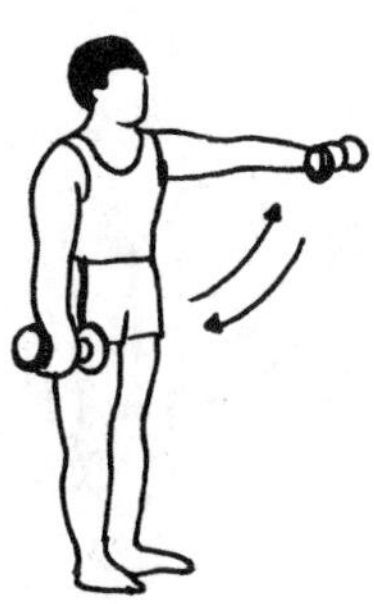

6. 소원근, 대원근, 승모근, 대두간근, 후심간근을 단련시키는 것으로 다리를 옆으로 벌리고 몸을 앞으로 굽혀 팔을 수직으로 내리고, 몸에 긴장을 푼다. 팔을 굽혀 팔꿈치를 위로 들고, 가슴을 편다.

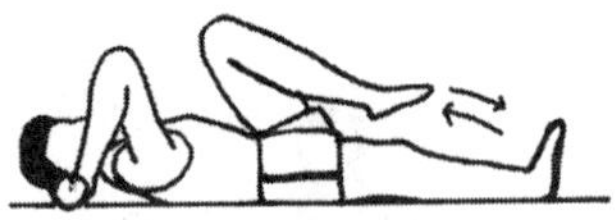

7. 하복근, 장지신근, 창자의 기능을 강화시켜 주는 것으로 그림과 같이 등을 대고 누워 왼다리를 굽히고, 발끝을 아래로 향하게 한다. 발을 힘차게 펴며 발끝을 위로 향하게 하고, 왼다리를 차는 동시에 오른다리를 굽힌다.

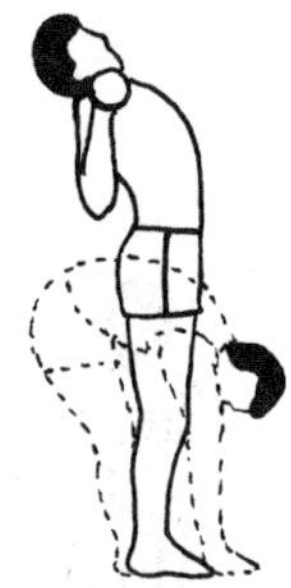

8. 요배근과 요지근막, 활배근을 단련시키는 것으로 바로 서서 몸을 앞으로 굽혀 아령을 발에 댄다. 허리를 펴면서 팔을 굽혀 손을 어깨 위에 얹어 가슴을 편다.

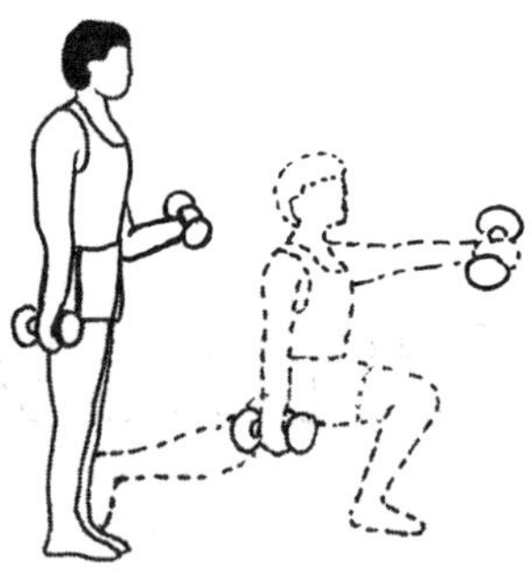

9. 삼두박근, 대퇴이두근, 대퇴직근을 단련시키는 것으로 바로 서서 왼팔을 직각으로 굽혀 오른 무릎을 굽혀 앞으로 내디디며 팔을 평평히 힘차게 편다. 오른쪽, 왼쪽을 반복한다.

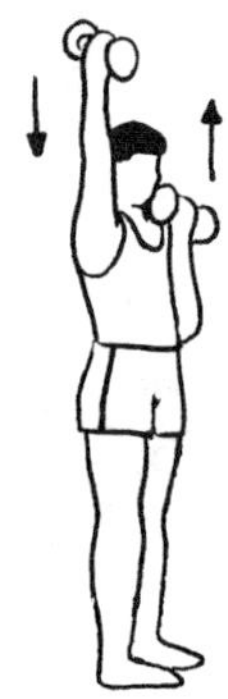

10. 삼두근을 단련시키는 것으로 팔을 굽혀 아령을 어깨 높이로 들어 번갈아 수직으로 밀어 올린다.

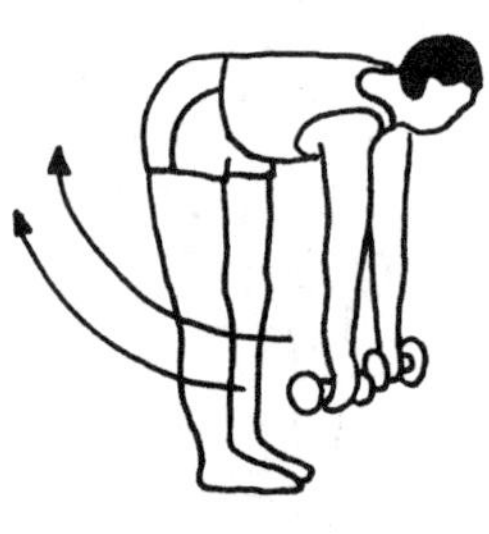

11. 후삼각근과 활배근을 단련시키는 것으로 다리를 모으고 몸을 앞으로 굽혀 등을 펴고 팔을 펴 엉덩이 뒤로 약간 위로 들어올린다. 이상의 동작을 반복한다.

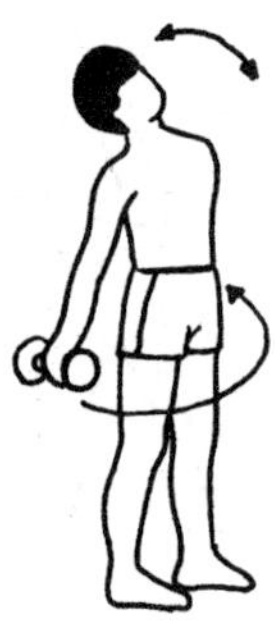

12. 대흉근, 소흉근, 회늑간근, 내늑간근, 허파 부위를 단련시키는 것으로 다리를 옆으로 벌리고 서서 팔을 뒤로 젖히며, 비껴 위를 보며 숨을 들이마신다. 팔을 바로 하여 어깨를 오그리며 목을 앞으로 하여 숨을 내쉰다.

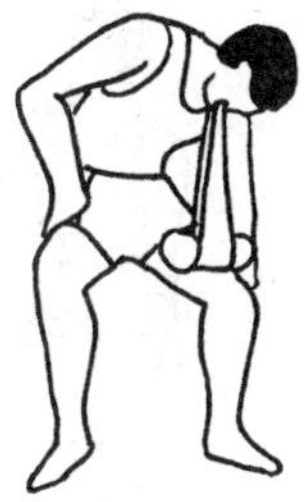

13. 흉세유돌근, 승모근 등을 단련시키는 것으로 다리를 옆으로 벌리고 무릎을 굽혀 손 집고 그림과 같이 수건으로 아령을 늘어뜨린 후 이로 물고 고개를 뒤로 굽혔다가 바로 한다.

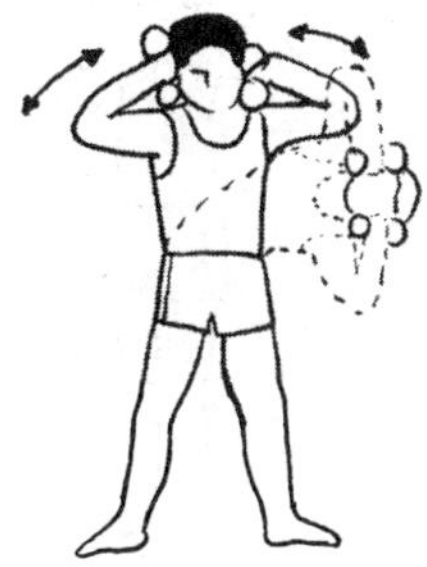

14. 사복근을 단련시키는 것으로 다리를 옆으로 벌리고 팔을 굽혀 팔꿈치를 옆으로 하여 아령을 어깨 위에 올리고 몸통을 옆으로 굽힌다.

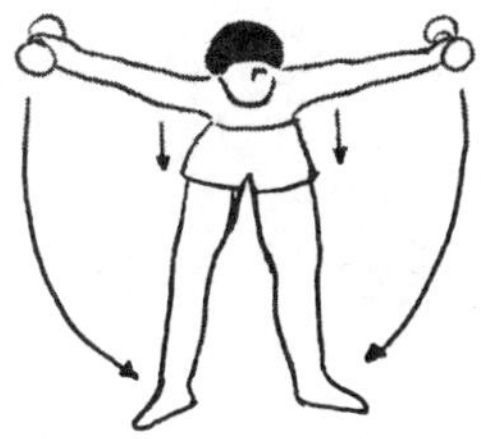

15. 소월근, 대월근, 승모근, 대늑간근 등을 단련시키는 것으로 다리를 옆으로 넓게 벌리고 허리를 굽혀 팔을 아래로 내린다. 팔을 옆으로 하여 어깨 높이까지 수평으로 들어올린다.

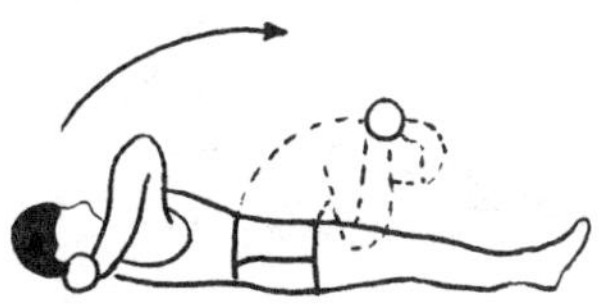

16. 복직근, 사복근, 위 부위를 단련시키는 것으로 등대고 누워 팔을 굽혀 아령을 목옆에 댄다. 몸을 일으켜 앞으로 굽힌다. 다시 몸을 뒤로 눕히기를 반복한다.

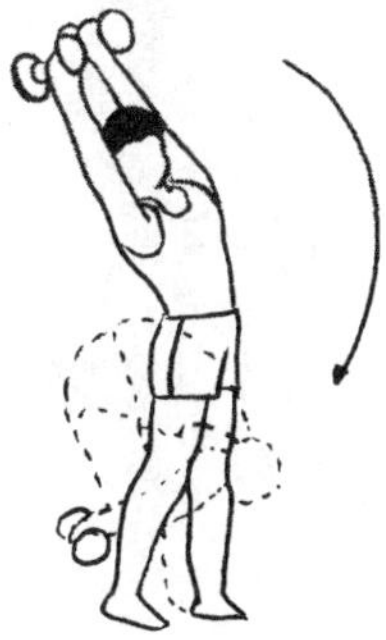

17. 요대근막, 요척근막, 후살각근, 활배근, 척추 부위를 단련시키는 것으로 다리를 옆으로 벌리고 팔을 펴 다리 사이로 아령을 넣었다가 허리를 펴며 팔을 앞으로부터 위로 올린다.

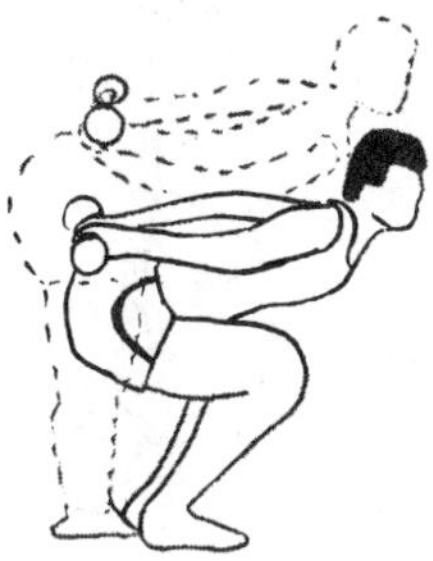

18. 사무고근, 대퇴우돌근, 대퇴직근 등을 단련시키는 것으로 발을 어깨 너비로 벌리고 몸을 앞으로 굽혀서 손등을 엉덩이 위에 댄다. 다리를 굽혔다 펴고, 가슴은 펴고 앞을 본다.

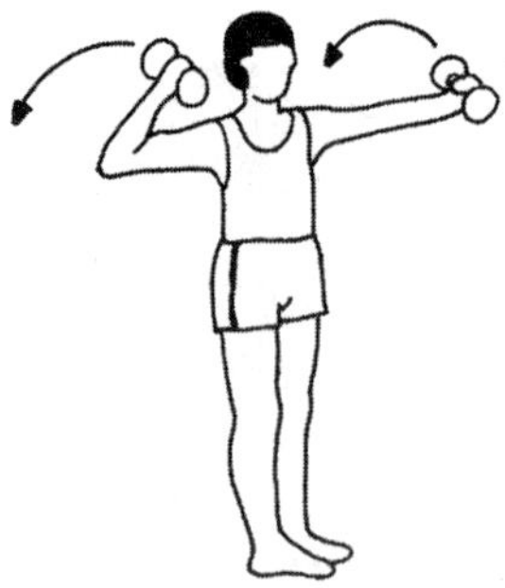

19. 이두박근, 삼두근, 전완근을 단련시키는 것으로 팔을 옆으로 들어 손등이 아래로 향하게 하고 팔꿈치를 고정하여 팔을 번갈아 동시에 굽혔다 편다.

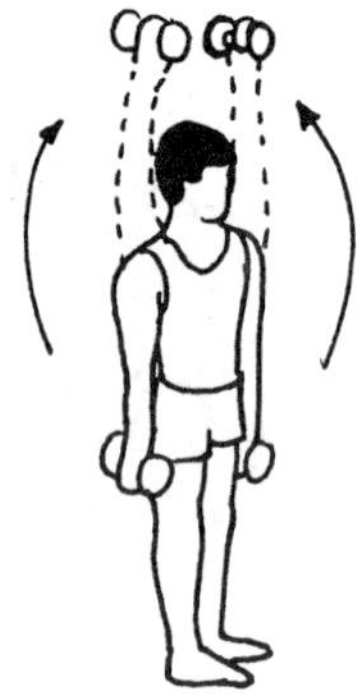

20. 삼각근, 승모근, 활배근을 단련시키는 것으로 팔을 펴서 옆으로부터 위로 들어올려 아령을 맞댄다. 팔을 들어올릴 때 숨을 들이쉬고, 내릴 때 내쉰다.

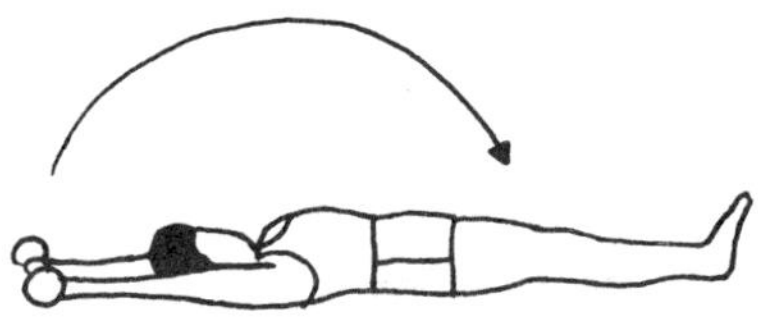

21. 폐흉근, 삼각근, 소흉근을 단련시키는 것으로 그림과 같이 누워 팔을 완전히 펴서 들어 아령을 허벅다리 옆으로 내리며 숨을 내쉰다. 반대로 들 때 숨을 들이마신다.

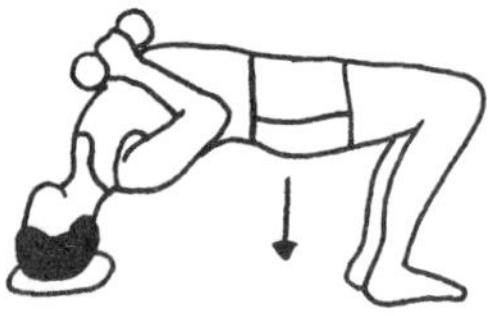

22. 부드러운 방석 위에 머리를 대고 발을 약간 벌린 상태로 무릎을 굽혀 세우고 누워 팔을 세우고 아령을 든다. 그림과 같이 가슴을 펴고 몸통을 든다.

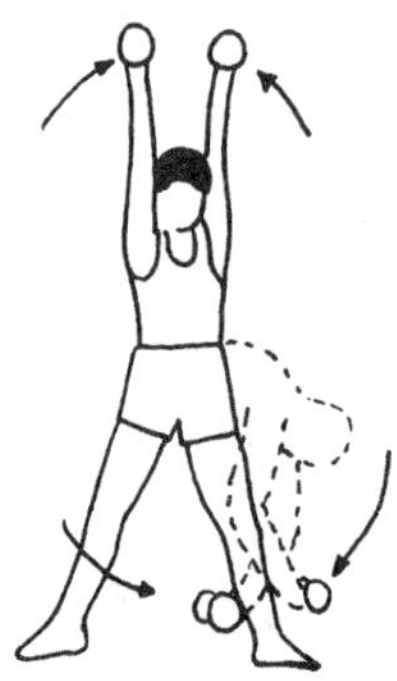

23. 퇴사복근, 활배근, 삼각근, 창자 부위를 단련시키는 것으로 그림과 같은 자세로 서서 몸을 옆으로 굽혀 아령을 발 좌측으로 내린다. 다시 본 자세로 하여 반대 방향으로 운동한다.

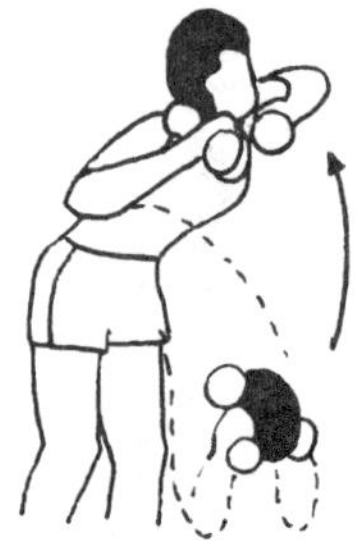

24. 소월근, 대월근, 승모근, 대능간근을 단련시키는 것으로 다리를 옆으로 벌리고 팔을 굽혀 아령을 어깨 위로 들고 몸을 앞으로 굽히며 팔꿈치를 아래로 향한다. 팔꿈치를 옆으로 펴며 몸을 일으켜 비켜 위로 든다.

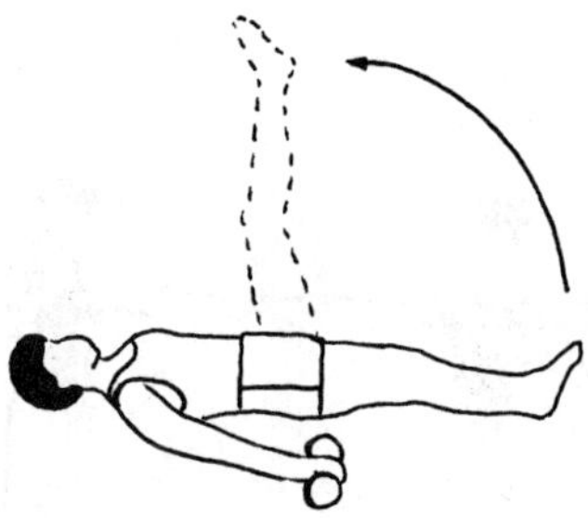

25. 장내근, 복직근, 대장, 소장, 창자 부위를 단련시키는 것으로 등을 대고 누워 팔을 30도 정도 옆으로 벌리고 다리를 수직으로 들어올린다. 무릎을 펴고 다리를 내린다.

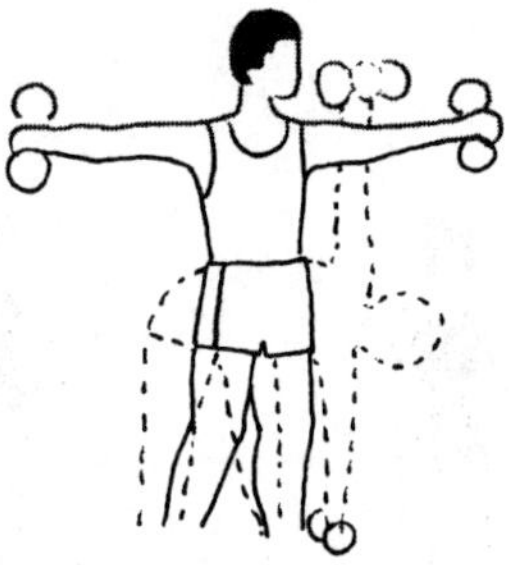

26. 요배근막, 요척근막, 활배근, 사복근을 단련시키는 것으로 그림과 같이 다리를 넓게 벌리고 팔을 옆으로 들고 허리를 비틀어 앞으로 굽히며 팔을 지면과 수직으로 한다. 몸을 바로 하여 반대 방향으로도 운동한다.

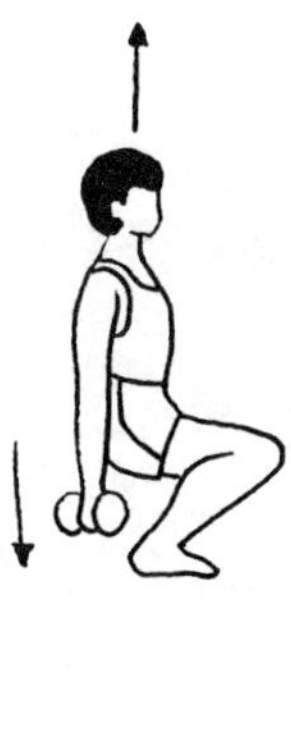

27. 대퇴이두근, 대퇴직근을 단련시키는 것으로 허리를 펴고 다리를 옆으로 벌려 선다. 다리를 굽히고 앉아 두 번 반동하여 일어선다.

6. 수중 운동

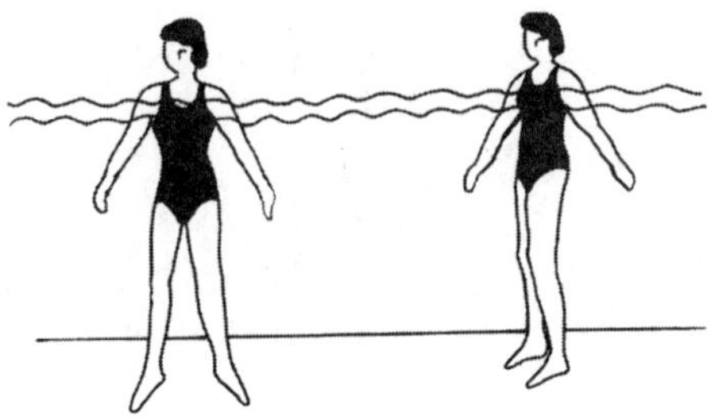

1. 상체 흔들기

상체강화 훈련으로 하체를 바닥에 고정시킨 후 상체를 좌우로 흔들어 준다.

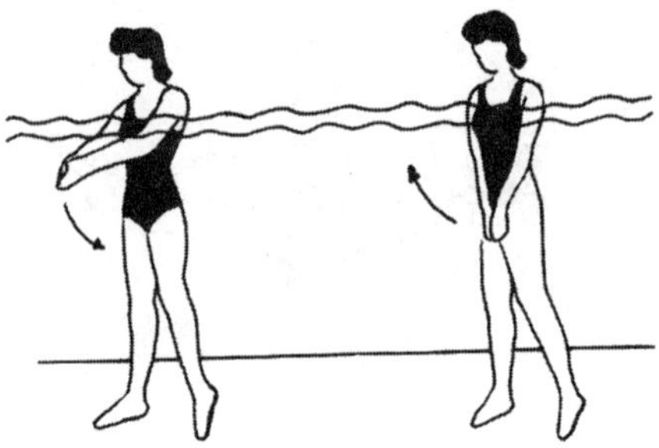

2. 양손 아래위로 흔들기

두 발을 바닥에 대고 양손을 이용하여 아래위로 흔들어 준다.

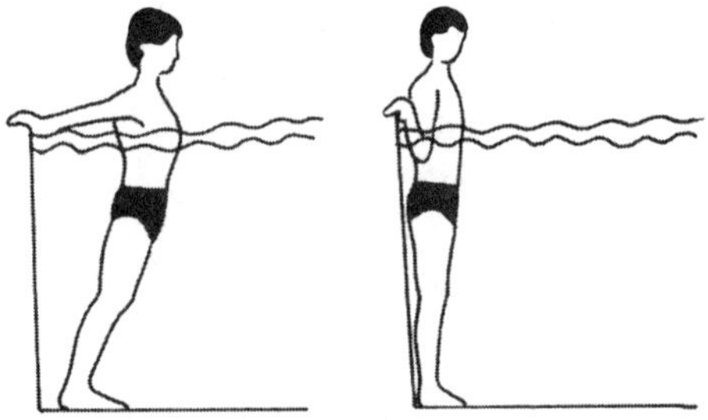

3. 벽 잡고 가슴 내밀기

두 손과 두 발을 벽과 바닥에 고정시킨 후 가슴을 앞으로 내밀고, 원위치 하는 것을 반복한다.

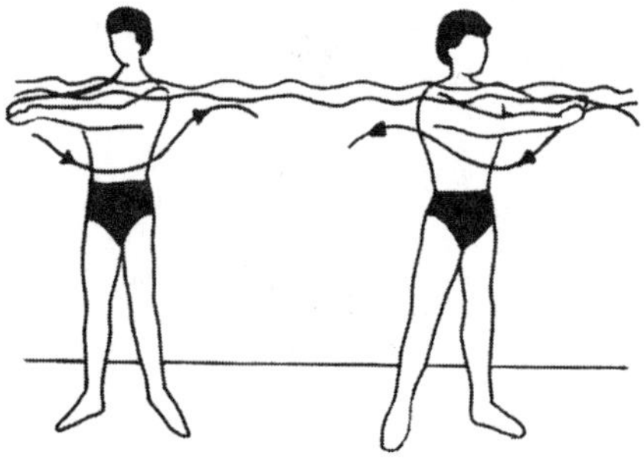

4. 8자 그리기

두 발을 바닥에 고정시킨 후 팔을 좌우로 8자를 그리며 흔들어 준다.

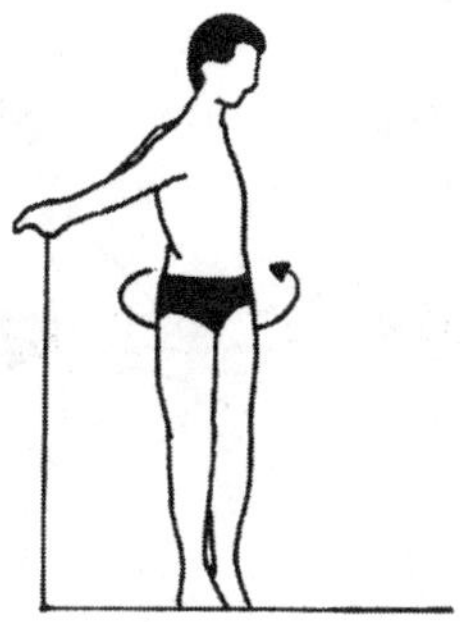

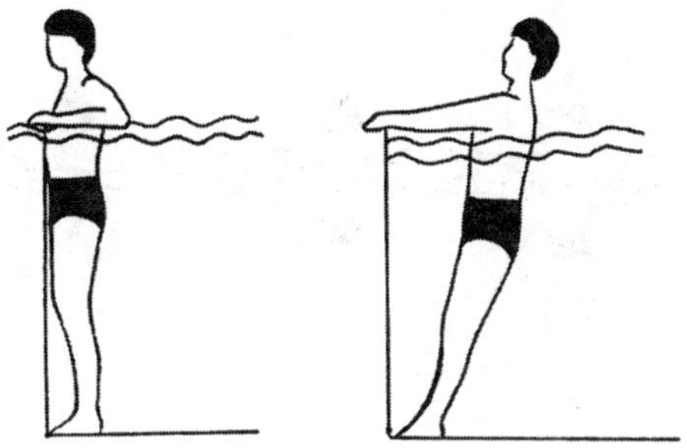

5. 허리 회전하기

두 손을 벽에 대고 두 발을 고정시킨 후 몸을 축으로 하여 허리를 좌우로 회전시킨다.

6. 상체 끌어당기기

두 손으로 벽을 잡고 두 발을 벽 쪽으로 고정시켜 몸을 뒤로 기울인다. 이때 팔을 이용하여 기울여진 상체를 벽 쪽으로 끌어당긴다.

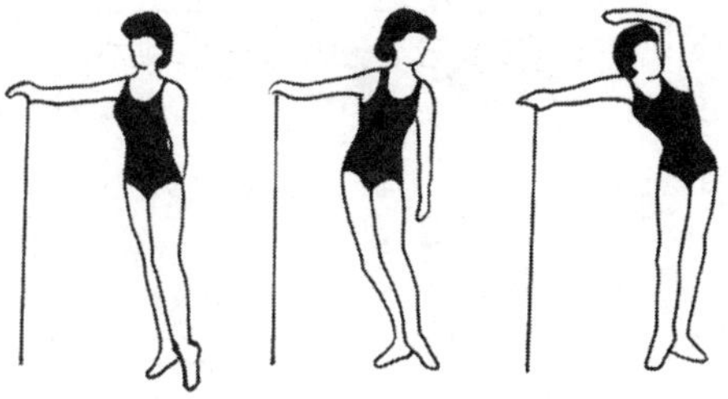

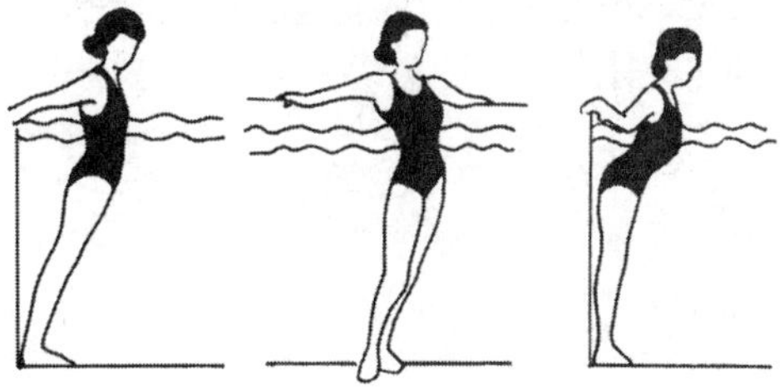

7. 허리운동

한 손을 벽에 대고 두 발을 바닥에 고정시킨 후 허리를 전 · 후, 좌 · 우로 움직여 준다. 또는 두 손을 뒤로하여 벽에 댄 후 전 · 후, 좌 · 우로 회전시킨다.

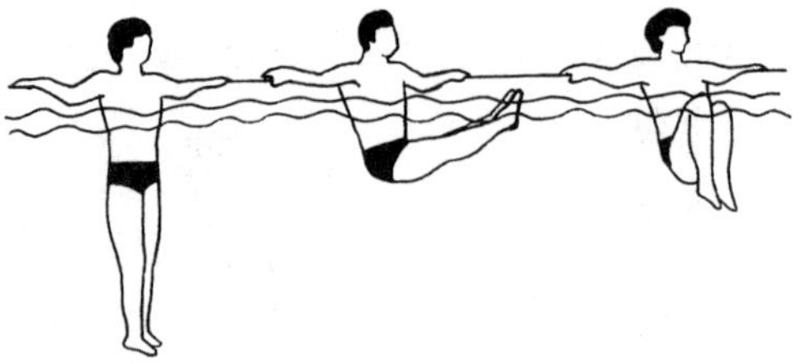

8. 다리 들어올리기

벽에 등을 대고 두 팔을 뒤로하여 고정시킨 후 두 발을 모아 허리까지 들어 올린 후 서서히 내리기를 반복한다.

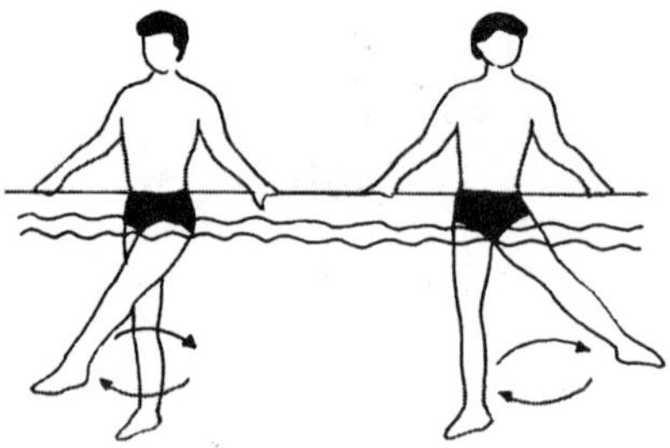

9. 다리 돌리기

한쪽 다리를 고정시켜 흔들리지 않도록 한 후, 반대편 다리의 고관절을 축으로 크게 원을 그리며 돌려준다.

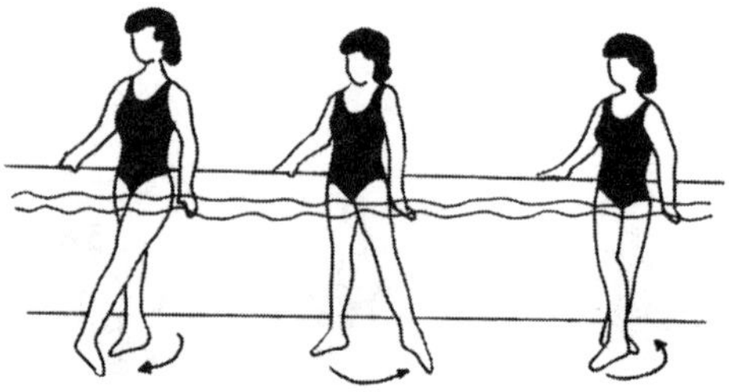

10. 다리 흔들기

한쪽 다리를 고정시킨 후 반대편 다리를 전 · 후, 좌 · 우로 흔들어 준다.

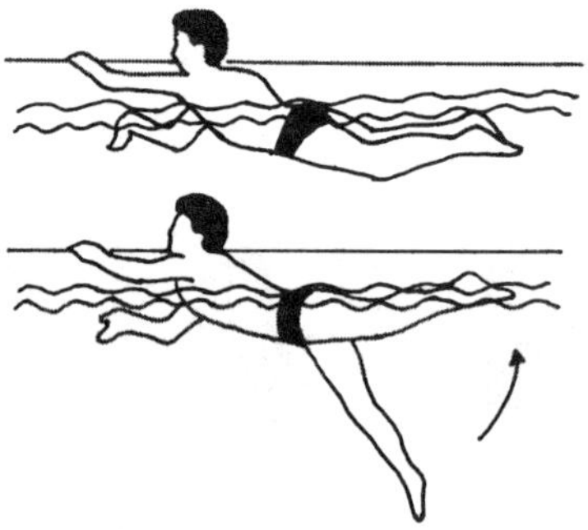

11. 물 속에서 다리 치기

두 팔을 벽에 대고 몸을 물에 띄운 다음 다리를 교차하여 물장구치듯 아래위로 흔들어 준다.

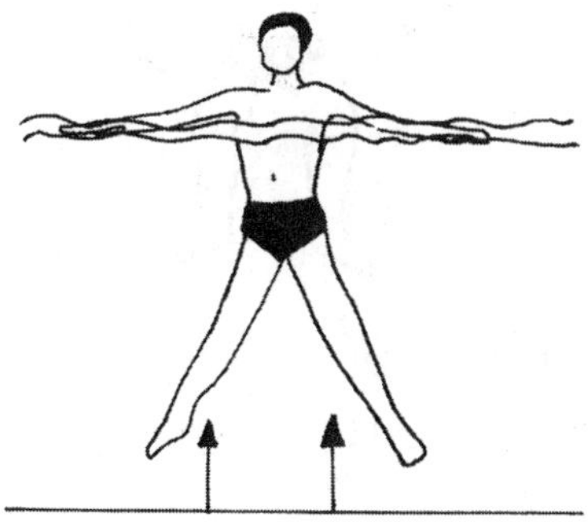

12. 점프

두 발을 모아 자리에 선 후 다리를 벌리며 점프하기를 반복한다.

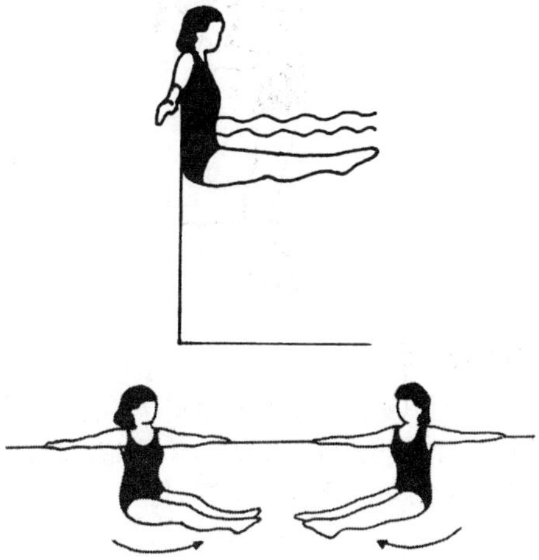

13. 다리 들어 스윙하기

벽에 등을 대고 두 팔을 뒤로하여 상체를 고정시킨 후 두 다리를 모아 허리높이로 들어 오린 후 좌우로 스윙한다.

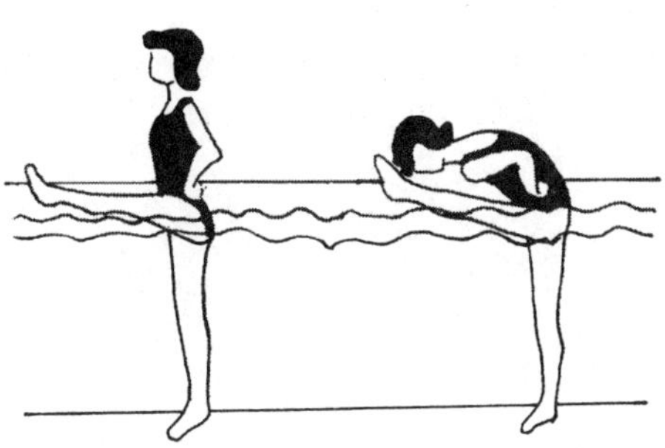

14. 다리 스트레칭

한쪽 다리를 벽에 대고 길게 뻗은 후 상체를 길게 뻗은 다리 쪽으로 구부려 스트레칭 한다.

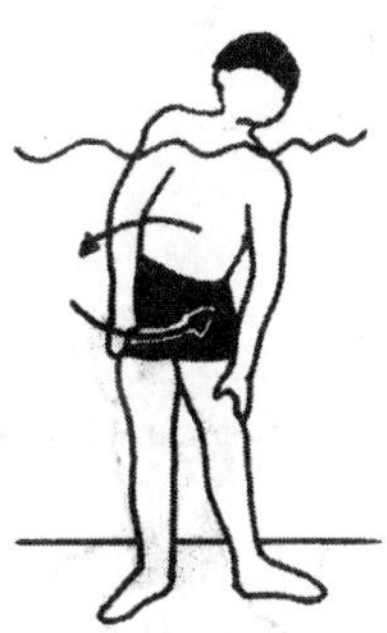

15. 허리 돌리기

두 발을 어깨 너비만큼 벌려 바닥에 고정시키고, 허리를 크게 원을 그리며 회전시킨다.

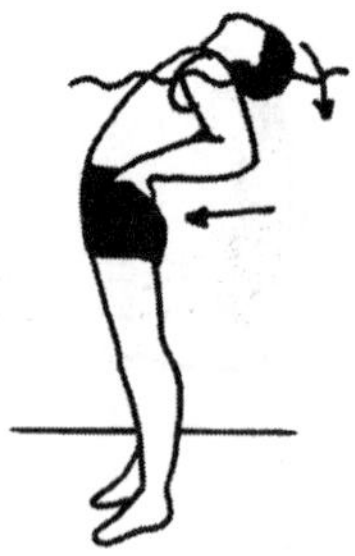

16. 허리 뒤로 젖히기

두 발을 어깨 너비만큼 벌려 바닥에 고정시킨 후, 허리에 양손을 대고 머리를 뒤로 젖히며 허리를 앞으로 밀어주며 충분히 복부가 스트레칭 되도록 한다.

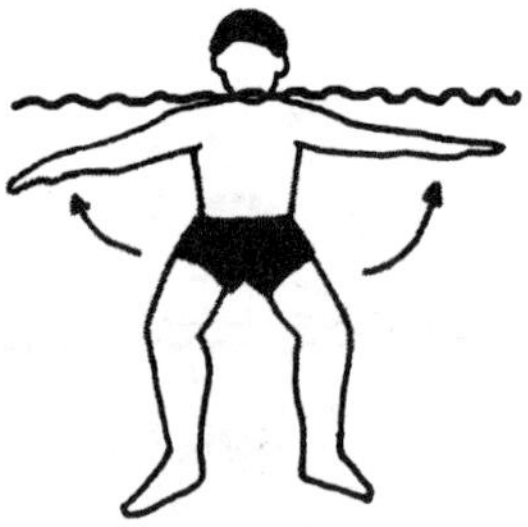

17. 양손 아래위로 흔들기

두 다리를 어깨 너비 보다 약간 넓게 벌린 후 두 팔을 곧게 펴 양옆으로 벌려 준다.

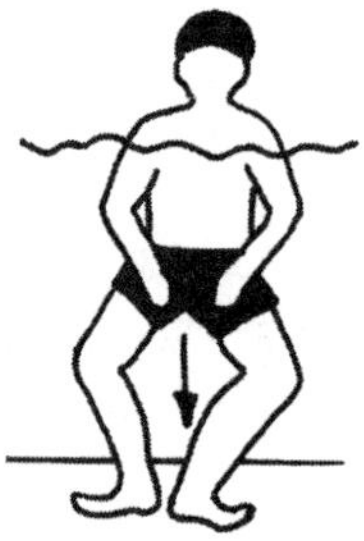

18. 앉았다 일어서기

두 발을 바닥에 고정시킨 후 앉았다 일어서기를 반복한다.

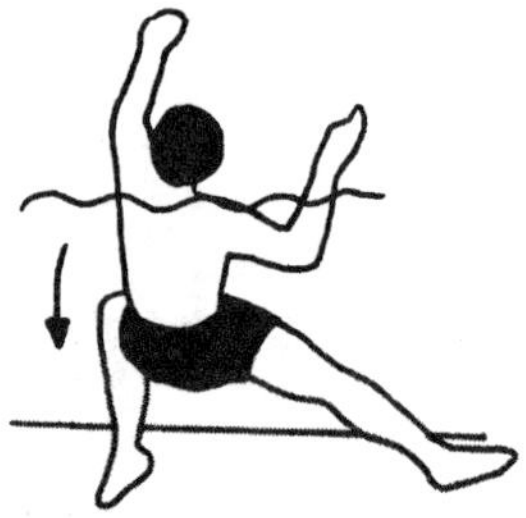

19. 옆으로 다리 벌려 스트레칭

한쪽 다리를 측면으로 길게 뻗어 주고, 반대편 다리를 축으로 깊게 구부려 가며 스트레칭 한다.

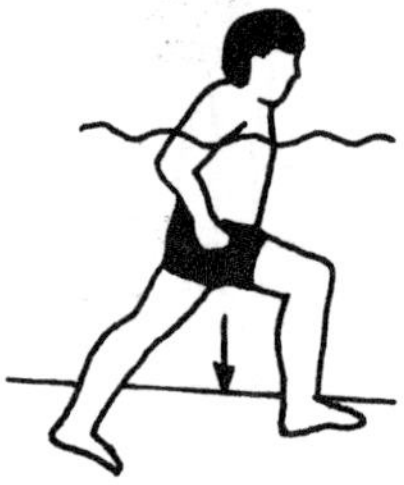

20. 앞으로 다리 벌려 스트레칭

한쪽 다리를 뒤쪽으로 길게 뻗어 주고, 반대편 다리를 축으로 깊게 앞으로 구부려 가며 스트레칭 한다.

7. 요통 운동

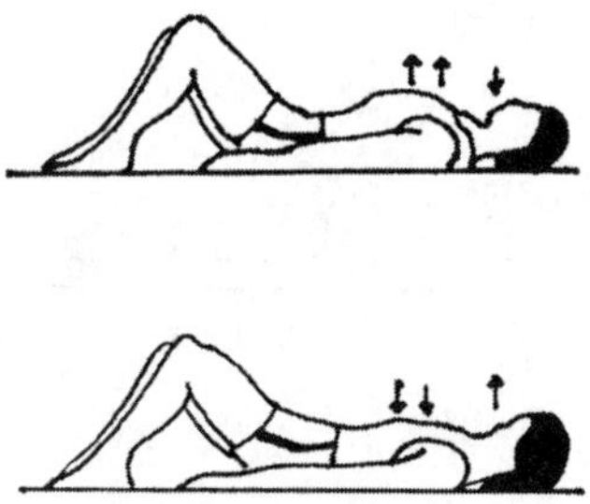

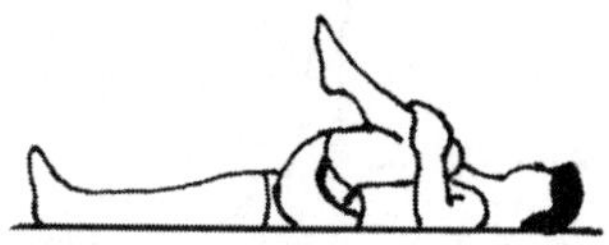

1. 심호흡

갈고리 모양으로 누워 팔을 옆구리에 많이 팽창시킨다. 천천히 숨을 내쉬어 가슴을 많이 팽창시킨다. 천천히 숨을 내쉬어 가슴이 정상 상태로 돌아오게 한다. 등과 목은 평평하게 하고 매우 천천히 5~6번 반복한다.

2. 교대로 무릎을 가슴에 닿기

갈고리 모양으로 누워 한쪽 무릎을 손으로 끌어당긴 다음 서서히 처음자세로 돌아온다. 다른 무릎도 같은 방법으로 실시한다. 각 다리를 10~20번씩 반복한다.

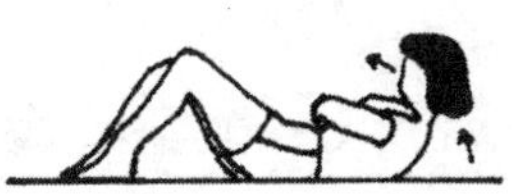

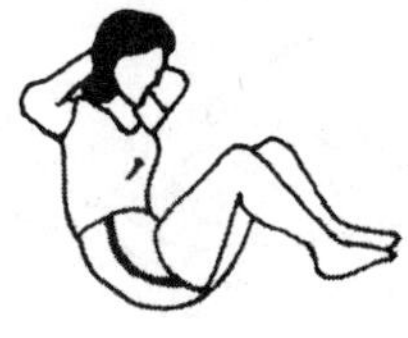

3. 어깨 감아 올리기

무릎을 구부리고 반듯이 눕는다. 머리와 목을 안쪽으로 감은 다음 어깨를 감는다. 허리를 마루에서 떼지 않고 가능한 한 앞쪽으로 멀리 감아올린다. 이러한 동작을 지속한 다음 처음 자세로 돌아온다. 그리고 반복한다.

4. 무릎 구부리고 윗몸 일으키기

무릎을 구부리고 눕는다. 머리, 목, 어깨를 연속적으로 앞으로 감아올린다. 등을 마루에서 들어올린다. 처음 자세로 돌아가 반복한다. 발은 누군가가 잡아도 좋다. 팔은 옆에 붙여도 좋고, 가슴을 가로지르거나 머리 뒤로 놓을 수도 있다.

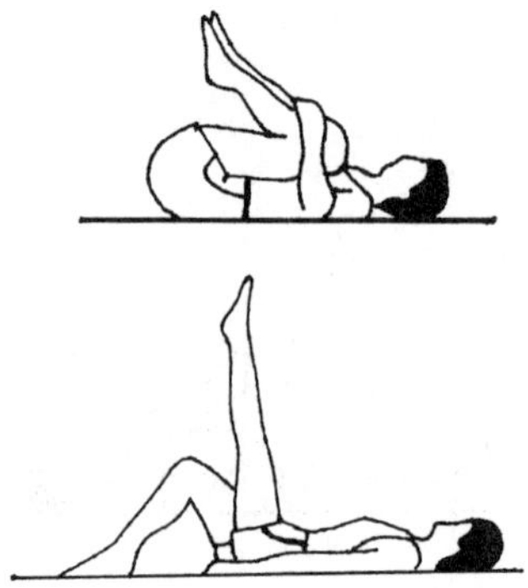

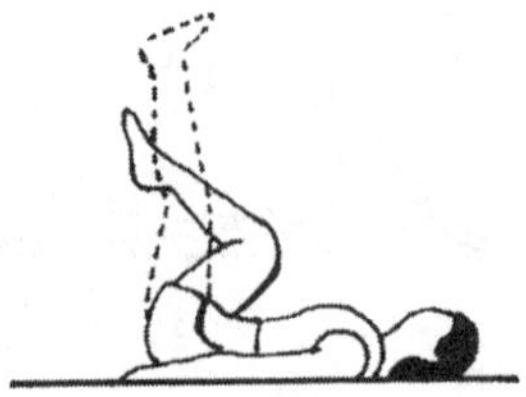

5. 다리 바꿔 펴기

갈고리 모양의 자세를 한 다음 한쪽 무릎을 가슴 쪽으로 당기고 발을 곧게 펴서 발끝이 천정을 향하도록 한다. 처음 자세로 돌아갈 때는 발을 마루에 내려놓기 전에 무릎을 가슴 쪽으로 끌어당긴다. 다리를 바꿔가면서 실시한다. 양다리를 교대로 4~5번 반복한다.

6. 양다리 펴기

무릎을 구부리고 갈고리 모양으로 누운 자세에서 두 무릎을 가슴으로 당기고 다리를 천정 쪽으로 뻗는다. 이때 허리는 평평하게 하고 처음 자세로 돌아올 때는 발을 마루에 닿기 전에 양 무릎을 가슴 쪽으로 당긴다. 3~4번 반복한다. 이것은 보다 격렬한 운동이므로 약한 사람은 다른 운동을 3~4주 동안 실시할 때까지 이것을 실시해서는 안 된다.

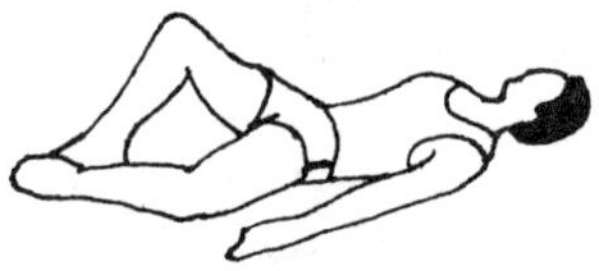

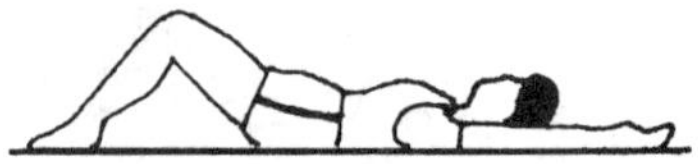

7. 무릎 외전

갈고리 모양으로 누운 자세에서 무릎을 구부리고 양 무릎이 가능한 한 밑으로 기울어지도록 한다. 30~40번 실시한다.

8. 등척성 운동

무릎을 구부리고 갈고리 모양으로 누운 자세에서 배에 힘을 주고 마루에 평평하게 닿도록 한다. 동시에 엉덩이와 허벅지 근육을 팽팽하게 한다. 6초 동안 수축을 지속한 후에 이완하고 5~6번 반복한다. 수축하는 동안에는 호흡을 멈추지 않고 정상적으로 호흡한다.

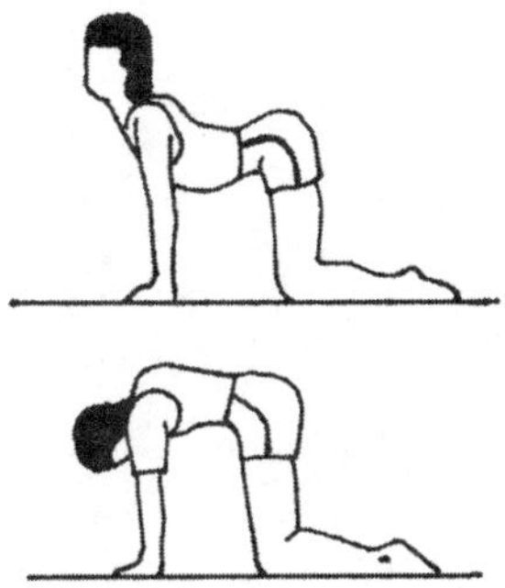

9. 고양이 등

무릎과 손으로 몸을 지탱하고 골반을 뒤로 기울이면서 복부를 강하게 수축시킨다. 그리고 등을 혹처럼 위로 올리면서 머리를 숙인다. 6초 동안 등을 둥글게 한 후 이완한다. 이완할 때 머리가 들리면서 등은 오목하게 하고 배는 처지게 한다. 5~6번 반복한다.

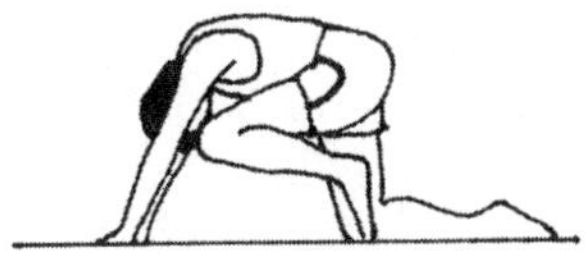

10. 무릎과 코 맞대기

무릎을 구부리고 두 손으로 상체를 지탱하여 엎드린다. 머리를 숙이고 한쪽 무릎으로 코를 닿게 한다. 다음 그 다리로 마루와 평행하게 뒤쪽으로 뻗는다. 처음 자세로 돌아간다. 다리를 교대로 10~20번 실시한다.

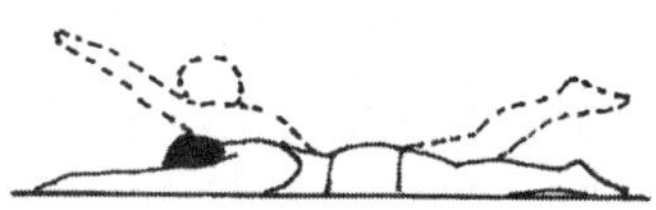

11. 엎드려 팔 · 다리 들어올리기

복부가 약하지 않고, 척추 전만증이 없는 사람을 위한 운동이다. 팔을 머리 앞으로 뻗어 엎드려 눕는다. 오른팔을 위쪽으로 들어 올리고 원위치 한다. 왼팔을 들어 올리고 원 위치한 후 양팔을 들어 올리고 원위치 한다. 양다리도 위와 같이 실시한다. 오른쪽 팔과 다리를 실시한다. 왼쪽 팔과 다리를 실시한다. 오른쪽 팔과 왼쪽 다리를 실시한다. 양쪽 팔과 다리를 실시한다.

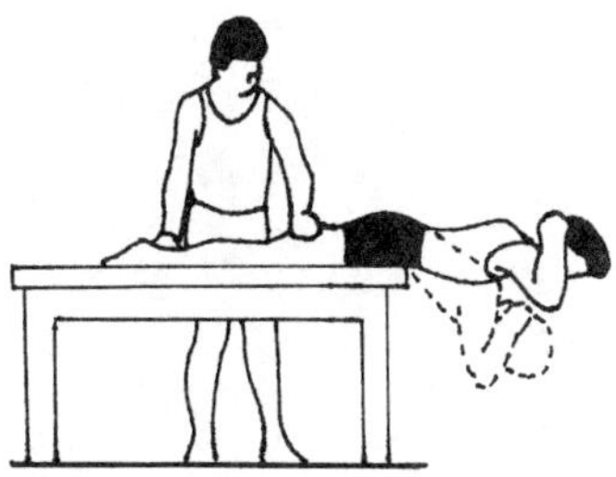

12. 상체 들어올리기

테이블이나 벤치에 엎드려 누워 몸 위쪽으로 반쯤 상체가 가장자리에 매달리게 한다. 파트너로 하여금 다리를 잡아 안정되게 하고 상체를 마루에 팽팽하게 들어올린다. 처음에는 허벅지 밑에 손을 넣고 시작하고 근력이 발달함에 따라 손을 목 뒤로 얹는다. 수평이상으로 들어 올리거나 등의 휘어지지 않도록 한다.

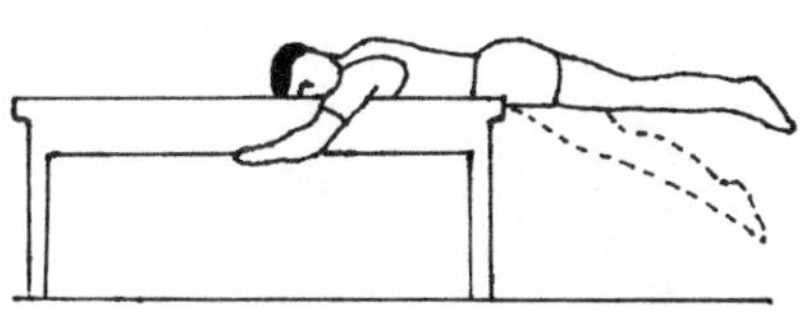

13. 하체 들어올리기

테이블이나 벤치에 엎드려 양다리가 가장자리에 매달리게 한다. 파트너로 하여금 위쪽 등을 잡게 하여 안정을 찾거나 손으로 테이블 가장자리를 잡는다. 양다리를 마루에 평하게 들어 올린 다음에 내린다. 수평 이상으로 들어 올리거나 등이 휘지 않도록 한다(상체 · 하체 들어 올리기는 복부가 약하고 척추 전만증을 가진 사람을 위한 운동이다).

스포츠 건강과 웰니스 (제4판)

저　　자 : 충북대학교 평생체육연구소
발 행 처 : 충북대학교 출판부
발 행 인 : 정 의 배
주　　소 : 28644 충북 청주시 서원구 충대로 1
전　　화 : (043) 261-2952, 3014
팩　　스 : (043) 274-1256
이 메 일 : presscbu@chungbuk.ac.kr
등　　록 : 제1983-2001-7호
초 판 1 쇄 : 1999.08.10
개정4판1쇄 : 2023.02.28
인 쇄 처 : 다해 02)2266-9247

ISBN 978-89-7295-256-5 93690

값 23,000원